系統看護学講座

専門分野

小児臨床看護各論

小児看護学 2

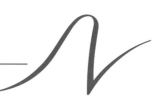

奈良間美保	名古屋大学名誉教授	
丸　光惠	兵庫県立大学教授	
西野　郁子	前千葉県立保健医療大学教授	
名越　廉	清澄白河こどもクリニック院長	
茂本　咲子	岐阜県立看護大学准教授	
出野　慶子	徳島文理大学教授	
宮本　茂樹	聖徳大学短期大学部教授	
浅野みどり	名古屋大学大学院教授	
坂本　龍雄	北医療生活協同組合あじま診療所所長	
篠木　絵理	東京医療保健大学教授	
黒崎　知道	くろさきこどもクリニック理事長	
半田　浩美	神戸市看護大学准教授・小児看護専門看護師	
岩島　覚	中東遠総合医療センター院長補佐兼統括診療部長	
田中　千代	川崎市立看護大学教授	
岩井　潤	千葉県こども病院小児外科	
松岡　真里	三重大学大学院教授・小児看護専門看護師	
梶原　道子	東京医科歯科大学病院輸血・細胞治療センター副センター長	
石田也寸志	愛媛県立医療技術大学特命教授	

上村　治	一宮医療療育センターセンター長	
吉野　薫	あいち小児保健医療総合センター外科部長・泌尿器科部長	
荒木　暁子	東邦大学教授	
田邉　雄三	そがこどもクリニック理事長	
伊達　裕昭	季美の森リハビリテーション病院病院長	
新家　一輝	名古屋大学大学院准教授	
西須　孝	千葉こどもとおとなの整形外科院長	
齊藤　千晶	岩田こどもクリニック	
森脇　真一	大阪医科薬科大学教授	
石川　紀子	和洋女子大学准教授	
柿原　寛子	かきはら眼科クリニック院長	
峯田　周幸	浜松医科大学名誉教授	
塩飽　仁	東北大学大学院教授	
井上由紀子	仙台赤門短期大学教授・小児看護専門看護師	
生地　新	まめの木クリニック院長	
富岡　晶子	千葉大学大学院教授	
前田　留美	東京医科大学准教授	

医学書院

発行履歴

1968 年 3 月 25 日 第 1 版第 1 刷	1994 年 9 月 1 日 第 7 版第 4 刷
1971 年 4 月 15 日 第 1 版第 7 刷	1995 年 1 月 6 日 第 8 版第 1 刷
1972 年 2 月 1 日 第 2 版第 1 刷	1998 年 10 月 1 日 第 8 版第 6 刷
1975 年 1 月 1 日 第 2 版第 6 刷	1999 年 1 月 6 日 第 9 版第 1 刷
1976 年 2 月 1 日 第 3 版第 1 刷	2002 年 8 月 1 日 第 9 版第 6 刷
1978 年 2 月 1 日 第 3 版第 3 刷	2003 年 3 月 1 日 第 10 版第 1 刷
1979 年 2 月 1 日 第 4 版第 1 刷	2006 年 8 月 1 日 第 10 版第 6 刷
1982 年 2 月 1 日 第 4 版第 4 刷	2007 年 1 月 15 日 第 11 版第 1 刷
1983 年 1 月 6 日 第 5 版第 1 刷	2010 年 10 月 15 日 第 11 版第 10 刷
1986 年 2 月 1 日 第 5 版第 4 刷	2011 年 1 月 6 日 第 12 版第 1 刷
1987 年 1 月 6 日 第 6 版第 1 刷	2014 年 2 月 1 日 第 12 版第 5 刷
1991 年 9 月 1 日 第 6 版第 7 刷	2015 年 1 月 6 日 第 13 版第 1 刷
1992 年 1 月 6 日 第 7 版第 1 刷	2019 年 2 月 1 日 第 13 版第 5 刷

系統看護学講座 専門分野

小児看護学[2] 小児臨床看護各論

発　　　行　　2020 年 1 月 6 日　第 14 版第 1 刷Ⓒ
　　　　　　　2024 年 2 月 1 日　第 14 版第 5 刷

著者代表　　奈良間美保

発 行 者　　株式会社　医学書院
　　　　　　代表取締役　金原　俊
　　　　　　〒113-8719　東京都文京区本郷 1-28-23
　　　　　　電話　03-3817-5600(社内案内)
　　　　　　　　　 03-3817-5657(販売部)

印刷・製本　　大日本法令印刷

本書の複製権・翻訳権・上映権・譲渡権・貸与権・公衆送信権(送信可能化権
を含む)は株式会社医学書院が保有します.

ISBN978-4-260-03866-9

はしがき

　子どもの健やかな成熟は，人類共通の願いであり，そのために小児看護が果たす役割は大きいといえます。

　少子超高齢社会を迎えて，子どもを取り巻く環境は急速に変化しています。この変化の中で，次代を担う子どもたちは，どのような成熟過程を歩んでいるのでしょうか。小児看護の対象である子どもについて理解を深めるためには，成長・発達の特徴を学ぶことが欠かせません。また，子どもを取り巻く環境として，現代の家族や社会の状況を知る意義は大きいといえます。子どもへの直接的な支援とともに，さまざまな不安や悩みをかかえる家族が安心して育児にあたることのできる環境づくりが，小児看護の重要な役割となっています。

　さらに，病気や障害をもつにいたった子どもと家族は，どのような体験を重ねているのでしょうか。子どもと家族の不安やとまどいははかりしれず，治療や療養上の体験を共有し，その体験が子どもや家族の価値や意向とつながる感覚がもてるように支えることも看護の大切な役割であると思います。このような視点から，子どもの健康問題の経過やおかれている状況，症状からみた看護，コミュニケーションを含む看護技術や代表的な健康問題など，小児看護のより実践的な学習も求められます。

　本書は，子どもを家族の中の存在として位置づけて，子どもと家族が主体となるケアの理念に基づき，一貫して看護の対象となる人々の主観や関係性を共有し，尊重することを基本としています。入院中の子どもだけでなく，家庭や学校などのあらゆる場面で，すべての健康レベルの子どもを対象として，その成熟過程を支えることを小児看護の目標として位置づけています。

　限られた講義・実習時間の中で，効率的に小児看護学の学習ができるように，より専門的な用語や詳細な内容は「発展学習」として示すことで選択的に学べるように構成しました。また，読者が具体的な子どものイメージを描けるように図表を活用し，一部に事例を設定した記述を加えました。

　以下に本書の構成を詳しく示します。

　小児看護学[1]の小児看護学概論では，第1章で現在の子どもと家族の概況や倫理的視点から，小児看護の役割と課題を論じています。第2章では成長・発達の基本的な知識とそれを学ぶ意義を解説しました。第3〜5章は発達段階別の構成として，各期の子どもの成長・発達，健康，家族，看護について解説し，栄養の特徴も各発達段階に含めることで子どもの全体像を描けるようにしました。また，第6章では家族の特徴とアセスメントについて，さらに，第7章では子どもと家族を取り巻く社会について，最新の情報を反映しながら論じ

ています。

　小児看護学[1]の小児臨床看護総論では，小児看護学概論の内容をふまえ，病気・障害をもつ子どもと家族の看護について解説しています。第1章では病気・障害をもつ子どもと家族の特徴と看護の役割を概観し，第2章では入院や外来，在宅などの子どもを取り巻く環境や生活の場，さらには災害といった状況に特徴づけられる看護について，事例を設定することで，子どもとその家族の一連の体験として示しました。第3章では疾病の経過から看護の特徴を論じています。経過ごとに事例を設定しました。第4章は子どものアセスメントとして，必要な知識と技術を解説しています。第5章の症状別の看護は，子どもの基本的特性を押さえながら症状のアセスメントと看護を示しました。第6章は検査・処置の目的と具体的な支援の方法を詳細に述べているので，実習に活用しやすく，看護実践能力の向上につながる内容となっています。第7章では障害の概念，障害児と家族の特徴，社会的支援など，障害児看護の基礎的知識を示しました。第8章では子どもの環境要因で生じる問題として「子どもの虐待と看護」について論じました。

　小児看護学[2]では，身体系統別または病態別に構成し，各疾患の病態・症状・診断・治療と看護について整理・解説しています。また，現代の小児保健医療の課題として，「事故・外傷」を取り上げています。今回の改訂では，引き続き各領域の専門家が執筆にあたることで，より新しい医療情報を加えるとともに，看護の基盤の充実とより実践に即した子どもと家族の看護を検討しています。付章の事例による看護過程の展開は，看護師国家試験の状況設定問題への対策としても活用いただけます。

　なお，本書における「障害」の用語は，法律上の表記に基づいて漢字を用いています。

　本書が，小児看護学をはじめて学ぶ方にとって，講義や実習などの学習の支えとなり，また，すでに小児看護を実践されている方においても看護の基礎をあらためて確認いただく資料となれば幸いです。

　それらの過程を通して，1人でも多くの子どもたちが，社会の中でその子らしく生活できること，家族が家族としていられることを願ってやみません。

　2019年10月

著者ら

目次

第1章 染色体異常・胎内環境により発症する先天異常と看護

西野郁子・名越　廉

A 看護総論 ………………… 西野郁子 … 2

① 出生前の看護 ………………………… 2

② 出生後の看護 ………………………… 3

　① 子どもへの看護 …………………… 3

　② 家族への看護 ……………………… 4

③ 成長・発達過程のなかでの看護 ……… 5

B おもな疾患 ………………… 名越　廉 … 6

① 染色体異常概論 ……………………… 6

② 常染色体異常 ………………………… 8

　① ダウン症候群(21 トリソミー) …… 8

　② その他のトリソミー ……………… 8

　　● 18 トリソミー ………………… 8

　　● 13 トリソミー ………………… 9

　③ 5p−症候群 ………………………… 9

③ 性染色体異常 ………………………… 9

　① クラインフェルター症候群 ……… 9

　② ターナー症候群 …………………… 9

　③ 脆弱 X 症候群 ……………………… 9

④ 胎芽病と胎児病 ……………………… 10

C 疾患をもった子どもの看護

………………………… 西野郁子 … 10

① ダウン症候群の子どもの看護 ………… 10

　① 診断の告知，疾患の受容における

　　両親への看護 ……………………… 10

　② 子どもと両親への看護 …………… 11

　　● 日常生活 ……………………… 11

　　● おこりやすい合併症と健康管理

　　　……………………………………… 11

　　● 発達の促進 …………………… 11

② 18 トリソミー症候群の子どもの看護

　………………………………………… 13

　① 診断の告知，疾患の受容における

　　両親への看護 ……………………… 13

　② 新生児期の看護 …………………… 14

　③ 退院に向けての看護 ……………… 14

　④ 在宅療養生活における看護 ……… 14

　⑤ 終末期の看護 ……………………… 15

第2章 新生児の看護

茂本咲子・名越　廉

A 看護総論 ………………… 茂本咲子 … 18

B おもな疾患 ………………… 名越　廉 … 19

① 新生児の疾患 ………………………… 19

　① 分娩損傷 …………………………… 19

　　● 軟部組織の損傷 ……………… 19

　　● 頭蓋内出血 …………………… 20

　　● 骨折 …………………………… 21

　　● 末梢神経の損傷 ……………… 21

　② 適応障害 …………………………… 22

　　● 新生児仮死 …………………… 22

　　● 新生児遷延性肺高血圧症(PPHN)

　　　……………………………………… 24

　　● 新生児一過性多呼吸(TTN) ……… 24

　　● 新生児メレナ ………………… 25

● 新生児の黄疸 ……………… 26

③ 感染症 …………………………… 28

● 敗血症，髄膜炎 ……………… 28

● 臍感染症 ……………………… 29

● 新生児結膜炎 ………………… 29

② 低出生体重児の疾患 ……………… 29

① 脳室内出血(IVH) …………… 29

② 脳室周囲白質軟化症(PVL) … 31

③ 呼吸窮迫症候群(RDS) ……… 32

④ 慢性肺疾患(CLD) …………… 33

⑤ 新生児壊死性腸炎(NEC) …… 34

⑥ 未熟児貧血 …………………… 35

⑦ 未熟児くる病 ………………… 36

⑧ 未熟児網膜症(ROP) ………… 37

③ 成熟異常 ……………………………… 38

① heavy-for-dates 児 …………… 38

② light-for-dates 児，

small-for-dates 児 …………… 39

C 疾患をもった子どもの看護

…………………… 茂本咲子 … 41

① 低出生体重児の看護 ……………… 41

① 胎外生活への適応を支える看護 …… 42

● 体温の調整 …………………… 42

● 呼吸の調整 …………………… 44

● 循環の調整 …………………… 45

● 水分・電解質バランスの調整 …… 46

● 低血糖の予防 ………………… 46

● 感染予防 ……………………… 46

② 成長・発達を支える看護 ………… 47

● 触れ合い・安楽な姿勢の保持 …… 48

● 授乳 …………………………… 50

● 成長・発達の評価 …………… 54

● 環境の調整 …………………… 54

● 支援体制の整備 ……………… 55

● 継続支援 ……………………… 56

③ 家族への看護 ……………………… 57

② 新生児仮死がみとめられる子どもの

看護 ……………………………………… 59

① 蘇生時の看護 ……………………… 59

② 蘇生後の看護 ……………………… 59

③ 家族への看護 ……………………… 61

③ 高ビリルビン血症の新生児の看護 …… 62

① 光線療法を行う新生児の看護 …… 62

② 交換輸血を行う新生児の看護 …… 63

③ 家族への看護 ……………………… 64

第3章 代謝性疾患と看護

出野慶子・宮本茂樹

A 看護総論 ……………… 出野慶子 … 66

B おもな疾患 …………… 宮本茂樹 … 67

① 新生児マススクリーニング ……… 67

② 先天代謝異常症 …………………… 68

① ガラクトース血症 …………… 68

② 糖原病 ………………………… 68

③ ムコ多糖症 …………………… 69

③ 代謝性疾患 ………………………… 69

① 糖尿病 ………………………… 69

● 1 型糖尿病 ………………… 70

② 低血糖症 ……………………… 73

③ アセトン血性嘔吐症 ………………… 73

C 疾患をもった子どもの看護

…………………… 出野慶子 … 73

① 1 型糖尿病をもつ子どもの看護 ……… 73

① 入院中の看護 ……………………… 73

● 症状の観察 …………………… 74

● 血糖測定 ……………………… 74

● インスリン療法 ……………… 75

● 低血糖時の対処法 …………… 78

● 食事 …………………………… 79

● カーボカウント ……………… 79

● 運動 …………………………… 80
● 学校との連携 ………………… 80
● 幼稚園・保育園との連携 ……… 81
● 患児と家族への精神的援助 …… 81
② 退院後の療養生活 ……………… 81
● インスリン注射 ……………… 82
● 血糖測定と低血糖の予防・対処
　……………………………… 82

● 食事 …………………………… 82
● シックデイ対策 ……………… 82
● 家庭・学校生活 ……………… 83
● サマーキャンプ ……………… 83
● 子どもと家族への援助 ……… 83
② 2型糖尿病をもつ子どもの看護 …… 84

第4章 内分泌疾患と看護　　　　　　出野慶子・宮本茂樹

A 看護総論 ………………… 出野慶子 … 88
B おもな疾患 …………… 宮本茂樹 … 89
① 下垂体疾患 ……………………… 89
① 中枢性尿崩症(CDI) …………… 89
② 成長ホルモン分泌不全性低身長症
　(GHD) ………………………… 89
③ 複合型下垂体機能低下症 ……… 90
② 甲状腺疾患 ……………………… 90
① 先天性甲状腺機能低下症 ……… 90
② 慢性甲状腺炎(橋本病) ………… 92
③ 甲状腺機能亢進症 ……………… 92
③ 副甲状腺疾患 …………………… 92
① 副甲状腺機能低下症 …………… 92
② 副甲状腺機能亢進症 …………… 93
④ 副腎疾患 ………………………… 93
① 先天性副腎過形成症(CAH) ……… 93
② 副腎クリーゼ(急性副腎不全) …… 94
③ アジソン病 ……………………… 94
④ クッシング症候群 ……………… 94
⑤ 性腺の異常 ……………………… 95
① 中枢性思春期早発症(性早熟症) …… 95

② 性分化疾患(DSD) ……………… 95
● 女性化乳房 …………………… 97
C 疾患をもった子どもの看護 … 出野慶子 … 97
① 下垂体疾患の子どもの看護 …… 97
① 成長ホルモン分泌不全性低身長症の
　子どもの看護 ………………… 97
● 入院中の看護 ………………… 97
● 外来での継続看護 …………… 97
② 中枢性尿崩症の子どもの看護 …… 98
② 先天性副腎過形成症の子どもの看護
　……………………………… 100
● 入院中の看護 ……………… 100
● 退院後の看護 ……………… 101
③ 甲状腺疾患の子どもの看護 …… 101
① 甲状腺機能亢進症の子どもの看護
　……………………………… 101
② 先天性甲状腺機能低下症
　(クレチン症)の子どもの看護 …… 102
● 入院中の看護 ……………… 102
● 外来での継続看護 ………… 103

第5章 免疫疾患・アレルギー疾患・リウマチ性疾患と看護

浅野みどり・坂本龍雄

Ⓐ 看護総論 ………………… 浅野みどり … **106**

Ⓑ おもな疾患 ………………… 坂本龍雄 **107**

① アレルギー学総論 …………………… 107

　◯ アレルギーの分類 …………………… 108

　　● IgE 依存性アレルギー
　　　（Ⅰ型アレルギー）………………… 108

　　● 非 IgE 依存性アレルギー ……… 108

② アレルギー疾患 …………………… 110

　① 食物アレルギー …………………… 110

　　● 抗原特異的 IgE 抗体の診断方法
　　　…………………………………………… 111

　　● 食物経口負荷試験 ……………… 111

　② 気管支喘息 …………………………… 113

　　● 小児喘息の病態 ………………… 113

　　● 小児喘息の診断 ………………… 114

　　● 小児喘息の治療 ………………… 115

③ 原発性免疫不全症候群 …………… 117

　① 代表的な原発性免疫不全症候群 … 118

　　● 重症複合免疫不全症（SCID）…… 118

　　● B 細胞欠損症 …………………… 119

　　● 分類不能型免疫不全症（CVID）
　　　…………………………………………… 119

　　● 慢性肉芽腫症（CGD）…………… 119

　　● 補体欠損症 ……………………… 120

　② 免疫機能検査法 …………………… 120

④ リウマチ性疾患 …………………… 121

　◯ 代表的なリウマチ性疾患 ……… 121

　　● 若年性特発性関節炎（JIA）…… 121

　　● 全身性エリテマトーデス（SLE）
　　　…………………………………………… 123

　　● 若年性皮膚筋炎（JDM）………… 124

Ⓒ 疾患をもった子どもの看護
　…………………………………… 浅野みどり … **125**

① 食物アレルギーの子どもの看護 …… 125

　① アレルギー症状に対する看護 …… 126

　　● アナフィラキシーにおける対応
　　　（エピペン®使用の実際）………… 127

　② 予防と日常生活における注意点
　　　（誤食防止）…………………………… 127

② 気管支喘息の子どもの看護 ……… 128

　① 急性増悪（発作）に対する看護 …… 129

　② 長期的管理における看護 ………… 131

　　● 自己管理の促進（喘息症状の
　　　コントロール）………………… 131

　　● アドヒアランス向上への支援 … 133

③ 若年性特発性関節炎の子どもの看護
　…………………………………………… 134

　① 急性期の看護 …………………… 135

　　● 症状の観察 ……………………… 135

　　● 薬物療法に対する看護 ………… 136

　　● 関節所見の観察・アセスメント
　　　…………………………………………… 136

　　● 身体的苦痛の緩和と局所の安静
　　　…………………………………………… 136

　② 寛解期の看護 …………………… 136

　　● 日常生活管理への援助 ………… 136

　　● 運動療法（理学療法）に対する
　　　援助 …………………………………… 137

第6章 感染症と看護

篠木絵理

A 看護総論 ······················· **140**

① 子どもの感染に関する基本的知識 ····· 140

① 感染の基本的知識 ················ 140

② 子どもの免疫の特徴 ············· 140

② 病期別の一般的看護 ··············· 140

① 潜伏期(観察) ··················· 140

② 急性期(症状コントロール) ·········· 140

③ 回復期(離床, 生活活動促進) ······· 141

③ 感染症をもつ子どもの看護のポイント

··································· 141

① 初期アセスメント ··············· 141

② 隔離の考え方 ··················· 141

③ 感染症の子どもの基本的看護 ······· 142

● 観察 ························· 142

● 急性期の症状緩和 ·············· 142

● 生活の援助と配慮 ·············· 142

● 環境整備 ····················· 143

● 感染防止対策 ·················· 143

B おもな疾患 ··················· **143**

① 微生物総論 ····················· 143

② ウイルス感染症 ················· 144

① 麻疹 ························· 144

② 風疹 ························· 146

③ 伝染性紅斑 ··················· 146

④ 突発性発疹症 ················· 147

⑤ 単純ヘルペスウイルス感染症 ······· 147

● 新生児ヘルペス ··············· 147

● ヘルペス脳炎 ················· 148

● ヘルペス性口内炎 ·············· 148

● カポジ水痘様発疹 ·············· 148

⑥ 水痘 ························· 149

⑦ 帯状疱疹 ····················· 149

⑧ 手足口病 ····················· 150

⑨ ヘルパンギーナ ··············· 150

⑩ 咽頭結膜熱(PCF, プール熱) ······· 151

⑪ 流行性耳下腺炎 ··············· 151

⑫ 普通感冒 ····················· 151

⑬ 伝染性単核球症 ··············· 152

⑭ インフルエンザ(流行性感冒) ······· 152

⑮ 急性灰白髄炎(ポリオ) ··········· 153

⑯ ギラン-バレー症候群 ············· 154

⑰ 日本脳炎 ····················· 154

⑱ 無菌性髄膜炎 ················· 154

⑲ 急性出血性結膜炎 ············· 154

⑳ 先天性サイトメガロウイルス
感染症(巨細胞封入体症) ········· 155

㉑ 遅発性ウイルス感染症 ··········· 155

● 亜急性硬化性全脳炎(SSPE) ····· 155

㉒ 後天性免疫不全症候群(AIDS) ····· 156

③ 細菌感染症 ····················· 156

① 百日咳 ······················· 156

② ジフテリア ··················· 157

③ ブドウ球菌感染症 ············· 158

④ ブドウ球菌性熱傷様皮膚症候群
(SSSS) ····················· 158

⑤ 溶血性レンサ球菌感染症 ·········· 158

⑥ 細菌性赤痢 ··················· 159

⑦ 病原性大腸菌感染症 ··········· 160

⑧ 敗血症 ······················· 160

⑨ 破傷風 ······················· 161

⑩ 細菌性髄膜炎 ················· 161

⑪ 結核 ························· 162

④ 真菌感染症 ····················· 163

① カンジダ症 ··················· 163

② アスペルギルス症 ············· 163

③ クリプトコッカス症 ············· 164

⑤ その他の病原体による感染症 ·········· 164

C 疾患をもった子どもの看護 ················ **168**

① 麻疹の子どもの看護 ············· 168

① カタル期の看護 ··············· 168

② 発疹期の看護 ……………………… 168

③ 回復期の看護 ……………………… 168

④ 合併症の予防 ……………………… 168

② 風疹の子どもの看護 ……………… 169

　① 急性期の看護 …………………… 169

　② 回復期の看護 …………………… 169

③ 水痘の子どもの看護 ……………… 169

　① 急性期の看護 …………………… 169

　② 発疹期の看護 …………………… 169

　③ 回復期の看護 …………………… 169

　④ 合併症の予防 …………………… 170

④ 流行性耳下腺炎(ムンプス)の子どもの
　看護 ………………………………… 170

　① 急性期の看護 …………………… 170

　② 回復期の看護 …………………… 170

⑤ 急性灰白髄炎(ポリオ)の子どもの看護
　…………………………………………… 170

　① 急性期の看護 …………………… 170

② 慢性期の看護 ……………………… 170

⑥ 髄膜炎(ウイルス性または細菌性)の
　子どもの看護 ……………………… 171

　① 急性期の看護 …………………… 171

　② 回復期の看護 …………………… 171

⑦ 百日咳の子どもの看護 …………… 171

　① カタル期の看護 ………………… 171

　② 痙咳期の看護 …………………… 171

　③ 回復期の看護 …………………… 172

　④ 合併症の予防 …………………… 172

⑧ ブドウ球菌性熱傷様皮膚症候群の
　子どもの看護 ……………………… 172

　① 急性期の看護 …………………… 172

　② 回復期の看護 …………………… 172

⑨ 結核の子どもの看護 ……………… 172

　① 入院中の看護 …………………… 172

　② 回復期の看護 …………………… 173

第7章 呼吸器疾患と看護

西野郁子・黒崎知道

A 看護総論 ………………… 西野郁子 … **176**

B おもな疾患 ……………… 黒崎知道 … **177**

① 呼吸器疾患の診断の手順 ………… 177

② 先天性喘鳴 ………………………… 177

③ 上気道の疾患 ……………………… 178

　① かぜ症候群 ……………………… 178

　② 急性咽頭炎 ……………………… 178

　③ クループ症候群 ………………… 179

④ 気管支・肺・胸膜疾患 …………… 180

　① 急性気管支炎 …………………… 180

　② 急性細気管支炎 ………………… 181

　③ 肺炎 ……………………………… 181

　　● 細菌性肺炎 …………………… 182

　　● ウイルス性肺炎 ……………… 183

　　● マイコプラズマ肺炎 ………… 183

　④ 気管支喘息 ……………………… 183

　⑤ 胸膜炎・膿胸 …………………… 183

　⑥ 気胸 ……………………………… 184

C 疾患をもった子どもの看護

　………………………………… 西野郁子 … **185**

① かぜ症候群の子どもの看護 ……… 185

　① 急性期の看護 …………………… 185

　② 回復期の看護 …………………… 186

② 肺炎の子どもの看護 ……………… 186

　① 急性期の看護 …………………… 186

　② 回復期の看護 …………………… 188

第8章 循環器疾患と看護

半田浩美・岩島 覚

A 看護総論 ············ 半田浩美 ··· 190
B おもな疾患 ············ 岩島 覚 ··· 191
 ① 総論 ····································· 191
 ② 先天性心疾患 ······················ 196
  ① 左右短絡群 ······················ 196
   ● 心室中隔欠損症(VSD) ··· 196
   ● 心房中隔欠損症(ASD) ··· 197
   ● 房室中隔欠損症(AVSD) ····· 198
   ● 動脈管開存症(PDA) ······ 199
   ● 大動脈縮窄(CoA), 大動脈弓
    離断複合(IAA) ············ 200
  ② 右左短絡群 ······················ 201
   ● ファロー四徴症(TOF) ····· 201
   ● 完全大血管転位症(TGA) ········ 202
   ● 総肺静脈還流異常症(TAPVR) ··· 203
  ③ 染色体異常症候群に合併する
   先天性心疾患 ··················· 204
 ③ 後天性心疾患 ······················ 205
   ● 川崎病 ··························· 205
   ● 感染性心内膜炎(IE) ······· 207
   ● 心筋炎 ··························· 208
 ④ 心臓律動の異常 ··················· 209
   ● 子どもの不整脈の特徴 ········· 209
 ⑤ 突然死 ······························ 210
   ● 乳幼児突然死症候群(SIDS) ····· 211
   ● 学校管理下における突然死 ······ 211
 ⑥ 小児家族性高コレステロール血症 ····· 211

C 疾患をもった子どもの看護
············ 半田浩美 ··· 213
 ① ファロー四徴症の子どもの看護 ····· 213
  ① 姑息手術前 ······················ 213
  ② 心内修復術後 ··················· 215
   ● 心臓への負担軽減 ············ 215
   ● 呼吸困難の緩和 ··············· 216
   ● 安静(啼泣)の対応 ············ 217
   ● 与薬 ····························· 217
   ● 心身の苦痛緩和 ··············· 217
  ③ 療養生活の指導 ················· 217
   ● 栄養 ····························· 217
   ● 感染予防 ······················· 217
   ● 運動制限 ······················· 218
 ② 川崎病の子どもの看護 ··············· 218
  ① 急性期の看護 ··················· 218
   ● 合併症・後遺症の早期発見 ····· 218
   ● 正確な与薬 ···················· 219
   ● 皮膚・粘膜の清潔と保護 ········· 219
   ● 発熱・脱水に対する看護 ········· 220
   ● 苦痛の軽減 ···················· 220
  ② 回復期の看護 ··················· 220
   ● 心血管系合併症の対応 ············· 220
   ● 皮膚剝離部位(手足の膜様落屑)
    の保護 ························· 220
  ③ 家族への看護 ··················· 221

第9章 消化器疾患と看護

田中千代・岩井 潤

A 看護総論 ············ 田中千代 ··· 224
 ① 消化器疾患による影響 ················ 224
 ② 先天性の形態異常をもつ子ども ···· 225
B おもな疾患 ············ 岩井 潤 ··· 225

 ① 口腔疾患 ····························· 225
  ① 唇裂(口唇裂)・口蓋裂 ··············· 225
  ② 舌の疾患 ························· 226
  ③ 舌および口腔内腫瘍 ················· 227

② 頸部嚢胞・瘻孔 ……………………… 227

 ① 正中頸嚢胞・瘻，甲状舌管遺残 …… 227

 ② 側頸瘻・嚢胞 ……………………… 228

 ③ 梨状窩瘻 …………………………… 228

 ④ (頸部)リンパ管腫 ………………… 228

③ 横隔膜の疾患 ………………………… 229

 ① 横隔膜挙上症 ……………………… 229

 ② 先天性横隔膜ヘルニア …………… 230

 ③ 食道裂孔ヘルニア ………………… 231

④ 食道の疾患 …………………………… 232

 ① 食道閉鎖症 ………………………… 232

 ② 先天性食道狭窄症 ………………… 233

 ③ 食道裂孔ヘルニア ………………… 233

 ④ 食道アカラシア …………………… 234

 ⑤ 食道異物 …………………………… 234

 ⑥ 胃食道逆流症(GERD) …………… 234

⑤ 胃・十二指腸の疾患 ………………… 235

 ① 肥厚性幽門狭窄症 ………………… 235

 ② 胃軸捻転症 ………………………… 237

 ③ 胃・十二指腸潰瘍 ………………… 237

 ④ 新生児胃破裂・胃穿孔 …………… 238

 ⑤ 先天性十二指腸閉鎖・狭窄症 …… 238

⑥ 小腸・大腸の疾患 …………………… 238

 ① 先天性腸閉鎖症・狭窄症 ………… 238

 ② 腸閉塞症，イレウス ……………… 240

 ③ 腸回転異常症 ……………………… 241

 ④ ヒルシュスプルング病，

  腸管無神経節症 …………………… 242

 ⑤ 鎖肛，直腸肛門奇形 ……………… 244

 ⑥ 腸重積症 …………………………… 246

 ⑦ 急性虫垂炎 ………………………… 247

 ⑧ 反復性腹痛 ………………………… 248

 ⑨ 潰瘍性大腸炎 ……………………… 249

 ⑩ クローン病 ………………………… 250

 ⑪ 消化管ポリープ・ポリポーシス …… 251

 ⑫ 乳児痔瘻，肛門周囲膿瘍，裂肛，

  痔核 ………………………………… 251

 ⑬ 慢性便秘症 ………………………… 252

⑭ 過敏性腸症候群(IBS) ……………… 253

⑦ 腹膜・腹壁の疾患 …………………… 254

 ① 腹膜炎 ……………………………… 254

 ② 臍帯ヘルニア ……………………… 255

 ③ 腹壁破裂 …………………………… 256

 ④ 臍ヘルニア ………………………… 257

 ⑤ 臍感染症 …………………………… 258

 ⑥ 外鼠径ヘルニア …………………… 258

 ⑦ 陰嚢水腫，精索水腫，ヌック管

  水腫 ………………………………… 260

⑧ 肝臓・胆道の疾患 …………………… 260

 ① 体質性黄疸 ………………………… 260

  ● 非抱合型(間接型)高ビリルビン

   血症 …………………………… 260

  ● 抱合型(直接型)高ビリルビン

   血症 …………………………… 261

 ② 胆道閉鎖症 ………………………… 261

 ③ 先天性胆道拡張症 ………………… 263

 ④ ウイルス肝炎 ……………………… 264

⑨ 急性膵炎 ……………………………… 265

⑩ 急性乳幼児下痢症，急性胃腸炎 …… 266

 ① ロタウイルス感染症 ……………… 267

 ② ノロウイルス感染症 ……………… 268

 ③ 腸管出血性大腸菌感染症(EHEC)

  ……………………………………… 268

 ④ 食中毒(細菌性，ウイルス性) …… 268

C **疾患をもった子どもの看護**

 ……………………………… 田中千代 … **268**

① **形態異常のある疾患の子どもの看護**

 ……………………………………… 268

 ① 唇裂・口蓋裂の子どもの看護 …… 268

  ● 術前の看護 ………………………… 269

  ● 術後の看護 ………………………… 270

  ● 家族への援助 ……………………… 270

 ② 食道閉鎖症の子どもの看護 ……… 271

  ● 術前の看護 ………………………… 271

  ● 食道吻合術の術後管理 …………… 272

③ 肥厚性幽門狭窄症の子どもの看護
　………………………………… 272
　●術前の看護 ………… 273
　●術後の看護 ………… 273
④ 鎖肛の子どもの看護 ………… 273
　●術前の看護 ………… 273
　●肛門形成術の術後看護 ……… 274
　●退院後の長期的看護 ………… 275
⑤ 胆道閉鎖症の子どもの看護 … 275
　●診断時および術前の看護 …… 275
　●術後の看護 ………………… 276

●退院後の長期的看護 …………… 276
② その他の消化器疾患の子どもの看護
　………………………………… 277
① 腸重積症の子どもの看護 ……… 277
　●診断時の看護 ………………… 277
　●注腸整復時の看護 …………… 277
　●腸管切除術後の看護 ………… 277
② 急性胃腸炎の子どもの看護 …… 277
　●観察 …………………………… 278
　●補液と栄養補給 ……………… 278
　●清潔ケアと感染予防ほか ……… 279

第10章　血液・造血器疾患と看護

松岡真里・梶原道子

A 看護総論 ………… 松岡真里 … **282**
B おもな疾患 ………… 梶原道子 … **282**
① **貧血** …………………………… 282
　① 鉄欠乏性貧血 ………………… 282
　② 再生不良性貧血 ……………… 283
　③ 溶血性貧血 …………………… 283
　④ 失血性貧血 …………………… 284
② **出血性疾患** …………………… 284
　① 止血のしくみとその異常 …… 284
　② 先天性血液凝固異常 ………… 286
　　●血友病 ……………………… 286
　　●フォンウィルブランド病 …… 286
　③ 後天性血液凝固障害 ………… 287
　　●ビタミンK欠乏症 ………… 287
　　●播種性血管内凝固症候群(DIC)
　　………………………………… 287
　④ 血小板の量的・質的異常 …… 288
　　●特発性血小板減少性紫斑病(ITP),
　　　免疫性血小板減少症(ITP) …… 288
　　●その他の血小板減少症 ……… 288
　　●血小板無力症 ……………… 289
　　●血管性紫斑病 ……………… 289
③ **好中球の量的・質的異常** ……… 289

① 好中球減少症 ………………… 289
② 好中球機能異常症 …………… 290
C 疾患をもった子どもの看護
　………………………… 松岡真里 … **290**
① **貧血のある子どもの看護** ……… 290
② **出血傾向のある子どもの看護** … 290
　① 出血傾向に関連する情報収集と
　　観察・アセスメント ………… 290
　② 出血の予防 …………………… 291
　③ 出血時の看護 ………………… 292
　④ 行動制限のある子どもへのケア … 292
　⑤ 家族への看護 ………………… 293
③ **輸血療法を必要とする子どもの看護**
　………………………………… 293
　① 準備 …………………………… 293
　② 輸血療法を受ける子どもの看護の
　　実際 …………………………… 293
④ **再生不良性貧血の子どもの看護** … 294
　① 診断時の看護 ………………… 294
　② 治療を受ける子どもの看護 … 295
⑤ **血友病をもつ子どもの看護** …… 297
　① 検査データの把握 …………… 297
　② 出血予防 ……………………… 298

③ 出血への対応 ……………………… 298
④ 家庭輸注療法 …………………………… 299
⑤ 家族へのケア ……………………………… 300

第11章 悪性新生物と看護

松岡真里・丸　光惠・石田也寸志

Ａ 看護総論 ……………………………… 302
　① 診断時の看護 ……………… 松岡真里 … 302
　　① 症状のアセスメントと身体的苦痛
　　　の緩和 …………………………… 302
　　② 診断的検査を受ける子どもの看護
　　　…………………………………… 302
　　③ 子どもへの病気説明 ……………… 303
　　④ 家族への看護 ……………………… 303
　　⑤ 入院生活の適応への支援 ………… 304
　② 治療を受ける子どもの看護 ………… 304
　　① 化学療法を受ける子どもの看護
　　　…………………………… 丸　光惠 … 305
　　　● 輸液, 髄腔内注射に対する看護
　　　　………………………………… 305
　　　● 副作用別の看護 ………………… 305
　　② 放射線療法を受ける子どもの看護
　　　…………………………………… 306
　　③ 手術を受ける子どもの看護 ……… 306
　　④ 造血幹細胞移植を受ける子どもの
　　　看護 ………………… 松岡真里 … 308
　　　● 治療選択への看護 ……………… 308
　　　● 移植前～移植後の看護 ………… 308
　③ 入院から退院, 自宅での生活への
　　移行時期の看護 …………………… 308
　　① 子どもと家族の退院後の生活に
　　　向けた看護 ……………………… 310
　　② 学校・社会生活への適応への
　　　看護 ……………………………… 310
　④ 再燃・再発時の看護 ………………… 310
　⑤ 長期フォローアップにおける看護 … 311
Ｂ おもな疾患 …………………… 石田也寸志 … 311
　① 総論 ………………………………… 311

　① 疫学 ………………………………… 311
　② 診断と予後予測 …………………… 312
　③ 治療の原則と支持療法 …………… 314
　④ 造血幹細胞移植, 分子標的療法,
　　免疫療法 …………………………… 317
　⑤ 晩期合併症と長期フォローアップ
　　…………………………………… 317
　② 造血器腫瘍 ………………………… 318
　　① 急性リンパ性白血病(ALL) ……… 319
　　② 急性骨髄性白血病(AML) ……… 320
　　③ リンパ腫 …………………………… 320
　③ 脳腫瘍 ……………………………… 321
　　① 小脳腫瘍 …………………………… 322
　　② 脳幹部腫瘍 ………………………… 323
　　③ 上衣腫 ……………………………… 323
　　④ 頭蓋内胚細胞性腫瘍 ……………… 323
　　⑤ 頭蓋咽頭腫 ………………………… 324
　　⑥ 大脳半球腫瘍 ……………………… 324
　④ その他の固形腫瘍 ………………… 324
　　① 網膜芽細胞腫 ……………………… 324
　　② 原発性肝悪性腫瘍(おもに肝芽腫)
　　　…………………………………… 324
　　③ 神経芽腫 …………………………… 325
　　④ ウィルムス腫瘍(腎芽腫) ………… 328
　　⑤ 横紋筋肉腫およびその他の軟部組
　　　織腫瘍 …………………………… 328
　　⑥ 骨の悪性腫瘍 ……………………… 328
　⑤ トータルケア ……………………… 330
　⑥ 日本小児がん研究グループ(JCCG)
　　…………………………………… 330
Ｃ 疾患をもった子どもの看護
　…………………………… 丸　光惠 … 331

① 白血病の子どもの看護 ················· 331

① 確定診断から治療開始 ············· 332

② 初期寛解から治療終了 ············· 332

③ 入院治療終了，外来通院開始から
成人期へ ································· 333

④ 再燃・再発 ·························· 334

② 神経芽腫の子どもの看護 ············· 334

<table>
<tr><td>第
12
章</td><td>腎・泌尿器および生殖器疾患
と看護</td><td>丸　光惠・上村　治・吉野　薫</td></tr>
</table>

Ⓐ 看護総論 ····················· 丸　光惠 ··· **338**

① 腎疾患の急性期の看護 ··············· 338

① 一般状態の把握 ····················· 338

② 検査 ······························· 338

③ 治療および症状の緩和 ············· 338

④ ストレスの緩和 ····················· 339

⑤ 家族への援助 ······················· 339

⑥ 慢性化する疾患への初期教育 ······· 339

② 腎疾患の慢性期の看護 ··············· 340

① ステロイド薬による治療 ··········· 340

② 服薬管理 ··························· 340

③ 症状の観察と症状に見合った生活
の調整 ····························· 340

④ 慢性状態の影響 ····················· 341

⑤ ストレスへの援助 ·················· 341

③ 泌尿器疾患総論 ······················· 342

① 症状の観察・ケア ·················· 342

② 家族への看護 ······················· 342

③ 苦痛体験に対する看護 ············· 342

Ⓑ おもな疾患 ························· **343**

① 先天性腎尿路異常（CAKUT） ········· 343

① 総論 ··················· 上村　治 ··· 343

② 各論 ······························· 343

● 腎臓の異常 ········· 吉野　薫 ··· 343

● 腎低形成，異形成 ···· 上村　治 ··· 343

● CAKUT を伴う奇形症候群 ······· 344

● 尿路奇形 ··········· 吉野　薫 ··· 344

② 糸球体疾患 ··············· 上村　治 ··· 346

① 総論 ······························· 346

② 各論 ······························· 346

● 一次性糸球体腎炎 ················· 346

● 二次性糸球体腎炎 ················· 348

● ネフローゼ症候群 ················· 349

● 遺伝性糸球体疾患 ················· 350

③ 尿細管間質疾患 ····················· 351

① 総論 ······························· 351

② 各論 ······························· 351

● ファンコニー症候群 ··············· 351

● 腎性尿崩症 ························· 351

● 腎尿細管性アシドーシス（RTA）
································· 352

● デント病（尿細管性タンパク
尿症） ····························· 352

④ 慢性腎臓病（CKD） ··················· 352

⑤ 急性腎障害（AKI） ··················· 353

① 総論 ······························· 353

② 各論 ······························· 354

● 溶血性尿毒症症候群（HUS） ······· 354

● 急性尿細管壊死（ATN） ··········· 355

● 尿細管間質性腎炎（TIN） ········· 355

⑥ 腎尿路疾患の診断に用いられる検査
································· 355

● 尿検査 ····························· 355

● 血液検査 ··························· 356

● 腎機能検査 ························· 356

● 腎尿路の画像検査 ···· 吉野　薫 ··· 356

● 腎生検 ……………… 上村　治 … 356
⑦ 腎尿路疾患と生活管理 ………………… 357
　　● 腎疾患と食事療法 ……………… 357
　　● 腎疾患と運動 …………………… 358
⑧ 末期腎不全と腎代替療法 …… 361
　　● 腹膜透析(PD) ………………… 362
　　● 血液透析(HD) ………………… 362
　　● 腎移植 …………………………… 362
⑨ その他の腎疾患 ………………… 363
　　● 多発性嚢胞腎(PKD) ………… 363
　　● ネフロン癆(NPH) …………… 363
　　● 体位性タンパク尿 …………… 363
⑩ その他の尿路疾患 ……… 吉野　薫 … 364
　　● 尿路感染症(UTI) ……………… 364
　　● 尿路結石症 ……………………… 364
⑪ 生殖器・外性器の疾患 ………… 364
　　● 停留精巣 ………………………… 364
　　● 陰嚢水腫・精索水腫 ………… 365
　　● 尿道下裂 ………………………… 365
　　● 尿道上裂，膀胱外反 ………… 365
　　● 生殖器の感染症 ……………… 366
C 疾患をもった子どもの看護
　　……………………… 丸　光恵 … **366**

① 腎疾患をもつ子どもの看護 ………… 366
　① ネフローゼ症候群の看護 ………… 366
　　● 急性期(乏尿期) ……………… 366
　　● 回復期(利尿期) ……………… 369
　　● 症状消失後 …………………… 369
　　● 退院に向けて ………………… 369
　② 溶レン菌感染後急性糸球体腎炎の
　　看護 …………………………………… 370
　　● 急性期 ………………………… 370
　　● 症状消失後 …………………… 371
　　● 退院時 ………………………… 371
　③ 急性腎不全の看護 ………………… 372
② 泌尿・生殖器疾患をもつ子どもの
　看護 …………………………………… 372
　① 尿路感染症の看護 ………………… 372
　② 水腎症の看護 ……………………… 374
　③ 膀胱尿管逆流(VUR)の看護 ……… 375
　　● 尿の逆流現象による
　　　尿路感染症の予防 …………… 375
　　● 手術前後 ……………………… 375
　④ 尿道下裂の看護 …………………… 376
　　● 手術前から手術直後まで ……… 376
　　● カテーテル抜去後 …………… 377

第13章 神経疾患と看護

荒木暁子・田邉雄三・伊達裕昭

A 看護総論 ……………… 荒木暁子 … 380
B おもな疾患 …………………………… 381
① 小児神経疾患の背景と特徴
　　……………………… 田邉雄三 … 381
② 神経系の先天異常 …… 伊達裕昭 … 382
　① 癒合不全症，神経管閉鎖障害 ……… 382
　　● 無脳症 ………………………… 382
　　● 二分頭蓋，脳瘤 …………… 383
　　● 二分脊椎 ……………………… 383
　② 水頭症 ……………………………… 384
　③ クモ膜嚢胞 ………………………… 384

④ キアリ奇形 ………………………… 385
⑤ 頭蓋縫合早期癒合症(狭頭症) ……… 385
③ 痙攣性疾患 …………… 田邉雄三 … 387
　① てんかん …………………………… 387
　　● てんかんの分類 ……………… 387
　　● てんかん症候群の代表的なもの
　　　…………………………………… 389
　　● 痙攣発作の観察点 …………… 390
　② 熱性痙攣 …………………………… 390
④ 中枢神経系の血管性疾患
　　……………………… 伊達裕昭 … 391

① 頭蓋内出血性疾患 ……………… 391
② 脳虚血性疾患 …………………… 391
● 低酸素性虚血性脳症(HIE) …… 391
● 脳梗塞 ……………………… 392
● もやもや病 ………………… 392
⑤ 脳性麻痺 …………………… 田邉雄三 … 393
⑥ 神経皮膚症候群 ………………… 394
① 神経線維腫症 1 型(フォン-
レックリングハウゼン病) ………… 394
② 結節性硬化症 …………………… 394
③ スタージ-ウェーバー症候群 ……… 395
⑦ 急性神経疾患 …………………… 395
① 無菌性髄膜炎 …………………… 395
② 急性ウイルス性脳炎 …………… 395
③ 急性脳症 ……………………… 395
④ 急性散在性脳脊髄炎 …………… 396
⑤ 急性小脳失調症 ………………… 396
⑥ ギラン-バレー症候群 …………… 396
⑧ 筋疾患 …………………………… 397
① 筋ジストロフィー ……………… 397
● ジストロフィン異常症(デュ
シェンヌ型筋ジストロフィー,
ベッカー型筋ジストロフィー)‥397
● 先天性筋ジストロフィー ……… 398
② 先天性非進行性ミオパチー …… 398
③ 先天性筋強直性ジストロフィー … 398
④ ミトコンドリア病 ……………… 398
⑤ 脊髄性筋萎縮症 ………………… 399
⑥ 重症筋無力症 …………………… 399

C 疾患をもった子どもの看護
………………………… 荒木暁子 … **400**
① 痙攣のある子どもの看護 …………… 400
① てんかんの子どもの看護 ………… 400
● 薬物療法 …………………… 400

● 誘因の除去と日常生活における
健康管理 …………………… 401
● 患児・家族と周囲の理解の促進
………………………………… 401
② 点頭てんかん(ウエスト症候群)の
子どもの看護 ……………………… 401
③ 熱性痙攣の子どもの看護 ………… 402
② 脳性麻痺の子どもの看護 …………… 403
① 患児の健康状態を維持・増進し,
発達を促すかかわり ……………… 403
● 異常筋緊張の緩和,姿勢・運動
機能の促進から日常生活行動の
獲得 ………………………… 404
● 日常生活の援助 …………… 405
● コミュニケーション発達の促進
………………………………… 407
② ケア提供者・家族の障害受容,
社会資源の活用 ………………… 407
③ 重症心身障害児 ………………… 408
④ 成人診療科への移行支援 ………… 408
③ 水頭症・二分脊椎の子どもの看護 …… 408
① 新生児期,急性期 ……………… 408
● 水頭症児 …………………… 408
● 脊髄髄膜瘤,二分脊椎児 ……… 409
② 二分脊椎児の長期的な経過と看護
………………………………… 409
④ 進行性神経筋疾患の子どもの看護 …… 411
● 機能障害の進行と機能訓練 …… 411
● 合併症の予防と管理 ………… 412
● さまざまな体験の促進 ……… 412
● ケアの場 …………………… 413
⑤ 中途障害の回復過程と
リハビリテーション ………………… 413

第14章 運動器疾患と看護

新家一輝・西須　孝

A 看護総論 ……………………… 新家一輝 … 416
① 牽引中の子どもの看護 ……………… 417
② ギプス装着中の子どもの看護 ………… 418
③ 手術を要する子どもの看護 ………… 419
B おもな疾患 ………………… 西須　孝 … 420
① 発育性股関節形成不全
　（先天性股関節脱臼）………………… 420
② 先天性内反足 ………………………… 421
③ 先天性筋性斜頸 ……………………… 422
④ 脊柱側彎症 …………………………… 423
⑤ 骨折 …………………………………… 424
⑥ その他 ………………………………… 427
　① 成長痛 ……………………………… 427
　② 化膿性関節炎 ……………………… 427
　③ 大腿四頭筋拘縮症，三角筋拘縮症
　　…………………………………… 427
　④ 骨形成不全症 ……………………… 427
　⑤ 軟骨無形成症 ……………………… 427

C 疾患をもった子どもの看護
　………………………… 新家一輝 … 428
① 発育性股関節形成不全の子どもの看護
　………………………………………… 428
　① 新生児期の看護 …………………… 428
　② リーメンビューゲル装着時の看護
　　…………………………………… 428
　③ 牽引療法，手術療法時の看護 …… 429
② 先天性内反足の子どもの看護 ……… 429
　① 徒手矯正とギプス固定療法時の
　　看護 ……………………………… 430
　② 装具療法中の看護 ………………… 431
③ 先天性筋性斜頸の子どもの看護 …… 431
④ 特発性脊柱側彎症の子どもの看護 … 431
⑤ 骨折した子どもの看護 ……………… 432
　① 受傷時の看護 ……………………… 433
　② 整復および固定時の看護 ………… 433

第15章 皮膚疾患と看護

齊藤千晶・森脇真一

A 看護総論 ……………………… 齊藤千晶 … 436
B おもな疾患 ………………… 森脇真一 … 437
① 母斑 …………………………………… 437
　① 血管腫 ……………………………… 437
　　● 乳児血管腫 ……………………… 437
　　● 単純性血管腫（ポートワイン
　　　母斑）………………………… 437
　　● 正中部母斑（サーモンパッチ）… 437
　　● 海綿状血管腫 …………………… 437
　② 扁平母斑 …………………………… 437
　③ 太田母斑 …………………………… 438
　④ 蒙古斑 ……………………………… 438
　⑤ 色素性母斑（母斑細胞母斑）……… 438

② 魚鱗癬 ………………………………… 438
　● 尋常性魚鱗癬 ……………………… 439
　● 先天性魚鱗癬様紅皮症 …………… 439
③ 汗疹 …………………………………… 439
④ 湿疹・皮膚炎群 ……………………… 440
　① アトピー性皮膚炎 ………………… 440
　② 乳児脂漏性皮膚炎 ………………… 441
　③ 顔面単純性粃糠疹 ………………… 442
　④ 接触皮膚炎 ………………………… 442
⑤ 蕁麻疹 ………………………………… 442
⑥ 伝染性軟属腫 ………………………… 443
⑦ 尋常性疣贅 …………………………… 443
⑧ 細菌性皮膚疾患 ……………………… 444

① ブドウ球菌性熱傷様皮膚症候群 ････ 444
② 伝染性膿痂疹 ･･････････････････････ 444
⑨ 皮膚真菌症 ･･･････････････････････ 444
① 乳児寄生菌性紅斑 ･･････････････ 444
② 白癬 ･････････････････････････ 444
⑩ 疥癬 ･･･････････････････････････ 445

⑪ シラミ症 ･････････････････････････ 446
⑫ 虫刺症 ･･･････････････････････････ 446
C 疾患をもった子どもの看護
･････････････････････････ 齊藤千晶 ･･･ **447**
① 母斑を有する子どもの看護 ･･････････ 447
② アトピー性皮膚炎の子どもの看護 ････ 447

第16章 眼疾患と看護

石川紀子・柿原寛子

A 看護総論 ････････････････ 石川紀子 ･･･ **452**
B おもな疾患 ･･･････････ 柿原寛子 ･･･ **452**
① 小児眼科診療の背景と特徴 ･･････････ 452
② 小児の眼科検査 ･･････････････････ 453
① 視力検査 ･･･････････････････････ 453
② 屈折検査 ･･･････････････････････ 453
③ 眼位検査・両眼視機能検査 ･･････ 454
④ 細隙灯検査・眼底検査 ････････････ 454
⑤ 色覚検査 ･･･････････････････････ 455
③ おもな疾患 ･･････････････････････ 456
① 結膜炎 ･････････････････････････ 456
② 睫毛内反，眼瞼内反 ･･････････････ 456
③ 先天性眼瞼下垂 ･･････････････････ 457
④ 先天性鼻涙管閉塞 ････････････････ 457
⑤ 屈折異常 ･･･････････････････････ 457
⑥ 弱視 ･･･････････････････････････ 459

⑦ 斜視 ･･･････････････････････････ 460
⑧ 眼振 ･･･････････････････････････ 462
⑨ 先天白内障，発達白内障 ･･････････ 462
⑩ 緑内障 ･････････････････････････ 462
⑪ 心因性視力障害 ･･････････････････ 463
⑫ 先天色覚異常 ･･･････････････････ 463
④ 補助具・補装具 ････････････････ 464
① 視覚補助具・ロービジョンケア ･･･ 464
② 義眼 ･･･････････････････････････ 465
C 疾患をもった子どもの看護
･････････････････････････ 石川紀子 ･･･ **465**
① 眼科的検査を受ける子どもと家族の
看護 ･････････････････････････････ 465
② 斜視の手術を受ける子どもと家族の
看護 ･････････････････････････････ 466

第17章 耳鼻咽喉疾患と看護

石川紀子・峯田周幸

A 看護総論 ･･････････････････ 石川紀子 ･･･ **470**
B おもな疾患 ･･･････････ 峯田周幸 ･･･ **471**
① 先天性難聴 ･･････････････････････ 471
② 外耳の疾患 ･･････････････････････ 472
① 外耳の奇形 ･････････････････････ 472
● 先天性耳瘻孔 ･･････････････････ 472
● 先天性外耳道閉鎖症 ････････････ 472
② 外耳炎 ･････････････････････････ 472

③ 外耳道異物 ･････････････････････ 473
③ 中耳の疾患 ･･････････････････････ 473
① 慢性中耳炎 ･････････････････････ 473
② 急性中耳炎 ･････････････････････ 473
③ 滲出性中耳炎 ･･･････････････････ 473
④ 鼻および副鼻腔の疾患 ･･･････････ 473
① 鼻出血 ･････････････････････････ 473
② 鼻アレルギー ･･･････････････････ 474

③ 小児副鼻腔炎 ······························ 474
④ 後鼻孔閉鎖症 ······························ 475
⑤ 咽頭の疾患 ······························ 475
　① アデノイド(咽頭扁桃)増殖症 ······· 475
　② 口蓋扁桃肥大 ························ 475
　③ 扁桃炎 ······························ 475
⑥ 喉頭の疾患 ······························ 476
　① 学童結節 ····························· 476
　② 急性声門下喉頭炎, 急性喉頭蓋炎
　　　······································ 476
　③ 喉頭脆弱症 ························· 477
　④ 気管カニューレ抜去困難症 ········ 477
　⑤ 気道・食道異物 ····················· 477
⑦ 乳幼児の聴力検査法 ················· 477

① 反射検査 ····························· 478
② 聴性行動反応聴力検査 ············· 478
③ 自覚的検査 ························· 478
④ 他覚的検査 ························· 479
C **疾患をもった子どもの看護**
　·· 石川紀子 ··· **480**
① **中耳炎の子どもの看護** ·············· 480
　① 手術前の看護 ····················· 481
　② 手術後の看護 ····················· 481
　③ 退院後の日常生活 ················· 481
② **扁桃摘出術を受ける子どもの看護** ····· 482
　① 手術前の看護 ····················· 482
　② 手術後の看護 ····················· 483

第18章 精神疾患と看護

塩飽　仁・井上由紀子・生地　新

A **看護総論** ·········· 塩飽　仁・井上由紀子 ··· **486**
① **子どもの心の反応とその特徴** ············ 486
　① 子どもの心の反応 ················· 486
　② 子どもの自我機能の特徴と神経症
　　　······································ 486
② **情報収集とアセスメント** ················ 487
　① 子どもからの情報収集と
　　　アセスメント ····················· 487
　　　● 身体面の情報収集と
　　　　アセスメント ················· 488
　　　● 精神面の情報収集と
　　　　アセスメント ················· 488
　② 家族からの情報収集と
　　　アセスメント ····················· 490
　③ その他からの情報収集と
　　　アセスメント ····················· 490
③ **治療および支援方法** ··················· 490
　① 子どもへの治療と支援 ············· 490
　　　● 薬物療法 ····················· 491
　　　● 精神療法, カウンセリング ······· 491

　　　● 遊戯療法 ····················· 492
　　　● その他の看護支援 ············· 492
　② 家族への支援 ····················· 493
　　　● 看護支援の要点 ··············· 493
　③ その他の重要他者への支援 ········· 495
　④ 職種間の連携 ····················· 496
④ **治療・支援の評価** ····················· 496
B **おもな疾患** ···················· 生地　新 ··· **496**
① **総論** ····························· 496
　① DSM-5 と ICD-10, ICD-11 ······· 496
　② 子どもに多い精神疾患 ············· 497
② **発達障害(神経発達症群)** ·············· 498
　① 知的能力障害 ····················· 498
　② 限局性学習症(学習障害) ··········· 498
　③ コミュニケーション症群 ··········· 499
　④ 自閉スペクトラム症
　　　(広汎性発達障害) ················· 500
　⑤ 注意欠如・多動症と素行症 ········· 501
　　　● 注意欠如・多動症(ADHD) ······· 501
　　　● 素行症 ····················· 501

③ 神経症圏の疾患 ……………………… 502
　① チック症群 ……………………………… 502
　　● トゥレット症 ………………………… 502
　　● 暫定的チック症と持続性(慢性)
　　　運動または音声チック症 ………… 502
　② 排泄症群(遺尿症，遺糞症) ………… 502
　　● 遺尿症 ………………………………… 503
　　● 遺糞症 ………………………………… 503
　③ 不安症群 ……………………………… 503
　　● パニック症と広場恐怖症 ………… 503
　　● 限局性恐怖症と社交不安症，
　　　分離不安症 ………………………… 504
　　● 選択性緘黙 ………………………… 504
　④ 強迫症および関連症群 ……………… 504
　　● 強迫症 ………………………………… 504
　　● 醜形恐怖症 ………………………… 505
　　● 抜毛症 ………………………………… 505
　⑤ 心的外傷後ストレス障害(PTSD)
　　………………………………………… 505
　⑥ 身体症状症および関連症群 ………… 506
　　● 身体症状症 ………………………… 506
　　● 変換症 ………………………………… 506
　⑦ 解離症群 ……………………………… 506
　⑧ 食行動障害および摂食障害群 ……… 506
　　● 神経性やせ症 ……………………… 506
　　● 神経性過食症 ……………………… 507
　⑨ 睡眠−覚醒障害 ……………………… 507
④ 統合失調症と双極性障害・
　抑うつ障害群 ………………………… 508
　① 統合失調症 …………………………… 508
　② 双極性障害および関連障害群と
　　抑うつ障害群 ………………………… 508
⑤ その他の行動上の障害 ………………… 508

　① 不登校 ………………………………… 508
　② 反社会的行動 ………………………… 509
　③ いじめ ………………………………… 509
Ⓒ 疾患をもった子どもの看護
　………………………… 塩飽　仁・井上由紀子 … 510
① 不安が強く不登校となった神経症の
　子どもの看護 ………………………… 510
　① 不安への対応 ………………………… 510
　② 段階的な言語化の促し ……………… 510
　③ 家族への対応 ………………………… 510
　④ 不登校への理解と対応 ……………… 510
② 注意欠如・多動症および自閉
　スペクトラム症の子どもの看護 ……… 511
　① 子どもの特徴を理解する …………… 511
　　● 注意欠如・多動症 ………………… 512
　　● 自閉スペクトラム症 ……………… 512
　　● 知能検査 WISC-Ⅳ ……………… 512
　② 対人関係の支援 ……………………… 513
　③ 社会生活行動の支援 ………………… 513
　④ 行動変容に向けた支援 ……………… 514
　⑤ 家族への支援 ………………………… 514
　⑥ 落ち着きのなさ，衝動性への対応
　　………………………………………… 515
　⑦ 薬物療法の支援 ……………………… 515
③ 発達障害をもちながら，ほかの疾患の
　療養が必要な子どもの看護 ………… 516
　① 発達障害の診断がついていない
　　場合 …………………………………… 517
　② 子どもへの支援 ……………………… 517
　③ 家族への支援 ………………………… 517
　④ 子どもへの自分自身の特徴の説明
　　………………………………………… 517

第19章 事故・外傷と看護

富岡晶子・前田留美

Ⓐ 看護総論 ……………… 富岡晶子 … **520**　　① 子どもの事故の特徴 ………………… 520

②子どもの発達段階に応じた事故防止
‥‥‥‥‥‥‥‥‥‥‥‥‥‥‥‥‥ 521

B おもな事故・外傷と看護‥‥‥‥‥‥ **523**

①不慮の事故総論 ‥‥‥‥‥‥‥‥‥ 523

②頭部外傷 ‥‥‥‥‥‥‥‥‥‥‥‥ 524

① 子どもの頭部外傷の原因 ‥‥‥‥ 524

② 受傷状況の把握 ‥‥‥‥‥‥‥‥ 524

③ 症状の観察と看護 ‥‥‥‥‥‥‥ 524

③誤飲・誤嚥 ‥‥‥‥‥‥‥‥‥‥ 525

① 気道内異物 ‥‥‥‥‥‥‥‥‥‥ 525

② 消化管異物 ‥‥‥‥‥‥‥‥‥‥ 525

●消化管異物の原因 ‥‥‥‥‥‥‥ 525

●症状の観察と処置 ‥‥‥‥‥‥‥ 525

③ 中毒 ‥‥‥‥‥‥‥‥‥‥‥‥‥ 526

●中毒の原因 ‥‥‥‥‥‥‥‥‥‥ 526

●症状の観察と処置 ‥‥‥‥‥‥‥ 526

④溺水 ‥‥‥‥‥‥‥‥‥‥‥‥‥‥ 527

① 溺水の原因 ‥‥‥‥‥‥‥‥‥‥ 527

② 溺水時の救急処置 ‥‥‥‥‥‥‥ 527

⑤熱傷 ‥‥‥‥‥‥‥‥‥‥ 前田留美 ‥ 528

① 子どもの熱傷の特徴 ‥‥‥‥‥‥ 528

② 診断 ‥‥‥‥‥‥‥‥‥‥‥‥‥ 528

●受傷深度 ‥‥‥‥‥‥‥‥‥‥‥ 528

●受傷面積 ‥‥‥‥‥‥‥‥‥‥‥ 529

●重症度 ‥‥‥‥‥‥‥‥‥‥‥‥ 529

③ 治療と看護 ‥‥‥‥‥‥‥‥‥‥ 530

●初期治療 ‥‥‥‥‥‥‥‥‥‥‥ 530

●局所療法 ‥‥‥‥‥‥‥‥‥‥‥ 530

●全身療法 ‥‥‥‥‥‥‥‥‥‥‥ 530

●感染予防 ‥‥‥‥‥‥‥‥‥‥‥ 531

●栄養管理・環境の調節 ‥‥‥‥‥ 531

●入院生活に伴うストレス ‥‥‥‥ 531

●長期的なフォロー ‥‥‥‥‥‥‥ 531

⑥熱中症 ‥‥‥‥‥‥‥‥‥‥‥‥‥ 532

① 子どもの熱中症 ‥‥‥‥‥‥‥‥ 532

② 熱中症の症状・処置 ‥‥‥‥‥‥ 532

●初期対応 ‥‥‥‥‥‥‥‥‥‥‥ 532

●医療機関での対応 ‥‥‥‥‥‥‥ 532

③ 熱中症の予防 ‥‥‥‥‥‥‥‥‥ 533

●高温の環境の回避 ‥‥‥‥‥‥‥ 533

●服装の工夫 ‥‥‥‥‥‥‥‥‥‥ 534

●水分の摂取 ‥‥‥‥‥‥‥‥‥‥ 534

●体調の管理と暑熱順化 ‥‥‥‥‥ 535

付章 事例による看護過程の展開

丸　光惠・奈良間美保

A 1 型糖尿病の子どものケア

‥‥‥‥‥‥‥‥‥‥‥ 丸　光惠 ‥ **538**

①患者についての情報 ‥‥‥‥‥‥‥ 538

②看護過程の展開 ‥‥‥‥‥‥‥‥‥ 544

① アセスメント ‥‥‥‥‥‥‥‥‥ 544

② 看護問題の明確化 ‥‥‥‥‥‥‥ 546

③ 看護目標と看護計画 ‥‥‥‥‥‥ 546

④ 実施と評価 ‥‥‥‥‥‥‥‥‥‥ 549

B 鎖肛をもつ子どものケア

‥‥‥‥‥‥‥‥‥‥ 奈良間美保 ‥ **552**

①患者についての情報 ‥‥‥‥‥‥‥ 552

②看護過程の展開 ‥‥‥‥‥‥‥‥‥ 557

① アセスメント ‥‥‥‥‥‥‥‥‥ 557

② 看護問題の明確化 ‥‥‥‥‥‥‥ 557

③ 看護目標と看護計画 ‥‥‥‥‥‥ 558

④ 実施と評価 ‥‥‥‥‥‥‥‥‥‥ 560

索引 ‥‥‥ **563**

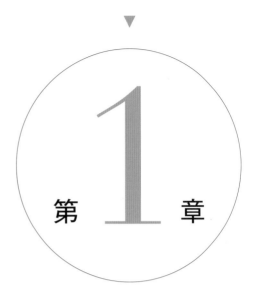

第 1 章

染色体異常・胎内環境により発症する先天異常と看護

A｜看護総論

　　先天異常とは，出生前の発症要因により出生時にみとめられるさまざまな異常の総称である。先天異常の要因は，単一遺伝子疾患，染色体異常，多因子遺伝性，薬物や感染症などの胎内の環境要因に分けられる。この章では先天異常のなかでも，染色体異常・胎内の環境要因が原因で発症する疾患を中心に述べる。

　　染色体異常や環境要因による先天異常は，治療することのできない不可逆的なもので，成長・発達の遅れを伴うことが多い。さらに疾患によっては生命予後が不良であるため，子どもだけでなく家族への看護も非常に重要である。

　　近年，さまざまな**出生前診断**も行われるようになってきた。このような状況のなかで，出生前からの看護の必要性も増している。さらに，先天異常をもった子どもも長く生存できるようになり，成長・発達に合わせた長期にわたる看護も必要となっている。

① 出生前の看護

出生前診断▶　出生前診断のための検査方法には，超音波検査[1]，絨毛検査，羊水検査，母体血清マーカー検査[2]，無侵襲的出生前遺伝学的検査 non-invasive prenatal genetic testing（NIPT）[3]などがある。また，体外受精を行った場合に受精卵の細胞から遺伝子検査を行う着床前診断も，ガイドラインに基づいて行われている。

　　出生前診断は，両親のいずれかが染色体異常の保因者である場合，母親が染色体異常児を妊娠・出産したことがある場合，高齢妊娠など胎児に先天異常がおこる確率が比較的高い場合で，両親（夫婦）が希望した場合に行われ，出産前

---

1) 妊婦健診時に，胎児の身体発育の評価のために実施される。胎児の形態的な異常だけでなく，染色体異常についても特徴的な所見から推定できる。妊婦健診時の検査であっても，目的，意義，異常発見時の告知範囲などについて説明し，同意を得て実施されるよう方針が出されている。
　日本産科婦人科学会・日本産婦人科医会：産婦人科診療ガイドライン──産科編 2017. 2017.
2) 母親の血液の α-フェトプロテイン（AFP）などを検査して，胎児がダウン症候群・18 トリソミーや開放性二分脊椎であるかどうかが推定できる。非確定的検査であり，適切な情報提供により妊婦本人が熟慮のうえで判断・選択できるよう方針が出されている。
　日本産科婦人科学会：出生前に行われる遺伝学的検査および診断に関する見解. 2013.
3) 母体血液中に存在する胎児 DNA を用いて，胎児が染色体異常に罹患している可能性を従来よりも高い精度で推定する検査。2013 年から臨床研究として実施されるようになった。

に子どもの異常の有無を知ることができる。しかし，胎児に異常があると診断された場合には，出産までの間，さまざまな葛藤が両親に生じる。

したがって，検査の前から**遺伝カウンセリング**[1]を行い，出生前診断によってどのような疾患や異常がわかり，問題が発見された場合にはどのような対処・選択が必要となるのかを両親に説明し，それらを十分に理解したうえで受けてもらうことが重要である。

出生前診断を受ける両親への援助 ▶ 両親が出生前診断に関して自己決定できるように支援するためには，専門家による正確な情報提供と医療者による精神的なサポートが必要である。遺伝カウンセリングは，臨床遺伝専門医・認定遺伝カウンセラーなどの専門家や，医師・臨床心理士・看護師(助産師)などによるチーム医療として実施されることが望ましい。そのなかで看護師は，検査前・検査後，診断の説明時，方針決定時において，両親の理解度を確認して，わかりやすく説明を加えたり，両親の思いや迷いを受けとめたりするなどの援助を行う。

胎児の異常を知り出産するまでの間，両親(とくに母親)は子どもの健康状態など，不安をもちつづけている。両親に対して，医師・看護師が出産を支えていくことを伝え，両親の求めに応じた援助を行うことが重要である。具体的には，子どもの疾患について医学的な情報を提供したり，新生児集中治療室(NICU)の見学や NICU の医師・看護師との面談を設けたり，出産後の育児や療育について質問に答えていくことなどである。

② 出生後の看護

1 子どもへの看護

染色体異常のある子どもには外観的にさまざまな特徴があるので，出生時の観察によりその疑いのある子どもを早期に発見することができる。したがって，出生時には，眼・鼻・耳をはじめとして全身をていねいに観察する必要がある。また，疾患によっては先天性心疾患や先天性消化器疾患などを伴うことも多いので，バイタルサイン，心音，活気・哺乳力，腹部症状や排便状態などを注意して観察する。合併症の程度によっては緊急の手術を要する場合もある。

先天異常の影響により筋緊張や反射の異常などがあるため，経口哺乳が困難で，経管栄養が必要となる子どももいる。したがって，子どもの機能障害に合わせた日常生活上の看護も必要となる。

---

1) 「疾患の遺伝学的関与について，その医学的影響，心理学的影響および家族への影響を人々が理解し，それに適応していくことをたすけるプロセス」と定義されている。
日本医学会：医療における遺伝学的検査・診断に関するガイドライン．2011.

2 家族への看護

　　　出生前に子どもの異常を診断された家族は，不安と期待が入りまじった複雑な心境で出産にのぞむことが多い。子どもが出生したら，無事に出生したことを家族ともども喜ぶことも大切である。また，想像はしていても，実際に子どもと会ったときには動揺がみられる場合もあるので，そのことに配慮しながら子どもとの対面・接触を援助していく。

　　　出生前に診断され，子どもの異常を受容できずに出産を迎える場合もある。このような家族へは，できるだけ早期に子どもと対面してもらい，抱っこなどの接触をすすめ，子どもへの関心を向けていく。しかし，両親の気持ちを尊重し，無理のないように進めていくことが必要である。

両親の反応と援助▶　　出生前に異常が予測されず，出生と同時に生まれてきた子どもの異常を知ったときの家族のショックもまたはかりしれない。誕生した子どもの異常を知ったときの両親の反応について，ドローター Drotar, D. らは，ショック，否認，悲しみと怒りおよび不安，適応，再起の段階に分けて説明している（▶図1-1）。

　　　両親の気持ちがどの段階にあるのか考慮して，感情の変化を見まもるのか，子どもとの接触を積極的にはたらきかけるのか，といった援助を進めていくことが重要となる。家族にとって支持的な態度でかかわり，気持ちを表出できる環境をつくること，子どもの状態を繰り返し説明すること，また適応の段階では，同じような疾患の子どもをもつ親と話す機会を提供することも有効である。子どもと接触していくなかから愛着の感情も徐々にわいてくるので，子どもとの接触を促していくのは欠かせない援助である。逆に負担に感じていないかなどの反応も慎重にみながら，進めるようにする。

　　　両親の間でも心理的な反応は異なり，時間的にも2人にズレがあることがあるので，看護師は両親それぞれの気持ちを代弁するような調整をすることが必要となる場合もある。

　　　また子どもの先天異常に直面し，状況に適応しようとしている両親は，医療者の言動に敏感になっており，傷ついたり不信感をいだいたりすることもある。医療者は言動に細心の配慮をしながら関係性を構築し，両親を支援していくことが必要である。

　　　出生後，新生児集中治療室に搬送される場合や，子どもに緊急の手術が必要な場合などには，まず父親だけに早期に先天異常が伝えられることもある。父親はショックを受けるとともに，どのように母親へ伝えたらよいのかと悩む。一方，母親は子どもに問題がおこっている状況を察知し，不安な状態におかれている。父親の相談にのり，母親への対応を支援するとともに，両親そろってあらためて医師の説明を聞くことができるように調整する。

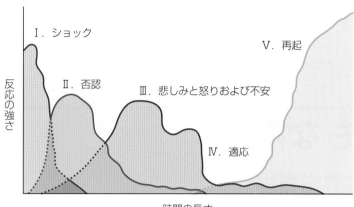

両親の反応の段階
第Ⅰ段階：ショック
　最初の段階は，両親はショックの状態にある。泣きくずれることもある。はじめて話を聞いたときのことをほとんど覚えていないという両親は多い。
第Ⅱ段階：否認
　次の段階では，ショックをみずからやわらげようとする気持ちから，事実を否定したい，事実から逃れたいという反応があらわれる。
第Ⅲ段階：悲しみと怒りおよび不安
　子どもの病気を現実として実感しはじめたとき，母親は健康な新生児を出産できなかった自分に罪責感をいだく。医学的には母体が原因ではなく，突発的なものだと説明しても，自分に責任があると母親は思い悩む。そして嘆き悲しみ，自分自身や子ども，医療者などに対して怒りをいだく。
第Ⅳ段階：適応
　両親は徐々に現実的な状況を受け入れ，この問題に取り組んでいくことができるようになる。この時期には，授乳やおむつ交換などの世話を行いながら，愛着を促進していくこともできるようになる。
第Ⅴ段階：再起
　各段階の長さはその両親により異なるが，最終的にその子どもの親としての自覚がもてるようになる。

（Drotar, D. et al.: The Adaptation of Parents to the Birth of an Infant with a Congenital Malformation: A Hypothetical Model. *Pediatrics*, 56: 710-717, 1975 による）

▶**図 1-1**　先天奇形をもつ子どもの誕生に対する正常な親の反応の継起を示す仮説的な図

③ 成長・発達過程のなかでの看護

　　成長・発達に遅れを伴うことが多いため，疾患管理だけでなく発達面においても長期にわたる援助が必要となる。理学療法士などの他職種と連携したり，地域の発達支援センターを活用するなど，発達段階に合わせて子どもと家族にとって最もよい方法を考えていく。さらに，同じ疾患をもつ子どもがどのように成長・発達していくのか，情報が不足しているためにイメージできず，両親は不安や孤独感を感じながら育児をすることもある。親の会などの活用できる資源についての情報を提供することも重要である。

　　両親は，子どもの病状が変化したときや，就園や就学についての問題が生じたときなどに，再度，自責の気持ちや子どもの将来に対する不安を感じる。また機能障害のために，日常的に経管栄養などの特別な世話が必要な子どもの場

合には，家族の身体的・精神的な負担も大きい。さらに，次の子どもをもうけるかどうかを悩んでいる場合には，遺伝カウンセリングを紹介することも必要となる。したがって，成長・発達過程に応じた子どもと家族への援助が必要となる。

B｜おもな疾患

①染色体異常概論

常染色体と▶ 性染色体　ヒトの細胞核の中には46本の染色体が入っている。46本の染色体は2本で1対であり，23対をなしている。うち22対(44本)はその形状によって1番から22番までの数字がつけられている。残る1対(2本)は性別によって異なり，男性はX染色体とY染色体を各1つずつ，女性はX染色体を2つもっている。前者の22対は**常染色体**とよばれ，残り1対の染色体は性別に関係することから**性染色体**とよばれている(▶図1-2)。

　これら23対の染色体のうち，片方の23本は父親から，もう片方の23本は母親から受け継いだものである。両親の体内で生殖細胞(父親では精子，母親では卵子)をつくる際，対の片方23本が1つの生殖細胞に入るように細胞分裂する。この過程は染色体の数を半分にするという意味で**減数分裂**とよばれる。

　精子の染色体は22本＋X染色体，または22本＋Y染色体の2つのパターンがあり，卵子は22本＋X染色体のパターンだけである。受精の際にXとYの組み合わせになれば男性(合計46本の染色体があり，そのうち性染色体の組合せがXとYが1本ずつという意味で染色体の型を46,XYと表現する)，Xどうしの組み合わせになれば女性(同様の考え方で，染色体の型を46,XXと表現する)が発生することになる。このようにして染色体は世代をこえて受け継がれ，性別が決められていく。

染色体異常▶　染色体にはデオキシリボ核酸(DNA)が含まれており，ヒトのからだをつくる設計図(**遺伝子**)の役目をしている。生殖の過程で染色体の異常がおこると，遺伝子の情報が正確に伝えられなくなるため，さまざまな疾患がおこる。染色体異常が発生するメカニズムとしては，減数分裂の際に染色体の数が正確に半分に分かれず，受精卵の染色体の数に過不足が生じることが代表的であるが，ほかにもさまざまな原因が知られており，詳しい原因がわかっていないものも多い。

　診断の方法は，児の症状から疾患を疑い，顕微鏡写真で染色体の数・形・模様を観察して確定することが基本である。現在では遺伝子解析が進んで染色体のどこの部分に，なんの遺伝子が存在するか解明されてきており，遺伝子レベルで診断される疾患も増えてきている。絨毛や羊水の中にある胎児の細胞を採

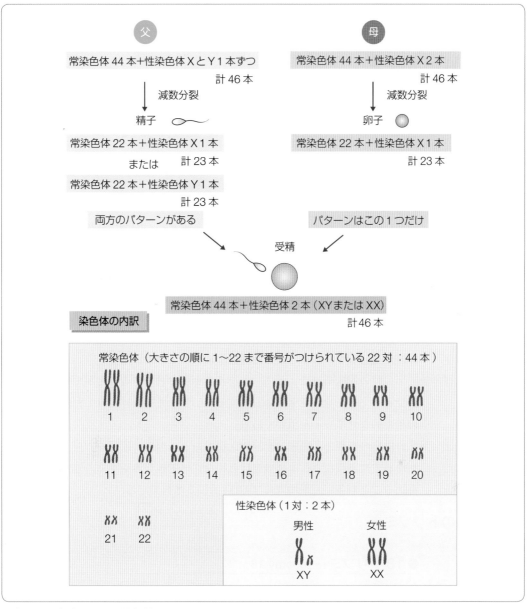

▶図 1-2　生殖とヒトの染色体

　取して出生前診断が行われることもある。近年は母体血の中にごくわずかに存在する胎児由来の DNA をもとに出生前診断が行われている。出生前検査においては，実施するか否か，結果をどのように解釈するかなどについて，倫理的な面を含めて十分な説明が必要である。

　染色体異常の治療の目的は疾患の根治ではなく，児が成長していく過程において，本人と家族にとって最も望ましいと思われる医療と生活環境を提供することである。かつては積極的な治療が控えられていた疾患が，現在では手をつくして合併症の治療にあたるべきと考えられるようになるなど，生命倫理と密

接なかかわりがある。希望に応じて遺伝カウンセリングが行われることもある。

② 常染色体異常

1　ダウン症候群　Down syndrome（21 トリソミー trisomy 21）

21 番目の染色体が 1 本多く，3 本存在する（トリソミー）ためにおこる疾患であり，患児の染色体は合計 47 本になる。染色体が増える原因はさまざまであるが，約 80% は卵子の減数分裂の異常による。発生頻度は一般的に約 1/1,000 とされており，染色体異常のなかで最も高い。母体の年齢が上がるとさらに頻度が上がることが知られており，近年わが国では高齢出産が増加している影響などから，約 1/600 との報告がある。

症状▶　眼がつり上った顔貌（がんぼう），小さい鼻と耳が特徴である。約 40% に先天性心疾患（房室中隔欠損症・心室中隔欠損症など，▶196 ページ）をみとめ，消化管では鎖肛・十二指腸狭窄などをみとめることがある。筋肉の緊張が低下しているために寝返りや歩行などの発達が遅れ，精神発達遅滞もみとめる。また白血病の頻度が高いなど，さまざまな合併症が知られている。

診断▶　出生時の臨床所見によって，かなりの確度で判断することができ，染色体検査で確定する。診断を家族に説明する際には，児を受け入れて育てていくための精神的なサポートが重要である。

治療▶　合併症の管理と，患児・家族の支援であり，医療・療育・教育・福祉などがかかわることになる。本症の児は温和な性格で親しみやすく，通常の社会生活を送ることも多い。平均寿命は 60 歳前後とされている。

2　その他のトリソミー

●18 トリソミー trisomy 18

18 番染色体が 3 本あるためにおこる疾患で，発生頻度は約 1/5,000 である。原因の約 90% は卵子の減数分裂の異常である。

症状▶　胎児成長障害，手指の重なり（第 2 指が第 3 指，第 5 指が第 4 指へ），揺り椅子状の足（足底が凸面で踵（かかと）が後方に突出）などであり，合併症は先天性心疾患，食道閉鎖，無呼吸発作などである。

診断▶　児の外表所見で本症を疑い，染色体検査で確定診断する。多くの場合，生存期間は 10 日余りであり，長期生存のケースでは重度の発達遅滞を示す。

治療▶　深刻な予後を家族に説明したうえで，児にとって最善の医療・療育ケアを行う。近年，積極的な集中治療により生存期間をのばせることが示されている。

● 13 トリソミー trisomy 13

13番染色体が3本ある疾患で, 発生率は約1/10,000である。その症状は小頭症, 口唇口蓋裂, 中枢神経の奇形, 先天性心疾患, 無呼吸発作などである。生存期間は10日前後であり, 長期生存の場合, 重度の発達遅滞をみとめる。診断・治療については18トリソミーと同様である。

3 5p−症候群 5p− syndrome

5p−(マイナス)症候群は5番目の染色体の一部が欠損しているためにおこる疾患で, 発生率は約1/50,000である。5p欠失症候群ともよばれる。症状は小頭症, 円形顔貌などであり, かん高い泣き声が特徴である。発達遅滞をみとめ, その程度は欠損の大きさにより異なる。生命予後は良好である。

③ 性染色体異常

1 クラインフェルター症候群 Klinefelter syndrome

男性においてX染色体が過剰にあるためにおこり, 発生率は約1/1,000と高い。1本過剰で染色体47本(47, XXY)の場合が多いが, 2本過剰などさまざまなパターンも知られている。

症状▶ 高身長, 軽度の発達遅滞, 女性化乳房, 小精巣, 男性不妊などであり, 多くの場合は思春期まで気づかれない。

治療▶ 男性ホルモン補充が行われることがある。

2 ターナー症候群 Turner syndrome

女性において本来2つあるX染色体が1つ欠損しているためにおこり, その発生率は約1/2,500である。多くの場合1本不足で染色体は45本(45X)であるが, 部分欠損などのパターンも知られている。

症状▶ 新生児期は足背浮腫, 先天性心疾患(大動脈縮窄症など), 小児期は低身長, 思春期は無月経などで気づかれることが多い。翼状頸(後頸部のたるみ), 外反肘(肘を境に前腕が外側にそっている)などの身体的特徴が知られているが, 明らかでない場合もある。

治療▶ 症状と年齢に合わせて成長ホルモンや女性ホルモンの補充などが行われる。

3 脆弱X症候群 fragile X syndrome

X染色体の一部に異常があるためにおこる疾患で, 発生率は男性1/1,500, 女性1/2,500と推定されている。X染色体のごく一部が顕微鏡写真で異常を示す(染色体に切れ込みが入っているように見えるため「脆弱」の名がつけられ

た)ことから発見され，その後の研究で原因となる遺伝子が確定した。

診断▶　現在では染色体の形態異常は診断方法として不確実とされ，遺伝子診断が標準となっている。

症状▶　長い顔，大きな耳，扁平な足，関節の過伸展などであるが，明らかでないことがある。重要なのは精神発達異常で，注意力低下，情緒不安定，学習障害，精神発達遅滞とさまざまである。男児のほうが女児より症状が重い。しかし，これらの症状があっても本症が疑われず，診断にいたっていないケースが多い。

治療▶　言語療法・作業療法などに加えて，抗不安薬などの投与が行われることがある。なお，本症には遺伝子異常が軽度のため，発症しない保因者の存在が知られている。

④ 胎芽病と胎児病

胎芽病▶　受精が成立して胎児の発生が始まると，8週間のうちに，からだのさまざまな器官が形成される。この期間を胎芽期とよび，周囲の環境からの影響を受けやすいデリケートな時期である。この間になんらかの原因で胎児に異常がおこったのが胎芽病である。原因としては，感染(風疹ウイルス・トキソプラズマなど)，薬物(サリドマイドなど)，放射線などが知られている。影響は複数の器官に及び，奇形を伴うこともある。先天性風疹症候群では白内障・先天性心疾患・難聴など，サリドマイド薬害では四肢の形成不全・難聴などがみとめられる。

胎児病▶　胎芽期を過ぎると胎児の基本的な形はできあがっており，以後は各器官が大きく成長し，機能を成熟させて出生にいたる。この時期に胎児の成長過程で異常がおこったものを胎児病とよび，奇形を伴う可能性は低い。

　　　代表的な疾患としては胎児発育不全があり，その原因は胎盤機能不全，妊娠高血圧症候群，母体のアルコール摂取や喫煙など，さまざまな要因で胎児に十分な酸素や栄養が供給されないことである。血液型不適合妊娠によって母体から胎児の赤血球を破壊する抗体が運ばれておこる胎児貧血なども知られている。

C 疾患をもった子どもの看護

① ダウン症候群の子どもの看護

1 診断の告知，疾患の受容における両親への看護

　　　ダウン症候群(以下，ダウン症)の子どもは，特徴的な容貌から出生後早期にその可能性が疑われることがある。また両親も異常に気づいたり，消化管閉鎖

などの合併症のため，緊急の手術や治療が必要となる場合もある。したがって，出生後早期にダウン症の可能性について両親に話されることもある。

　両親へは，ダウン症についての医学的な問題だけでなく，発達の遅れを伴うが長期に生存することが多く，療育により日常生活は自立していくことが可能であること，気持ちがやさしく人なつっこい性格の子どもが多いことなど，子どもの特徴や長所も説明する。

　両親は，子どもの生命がだいじょうぶなのか，障害のある子どもを育てていけるのかと，大きなショックを受ける。看護師は，両親が感情を表出したり質問をしたりできる場をもつようにする。また，子どもと接触する時間を多くもてるようにするなどして，子どもの現状を理解し，子どもとの愛着形成が促されるように援助を行う。気持ちが落ち着いてきたら，日常生活上で気をつける点や，早期療育の案内，親の会や利用できる福祉制度などを説明し，育児や将来についての不安を少しでも軽減できるような情報提供をする。

2 子どもと両親への看護

● 日常生活

栄養・食事▶　筋緊張が弱いこと，上顎の口腔容積が狭いために舌が口腔内におさまりづらいことなどが原因となり，哺乳力が弱く，離乳食の進行に時間がかかる。それぞれの子どもに合った哺乳びんの乳首やスプーンを用意したり，哺乳時・摂食時の子どもの体位を調整するなどの工夫が必要となる。また摂食時には，誤嚥
に注意しながら進めることも大切である。

　幼児期では，偏食や過食がおこりやすい。さらに学童期になると，食物をよくかまないこと，運動量が少ないことなどの原因も重なり肥満がみられる。乳幼児期から，両親に対して継続的に食生活での留意点を伝えていく必要がある。

排泄▶　腹筋・腸管の筋緊張が弱いため，便秘になりやすい。食物繊維の多い食事を工夫し，十分に水分を摂取し，腹部マッサージを行うなどする。トイレトレーニングは，おむつへの排尿の間隔が空いてきたら，2〜3歳くらいから始める。

● おこりやすい合併症と健康管理

　ダウン症児には，心疾患・消化器疾患などの先天的な合併症のほか，後天的におこりやすい合併症がある（▶図 1-3）。これらの疾患による身体的な問題は，身体発育や発達に大きく影響する。したがって，発達の促進のためにも，定期的な受診・検査が重要であることを，両親に理解してもらうようにする。

● 発達の促進

身体発育・発達▶　乳幼児期のダウン症児の身体発育は，身長・体重ともに健常児より低い値である。また発達については，運動・認知・言語・情緒・社会性のすべてにおい

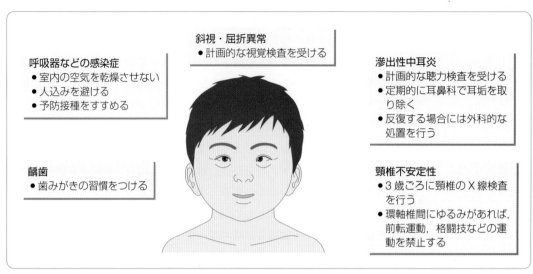

斜視・屈折異常
● 計画的な視覚検査を受ける

呼吸器などの感染症
● 室内の空気を乾燥させない
● 人込みを避ける
● 予防接種をすすめる

滲出性中耳炎
● 計画的な聴力検査を受ける
● 定期的に耳鼻科で耳垢を取り除く
● 反復する場合には外科的な処置を行う

齲歯
● 歯みがきの習慣をつける

頸椎不安定性
● 3 歳ごろに頸椎の X 線検査を行う
● 環軸椎間にゆるみがあれば，前転運動，格闘技などの運動を禁止する

▶図 1-3　ダウン症でおこりやすい合併症と健康管理

て健常児よりも遅れ，ゆっくりと発達する。たとえば，ひとり歩きは平均的には 2 歳前後で可能となる。したがって，身体発育・発達の進み方は健常児との比較ではなく，ダウン症児の標準的な基準で評価を行うことが大切である。両親にも，その子ども自身の発達をみとめることができるように援助する。

早期療育▶　ダウン症児の発達の促進には，乳児期からの**早期療育**が効果的であることが知られている。ダウン症児の早期療育では，運動・認知・言語・社会性など，全領域にわたる発達へのはたらきかけが行われる。さらに，親や家族の心理的サポートを中心とした家族支援を行っていくことが重要とされ，医師・保健師・理学療法士・言語聴覚士・ケースワーカー・保育士などの多職種によるチームアプローチが行われている。

家庭での養育▶　日常生活のなかでは，両親をはじめとした周囲の人たちが積極的な声かけをし，子どもが要求を示したときにはすぐに要求を満たすようにすることが大切である。これらは健常児と同様のことであるが，ダウン症児の場合は，活動性が乏しく泣くことが少ないなど，子どもからの要求が乏しい。また，しがみつくなど子どもから示す愛着行動も弱いので，親子間の相互作用が発展しづらい。子どもと向き合って話しかけるなどの，子どもの反応を引き出すような具体的な方法を伝えていくとともに，子どもはその刺激を受けとって発達していくことも両親に伝えていく。

言語は，健常児と比較してとくに表出面での遅れが大きく，発音が不明瞭でわかりにくい。日常的に周囲の人たちが表情ゆたかに子どもに話しかけることが重要である。

遊びにおいては，楽しみながら発達が促される内容がよい。絵本の読み聞かせや，音楽に合わせて身体を動かすこと，楽器を鳴らすこと，積み木などの手

指を使う遊びなどがある。また，しつけのなかで「やってはいけないこと」を一貫して教えていくことや，かんしゃくをおこしたときに適切に対応していくことが，社会性の発達には必要である。

集団保育▶ 集団保育には，療育的な指導を行う小集団での保育と，保育園・幼稚園での保育がある。その子どもの発達レベルや体力に合わせて選択する。集団保育においては，ほかの子どもからの刺激を受け，いろいろな体験をすることにより言語・社会性などの発達が促される。

就学▶ 学校の選択として，通常の学級・特別支援学級・特別支援学校がある。就学する学校の選択にあたっては，子どもの発達レベル，健康状態，基本的生活習慣の自立の程度，集団生活への適応状態，学校関係者の考えなどを考慮する。子どもと両親の意思が尊重され，子どものニーズに合った教育が行われる学校が決定できるように，医療者と教育者が連携して援助する。

② 18 トリソミー症候群の子どもの看護

18 トリソミー症候群の子どもは，胎児期からの成長障害があり，重篤な先天性心疾患などのために生命予後が不良なことが多い。そのため，以前は新生児集中治療室に搬送されても積極的な治療は行わないという治療方針がとられることが多かった。しかし近年，新生児集中治療や手術治療を行うことにより，以前よりも長期間生存できる子どもが増えてきており，ゆっくりではあるが成長・発達していく子どもも報告されるようになった。現在では，個々の子どもの病状や両親の希望を考慮した，柔軟な対応がされるようになってきている。

しかし，子どもが重篤な状態である場合には，家族と医療者の間で生命維持治療を含めた治療方針を話し合う必要性が生じることがある。その際には，意思表示のできない子どもの最善の利益に基づき，家族と医療者の間で十分な話し合いがもたれることが重要であり，そのための話し合いのガイドラインも作成されている[1]（▶61 ページ，表 2-9）。

1 診断の告知，疾患の受容における両親への看護

母体内での身体発育の遅れや出生前診断により，出生前に子どもの異常が診断されていることもあるが，出生後には外観の特徴から早期に 18 トリソミー症候群と疑うことができる。数日しか生きられないような子どももいるので，染色体検査の結果を待たずに両親に 18 トリソミー症候群の疑いが話されることが多い。したがって，出生してはじめて状況を知った場合には，子どもが誕

---

1) 田村正徳ほか：重篤な疾患を持つ新生児の家族と医療スタッフの話し合いのガイドライン（生育医療委託研究「重症障害新生児医療のガイドライン及びハイリスク新生児の診断システムに関する研究」班）. 2004.

生してまもない時期に，先天異常があり予後不良だという重大なできごとに直面することになり，両親のショックは大きい。

　両親が事実を受けとめるまでの時間には個人差があるので，看護師は情報提供をしながら，あせらずに見まもるようにする。また，両親の希望に合わせて，おむつ交換，抱っこなどの世話に参加してもらい，子どもと触れ合う機会をもてるようにする。子どもとの愛着形成が促され，親として子どもにやってあげたいことが実現できるように援助していく。

　また両親は，予後不良であることを強調した医療者の言葉に傷つくこともある。いま生きている子どものことを前向きに受け入れていこうとしている両親の気持ちを尊重し，支持的にかかわる必要がある。

2 新生児期の看護

　18トリソミー症候群の子どもは，先天性の心疾患などの合併症を伴うことが多い。出生直後は合併症がないか全身状態をよく観察し，バイタルサインなどを継続して観察する。

　出生時の体重が少ない場合が多く，低体温になりやすいので，保温に気をつける。また哺乳力が弱く，経口での栄養摂取が困難な場合もある。その場合には経管栄養が必要となる。

3 退院に向けての看護

　病状が安定し，両親が在宅での育児の意思決定をした場合には，一般的な新生児に必要な世話のほかに，経管栄養の方法などその子どもに必要な手技の習得を支援する。急変時の対応や病院への連絡方法を確認し，両親に不安があれば小児病棟での付き添い入院や外泊などの段階を経て，自信をつけて退院できるように援助する。また，地域の保健センターや訪問看護ステーションなどの関係機関や，他職種とも連絡調整をし，連携して在宅療養を支援する体制を整える。

4 在宅療養生活における看護

　両親にとっては，大きな喜びとともに不安をいだきながらの生活になる。外来受診時には子どもの健康状態だけでなく，家族が望むような生活が送られているかをアセスメントし，具体的な相談に答えていく。また，電話などで相談できる体制があることが望ましい。

　なかには，数か月から数年の安定状態を保てる場合もある。急変する可能性がある子どもの世話は緊張を伴い，長期になると両親も疲労し，家族の健康にも影響を及ぼすことがあるので，家族の健康状態もアセスメントする。

5 終末期の看護

その子どもと家族にとって，よいかたちでの最期が迎えられるように援助する。病院でのケアを選択するのか，在宅で看取るのか，病状を考慮して家族の希望にそった調整と援助を行う。子どもに対しては，苦痛の緩和や安楽が得られることが看護援助の中心となる。

ゼミナール
復習と課題

❶ 出生前診断により胎児に異常がある可能性を告げられた場合，両親はどのようなことについて悩む可能性があるか，考えてみよう。

❷ 染色体異常の子どもが生まれた家族への援助について考えてみよう。

❸ ダウン症児の発達的特徴と必要な援助について，要点を整理してみよう。

参考文献

1）古庄知己：致死率の高い新生児疾患への対応――先天異常．周産期医学(46)3：367-369，2016．
2）日本産科婦人科学会：出生前に行われる遺伝学的検査および診断に関する見解．2013．(http://www.jsog.or.jp/modules/statement/index.php?content_id=33)（参照 2019-12-01）
3）日本産科婦人科学会・日本産婦人科医会：産婦人科診療ガイドライン――産科編2017．2017．(http://www.jsog.or.jp/activity/pdf/gl_sanka_2017.pdf)（参照 2019-12-01）
4）松岡隆：総論：出生後診断とは？．ペリネイタルケア35(9)：826-831，2016．
5）松尾真理・齋藤加代子：ダウン症候群のある子どもの療育への不安に寄り添う．助産雑誌71(11)：834-838，2017．

▼

第2章

新生児の看護

A｜看護総論

　新生児は生命力にあふれた存在であり，周囲の人とのかかわりのなかで成長・発達をとげていく。その一方で，新生児は予備力が小さく，出生時や出生後に急変することがある。わが国では，高度医療の整備によって多くの新生児を救命できるようになったが，新生児と家族が引き離されたり，家族が倫理的にむずかしい決断を迫られたりするなど，子どもと家族の権利はおびやかされやすい状況にある。

　本章における看護の対象は，ハイリスク新生児とその家族である。その既往および所見から子どもの生命および予後に対する危険が高いと予想され，出生後のある一定期間観察を必要とする新生児を，**ハイリスク新生児**とよぶ。

　ハイリスク新生児となる因子には，①在胎週数および出生体重からのハイリスク因子（早産児と過期産児，低出生体重児と巨大児，light-for-dates 児とheavy-for-dates 児，▶38 ページ），②母体の疾患および服用した薬物に伴うハイリスク因子（糖尿病，妊娠初期の風疹など），③妊娠および分娩に起因するハイリスク因子（母親の高齢，多胎，妊娠高血圧症候群，前期破水など），④新生児自身に起因するハイリスク因子（新生児仮死の既往，心雑音，小奇形など）がある。

　新生児の生命をまもり，成長・発達を支えるためには，新生児とその家族1人ひとりを尊重すること，そして新生児と家族の相互作用を通してかかわることが大切である。ハイリスク新生児の看護では，子どものわずかな反応や症状の変化を読みとるゆたかな感性と的確な判断力をもち，胎外生活への適応を支えること，そして成長・発達を長期的に支えることが求められる。また，子どもの生命のおびやかしに直面し，無力感や自責の念をいだく家族に寄り添い，母親の心身の回復状態，母親・父親・祖父母の養育に対する考え方，きょうだいの思いや生活，家族を取り巻くサポート体制など，家族の身体的・心理的・社会的状態をとらえ，家族への支援を行うことが重要となる。

B おもな疾患

① 新生児の疾患

1 分娩損傷 birth injuries

分娩損傷とは，分娩時に加わった機械的外力によって胎児・新生児に生じた外傷をさす。

● 軟部組織の損傷

[1] **産瘤** caput succedaneum　産道を通過するときに先進部に力が加わって，浮腫を生じたものをいう（▶図2-1）。頭位分娩であれば毛髪部に腫脹がみられ，指で圧迫すると圧痕ができる。液体がたまる内腔がないために波動は触れず，やわらかい餅のような感触がある。波動とは，腫瘤の一部を押すと内部の液体に力が伝わって，別の部分が押し出されてくる感触である。

産瘤は頭蓋骨の構造とは無関係に，骨縫合をこえて分布する（▶図2-2-a, b）。骨盤位で分娩された場合は，殿部に産瘤がみられることがある。生後1～2日で消失し，治療の対象となることはない。

[2] **帽状腱膜下血腫** subgaleal hematoma　頭蓋骨の骨膜と，その外側の帽状腱膜の間の組織が剝離して血液がたまった状態をいう（▶図2-2-c）。内腔があるため波動を触れ，水枕のような，ぶよぶよした感触である。帽状腱膜は伸展しやすいため，内腔が広がり，大量の出血を伴うことも多い。出血の範囲は骨縫合をこえる。皮膚の色が出血によって赤黒く変化するため，出血が額部に及ぶと重症感のある顔貌となる。

出血性ショック，重症の黄疸，出血部の感染などをおこして重篤な経過をとる場合があり，十分に注意して経過を観察しなければならない。

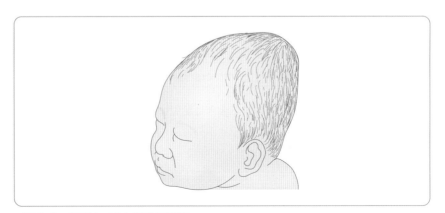

▶図2-1　産瘤のできた新生児頭部

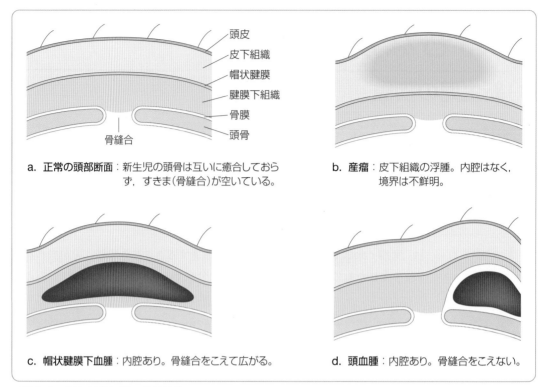

頭皮
皮下組織
帽状腱膜
腱膜下組織
骨膜
頭骨
骨縫合

a. 正常の頭部断面：新生児の頭骨は互いに癒合しておらず，すきま（骨縫合）が空いている。

b. 産瘤：皮下組織の浮腫。内腔はなく，境界は不鮮明。

c. 帽状腱膜下血腫：内腔あり。骨縫合をこえて広がる。

d. 頭血腫：内腔あり。骨縫合をこえない。

▶図 2-2　頭部軟部組織の分娩損傷

[3] **頭血腫** cephalohematoma　分娩時の力で頭蓋骨の骨膜が部分的に剝離して，骨と骨膜の間に血液がたまった状態をいう（▶図 2-2-d）。内腔に液体がたまるため指で押すとかための波動を触れ，硬式テニスボールのような感触である。吸引分娩などによって側頭骨にできることが多い。1 つの骨の領域にとどまり，骨縫合をこえて広がることはない。骨膜は伸展しにくいので内腔は小さく，大量出血となることはほとんどない。出生当日よりも，日齢 1 以降に大きさが増すことが多い。日齢 2〜3 以降に内腔の血液が溶血して，黄疸が強く出ることがある。

　原則として経過観察のみ行い，血腫の穿刺などの治療をする必要はない。完全に消失するには数か月を要する。

● **頭蓋内出血** intracranial hemorrhage

　産道を通過するときに胎児の頭は変形する。この過程で頭蓋内に出血をおこすことがある。出血が軽度の場合は無症状で治療も不要であるが，出血量が多いと，哺乳不良・無呼吸・痙攣などの症状をみとめ，治療を要する場合もある。クモ膜下出血・硬膜下出血が代表的である。

　頭部 CT によって診断され，血腫が大きい場合には血腫除去手術を要する。必要に応じ，輸液療法・抗痙攣薬投与などを行う。分娩外傷として頭蓋内出血

をみとめるのは，ほとんどが成熟児である。

● 骨折 fracture

　頻度が高いのは，鎖骨・頭蓋骨の骨折であるが，まれに大腿骨・上腕骨・脊椎にもみられることがある。

[1] **鎖骨骨折 fracture of the clavicle**　骨折部を触ると児が痛がり，骨折部がすれる感触がわかる。骨折側の腕の動きが少なく，モロー反射の左右差がみられることが多い。X線写真で確認する。特別の治療を必要とせず，1〜2週間で自然に治癒する。

[2] **頭蓋骨骨折 skull fracture**　分娩時の圧迫で頭頂部に線状骨折を生ずることがある。多くは無症状で治療を必要としないが，頭蓋内出血を合併していることがあり，注意が必要である。鉗子分娩の際に鉗子の圧迫で陥没骨折をおこすことがあり，この場合は外科的治療を要することが多い。

● 末梢神経の損傷

[1] **腕神経叢麻痺 brachial plexus palsy**　分娩時に頸部を過伸展することで神経叢が損傷して生じる（▶図2-3）。神経線維は周囲の出血や浮腫によって圧迫されているだけのことが多いが，線維の断裂をきたしている場合もある。

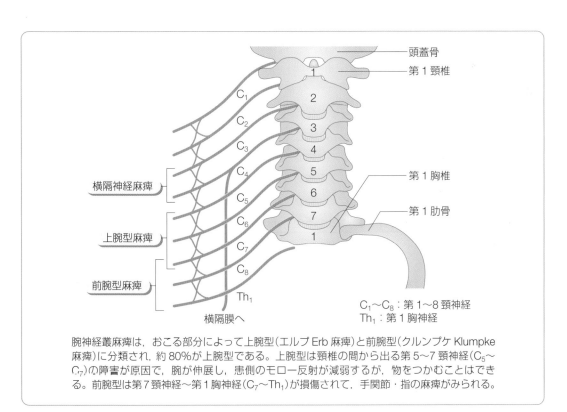

腕神経叢麻痺は，おこる部分によって上腕型（エルプ Erb 麻痺）と前腕型（クルンプケ Klumpke 麻痺）に分類され，約80%が上腕型である。上腕型は頸椎の間から出る第5〜7頸神経（C_5〜C_7）の障害が原因で，腕が伸展し，患側のモロー反射が減弱するが，物をつかむことはできる。前腕型は第7頸神経〜第1胸神経（C_7〜Th_1）が損傷されて，手関節・指の麻痺がみられる。

▶図2-3　腕神経叢麻痺（上腕型・前腕型）と横隔神経麻痺

神経の浮腫がとれる生後3週間ごろから，拘縮を予防するためのリハビリテーションを開始して，自然回復を待つ。シーネ固定は行わない。通常3〜4か月で軽快することが期待されるが，重症例では予後がわるく，外科的に神経修復術が試みられることもある。

[2] **横隔神経麻痺** phrenic nerve palsy　第3〜4頸神経(C_3〜C_4)の障害によりおこる(▶21ページ，図2-3)。多くは腕神経叢麻痺と同時にみられる。呼吸障害があり，胸郭の動きに左右差がみられた場合はこれを疑う。X線写真で，患側の横隔膜が上方に移動していることで診断される。通常3〜4か月で回復するが，重症の場合は横隔膜を縫い縮める手術を行うことがある。

[3] **顔面神経麻痺** facial palsy　分娩時の顔面神経の圧迫によりおこる。顔貌の左右差で気づかれ，とくに啼泣時に明らかとなる。麻痺側は眼が閉じられず，啼泣しても口角が下がらない。多くは2〜3週間で自然に回復する。

2 適応障害 adjustment disorders

● 新生児仮死 asphyxia of newborn

生後に第一呼吸が遅れることに始まり，同時に循環不全がおこって身体全体の低酸素と虚血状態が生じる病態が**新生児仮死**である。新生児仮死は新生児死亡のおもな原因であるとともに，蘇生によって状態が改善しても脳の障害を残す場合があり，新生児の重要な疾患である。

原因▶　新生児仮死の原因は，①母体の循環不全(母体低血圧など)，②胎盤機能低下(胎盤早期剝離・重症妊娠高血圧症候群など)，③臍帯血流低下(臍帯圧迫・臍帯脱出など)，④児の予備力低下(未熟性・貧血など)，⑤先天奇形(横隔膜ヘルニア・筋疾患など)，があげられる。多くの場合，胎児期から連続した病態であるので，胎児の状態をあらかじめ評価することが重要である。そのためには胎児の心拍パターンが子宮収縮に合わせてどのように反応するかを観察する検査であるノンストレステスト non stress test(NST)が有用で，ほかにも超音波で胎動，羊水量，臍帯の血流パターンを検査する。胎児の状態に異常がみられる場合を**胎児機能不全** nonreassuring fetal status(この状態をあらわす胎児ジストレス fetal distress という言葉は現在使われない)と診断し，新生児仮死につながる可能性のある病態と考えられている。

評価▶　新生児仮死の評価には**アプガースコア**とよばれる点数が一般的に用いられ，生後**1分**と**5分**で評価する(▶表2-1)。**3点以下**は重症の仮死であり，蘇生によって状態がすみやかに改善したとしても，その後に痙攣などをおこすことがあるので，2〜3日は十分注意して観察する必要がある。

治療▶　分娩時の蘇生が重要である。保温，鼻腔・口腔内の吸引，皮膚刺激を行って自発呼吸を促す。それで十分な効果がみられない場合は，蘇生用のマスクをアンビューバッグかジャクソンリースに接続して，マスクバッグによる陽圧を加

▶表2-1　アプガースコアの採点方法

覚え方	採点項目	0点	1点	2点
Appearance	皮膚の色	全身チアノーゼまたは蒼白	軀幹（くかん）は淡紅色，四肢はチアノーゼ	全身淡紅色
Pulse	心拍数	なし	緩徐(<100/分)	≧100/分
Grimace	反射興奮性(足蹠（そくせき）を指先ではじく)	なし	顔をしかめる	泣く
Activity	筋緊張	ぐんにゃり	四肢をいくらか曲げている	自発運動，四肢を十分曲げている
Respiration	呼吸	なし	泣き声が弱い　呼吸が不規則で不十分	良　強い泣き声

　え，必要に応じて酸素を投与する。これによっても自発呼吸が十分でない場合には，気管挿管をして人工呼吸管理を行う。このようなケースでは新生児集中治療室(NICU)に移して輸液管理，昇圧薬投与などの治療を行う。痙攣がみられる場合には，抗痙攣薬を投与する。蘇生の手順をフローチャートにした新生児心肺蘇生法 neonatal cardio-pulmonary resuscitation(NCPR)ガイドライン(▶60ページ，図2-21)が示され，医師のみならず，看護師，助産師，救急救命士などを対象に講習会が開かれている。

　重症仮死に対しては，脳低温療法などさまざまな治療法が行われているが，決め手となるものは確立されていない。また，きわめて状態がわるい場合には，家族と相談して，ある一定以上の治療を行わない(積極的治療の中止)選択をすることがあり，倫理的な問題に配慮を要する。

予後▶　新生児仮死の予後は，仮死の程度によってさまざまであるが，脳性麻痺・痙攣・精神発達遅滞などの後遺症がおこる可能性がある。入院中に脳波・脳CT・MRIなどの検査を行い，退院後も発達の経過を注意してフォローし，異常がみられたらリハビリテーション・薬物療法などを行う。

新生児仮死▶　新生児仮死に合併する重要な疾患に，**胎便吸引症候群** meconium aspiration
の合併症　syndrome(MAS)がある。

　胎児に低酸素状態がおこると，自律神経のバランスがくずれて腸管の動きが促され，胎児の便が羊水の中に排出されることがある。低酸素状態は同時に，あえぐような呼吸運動を胎児におこす。この結果，胎便が肺の中に吸い込まれて呼吸障害をおこす。分娩後に呼吸を開始したときに口腔・鼻腔内の胎便が吸い込まれる場合もある。そのため，分娩時に羊水が胎便でにごっていた場合は，胎児が産声をあげる前に，口腔・鼻腔内を十分に吸引する必要がある。

　状態がわるいため気管挿管を要した場合は，気管内も十分に吸引し，胎便が引けてくるようであれば，すみやかに気管内洗浄を行う。胎便が気管内に残ると気道をふさぐだけでなく，その刺激で気道が炎症をおこしてさらに呼吸障害を悪化させる。重症の場合には，次に述べる新生児遷延性肺高血圧症をおこし

て救命できないこともある。

● 新生児遷延性肺高血圧症
persistent pulmonary hypertension of newborn(PPHN)

　胎児は成人とは異なる循環(胎児循環)をもつ(▶図2-4)。胎児が分娩を境に循環状態を外界に適応したかたちに切りかえることができず，低酸素状態に陥る病態を新生児遷延性肺高血圧症とよんでいる。

● 新生児一過性多呼吸 transient tachypnea of newborn(TTN)

　胎児の肺は肺胞液とよばれる液体で満たされており，出生後は空気が入ってくるのと同時に，口腔・鼻腔に排出される。排出されなかった肺胞液は肺胞の

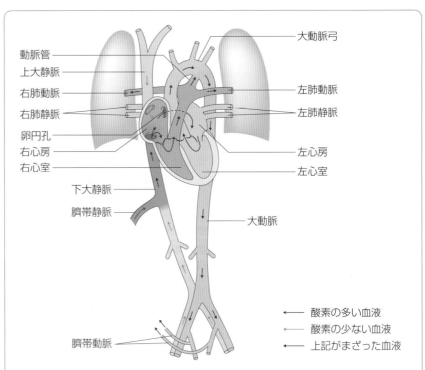

胎内では肺呼吸ができないため，胎児は胎盤から臍帯を通して酸素を得ている。この状態では右心房に戻ってきた血液は卵円孔を通して左心房に入るか，肺動脈に送られても大部分が動脈管を通して大動脈に入ることで肺をバイパスして直接全身に送られるようになっている。
　身体に送り出された血液の一部は臍帯動脈を通して胎盤に送られ，ガス交換をしたあとに臍帯静脈から下大静脈に戻ってくる。この循環状態を胎児循環とよぶ。胎児が分娩によって第一呼吸を開始し，臍帯が切断されると肺の血管抵抗が下がると同時に動脈管が収縮して肺に血液が循環するようになり，成人と同じ循環動態に移行する。
　新生児仮死，胎便吸引症候群，重症感染症，肺低形成など，児の状態をわるくする要因があると，出生後もこの切りかえが進まず，卵円孔や動脈管を迂回して肺を通らない酸素の少ない血液が全身に送られることになる。

▶図2-4　胎児循環の血流パターン

壁から吸収され，肺は呼吸に適応した状態になる。なんらかの理由でこの過程が障害され，肺の湿った状態が続いておこるのが**新生児一過性多呼吸**である。

症状▶ 多呼吸（毎分 60 回以上）のほかに，陥没呼吸，呻吟（しんぎん）（呼気時にうなり声を出す），チアノーゼなどである。呻吟がおこる原因は次のように説明されている。湿った肺から通常のように息を吐き出すと，肺がしぼんでつぶれてしまう。これを防ぐため，肺のなかに空気が残るように声門を閉じぎみにして圧が逃げないようにする結果，うなり声が発生する。出生直後から発症して，時間経過とともに改善していくことが一般的である。新生児一過性多呼吸になりやすいリスクとして，帝王切開・母体糖尿病・新生児仮死などがあげられる。

診断・治療▶ 診断には，胸部 X 線写真，血液ガス検査などが必要である。肺炎やあとで述べる呼吸窮迫症候群でも同じような症状をみとめることがあり，鑑別診断を行うことが重要である。治療は，酸素投与・輸液療法を行い，重症の場合には人工呼吸管理を必要とすることもある。通常，2〜3 日の経過で症状は改善する。

● 新生児メレナ

新生児では出生後 2〜5 日ごろに消化管出血によりタール便をみとめることがあり，**新生児メレナ**とよんでいる。同時にコーヒー残渣（ざんさ）のようなものを嘔吐することもある。

ビタミン K▶ 新生児はビタミン K の貯蔵量が少なく，母乳やミルクが十分に入らないとビタミン K 不足に陥りやすい。ビタミン K は腸内細菌でも生成されるが，出生直後には腸内が無菌状態であることもビタミン K 不足になりやすい原因である。ビタミン K は血液の凝固因子活性に深く関係しており，この結果，血液の凝固異常が生じて消化管出血がおこる。分娩の際に母体の血液を大量に嚥下（げ）した場合にも同様の症状がみられることがあり，これを**仮性メレナ**とよぶ。これに対してビタミン K 不足によるものを**真性メレナ**とよぶ。大量に出血した場合にはショック状態に陥（えん）ることもあり，注意を要する。

治療・予防▶ 治療は，輸液療法とビタミン K の投与である。真性メレナの予防として，出生後哺乳が確立したら，すぐにビタミン K のシロップ剤（ケイツーシロップ）を必ず内服する。ビタミン K 不足予防のため，その後，生後 1 週，生後 1 か

発展学習▶▶▶

■新生児遷延性肺高血圧症（PPHN）の診断

心臓の超音波検査，胸部 X 線写真，血液ガス検査などが必要で，とくに先天性のチアノーゼ型心疾患と区別をつけることが重要である。治療は人工呼吸管理，血管拡張薬・強心薬などを投与すると同時に，PPHN を引きおこした原因疾患の治療を行う。一酸化窒素（NO）が血管を拡張することを利用して，NO ガスを肺に吸入する治療や，非常に重症の場合には，体外式膜型人工肺 extra corporeal membrane oxygenation（ECMO）によって呼吸と循環の補助を行い，原因疾患の回復を待つこともある。

月の計3回内服する(3回法)。ビタミンK欠乏の凝固異常はまれに頭蓋内出血をおこすことがあり，その予防のため生後3か月まで毎週内服する方法(3か月法)が普及しつつある。

● 新生児の黄疸 neonatal jaundice

　新生児には生後数日で黄疸(おうだん)がみとめられる。多くはそのまま経過観察として問題ないが，日齢が早い場合や，程度が強い場合には治療が必要となる。

[1] **生理的新生児黄疸** physiological jaundice of newborn　ほとんどの新生児に，生後2～3日でみとめられる黄疸である。特別の治療を行わなくとも生後1週間ほどで自然に軽快する。原因は，生後不要になった赤血球の破壊すなわち溶血が進んで，黄疸の原因であるビリルビンが生成されやすいこと，ビリルビンを処理する肝臓の機能が不十分であることなどである。

[2] **高ビリルビン血症** hyperbilirubinemia　ビリルビンの値が一定の基準値以上に上昇して，治療を必要とする場合の黄疸をいう。ビリルビンが異常に上昇する原因としては，母児間の血液型不適合による溶血，頭血腫などの閉鎖腔内への出血，感染症，未熟性などが多い。また，特別に原因をみとめない場合を**特発性高ビリルビン血症**とよぶ。高ビリルビン血症の重要な原因の1つである母児間血液型不適合のメカニズムを**表2-2**に示す。

　①**核黄疸**　高ビリルビン血症を放置すると，ビリルビンが脳組織に結合して神経障害を残すことがあり，核黄疸とよばれている。重度の高ビリルビン血症が加療されずに数日経過すると，筋緊張や哺乳力の低下がみられるようになり，さらに時間が経過すると筋緊張が高くなって，そり返り体位(後弓反張(こうきゅうはんちょう))をみとめるようになる。生後1週間ほどでこの症状は自然軽快するが，以後1年ほどの経過で運動発達の遅れがみられるようになり，脳性麻痺にいたることがある。

　②**検査**　高ビリルビン血症の検査は，まず目で見て黄疸の強さを判断することが大切である。目視にかわる方法として，皮膚にあてるだけで血清ビリルビン濃度を測定できる器材が市販されている。これらの方法で高ビリルビン血症が疑われた場合には，採血をして血清ビリルビン濃度を測定する。さらに，ビリルビンの成分のなかでとくに脳への毒性が強いアンバウンドビリルビン un-

▶表2-2　母児間血液型不適合による高ビリルビン血症のなりたち

血液型不適合の組み合わせ	母：O型，児：A型またはB型 母：RhD(−)，児：RhD(+) そのほかにもまれな組み合わせあり
第1段階：前回の妊娠が不適合の組み合わせで，分娩または流産に際して児の赤血球が母体に入る。母体血中に，児の赤血球に対する抗体が産生される。	
第2段階：今回の妊娠が，再び同じ不適合の組み合わせの場合，母体血中の抗体が胎盤を通過して児に入り，児の赤血球を破壊して溶血をおこす。その結果，貧血・高ビリルビン血症などがおこる。	

bound bilirubin を測定して，治療の基準とすることもある。母児間血液型不適合が疑われる場合では，母児の血液中に溶血にかかわる抗体が生成されていないか，クームス検査や抗体スクリーニングなどを行う。感染など，その他の疾患が原因として疑われる場合も原因疾患についての検査を進める。

　③光線療法　高ビリルビン血症の治療としては，光線療法が一般的である。これは特殊な波長の光線を皮膚にあててビリルビンを分解する方法である。この光線は，網膜に悪影響があるので，治療中は児にアイパッチをして眼を保護する必要がある。光線をあてると皮膚から水分の不感蒸泄が増えるため，児の必要水分量が増加する。また，分解されたビリルビンは便中に排泄されて，便が黒色になることがある。

　④交換輸血　光線療法で治療が不十分な場合には交換輸血が行われる。これは，ビリルビン値の高い血液を，献血で得られた血液におきかえる治療である。母児間血液型不適合が原因の場合には，溶血をおこしている抗体を除去する目的もある。重症の母児間血液型不適合などでは，生後急速に高ビリルビン血症が進行することがある。このような場合には頻回に血清ビリルビン濃度を測定し，交換輸血のタイミングを遅らせることのないように注意しなければならない。交換輸血の血液を迅速に手配するのがむずかしい場合もあり，免疫グロブリンやアルブミン製剤を投与して時間の余裕をつくったり，交換輸血の回避を試みることもある。光線療法を開始してからは，光があたっている部分の皮膚ではビリルビンが分解されるため，皮膚色を用いた検査は血清ビリルビン濃度を反映しなくなることに注意する。

　光線療法と交換輸血を行う基準を表2-3に示した。

　[3] **母乳性黄疸** mother's milk jaundice　母乳栄養の児では，生理的黄疸が1〜2か月続くことがある。母乳にビリルビンの分解を阻害する物質が含まれていること，および胆汁として腸内に排出されたビリルビンの再吸収が増加することが原因とされている。母乳性黄疸を治療する必要はなく，経過を観察するのみで問題ない。黄疸がとくに強い場合や，家族の不安が強い場合には母乳栄養をやめて人工栄養を2〜3日行い，黄疸が軽減することを確かめることもある。

発展学習▶▶▶

■その他の黄疸

　生後，数週間してから黄疸が強くなる疾患で，胆道閉鎖症・新生児肝炎などに注意する必要がある。これらの疾患は便中にビリルビンを排泄できなくなる病態であり，便が白色もしくはクリーム色になることが特徴である。検査をするとビリルビンのなかでも直接ビリルビンとよばれる成分が増加している。通常の黄疸では間接ビリルビンが主で，見た目にオレンジ色であるのに対して，直接ビリルビンの増加による黄疸は緑色を帯びたくすんだ黄色を示す。これらの疾患が疑われた場合は，専門病院で詳しい検査を行い，胆道閉鎖症であれば手術を要する。生後1か月ごろまで黄疸が強い場合には，便の色を確認することが重要である（▶261ページ）。

▶表 2-3　光線療法・交換輸血の適応基準

(1)総ビリルビン濃度(mg/dL)による基準

生後時間 出生体重(g)	～24 時間		～48 時間		～72 時間		～96 時間		～120 時間		5 日～	
	光線 療法	交換 輸血	光線 療法	交換 輸血	光線 療法	交換 輸血	光線 療法	交換 輸血	光線 療法	交換 輸血	光線 療法	交換 輸血
～　999	5	8	6	10	6	12	8	12	8	15	10	15
1,000～1,499	6	10	8	12	8	15	10	15	10	18	12	18
1,500～2,499	8	10	10	15	12	18	15	20	15	20	15	20
2,500～	10	12	12	18	15	20	18	22	18	25	18	25

(2)アンバウンドビリルビン濃度(μg/dL)による基準

出生体重(g)	光線療法	交換輸血
～1,499	0.3	0.8
1,500～	0.6	1.0

［注］　総ビリルビンまたはアンバウンドビリルビンいずれかが基準をこえたら，治療を開始する。アンバウンド
ビリルビンの基準は生後時間と関係なく判断する。

(神戸大学医学部小児科，1991 による)

3 感染症

● 敗血症 sepsis，髄膜炎 meningitis

　敗血症は，血液中に細菌がみとめられる重症感染症である(▶160 ページ)。髄膜炎は，血液中の細菌が髄膜腔の中に入っておこる(▶161 ページ)と考えられており，この 2 つは一連の病態である。感染の経路は，① 経胎盤(母体の感染が血液から胎盤を通して児に感染する)，② 経産道(産道の細菌が児に感染する)，③ 出生後(環境からの感染)の 3 つに分けられる。起因菌は，B 群溶血性レンサ球菌・大腸菌・ブドウ球菌・緑膿菌などが多い。

　生後 7 日までに発症する感染症を早発型感染症，これ以降の発症は遅発型感染症とよぶ。早発型は，おもに経胎盤・経産道感染であり，遅発型はおもに出生後の感染が多い。早発型は発症してから重症化するまでがきわめて速く，数時間でショックに陥ることもある。母親に前期破水があったり，児が未熟児・新生児仮死である場合には感染のリスクが高いので注意する。

症状▶　特徴的なものはなく，活気低下，哺乳力低下，嘔吐，無呼吸，多呼吸，発熱，低体温などがみられる。感染を疑った場合には，採血・腰椎穿刺，および各種培養検査(血液・髄液・咽頭・便・耳など)を行う。新生児の感染症は，検査結果が異常値を示すより症状の進行のほうが早い場合もあるので注意する。

治療▶　抗菌薬が中心である。通常，アンピシリンとゲンタマイシンを第一選択として治療を開始し，培養の結果で抗菌薬に対する菌の感受性をみて，抗菌薬を選択して治療を続ける。髄膜炎が疑われた場合には，抗菌薬の髄液に移行しやすさを考慮して，セフォタキシムを第一選択にする場合もある。

　その他の治療は，児の状態に応じて，輸液，人工呼吸管理，循環管理などを

行う。

● 臍感染症 omphalitis

臍帯が乾燥して脱落したあとの創面に感染がおこると，分泌物の滲出が続くようになる。この状態を臍膿漏とよぶ。アルコールなどで消毒を行うことで治癒することが多い。臍の周囲の組織にまで炎症が及んでいる場合を臍炎とよんでいる。重症の場合は点滴をして抗菌薬を投与する。これらの感染を予防するには臍部の乾燥をはかることが重要である。

臍帯脱落後の創面に肉芽の過剰増殖がおこることがあり，臍肉芽とよばれる。程度が強い場合は，絹糸で結紮処置をする。

● 新生児結膜炎 conjunctivitis of newborn

産道感染もしくは生後に結膜が感染をおこすことがある。産道ではクラミジア・淋菌・ヘルペスウイルスなど，生後はブドウ球菌・緑膿菌などが原因になる。症状として多量の眼脂，眼瞼腫脹，結膜充血をみとめる。治療は，診断後それぞれの病原体に有効な点眼薬を使用することである。予防が最も重要で，出生直後の抗菌薬点眼を必ず行う。

新生児期に眼脂をみとめる疾患に，鼻涙管狭窄がある。これは先天的な鼻涙管の通過障害のため，涙がたまって流涙や眼脂がみとめられるものである。多くの場合は生後2〜3か月で自然治癒するので，眼脂をふいて清潔に気をつけていればよい。程度が強い場合は，眼裂内側の涙囊部マッサージや，眼科で処置を要することがある(▶457ページ)。

② 低出生体重児の疾患

1 脳室内出血 intraventricular hemorrhage(IVH)

低出生体重児(出生体重2,500g未満)における頭蓋内出血は，多くが脳室内出血であり，主として出生後に内科的疾患や未熟性の合併症としておこる。成熟児の頭蓋内出血の多くが硬膜下出血などで，難産などに起因しているのと対照的である。

脳室内出血をみとめるのは，ほとんどが極低出生体重児(出生体重1,500g未満)で，その多くは超低出生体重児(出生体重1,000g未満)である。未熟性の高い脳では，脳室の周囲にある上衣下胚層の血管構造がもろく，血管周囲を支える構造も弱い。また，脳の血流をコントロールする機能が未熟であるため，血圧の変動が直接，脳の血管にかかりやすい。さらに未熟な児では，呼吸や循環の疾患を伴うことが多く，脳に対する酸素や血液の供給が不安定で，脳の血管や組織が低酸素・虚血・うっ血などの影響を受けやすい。これらさまざまな

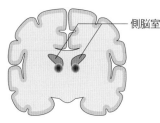
I度：出血は上衣下にとどまる。

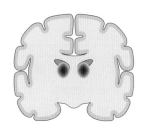
II度：出血巣が脳室内へ破れて広がる。

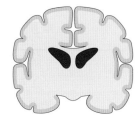
III度：出血が脳室内に充満して脳室拡大がおこる。

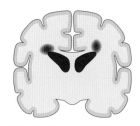
IV度：脳室内に加え，脳実質内にも出血がおこる。

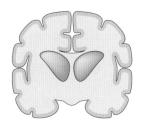
出血後水頭症：髄液が脳室内にたまり，脳室が拡大する。血腫は溶解，吸収される。

▶図2-5　脳断面図における脳室内出血の重症度分類

原因が相互に関係して，脳室内に出血がおこると考えられている。

症状▶　軽度の場合にはまったく変化をみとめないが，進行した場合には皮膚色が蒼白になり，大泉門が膨隆したり，痙攣をみとめることもある。血液検査では貧血などをみとめる。ほとんどの出血は日齢3までにおこるので，この間は十分に注意する必要がある。

検査▶　脳室内出血の診断には，脳の超音波検査を用いる。脳CT・MRIでも検査はできるが，保育器内の児を移動させずに検査できる点から超音波検査が最も適している。検査では出血の程度を4段階に分けて評価する（▶図2-5）。

治療▶　出血が進行している間は，輸血や強心薬の投与，人工呼吸管理などの支持療法を行う。生後1週間ほどして新たな出血がみられなくなった時点から，腰椎穿刺を繰り返して，血液でにごった髄液を排液することがある。出血により髄液の吸収がわるくなると，脳室内に髄液がたまって出血後水頭症がおこることがある（▶図2-5）。

予後▶　I～II度の出血だけであれば必ずしもわるくないことがあるが，出血自体よりも，出血がおこる原因となった低酸素や虚血状態によって脳が受けたダメージが問題となり，次項で述べる脳室周囲白質軟化症を合併することも多い。III～IV度の出血では出血自体が脳にダメージを与えることがあり，また出血後水頭症を合併する確率も高くなる。出血をみとめたケースでは，発達の経過を十分に注意して観察する必要がある。

2 脳室周囲白質軟化症 periventricular leukomalacia(PVL)

　脳室周囲白質軟化症は，低出生体重児の脳におこる虚血性の疾患である。低出生体重児の脳では血管の分布が未発達であるため，とくに脳室周囲の脳組織は血流が不安定な状態にある。児の呼吸循環状態が悪化して脳の血流が障害されると，この部分がダメージを受けやすい。脳室周囲は，神経線維を多く含む白質とよばれる脳組織からできており，この部分が障害を受けると，脳表面にある神経細胞が神経線維を通してやりとりしている信号が届かなくなる。

　脳室周囲白質軟化症で障害を受けやすい部分は，運動機能をつかさどる神経線維を含んでいるため，運動障害，すなわち**脳性麻痺**がおこることが多い（▶図2-6）。脳室周囲白質軟化症がおこるのは，多くが極低出生体重児であり，おもに生後2～3日までに発生する。脳のダメージに伴って病変部に出血がおこることがあり，**出血性梗塞**とよばれる。先に述べた脳室内出血のⅣ度でみられる実質内出血は，脳室周囲白質軟化症に伴う出血性梗塞と考えられており，2つの疾患は互いに密接な関係がある。

症状・検査▶　症状は新生児期にはあらわれない。多くの場合，生後数か月から1年して運動障害がみられてはじめて気づかれる。運動障害は，軽度の場合は両下肢の麻痺であるが，重度の場合は四肢麻痺をみとめ，精神発達遅滞を伴うことがある。新生児期に診断をつけるには脳の超音波検査が必要である。生後2～3日ごろ，脳室周囲に超音波検査で白く見える部分があらわれ，変化が強い場合には生後2～3週で，この部分が嚢胞状に黒く変化する。程度の軽い場合には，超音波検査では見つけることができず，後日に脳MRI検査によって発見される場合もある。

治療・予防▶　現在のところ，脳室周囲白質軟化症がおこってから治療する方法はない。予

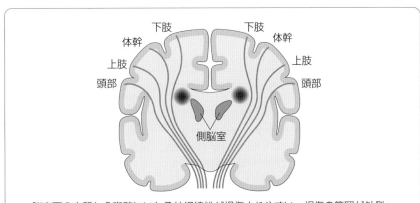

脳表面の皮質から脊髄にいたる神経線維が損傷されやすい。損傷の範囲が外側へ広がるほど皮質の神経支配に対応して下肢から体幹・上肢へ運動障害が及ぶ。

▶図2-6　脳断面図における脳室周囲白質軟化症の好発部位

防法は，生後2〜3日の間は呼吸や循環にかかわる合併症を厳密に管理してよい状態を保つことである。低栄養も慢性リスク因子と考えられ，栄養管理も重要である。脳室周囲白質軟化症をみとめた児については，退院後の発達の経過に注意し，脳性麻痺が疑われたら，早期にリハビリテーションを開始する。

3 呼吸窮迫症候群 respiratory distress syndrome(RDS)

呼吸窮迫症候群(RDS)は低出生体重児にみられる代表的な呼吸障害である。胎児の肺では，まず気管支や肺胞といった構造ができあがり，次に肺胞の内側に肺が広がりやすくなる物質を分泌する過程を経て成熟し，外界で呼吸する準備ができあがる。この物質(サーファクタント)の不足がRDSをおこす。

症状▶　呻吟・多呼吸・陥没呼吸・チアノーゼなどである。出生直後は，これらの症状がはっきりしないこともあるが，1時間ほどの経過で症状が進行することが特徴である。

診断▶　胸部X線写真が重要である(▶図2-7)。

治療▶　気管挿管して人工呼吸管理を行ったうえで，人工サーファクタントを気管内に投与する。人工サーファクタントはウシの肺からサーファクタント成分を抽出・精製した薬である。効果は劇的で，数分から1時間ほどの間に児の呼吸状態は著明に改善する。児自身のサーファクタントは，出生して外部の環境に触れることで，日齢3ごろには分泌されるようになる。人工サーファクタントは，それまでの期間をつなぐ役割をもっている。

呼吸窮迫症候群の病態そのものは人工サーファクタントで改善するが，治療にあたっては未熟性がかかわる他疾患(動脈管開存症・脳室内出血など)，人工呼吸管理に伴う合併症(気胸など)に十分注意をはらう必要がある。動脈管開存症は，成熟児では生後まもなく閉鎖する動脈管が，未熟性のために開いたままとなり，大動脈から肺動脈に血液が流れることで心不全をおこす疾患であり，薬物療法で治療するが，重症の場合は手術を要することもある(▶199ページ)。

発展学習▶▶▶

■サーファクタント

肺胞の中に分泌される物質は表面張力を下げるはたらきをもっており，**サーファクタント**とよばれる。サーファクタントが不足しているために肺が十分に拡張せず，呼吸障害をおこす疾患が呼吸窮迫症候群である。在胎週数が短いほど肺の成熟度は低くなるが，個人差が大きく，在胎28週未満で約70%，在胎28〜30週で約60%，在胎31〜33週では約20%に，この疾患をみとめる。

呼吸窮迫症候群の診断では，羊水や出生直後の胃液の中にどれほどサーファクタントが含まれるかを調べる方法も重要な補助診断法である。これは，肺のサーファクタントが胎内で羊水中にとけ出し，胎児がその羊水を胃内に飲み込んでいるためである。サーファクタントを含む液体は石けん水と同様に表面張力が低下しており，いったん泡だてると，小さな泡が消えにくい。この現象を利用して羊水や胃液を泡だてて，泡の残る程度を観察する方法としてシェイクテストやマイクロバブルテストがあり，ベッドサイドで簡単に行うことができる。

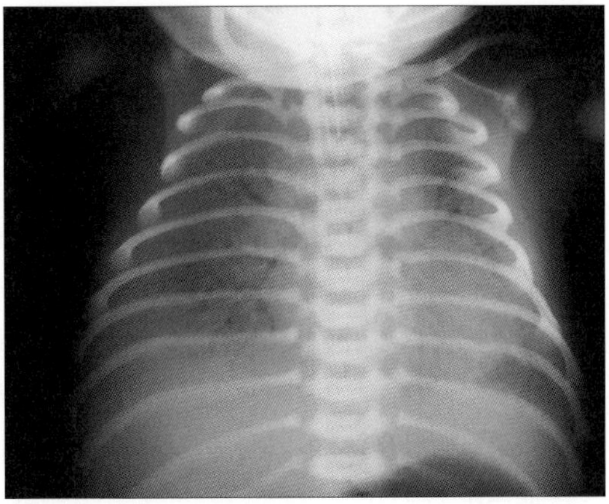

肺の容積が小さく，肺全体にすりガラスのような不透明さをみとめる。

▶図 2-7　呼吸窮迫症候群の胸部 X 線写真

4 慢性肺疾患 chronic lung disease（CLD）

　　慢性肺疾患がみとめられるのは肺の未熟性が高いケースで，超低出生体重児では 6 割近くの児にみとめられる。疾患のなりたちとして，① 肺の未熟性，② 肺の損傷，③ 不完全な肺修復，の 3 つの要素があげられている。肺の損傷を大きくするものとしては，呼吸窮迫症候群・肺炎・動脈管開存症などのほかに，子宮内での感染症が関与している場合がある。これは，子宮内で肺の炎症がすでに始まっていることを意味し，出生直後の呼吸障害はむしろ軽度であるが，その後の呼吸障害は重症であることが多い。

診断・症状▶　　慢性肺疾患の診断は，肺の疾患のために酸素投与を必要とするような呼吸障害が日齢 28 をこえて続くものという定義にそって行われる。症状はチアノーゼ・多呼吸・陥没呼吸などであり，胸部 X 線写真も診断の重要なよりどころ

発展学習▶▶▶

■呼吸窮迫症候群の予防
　呼吸窮迫症候群の予防法として，母親にステロイド薬を注射することで胎児肺の成熟を促す方法があり，在胎週数から児の未熟性が疑われた場合に考慮される。あらかじめ羊水を採取して，羊水中サーファクタント量の生化学的測定や，先に述べたシェイクテストなどによって分娩前に肺の成熟度を評価し，予防法の適応を判断することもある。

■慢性肺疾患
　未熟児の肺は，本来であればまだ空気を呼吸する時期ではない。しかし出生すると，治療として空気や酸素が送り込まれ，そのために高い圧力が肺に加わることもある。肺が未熟であるほど，必要な酸素濃度や気道内の圧力は高くなる。この結果，肺はダメージを受けて一種の炎症をおこす。数週間の経過で炎症は修復されてくるが，未熟児では正常な肺の状態に戻るのに非常に時間がかかり，肺がかたくなったり，気道が狭くなったりした病変が慢性的に続く。この結果，長期間にわたって呼吸障害がみられる状態が慢性肺疾患である。

となる。

治療▶　まず肺の損傷をできるだけ少なくすることである。そのために，酸素濃度は必要最小限にし，人工呼吸器の圧設定もできる限り下げる。人工呼吸器回路内の加温・加湿を十分に行って気道粘膜を保護することも重要であり，気管内吸引の際に粘膜を傷つけないように細心の注意をはらう。人工換気の方式の一種である患者同調換気 patient triggered ventilation（PTV）や，高頻度振動換気 high frequency oscillation（HFO）などが有効な場合もある。

　　薬物療法としては，気管支拡張薬・利尿薬・鎮静薬などが用いられ，ステロイド薬を吸入もしくは全身投与することもある。栄養法も重要である。病的な肺で呼吸するために，児は通常より多くのエネルギー摂取を必要とするが，炎症に伴う肺の浮腫を防ぐためには水分制限も必要であり，ミルク量を抑えなければならない。そこで，吸収のよい特殊な脂肪製剤をミルクにまぜて，エネルギー摂取を増やすなどの工夫がされている。

予後▶　軽症の慢性肺疾患は児が退院できる体重になるまでに，ほぼ軽快する。しかし重症のケースでは，症状の改善に数か月を要し，酸素投与も長期にわたるため，在宅酸素療法によって退院することもある。このようなケースでは退院後，肺炎をおこして再入院することも多い。冬に流行する RS ウイルスの感染を予防するために，モノクローナル抗体製剤であるパリビズマブ（シナジス®）を秋から春にかけて毎月注射する。

5 新生児壊死性腸炎 neonatal necrotizing enterocolitis（NEC）

　　新生児壊死性腸炎は，未熟な腸管に循環不全や感染がおこり，腸管出血・壊死・穿孔にいたる病態で，死亡率の高い疾患である。未熟性が病気の背景であるため，新生児壊死性腸炎がおこるのは，多くが超低出生体重児である。これに加え，新生児仮死・ショック・動脈管開存症・感染症などが誘因となる。発症は生後1週間以内に多い。病変は小腸に多く，次が大腸である。最も重要な合併症である腸管穿孔は，小腸と大腸の接続部である回盲部に多い。

症状・検査▶　腹部膨満・胃内残乳増加が始まりで，進行すると血便・胆汁性胃吸引をみとめるようになる。外見では腹部の皮膚が発赤したり，黒ずんで見えるようになる。同時に全身状態が悪化して，無呼吸発作・尿量減少などがおこる。検査では，腹部のX線写真が診断に重要である。血液検査では，感染を示す所見がみられるが，特徴的なものはない。

治療▶　禁乳として，抗菌薬・強心薬などを投与して回復を待つ。穿孔をおこした場合には，腹腔にドレーンチューブを入れて，もれてくる便や滲出液を排出し，必要に応じて手術を行う。

予後▶　死亡率が約30%と高く，救命できても消化管の狭窄などの合併症をおこすことがある。早い時期に治療を開始することが重要であり，腹部膨満・胃内残乳増加などの初期症状に十分注意する必要がある。

予防▶　人工栄養と比べ，母乳栄養で発症が少ないとされており，超低出生体重児の腸管栄養開始にあたっては，必ず母乳を使用することが大切である。腸管栄養を開始する時期については，生後早い時期から母乳を与えたほうが腸管の成熟が促され，新生児壊死性腸炎の予防になるとされている。児の母親が母乳を与えられない場合，ボランティアの母親が提供する母乳バンクの試みが始まっている。

　　　また，新生児にケイツー[1]などのシロップ剤を投与するときは，その高い浸透圧が腸管にダメージを与えるので，必ず希釈するか乳汁にまぜることが必要である。

6　未熟児貧血　anemia of prematurity

　　　新生児は胎内環境に適応した多血状態で出生し，その後は子宮外の環境に合わせて貧血傾向になる。貧血は生後1～3か月で最低となったのちに，再びゆっくり回復してくる。未熟児では，この貧血が進行して治療を要することがあり，**未熟児貧血**とよばれる。また，未熟児の赤血球寿命が短いこと，未熟児治療に伴う頻回の採血による失血，体重増加の割合が成熟児より大きいこと，造血機能が未熟であることが原因としてあげられる。

症状・検査▶　まず皮膚色が貧血様となり，重症の場合は，多呼吸・無呼吸・頻脈・体重増加不良などがみとめられる。検査では，静脈血でヘモグロビン値を調べる。新生児で日常行われる，踵（かかと）からの採血（ヒールカット，▶図2-8）で得られる血液は，ヘモグロビン値が高めに出るので，静脈血で評価することが原則である。

治療▶　遺伝子組換えエリスロポエチン製剤の投与が行われ，週2回の皮下注射を原則8週間続ける。治療の効果がみられるまでに1～2週間かかるので，貧血が進行する前に予防的に治療を開始する。未熟児貧血が問題になるのは，ほとんどが極低出生体重児であり，生後2～3週ごろから貧血の進行に注意しておく必要がある。

　　　また，エリスロポエチンを投与している間は，鉄剤を内服し，ビタミンなどの栄養補充にも注意する。貧血が強い場合や症状が重症である場合には輸血を考慮するが，輸血に伴う感染症などの問題があり，早期にエリスロポエチンを開始して，できるだけ輸血を避ける。

予後▶　良好で，退院できる体重に達するころには多くの場合，軽快している。ただし，未熟児では急速な体重増加に伴って，退院後数か月で鉄欠乏性貧血をみとめることがあり，外来で注意が必要である。

1）ケイツーシロップ：新生児はビタミンK不足になりやすいので，出生した日，生後1週間，生後1か月ごろの3回ビタミンKを投与する（▶25ページ，「新生児メレナ」）。その経口薬がケイツーシロップであるが，浸透圧が高い製剤であるため，投与時に10倍希釈するよう指示されている。低出生体重児には経口投与ができず，静注薬を使うこともある。

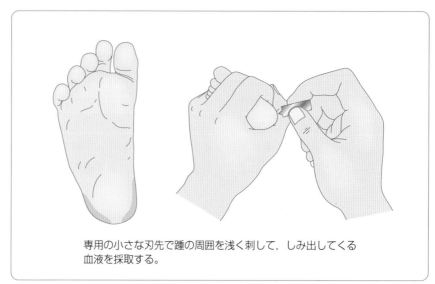
専用の小さな刃先で踵の周囲を浅く刺して，しみ出してくる血液を採取する。

▶図2-8　ヒールカットの方法

7　未熟児くる病 rickets of prematurity

　　未熟児の成長過程で，骨の石灰化が十分におこらず，骨X線写真に異常がみとめられるのが**未熟児くる病**である。未熟児は，体内に十分なカルシウムとリンを貯蔵する前に生まれてくる。母乳栄養は，最もすぐれた栄養法であるが，未熟児を育てるためにはカルシウムととくにリンが不足している。これらが不足した状態で成長を続けると，骨の石灰化障害がおこる。時期としては生後1か月ほどして，体重増加が順調になるころに問題となる。

症状・検査▶　症状は通常まったくみとめられないが，きわめて重症になると病的骨折がおこることがある。検査は骨のX線写真や血液検査などが行われる。

治療▶　母乳栄養であれば，カルシウムやリンを含んだ粉末をとかした強化母乳を生後1か月ごろから使用する。強化母乳用の粉末はミネラルのほかにタンパク質などを含んだ製剤で，未熟児の母乳栄養のために調製されている。なお，未熟児用人工乳は，これらの成分が強化されている。その他，必要に応じてカルシウムやリンの製剤，ビタミンDを投与することもある。

発展学習▶▶▶

■エリスロポエチン
　未熟児貧血から回復する病態には造血作用をもつホルモン（エリスロポエチン）が関係している。成熟児では，ある程度の貧血になった段階でエリスロポエチンの生成を増やす準備ができているが，未熟児では貧血が進行してもエリスロポエチンが十分に反応すること

ができないことが原因とされている。
■未熟児骨代謝疾患（MBD）
　未熟児くる病と同じ病態で，骨X線写真に異常所見がみられない程度のものを含めて**未熟児骨代謝疾患** metabolic bone disease of prematurity（MBD）もしくは未熟児骨減少症 osteopenia of prematurity とよぶ。

　　未熟児くる病がおこるのは，ほとんどが極低出生体重児であり，これらの児には日常ケアのなかで骨に負荷をかけないように注意する。処置の介助で児を抑えるときや，点滴のシーネ固定，理学療法を行うときなどは，とくに配慮が必要である。

予後▶　一般に良好であり，退院する体重に達するころにはほぼ回復する。必要に応じて，退院後しばらくの間，ビタミンDを内服することがある。

8　未熟児網膜症　retinopathy of prematurity（ROP）

　　未熟児網膜症は，発達途上にある網膜の組織が異常増殖し，重症の場合には失明にもつながる疾患である。網膜の血管は視神経乳頭部から周辺に向けてのびていき，出生予定日ごろに網膜の最も周辺部まで達する。未熟な状態で出生した場合，この過程が正常に進まずに，途中で組織が異常増殖することがある。原因として，児の未熟性が最も大きな要素であり，さらになんらかのストレスが加わると網膜の虚血状態がおこり，組織の増殖を促す因子が網膜から産生されると考えられている。誘因となるストレスとしては過剰な酸素投与をはじめ，さまざまな要因が考えられており，多因子がかかわる疾患と理解されている。

検査▶　外見上は症状をみとめず，眼底検査が必要である。未熟児は生後3週ごろから検査を行う。眼底所見の変化は**図 2-9**に示すように分類されている。図に示したのは一般的なI型の未熟児網膜症の経過である。まれではあるが，これとは別にII型の未熟児網膜症が知られており，血管の伸展が非常にわるく，網膜の増殖性変化が強いため，視力に影響することが多い。

治療・予後▶　未熟児網膜症の治療は，瞳孔を通してレーザー光を網膜にあてる網膜光凝固術が一般的である。境界線よりも外側の血管が伸展していない網膜を熱変性させて，その部分で産生されている血管内皮増殖因子を抑制することをおもな目的としている。ケースによっては液体窒素で冷却した金属チップを眼球の外側から押しつけて網膜を変性させる冷凍凝固が選択されることもある。最近では，血管内皮増殖因子を阻害する薬物を眼球内に投与する治療が注目されているが，まだ確立されていない。

　　これらの治療によって，網膜の増殖性変化が軽減し，血管が網膜の周辺部に達すれば視力は保たれ，予後は良好である。しかし，病変が強い場合には，瘢痕が残って網膜に引きつれが生じ，視力に影響することがある。また，網膜剝離がおこった場合の視力予後は不良であり，剝離を戻す硝子体手術が行われることもある。

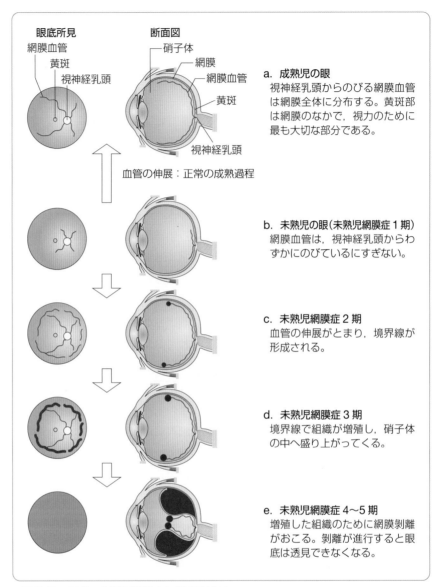

眼底所見
網膜血管
黄斑
視神経乳頭

断面図
硝子体
網膜
網膜血管
黄斑
視神経乳頭

血管の伸展：正常の成熟過程

a. 成熟児の眼
視神経乳頭からのびる網膜血管は網膜全体に分布する。黄斑部は網膜のなかで，視力のために最も大切な部分である。

b. 未熟児の眼（未熟児網膜症1期）
網膜血管は，視神経乳頭からわずかにのびているにすぎない。

c. 未熟児網膜症2期
血管の伸展がとまり，境界線が形成される。

d. 未熟児網膜症3期
境界線で組織が増殖し，硝子体の中へ盛り上がってくる。

e. 未熟児網膜症4～5期
増殖した組織のために網膜剥離がおこる。剥離が進行すると眼底は透見できなくなる。

▶図2-9　Ⅰ型の未熟児網膜症に伴う眼病変

③ 成熟異常

1 heavy-for-dates児

　　在胎週数のわりに出生体重が大きい児を **heavy-for-dates** 児（または heavy for gestational age 児）とよぶ（▶図2-10-①）。体重が大きくなる原因には，母の糖尿病などがかかわっていることが多い。出生体重は，在胎週数・性別・妊娠回数によって標準値（▶図2-11, 12）があり，90 パーセンタイル以上の体重の場合を heavy-for-dates としている。これに対し，在胎週数相当の体重で生まれ

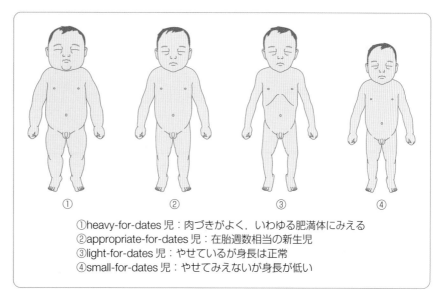

①heavy-for-dates 児：肉づきがよく，いわゆる肥満体にみえる
②appropriate-for-dates 児：在胎週数相当の新生児
③light-for-dates 児：やせているが身長は正常
④small-for-dates 児：やせてみえないが身長が低い

▶図 2-10　成熟異常に伴う新生児の体格

た児を **appropriate-for-dates**（AFD）児（または appropriate for gestational age〔AGA〕児）とよぶ（▶図 2-10-②）。また，出生体重 4,000 g 以上を巨大児とすることがあるが，これは正式のものでなく慣用的な診断名である。

　体重が大きい児は，難産のため分娩外傷や新生児仮死などについてハイリスクと考える必要があり，胎児の推定体重を評価して帝王切開が選択されることがある。糖尿病母体児では，低血糖・多血症・心機能異常・呼吸障害などの合併症が知られており，十分に注意して検査，観察を行う。

2　light-for-dates 児，small-for-dates 児

　出生体重だけが標準値で 10 パーセンタイル未満の児を **light-for-dates** 児（または light for gestational age 児）とよぶ（▶図 2-10-③）。さらに身長（▶図 2-13）も 10 パーセンタイル未満の児を **small-for-dates**（SFD）児（または small for gestational age〔SGA〕児）とよぶ（▶図 2-10-④）。体重が増えない原因は，母

発展学習▶▶▶

■胎盤機能不全症候群 placental dysfunction syndrome

　胎盤の機能が低下して児の発育に十分な酸素や栄養を供給できない状態で，light-for-dates 児のリスクとなる。胎盤は多くの場合小さく，また梗塞や感染などを伴っていることがある。胎児の発育経過，心拍パターン，胎動の様子，血流の波形などを超音波検査で評価する。そして経過観察をしながら胎児の成熟を待つ

一方，その状態が悪化するようであれば分娩誘発か帝王切開を行う。時期が遅れると子宮内胎児死亡にいたることもあり，慎重にフォローしなければならない。
　母体の妊娠高血圧症候群，心・腎疾患，糖尿病，甲状腺疾患などは胎盤機能不全症候群のリスクとなる。また在胎 42 週以降の過期妊娠でも胎盤機能が低下するため，特別に注意が必要である。

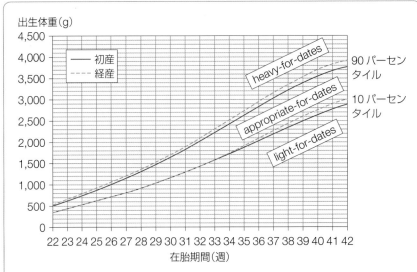

10 パーセンタイル・90 パーセンタイルとは，対象が 100 名いたとして，小さいほう
から数えて 10 番目・90 番目の値を意味する。

（板橋家頭夫：日本人在胎期間別出生時体格基準値の作成に関する研究．厚生労働科学研
究（子ども家庭総合研究事業）「『周産期母子医療センターネットワーク』による医療の質
の評価と，フォローアップ・介入による改善・向上に関する研究」研究報告書，2010 に
よる）

▶図 2-11　在胎期間別出生体重標準曲線（男児）

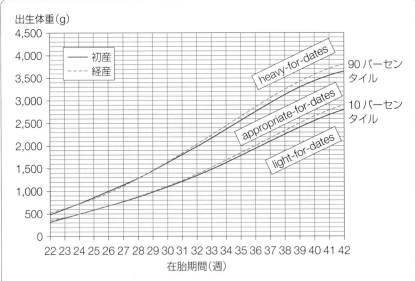

（板橋家頭夫：日本人在胎期間別出生時体格基準値の作成に関する研究．厚生労働科学研
究（子ども家庭総合研究事業）「『周産期母子医療センターネットワーク』による医療の質
の評価と，フォローアップ・介入による改善・向上に関する研究」研究報告書，2010 に
よる）

▶図 2-12　在胎期間別出生体重標準曲線（女児）

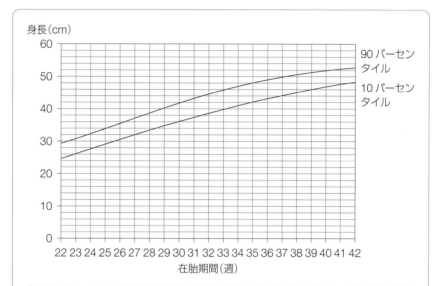

（板橋家頭夫：日本人在胎期間別出生時体格基準値の作成に関する研究. 厚生労働科学研究（子ども家庭総合研究事業）「『周産期母子医療センターネットワーク』による医療の質の評価と，フォローアップ・介入による改善・向上に関する研究」研究報告書，2010による）

▶図2-13　在胎期間別出生時身長標準曲線（男女・初産経産合計）

体・胎盤・胎児の3つに分けて考えられる。母体のリスク因子としては，妊娠高血圧症候群・腎不全・糖尿病・喫煙・アルコール・薬物などがあげられる。胎盤については胎盤形成不全・胎盤梗塞・前置胎盤・臍帯付着異常など，胎児については染色体異常・先天奇形・胎内感染などである。胎児が発生の早い段階からリスク因子にさらされた場合は，体重・身長・頭囲などのバランスが均整のとれた体型になることが多く，small-for-dates の要素が強くなる。一方，妊娠中期以降に原因がある場合は，体重は少ないものの，身長・頭囲は正常範囲のやせた体型になることが多い。

　出生した児については，原因となる疾患を検査し，低血糖・多血症などの合併症に注意して管理する必要がある。予後としては，small-for-dates 児のほうが成長・発達に問題がみられることが多い。

C 疾患をもった子どもの看護

① 低出生体重児の看護

出生体重 2,500 g 未満の児を**低出生体重児**，1,500 g 未満の児を**極低出生体重児**，1,000 g 未満の児を**超低出生体重児**という。在胎週数による分類では，在

胎 37 週未満で出生した児を**早産児**(早期産児)といい，在胎 28 週未満で出生した児を**超早産児**という。

「人口動態調査」によると，わが国における 2017(平成 29)年の出生数に対する低出生体重児の構成割合は，男 8.3%，女 10.6% であり，そのうち極低出生体重児は男女とも 0.7%，超低出生体重児は同様に 0.3% であった。低出生体重児の割合は 1976(昭和 51)年に男 4.5%，女 5.3% まで低下したあと上昇傾向にあったが，男は 2005(平成 17)年以降，女は 2007(平成 19)年以降横ばいで推移している。在胎週数別にみると，2017 年の早産児の出生の構成割合は 5.7% であり，そのうち 32～36 週が 5.0%，28～31 週が 0.5%，28 週未満が 0.2% であった。早産児の占める割合は，1980(昭和 55)年が 4.1%，1995(平成 7)年が 4.9% で，その後増加傾向にあったが，近年は横ばいになっている。

出生体重に影響を与える因子には，在胎週数，胎児数，非妊時の母体の体格や妊娠中の体重増加量などがあげられる。低出生体重児の出生割合が増加した背景には，より未熟な超低出生体重児が救命されるようになったこと[1]，生殖医療における多胎妊娠の頻度が増えたことなど，複合的な要因があげられる。

1　胎外生活への適応を支える看護

低出生体重児は生理機能の発達に未熟性があり，極低出生体重児は未熟性に関連する問題が生じやすく，超低出生体重児は重篤な症状に陥りやすい。そのため，低出生体重児が胎外生活に適応できるように，親子の相互作用を基盤に生理機能を整えることが重要である。

● 体温の調整

低出生体重児は体温調節機構が未熟で，環境温の影響を受けやすい。新生児の熱産生は，おもに褐色脂肪組織で行われるが，低出生体重児はその組織の発達が未熟である。また，低出生体重児は体重に比べて体表面積が広いこと，皮下脂肪が少なく角質が薄いことから熱放散が大きく，低体温になりやすい。低

発展学習 ▶ ▶ ▶

■早産児の修正週数

早産児は分娩予定日より早く出生しており，成長・発達の時期が正期産児とは異なるため，分娩予定日(在胎 40 週 0 日)を基準とした修正週数を用いることがある。在胎 28 週で出生した児は，生後 4 週で修正週数 32 週，生後 8 週で修正週数 36 週となる。

早産児の成長・発達を継続的に評価する際にも，暦月齢だけでなく，目安として 3 歳ごろまでは修正月齢を用いる。在胎 28 週で出生した児は，生後 3 か月で修正月齢 0 か月，生後 4 か月で修正月齢 1 か月となる。

1) 旧優生保護法，現在の母体保護法では，1991(平成 3)年に成育限界が在胎 24 週から 22 週に改定された。

体温になると代謝性アシドーシスが進行し、呼吸・循環状態に悪影響を及ぼす。体温は日内変動し、体動によっても変動するが、腋窩温で37℃前後になるようにする。

体温の観察▶ 低出生体重児の全身に触れて、冷感や熱感の有無を確認する。体温測定は定期的に実施し、深部温度を測定するときは直腸で、皮膚温を測定するときは腋窩などで測定する。

熱放散の予防と▶
保温 低出生体重児の体温が最小のエネルギーで正常範囲に維持され、酸素消費量が最小となる中性温度環境に保つ。低出生体重児の低体温を防ぐためには身体についた水分をふき取り、蒸散による熱の喪失を防ぐ。また、新生児に触れる手、衣類やシーツ、医療機器などをあたためて伝導による熱の喪失を防ぐ。そして、カンガルーケア(▶48ページ)などによる肌と肌の触れ合いや、帽子や衣類、掛け物、環境温度の調整によって、低出生体重児を保温する。必要に応じて保育器を使用する。

保育器の取り扱い▶ 保育器には、**閉鎖型保育器**と**開放型保育器**(ラジアントウォーマ)がある(▶図2-14)。双方の機能を有している開放閉鎖式保育器もある。いずれの保育器にも保温の機能があり、閉鎖型保育器には保湿や酸素投与の機能もある。閉鎖型保育器は、フィルターを通して外気を取り込み、空気を加温・加湿して保育器内に循環させている。輻射熱による熱放散を抑える場合は、プラスチック性のフードや、壁が2重になったダブルウォールの閉鎖型保育器を使用する。開放型保育器は、上部にあるヒーターからの遠赤外線が輻射熱となり体表を直接

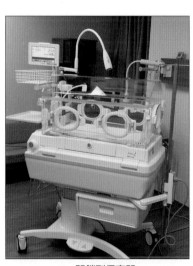
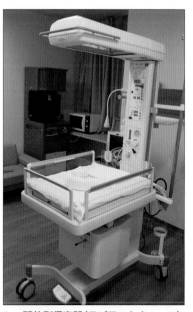

a. 閉鎖型保育器 b. 開放型保育器(ラジアントウォーマ)

▶図2-14 保育器

加温している。そのため対流の影響を受けやすく，水分喪失も大きい。

　低出生体重児にはおもに閉鎖型保育器を使用するが，蘇生などの処置を行うときは開放型保育器を用いる。

● 呼吸の調整

　出生と同時に肺呼吸が開始される。低出生体重児の呼吸の特徴として，①サーファクタントの産生能が未熟である，②呼吸中枢が未熟なため無呼吸がおこりやすい，③肺胞換気面積が相対的に小さく呼吸数が多い，④気道が狭く浮腫や分泌物による狭窄がおこりやすい，などがあげられる。とりわけ超低出生体重児の呼吸は未熟性が顕著で，重症の呼吸障害がおこりやすい。

呼吸状態の観察▶　呼吸数，呼吸音とその左右差，呻吟や陥没呼吸など努力呼吸の有無，チアノーゼの有無などを視診や聴診で観察する。パルスオキシメータで動脈血酸素飽和度(Spo_2)を，経皮血液ガスモニタで酸素分圧・二酸化炭素分圧の値を測定する際には，皮膚損傷がおこらないようにパルスオキシメータのプローブや経皮センサを固定し，装着部位を定期的にかえて圧迫や低温熱傷を予防する。血液ガス検査と胸部X線検査所見も確認する。

呼吸症状の緩和▶　早産児にはただちに蘇生(▶60ページ，図2-21)を開始する。仰臥位では肩枕を使用して頸部をやや伸展させ，気道を確保する。腹臥位をとるときは，窒息や乳幼児突然死症候群(SIDS)の出現に注意する。また，排痰を促し，分泌物の貯留を予防するために，加湿・体位変換・吸引を行う。

　サーファクタントの不足は肺胞虚脱を引きおこす。呼吸窮迫症候群がみとめられる低出生体重児には，気管内に人工サーファクタントを投与する。

　新生児の呼吸は横隔膜優位であるため，腹部膨満は安楽な呼吸を妨げる。腹部の状態を観察し，ガス抜きや浣腸，胃管の用手吸引による減圧などを行う。

酸素投与▶　酸素投与は保育器，ヘッドボックス，経鼻カニューレなどを用いて実施し，低出生体重児の口もとで酸素濃度を測定する。血中酸素濃度をモニタリングして，未熟児網膜症を誘発する過剰な酸素投与を防ぐ。

人工呼吸器管理▶　十分な自発呼吸がみとめられない場合は，人工呼吸器管理を行う。低出生体重児の体格に合わせて気管挿管チューブのサイズを選択して固定し，呼吸状態や機器の設定・作動状況を確認する。

　流量制御型経鼻持続陽圧呼吸法 flow regulated nasal-CPAP は，肺胞の虚脱を予防するために，自発呼吸のある低出生体重児に対して陽圧をかける呼吸補助法の1つである。適したサイズの装具(鼻腔に挿入する突起がついたプロングまたはマスク)を選び，鼻中隔損傷をおこさないように固定し，安静を保持して装具が外れるのを防ぐ。

無呼吸発作の予防▶　呼吸調整機能が未熟な修正34週ごろまでは，無呼吸発作の出現にとくに注意する。無呼吸発作の誘因となる高体温や腹部膨満などを予防し，呼吸心拍モニタやパルスオキシメータ，体動を監視するモニタを使用して，異常の早期発

見に努める。発作が出現したときは，足底や背部に皮膚刺激を与えて自発呼吸を誘発し，チアノーゼや Spo₂ 値の低下がみとめられる場合は酸素を投与する。それでも自発呼吸が回復しない場合は，バッグ・マスク換気を行う。

● 循環の調整

出生に伴い胎児循環から新生児循環へと移行するが，在胎週数が短いほど動脈管の閉鎖がおこりにくく再開通しやすい。肺血管抵抗が下がらずに肺高血圧症が持続して右→左シャントがおこると，全身に低酸素血が送られ，チアノーゼが出現する。呼吸窮迫症候群の改善のため人工サーファクタントを投与すると，肺血管抵抗が低下して，動脈管を介する左→右シャントがおこり，肺出血や心不全をおこすことがある。

また，在胎 34 週ごろまでの脳室周囲にみられる脳室上衣下胚層の血管は脆弱であること，脳血流自動調整能が未熟なため血圧の変動により脳血流量が変動しやすいことから，脳室内出血の出現に注意する。

循環状態の観察▶ 心拍数や血圧の測定，心雑音やリズム不整の有無，四肢末梢の冷感の有無，皮膚色などの全身状態の観察，X 線検査やエコー所見の確認，適切な薬物投与とその影響の観察を行い，異常の早期発見に努める。

安静の保持▶ 低出生体重児の苦痛やストレスを最小限にし，安静を保持して，急激な血圧の変動を防ぐ。動脈管の再開通を防ぐためには，低酸素血症をおこさないことが重要となる。

貧血の予防▶ 低出生体重児は，造血機能の未熟性や急激な体重増加などにより，貧血が進行しやすい。皮膚色や頻脈の有無などを観察して，異常の早期発見に努める。

母乳には，鉄と結合しやすく，鉄の吸収を調節するラクトフェリンが含まれるため，可能であれば母乳を与える。また必要に応じて，赤血球の産生を促進するホルモン(遺伝子組換えエリスロポエチン)製剤や鉄剤を投与する。

ビタミンK欠乏性▶ 血液の凝固にかかわるビタミン K は，納豆や緑黄色野菜などに多く含まれ，
出血症の予防 腸内細菌によってもつくられる。ビタミン K が欠乏しやすい新生児には，ビタミン K 製剤を投与する(▶25 ページ)。また，母親にビタミン K の豊富な食事をとることをすすめ，母乳を与える。

発展学習▶▶▶

■痛みを軽減するケア

足底穿刺や静脈採血，吸引，テープ類の除去など痛みを伴う処置を受ける新生児には，痛みを軽減するケアを受け，痛みからまもられる権利がある。新生児は言葉によるコミュニケーションができないため，子どもをよく観察し，痛みの測定スケールなどを用いて評価することが重要である。痛みを軽減するケアには，カンガルーケア(▶48 ページ)，直接授乳，スクロースの使用，おしゃぶりの使用，スワドリング(▶49 ページ)，環境調整，薬理的緩和法などがある。

● 水分・電解質バランスの調整

　新生児は身体の構成成分のうち水の占める割合が高く，在胎週数が少ないほどその傾向が大きい。低出生体重児は体表面積が広く，角質の発達が未熟なため，多量の不感蒸泄がみとめられ，超低出生体重児では生理的体重減少が15％以上になることもある。高ナトリウム血症などの電解質異常の出現に気をつける。

　水分摂取量・排泄量，体重の変化，脱水症状の有無，血清電解質の値を観察する。生後早期の超低出生体重児には，高湿度環境を整える。水分の補給には母乳を与えるか，輸液管理を行う。

● 低血糖の予防

　出生後，臍帯（さいたい）からの糖の供給が途絶えると血糖値は下がり，インスリンの分泌は抑制される。低出生体重児は，糖の貯蔵が少なく，また比較的頭部が大きいなどの理由から，低血糖になりやすい。母体の高血糖による胎児の高インスリン血症から，低血糖が生じることもある。

　低血糖による脳の後遺症を予防するために，低血糖の症状の有無，血糖値を観察して，異常の早期発見に努める。低血糖の症状には，痙攣，振戦，易刺激性，泣き声の異常，眼球上転，嗜眠（しみん）（刺激を与えないと覚醒し反応しない状態），無呼吸や多呼吸，チアノーゼなどがある。エネルギー消費量が少なくなるように安静を保ち，授乳や輸液管理を行う。

● 感染予防

　非特異的な生体防御を行う貪食（どんしょく）細胞，特異的な生体防御を行うB細胞やT細胞の産生は，胎児期からみとめられるが，それらの免疫能は低い。免疫グロブリンのうちIgGは，胎盤を通過して母体から胎児に移行し，在胎20週ごろから直線的に増え，32週ごろから急速に増加する。したがって，低出生体重児は免疫能が未熟である。

母子接触▶　無菌状態の胎児は，出生時に母体外陰部の常在菌にさらされる。低出生体重児の正常菌叢の確立を促すためには，できる限り早期に母子の皮膚接触や母乳の口腔塗布を行うことと，母乳育児をすることが重要となる。母乳にはIgAやラクトフェリン，好中球やマクロファージなどが含まれる。ラクトフェリンは母乳，とくに初乳に多く含まれる糖タンパク質で，ナチュラルキラー細胞を活性化したり，腸内のビフィズス菌の増殖を促進したりする作用がある。

皮膚のケア▶　超早産児の皮膚は非常に未熟である。皮膚のバリア機能が成熟するまでの生後2週間は，皮膚損傷の予防に細心の注意をはらう。新生児の体表をおおう胎脂は，皮膚防御機構を担うため，清拭や沐浴で完全に取り除かなくてもよい。

　臍帯は1〜2週間で自然に脱落する。臍とその周辺の皮膚の乾燥状態，出血

や感染徴候の有無を観察する。

水平感染の予防▶ 低出生体重児の活気やきげん，バイタルサイン，皮膚色，腹部状態などを観察し，感染徴候の早期発見に努める。また，家族や医療者の感染徴候の有無，感染者との接触状況，予防接種歴を確認し，低出生体重児と接するときは手洗い・うがいを励行する。

使用する医療機器・器具は消毒し，可能な限り個別管理とする。保育器は，高温・多湿で微生物が繁殖しやすいため，清潔を保つように心がける。NICU（▶55ページ）は清潔な空気を保つ構造になっている。独立した空調設備をもっており，フィルターを通した空気を取り入れて循環させ，室内は陽圧で空気を室外へと流している。

予防接種▶ 暦月齢2か月以上で体重が2 kg以上あり，医学的に安定している低出生体重児には，インフルエンザ菌b型(Hib)や肺炎球菌などに対する定期の予防接種をすすめる。

月齢の低い早産児や，慢性肺疾患などの既往がある子どもは，RSウイルスに感染すると重症化しやすい。パリビズマブ(シナジス®)の使用に関するガイドラインに従って，秋から春にかけて毎月1回筋肉内注射を行い，RSウイルス感染を予防する。

2 成長・発達を支える看護

在胎週数の短い低出生体重児は，小さな刺激で興奮や緊張がおこりやすく，自分で安定させることがむずかしい。また，低出生体重児は眠りが浅く，睡眠と覚醒の移りかわりがあいまいである。子どもの表情や行動などの行動学的指標，心拍数や酸素飽和度などの生理学的指標，睡眠覚醒状態を観察し，ストレスと安定化のシグナル(▶表2-4)を読みとって，子どもの反応に合わせてケアを行うこと，子どもが覚醒しているときに短時間でケアを行う工夫をすることが大切である。

さらに，極低出生体重児は神経学的合併症の頻度が高いこと，胎児期の低栄養と将来のメタボリックシンドローム発症との関連が近年指摘されていること

発展学習▶▶▶

■ディベロップメンタルケア developmental care

ディベロップメンタルケアは，これまでの治療と診断中心の新生児医療から，個々の子どもに目を向けて，より侵襲の少ないケアによって心身のすこやかな発育発達を目ざす概念に基づくものである。1980年ごろより，新生児の評価に基づいて，より適切なケアを提供することが大切であるというアメリカの臨床心理士アルス Als, H. らの考えから生み出された。

ディベロップメンタルケアの臨床での実践において

は，①あたたかい心をはぐくむやさしさの医療と看護を提供して子どもの心(高次脳機能)をまもり，②適切な発達を促進する環境(音・光など)と刺激(語りかけなど)を提供し，③家族を視野においた医療と看護によって母親と子どものきずなをそこなわない配慮を行う。そのためには，子どもの心を読みとる観察力を養うことが重要である[注1]。

注1)仁志田博司ほか編：標準ディベロップメンタルケア，第2版．pp.10-14，メディカ出版，2018.

▶表 2-4　ストレスと安定化のシグナル

ストレスシグナル	安定化のシグナル
自律神経系	自律神経系
● 呼吸休止, 多呼吸, 吐きけ, あえぎ, ため息 ● 皮膚色・血流・内臓の変化 ● 振戦, ピクつき, 過敏な反応 ● げっぷと同時に少量の嘔吐, 嘔吐, しゃっくり ● 腸蠕動の減弱 ● 咳, くしゃみ, あくび	● 安定した心拍数・呼吸数・酸素化・皮膚色 ● 安定した消化状態
運動系	運動系
● 体幹, 四肢, 顔の弛緩（ぽかんとした表情） ● 過緊張：下肢・上肢・頭頸部・指の伸展, 後弓反張, しかめっ面, 舌を出す ● 過屈曲：手を顔にもっていく, 手掌をかざす, 腕を高く上げる* ● 取り乱す, 散漫な動き ● 硬直, 固定した姿勢	● 滑らかな十分に調整された動き ● リラックスした姿勢と筋緊張, 正中に向かって徐々に屈曲する ● 可動性と効率的な自己調整行動 　・手足を組む 　・手を口にもっていく 　・つかむ, 把握 ● おしゃぶりを探す, 吸啜
睡眠覚醒状態	睡眠覚醒状態
● 散漫, 睡眠覚醒状態の動揺, すすり泣きや甲高い啼泣 ● 緊張や興奮からのぐずりや啼泣, なだめることが困難な状態 ● うつろな視線や凝視, 表情が乏しい, こわばった状態やパニック状態 ● 能動的な回避行動	● はっきりとして生気のある睡眠状態 ● はっきりとして生気のあるリズミカルな啼泣 ● 自分からおとなしく落ち着くことができる ● 覚醒, 意図, ゆたかな表情 ● 目をはっきりと開き集中した覚醒状態

＊訳注：児が刺激などを遮断しようとする行動である。
（Glenys Boxwell 原著編, 沢田健・エクランド源稚子監訳：新生児集中ケアハンドブック. p.28, 医学書院, 2013 による）

などをふまえて, 成長・発達を継続的に支えることも重要である。

● 触れ合い・安楽な姿勢の保持

カンガルーケア▶　カンガルーケアとは, 早産児が母親に直接, 肌と肌を触れ合わせて抱っこしてもらうケアのことである[1]。父親が実施することもできる。カンガルーケアは, コロンビアで小児科医のレイ Rey, E. とマルティネス Martinez, H. によって 1978 年に開始された。カンガルーケアを行うことにより, 低出生体重児は母親の肌のぬくもり, におい, 心臓の音や声を感じることができ, 呼吸・循環状態の安定, 体温の維持, 静睡眠の増加が促進される。また, 母乳育児が容易に行える, 親としての自信や責任感が高まるなどの効果もある。

　カンガルーケアの開始時期や方法は, 1 人ひとりの状況に合わせて決定し, カンガルーケア実施中は新生児と母親が安全・安楽に過ごせるように支援する。

---

1) WHO 著, 大矢公江ほか訳：カンガルー・マザー・ケア実践ガイド. p.2, 日本ラクテーション・コンサルタント協会, 2004.

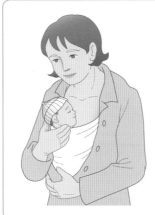

子どもの頭が一方を向くようにし，股関節はM型に
屈曲させた姿勢にして抱っこする。

▶図2-15　カンガルーケア中の姿勢の例

　出生体重が1,800g，在胎週数が30〜34週以上であれば，ほとんどの低出生体
重児で出生後まもなくカンガルーケアを開始することができる。極低出生体重
児や呼吸管理を要する新生児の場合，開始までに数週間かかることがあるが，
可能であれば出生時や搬送時にカンガルーケアを行う。

　低出生体重児はおむつと帽子を身につけ，気温が低いときは前開きの上着を
着用する。そして，低出生体重児を母親の胸の間にまっすぐに立て，頭は一方
を向くようにし，首をやや伸展させ，腕はW型，股関節はM型に屈曲させた
姿勢にする（▶図2-15）。幅広い布（抱っこ帯）を使用することで，長時間カンガ
ルーケアを実施することができる。

ポジショニング・
スワドリング ▶　在胎週数の短い低出生体重児は低緊張であり，体幹や四肢が伸展して平らな
姿勢をとりやすい。胎内環境に近い屈曲姿勢をとることを**ポジショニング**とい
い，からだ全体をタオルやクッションで包み込むことを**スワドリング**という。

　修正30〜32週ごろまでは，低出生体重児にとって落ち着ける快適な姿勢を
とること，睡眠を導入すること，全身の屈筋の緊張を高めて正中位指向を促し，
不良姿勢を予防することを目的にポジショニングを行う。それ以降では，感覚
運動経験を少しずつ増やすことを目的としたポジショニングに変更し，感覚運
動能力の発達を援助する。ポジショニングの例を図2-16に示す。体軸が一直
線上になるように，頭枕や抱き枕の高さを調整し，後頭部・背中・殿部を保持
する。

ホールディング ▶　低出生体重児の頭または背中と殿部を両手でやさしく包み込むことで，落ち
着きやすくなる。両手で包み込むことを**ホールディング**という。

タッチケア ▶　**タッチケア**は，1992年にアメリカのフィールドField, T. M. によって確立さ
れた。子どもと親の心とからだが触れ合うことにより，親子のきずなを深める
ことであり，具体的には子どもと親が見つめ合い，語りかけながら子どもの素
肌にしっかり触れる，なでる，少し圧をかけながらマッサージする，手足を曲

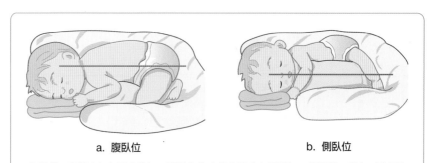

a. 腹臥位　　　　　　　　　　　b. 側臥位

体軸が一直線上になるように，頭枕や抱き枕の高さを調整し，後頭部・背中・殿部を保持する。

▶図2-16　ポジショニングの例

▶表2-5　タッチケアの手技

むね・おなか	赤ちゃんを仰向けに寝かせます。目を見つめ，声をかけながら，お母さんもリラックスしてマッサージしましょう。
せなか	赤ちゃんをうつぶせに寝かせます。お母さんのももの上に腹ばいにさせるのもよい方法です。赤ちゃんの両手はバンザイさせましょう。
うで・てのひら	赤ちゃんを仰向けに寝かせます。赤ちゃんの腕を両手で包み込むようにマッサージしましょう。
あし	基本的には腕のマッサージと同じです。赤ちゃんを仰向けに寝かせ，太ももから足の裏までマッサージしましょう。

（日本タッチケア協会 HP〔https://www.touchcare.net/skill〕〔参照 2019-09-01〕による）

げのばしするなどの手技を行うことである（▶表2-5）。低出生体重児の体重増加や，乳幼児のストレス軽減に効果があると報告されている。

● 授乳

　超低出生体重児に早期授乳を行った結果，重症感染症や壊死性腸炎が減少したとの報告や，母乳が与えられた低出生体重児は幼児期の発達や健康状態が良好であったとの報告がある。低出生体重児の母親の初乳には，脳の発達など生体にとって必要不可欠な脂肪や，感染防御などを担うタンパク質が多く含まれる（▶表2-6）。また，母乳は脂肪を分解する酵素であるリパーゼを含むなど，消化・吸収の面においてもすぐれている。極低出生体重児では，タンパク質・カルシウム・リンを補強する目的で，搾母乳に母乳添加用粉末を入れることがある。母乳が与えられない場合は，低出生体重児用粉乳を用いる。

　在胎週数が短い早産児の授乳は，図2-17 に示すとおり，時計まわりに段階が進む。吸啜・嚥下・呼吸の協調がみられるようになる修正32〜34週ごろまでは，規則正しい頻回の搾乳，搾母乳の口腔内塗布，経管栄養を行う。また，可能な限り多くのカンガルーケアを実施して，乳汁移行を伴わない非栄養的吸啜を促す。

搾乳▶　低出生体重児が直接授乳で十分に哺乳できるようになるまでは搾乳を行い，

▶表2-6　早産・正期産母乳・人工乳の組成（100 mL あたり）

栄養素	正期産 1〜5 日	早産〜1 週	正期産 30 日〜	早産 3〜12 週	人工乳
カロリー	58	59	70	68〜74	67〜70
脂肪(g)	2.77	3	3.01	4.28〜4.8	3.5
タンパク質(g)	1.93	2.07	1.29	1.25〜1.57	1.6〜1.64
乳糖(g)	5.3	5.59	7.3	5.85〜6.34	7.1〜8.1

人工乳はわが国の乳業 4 社の乳児用調製粉乳。母乳は複数の資料より作成。
（大山牧子：母乳の生化学．NPO 法人日本ラクテーション・コンサルタント協会編：母乳育児支援スタンダード，第 2 版．p.120，医学書院，2015 による）

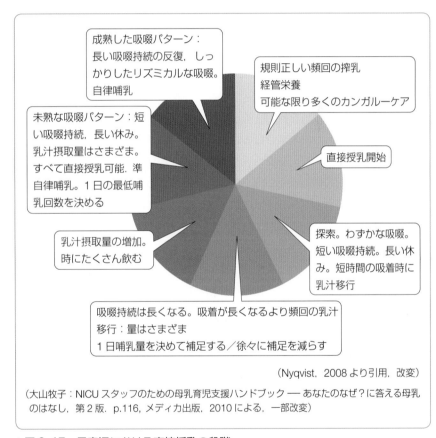

（Nyqvist，2008 より引用，改変）

（大山牧子：NICU スタッフのための母乳育児支援ハンドブック ── あなたのなぜ？に答える母乳のはなし，第 2 版．p.116，メディカ出版，2010 による，一部改変）

▶図2-17　早産児における直接授乳の段階

　母乳分泌を維持することが重要になる。産後早期から搾乳を開始し，産後 2 週までに母乳分泌を確立し，それ以降も搾乳が継続できるよう支援する。

　搾乳には，用手搾乳法と電動搾乳器による方法がある[1]。直接授乳が長期間できないと予測できる場合には，用手搾乳法に加えて，高性能の電動搾乳器の

1）搾乳方法の詳細については，「母性看護学②」第 6 章「産褥期における看護」を参照。

▶表2-7　推奨される母乳の保存期間

方法	健康な乳児	NICU 入院児
新鮮母乳　室温(26℃)	4 時間未満	4 時間未満*
新鮮母乳　冷蔵庫(4℃)	8 日未満**	8 日未満**
新鮮母乳　クーラーボックス(15℃)	24 時間未満	勧めない(運搬は OK)
冷凍母乳(1 ドア冷蔵庫製氷室)	2 週間	勧めない
2 ドア冷凍冷蔵庫(−20℃)	12 か月***	12 か月***
解凍母乳(4℃)	24 時間未満	24 時間未満

＊冷蔵する予定の母乳は搾乳後直ちに冷蔵する
＊＊細菌数は 8 日以降も減少するが，栄養的，免疫的な質は長期冷蔵で損なわれる可能性あり(著者注：したがって，従来通り 48 時間を目安とすることが望ましい)
＊＊＊ただし 3 か月未満が理想

(Wight & Morton, 2008, HMBANA, 2005 より大山が作成)

(大山牧子：NICU スタッフのための母乳育児支援ハンドブック——あなたのなぜ？に答える母乳のはなし，第 2 版．p. 76，メディカ出版，2010 による)

使用を検討する。

搾母乳の取り扱い▶　母親がしぼった母乳は大切に預かり，母乳の質がそこなわれないように注意する。母乳を冷凍すると，好中球・マクロファージ・リンパ球などの細胞数や細胞機能が低下するため，できる限り新鮮な母乳を与える。

　搾母乳を長期間保存する場合は，冷蔵庫または冷凍庫に入れる(▶表2-7)。母乳を高温で加熱すると，免疫成分などがこわれ，リパーゼなどの酵素の活性も低下するため，冷凍母乳は流水か冷蔵庫内で解凍し，37℃ 程度にあたためる。

経管栄養▶　低出生体重児の体格や使用目的に合わせて栄養チューブのサイズを選択する。強制的鼻呼吸であること，挿入時の苦痛緩和の観点から経口挿入を行い，呼吸状態が安定して経口哺乳が可能になったら経鼻挿入にかえる。

経口哺乳▶　直接授乳を開始するときは，その直前の体動や処置による体力の消耗を防ぎ，低出生体重児をやさしく刺激して，しっかりと覚醒させる。低出生体重児の口腔が小さく，乳房が入りにくい場合は，事前に搾乳を行って乳頭・乳輪部をやわらかくする。そして，母子の姿勢や抱き方を整えて，哺乳行動(探索反射，乳輪把握，吸着，吸啜，嚥下)を観察する(▶図2-18)。直接授乳による哺乳量が増えると，嚥下する音が聞こえるようになる。哺乳量が増加したら，経管栄養などの補足を徐々に減らし，自律哺乳の確立を促す。

　直接授乳以外の方法で経口哺乳を行うときは，シリンジやスポイト，スプーンやカップなどを使用する。哺乳びんによる授乳は，直接授乳と吸啜の仕方が異なるため直接授乳を妨げる可能性があること，無呼吸発作や酸素飽和度の低下をまねきやすいことからすすめられていない。哺乳びんで授乳する場合は，直接授乳に近い状況で吸啜できる乳首を使用し，授乳中の呼吸状態を観察する。

	当てはまる赤ちゃんの覚醒状態を番号で							
覚醒状態	1：睡眠　2：うとうと　3：覚醒　4：啼泣							
	抱き方・姿勢：始めから適切 ◎，支援で適切 ○，次回も要支援 △							
抱き方／姿勢	母親がリラックスしていて，快適であること							
	赤ちゃんが乳房の高さで抱かれている。赤ちゃんの体重は母親の腕と胸で支え，膝では支えない（クッションに載せるのではない）							
	赤ちゃんの体全体が母親の方を向いて，しかも密着していること（母親の胸と赤ちゃんのおなかが密着）							
	赤ちゃんの頭が体に対して一直線に支えられ（耳・肩・腰が一直線），乳房の方を向いている							
	母親が児に向かう（母親が前かがみになってしまう）のではなく，母親が児を引き寄せる							
測定した哺乳量	測定しなかった場合は斜線を							
搾乳量	1日あたり（mL）							
	1回あたり（mL）							
	1日あたり　　回							
PIBBS			当てはまる項目に■を					
探索	探索しない	0						
	少し（口をあける，舌を出す，手を口にもってくる）	1						
	しっかりした探索（頭を向けると同時に開口する）	2						
乳輪把握	なし。口が乳頭にふれることもある	0						
	乳頭の一部を含む	1						
	乳頭全体を含む。乳輪は含まず	2						
	乳頭と乳輪の一部を含む	3						
吸着と吸着の持続	全く吸着しない。ごくわずか	0						
	5分以内の吸着	1						
	6〜10分の吸着	2						
	11〜15分以上の吸着	3						
吸啜	吸啜しない	0						
	なめたり，味わったりするが吸啜しない	1						
	1回だけ。まれに短い吸啜持続（2〜9回）	2						
	短い吸啜を繰り返す。ときに長い吸啜持続（10回以上）	3						
	2回以上の長い吸啜持続	4						
最大吸啜持続	1〜5	1						
	6〜10	2						
	11〜15	3						
	16〜20	4						
	21〜25	5						
	26回以上	6						
嚥下	嚥下がみられない	0						
	ときどき嚥下する	1						
	繰り返し嚥下する	2						
合計点/20点								
その他気づいたこと								
	観察年月日		/	/	/	/	/	
	観察者名							

（Nyqvist, ら. 1996の観察項目をもとに，大山が作成）

（大山牧子：NICUスタッフのための母乳育児支援ハンドブック —— あなたのなぜ？に答える母乳のはなし，第2版. pp.100-101, メディカ出版，2010による）

▶図2-18　低出生体重児における乳房からの哺乳行動の発達スケール（Preterm Infant Breastfeeding Behavior Scale, PIBBS）と覚醒状態・抱き方・姿勢チェック表

授乳回数・量の▶
目安

出生体重 1,500 g 以上の低出生体重児は 3 時間ごと，極低出生体重児は 2 時間ごとを目安に授乳する。直接授乳では少量ずつ頻回に飲むことがふつうである。

日齢ごとの 1 日あたり，体重 1 kg あたりに必要な母乳量は，日齢 1 で 60 mL，日齢 2 で 80 mL，日齢 3 で 90 mL，日齢 4 で 100 mL，日齢 5 で 110 mL，日齢 6〜13 で 120〜180 mL，日齢 14 で 180〜200 mL とされている[1]。直接授乳量の測定にはデジタル体重計を用いる。

● 成長・発達の評価

低出生体重児への刺激が少なくなるように配慮して身体計測を行い，体重・身長・頭囲の発育を評価する。体重は生後数日で 10% 程度減少し，その後徐々に増加する。生後 2 週目からの 1 日あたりに適切な体重増加は，体重 1 kg あたり 15 g 以上である。

精神運動発達の予後の予測には神経学的評価が重要である。自然肢位・自発運動・筋緊張・筋力・関節可動域・深部腱反射・原始反射などを評価し，眼科の診察や聴力の検査も行う。

● 環境の調整

音環境の調整▶

在胎 28 週ごろになると，音刺激に対する反応がみられる。連続的な騒音（人工呼吸器の作動音や空調，足音など）を軽減し，不要な突発音（機械類のアラーム，保育器の開閉音，大声，電話の呼び出し音など）を出さないように注意して，低出生体重児のストレスを軽減する。

光環境の調整▶

薄暗い子宮内で生活していた胎児は，出生後，強い光にさらされる。在胎 24 週ごろの胎児は強い光刺激に反応し，29 週ごろには光に対する瞬目反射がみとめられる。しかし，32 週未満では虹彩の括約筋を収縮する筋肉が発達しておらず，光刺激から網膜をまもることができない。そのため，強い光をあてないようにする。

日周リズムをつけることも重要である。夜間は暗くすることで，心拍数が減少してエネルギーの消耗が抑えられる。また，深睡眠の時間が長くなることで，成長ホルモンの分泌が促される。睡眠リズムを調整するメラトニンの分泌は光刺激によって変動し，このホルモンは母乳中にも含まれるため，母子が過ごす室内の照度を調整したり，保育器やコットにカバーをかけたりする。

1）WHO 著，大矢公江ほか訳：カンガルー・マザー・ケア実践ガイド．pp. 19-40，日本ラクテーション・コンサルタント協会，2004．

● 支援体制の整備

新生児集中治療室▶
の整備　新生児集中治療室 neonatal intensive care unit（NICU）とは，24 時間連続して重症新生児の呼吸・循環・代謝などの管理ができるチーム，設備およびシステムのある施設で，医師や看護師の配置，面積，医療機器の設置など，厚生労働省が示す基本診療料の施設基準等に規定する新生児特定集中治療室管理料に関する施設基準を満たしているものである（▶図 2-19）。NICU の後方病床を新生児治療回復室 growing care unit（GCU）という（▶図 2-20）。

　NICU および GCU は，医療者の目が届きやすい反面，子どもや家族のプライバシーをまもること，家族の居場所を確保することがむずかしい。また，面会者や面会時間に制限を設ける場合がある。エストニアの小児科医レビン Levin, A. が 1999 年に提唱した，「赤ちゃんにやさしい NICU のための 11 か条（Human Neonatal Care Initiative）」には，ハイリスク新生児と家族が望むときにいつでも一緒にいられるようにすること，および家族のニーズにも注目して支援することなどの重要性が示されている（▶表 2-8）。

周産期母子医療▶
センターの整備　都道府県は，ハイリスク新生児を 24 時間 365 日受け入れる体制の整備をすすめている。母体・胎児集中治療室 maternal and fetal intensive care unit（MFICU）が 6 床以上，NICU が 9 床以上あり，高度な周産期医療を担う施設を総合周産期母子医療センター，それに近い医療体制をもつ施設を地域周産期母子医療センターという。

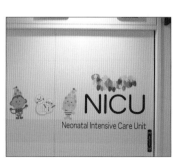

a. 入り口

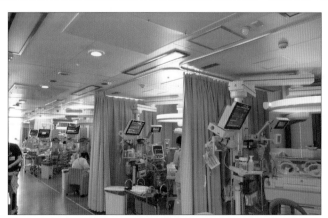

b. 全景

クリーンルームの広々とした空間に保育器やモニタがならんでいる。保育器の中で過ごす急性期の子どもと家族ができるだけここちよく過ごせるように，パーテーションで区切り，照明を落としている。

▶図 2-19　新生児集中治療室（NICU）

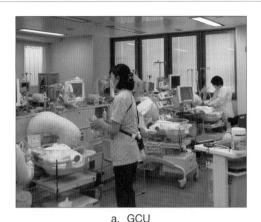
a. GCU
子どもの状態が安定したら，保育器からベッド（コット）に移床する。

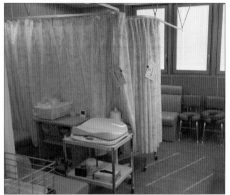
b. 授乳室
授乳室やファミリールームを活用して家族の養育を支える。

▶図2-20 新生児治療回復室（GCU）と授乳室

▶表2-8 赤ちゃんにやさしいNICUのための11か条

1 お母さんが病気の子どもの側に24時間いつでもいられるようにしましょう。

2 スタッフのだれもがお母さんと子どものことを気にかけ，心理的な面でも支援できるようにしましょう。

3 スタッフは母乳育児をどのお母さんにも勧めましょう。そして自分たちは搾乳の手技を習得するようにしましょう。

4 すべての治療期間を通じて，お母さんの心理的なストレスを軽減するようにしましょう。

5 医学的に適応がない限り，新生児に母乳以外のものを与えないようにしましょう。

6 赤ちゃんが吸啜できない場合は，搾母乳をチューブで，できればお母さんにあげてもらうようにしましょう。

7 検査や採血は最小限にしましょう。

8 母と子が，できるだけ肌と肌の触れ合いをしたり，一緒に過ごしたりできるようにしましょう。治療やモニターのための機器は最小限にしましょう。

9 侵襲的な治療は最小限にしましょう。

10 母と子をひとつの閉鎖的精神身体系（closed psychosomatic system）と考えましょう。毎日の病棟回診では赤ちゃんだけではなく，お母さんのニーズにも注目しましょう（これには産科医やその他の専門家も含まれます）。

11 長期に入院する場合は，健康な家族（父・祖父母・その他の援助者）が母と子に面会できるようにしましょう。

（Levin，1999をもとに中村和恵，瀬尾智子訳）
（大山牧子：NICUスタッフのための母乳育児支援ハンドブック——あなたのなぜ？に答える母乳のはなし，第2版．p. 123，メディカ出版，2010による）

● 継続支援

在宅への移行支援▶　大きな合併症のない低出生体重児は，分娩予定日ごろに退院する。状態が落ち着き，母乳育児が確立すれば，より早い時期の退院が可能となる。その一方で，医療的ケアを必要とする子どもが退院せざるをえない状況も生じている。

　子どもと家族が安全安楽に生活できるように，子どもや家族と一緒にケアの方法を検討し，医療物品を準備する。また，退院後の相談窓口をつくり，急変時や災害時に緊急対応ができる支援体制を整える。

　周産期医療体制整備指針に基づき，NICU や GCU などに長期入院している子どもが，その状態に応じた望ましい療育・療養環境へと円滑に移行できるようにはかる者を，**NICU 入院児支援コーディネーター**という。訪問診療の医師や訪問看護師，保健師，相談支援専門員などと連携して，子どもと家族を支える。

フォローアップ▶
健診
　極低出生体重児のフォローアップ健診は，ハイリスク児フォローアップ研究会のプロトコールにより，1 歳 6 か月(修正月齢)，3 歳(暦年齢)，6 歳，小学 3 年の 4 つのキーエイジに実施される。身体測定および発達検査結果や診断は，子どもや家族に安心感をもたらしたり，不安を助長したりする。低出生体重児の成長・発達や行動に対する家族の気持ちを受けとめながら，運動や食事などの生活習慣を調整し，医療や療育の必要性について検討する。就園・就学の準備や集団生活で生じる問題の対処に向けて，家族，医療者，保育園・幼稚園や学校の職員などと連携する。

成長ホルモン療法▶
　SGA 性低身長症の定義 [1] にあてはまる場合は，成長ホルモン(GH)療法が実施される。治療の開始や皮下注射の実施にあたっては，治療の意思決定を行う低出生体重児や家族を支え，徐々にセルフケアを促す。

3 家族への看護

　家族のなかでも，とりわけ母親は，早産したことに対する自責の念をいだきやすい。早く小さく生まれた子どもの脆弱な姿にショックを受け，会うのがつらい家族や，わが子との愛着関係を実感できない家族もいる。低出生体重児と家族がここちよく過ごせるように，あたたかく見まもる。

低出生体重児と▶
家族の相互作用の
支援
　低出生体重児に対する親の認知・解釈は，親子の相互作用の積み重ねにより，"胎内からの連続性をもったわが子という実感がない"段階から，"「生きている」存在であることに気づく"，"「反応しうる」存在であることに気づく"，"反応に意味を読みとる"，"「相互作用しうる」存在であることに気づく"，"互恵的な相互作用の積み重ね"へと発達すると考えられている [2]。母子相互作用は，母親の心の傷を癒し，親としての自信や達成感を高める。また，父親，きょうだい，祖父母との相互作用が促進されることにより，家族としての実感が高まり，家族のきずなが深まる。

---

1) 出生時の体重および身長がともに在胎週数相当の 10 パーセンタイル未満で，かつ出生の体重または身長のどちらかが在胎週数相当の−2 SD 未満であり，暦年齢 2 歳までに身長が−2 SD 以上に達していない。
2) 橋本洋子：NICU とこころのケア家族のこころによりそって，第 2 版. pp.18-21，メディカ出版，2011.

　　　　　　　　低出生体重児との相互作用には，見つめあう，手を握りあう，ホールディングを行う，抱っこする，授乳するなど，さまざまな方法がある。遠方の施設へ搬送されていたり，家族の体調不良などにより低出生体重児に会えない状況であっても，様子を聞くこと，写真やビデオを見ること，母乳をしぼって届けることなどによって，相互作用が促進される。

母乳育児の支援▶　低出生体重児と母親にとっての母乳の重要性と，搾乳や直接授乳に関する情報を伝え，授乳方法を意思決定する母親を支える。授乳中の服薬については，安全に使用できると思われる薬剤もあれば，授乳中の治療に適さないと判断される薬剤もある。医師や薬剤師に相談したり，厚生労働省事業のホームページ（妊娠と薬情報センター）などを活用したりして，適切な情報提供と精神的支援を行う。

　　　　　　　　母乳分泌の少なさや，搾乳による母乳分泌の維持のむずかしさ，低出生体重児が十分に吸啜できないこと，上の子の世話や仕事への復帰などに悩む母親には，継続的に支援を行う。母親ができるだけ休息をとること，低出生体重児の声やにおいを感じながら，リラックスして搾乳や直接授乳を行えるようにすること，少しの吸啜でも直接授乳の練習になることを伝えて母親を励ます。母乳育児が継続できない場合は，母親の意思を尊重し，努力したことをねぎらう。

日常生活の世話の▶　家族の希望や状況に応じて日常生活の世話を行う。低出生体重児の抱き方，
　　　　支援　泣きやまないときの対応，睡眠の調整，授乳や離乳食の進め方，排泄の世話，衣類や室温の調整，感染予防などについて家族と話し合い，入院中の世話の役割を分担するとともに，家族が自信をもって実施できるように支援する。低出生体重児の家族どうしの交流や文献なども，家族の支えになる。

養育医療▶　「母子保健法」第20条に基づき，市町村は，養育のため病院または診療所に入院することを必要とする未熟児に対し，その養育に必要な医療の給付を行い，またはこれにかえて養育医療に要する費用を支給する。出生体重が2,000g以下の乳児や，生活力が弱く，痙攣や運動異常などの症状を示す乳児が対象となる。

発展学習 ▶▶▶

■多胎児の家族への看護

　2人以上の胎児を同時に胎内に有する妊娠を多胎妊娠といい，その胎児を多胎児という。わが国ではおよそ100回に1回の分娩が多胎分娩で，50人に1人が多胎児である。多胎妊娠では，胎児発育不全，双胎児間輸血症候群，新生児仮死などの健康問題が生じる可能性が高い。

　NICUを退院したあと，家族は多胎児ときょうだいの世話，多胎児を連れて外出すること，経済面などに負担を感じやすい。家族には，2人とも同じようにする方法（同時授乳など）や子育て支援制度などの情報を提供し，支援する。多胎児を比べないで，1人ひとりを尊重することも大切である。

② 新生児仮死がみとめられる子どもの看護

分娩時の的確な判断と迅速な対応により，新生児の生命をまもり，後遺症を防ぐ。子どもの生命の危機や後遺症の出現の可能性に直面する家族への精神的支援も重要となる。

1 蘇生時の看護

蘇生の準備▶　いつでも蘇生が実施できるように，保温や体位保持，吸引，人工呼吸，酸素投与，薬物投与に必要な物品をそろえておく。チームメンバーで打ち合わせを行い，感染予防や物品の確認を行う。

胎児の状態や分娩状況をアセスメントし，早産児，出生直後の弱い呼吸・啼泣，筋緊張低下のいずれかがみとめられる場合は，蘇生の初期処置を行い，無呼吸・徐脈の新生児に対して遅くとも生後 60 秒以内に人工呼吸を開始する（▶図 2-21）。

蘇生▶　新生児の低体温を防ぐために，母親の胸の上やあたためたラジアントウォーマに寝かせ，新生児のからだについた羊水をあたためておいた吸水性のよい乾いたタオルでふく。新生児の肩の下に巻いたタオルを敷いて仰臥位をとり気道を確保し，必要に応じて口腔・鼻腔を吸引し，新生児の足底や背部などの皮膚刺激を行う。そして，再度気道確保の体位をとる。

その後，呼吸と心拍を確認し，自発呼吸があり心拍 100/分以上の場合は，努力呼吸やチアノーゼ（酸素化不良）の有無を確認し，努力呼吸またはチアノーゼがあるときはパルスオキシメータを装着し，必要時に持続陽圧呼吸法（CPAP）または酸素投与を検討する。パルスオキシメータのプローブは新生児の右手に装着し，動脈管の影響を受けない Spo_2 値を把握する。

自発呼吸がないか心拍数が 100/分未満の場合はバッグ・マスクによる人工呼吸を行い，換気が適切かを必ず確認してから気管挿管を検討する。人工呼吸を施行しても心拍数が 60/分未満の場合は，酸素を投与しながら人工呼吸と胸骨圧迫を 1 対 3 の比率で行い，アドレナリンの投与を検討する。

2 蘇生後の看護

全身状態の▶
回復の促進　　低酸素症や出血がおこると，心臓から各臓器に送り出される血液の分布が変化する。脳・心臓・肺など重要な臓器には多くの血液が流れ，腸管や皮膚などへの血流は減少する。呼吸・循環状態の観察と管理を続けながら，低血糖の有無，尿の量や回数，腹部の状態などの全身状態を観察し，体温を調整する。処置は必要最小限とし，新生児の安静を保つことが重要である。

神経症状の観察▶　新生児の予後を早期に判定することはむずかしい。重症の仮死でも正常に発達する可能性があり，適切な処置が行われても後遺症がおこる可能性もある。

瞳孔の状態，反射の有無，痙攣（けいれん）の有無を観察し，脳波・CT・MRI などの検

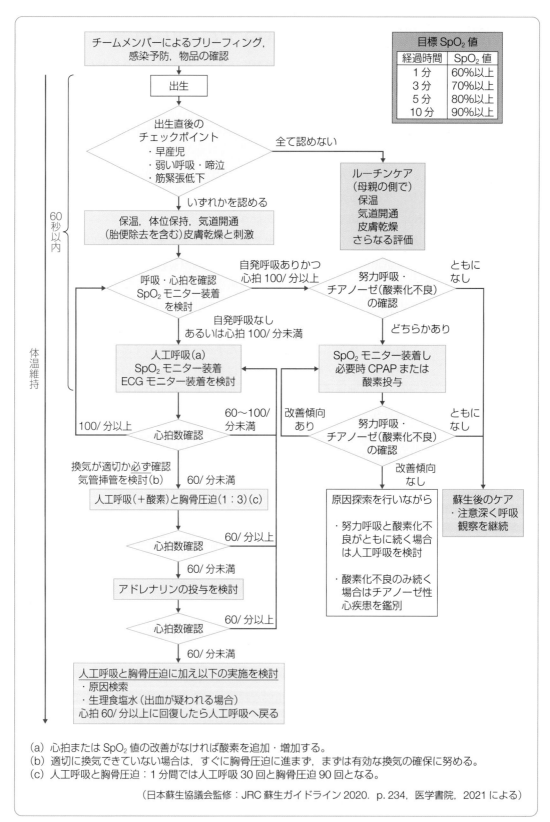

▶図 2-21　新生児の蘇生法アルゴリズム（2020 年版）

査所見も確認する。新生児の痙攣は，明らかな間代性痙攣を示すことが少ないため，後弓反張や手足のつっぱり，口をもぐもぐさせる，目をパチパチさせる，身体の一部がピクピクするなどの動きに注意する。痙攣発作が出現したときは，呼吸状態や嘔吐の有無を観察し，発作の種類や継続時間を確認する。また，発作の誘因や前駆症状についてもアセスメントして，発作の予防および早期発見に努める。抗痙攣薬が投与される場合は，呼吸抑制や血圧低下などの副作用の出現に注意する。

3 家族への看護

蘇生時の家族への▶ 子どもの生命が危機にさらされていること，後遺症が残る可能性があること，
看護 さらには仮死を引きおこした状況や緊迫した雰囲気に，家族は大きなショックを受ける。家族の無力感や罪責感に配慮し，家族に声をかけながら蘇生を行う。
　状態がきわめてわるく，積極的治療を続けるかどうかの選択を迫られる場面では，「重篤な疾患を持つ新生児の家族と医療スタッフの話し合いのガイドライン」（▶表2-9）に基づき，新生児と家族にとって最善の対処を行うよう努める。

蘇生後の家族への▶ 予後について，新生児には回復する力が備わっていること，障害が残る可能
看護 性もあることを家族と話し，長期にわたり経過を観察する。そして，必要に応じて療育が開始できるように支援する。重度の後遺症がみとめられる場合は，

▶表2-9　重篤な疾患を持つ新生児の家族と医療スタッフの話し合いのガイドライン

1. すべての新生児には，適切な医療と保護を受ける権利がある。
2. 父母は子どもの養育に責任を負うものとして，子どもの治療方針を決定する権利と義務を有する。
3. 治療方針の決定は，「子どもの最善の利益」に基づくものでなければならない。
4. 治療方針の決定過程においては，父母と医療スタッフが十分な話し合いをもたなければならない。
5. 医療スタッフは，父母と対等な立場での信頼関係の形成に努めなければならない。
6. 医療スタッフは，父母に子どもの医療に関する正確な情報をすみやかに提供し，分かりやすく説明しなければならない。
7. 医療スタッフは，チームの一員として，互いに意見や情報を交換しみずからの感情を表出できる機会をもつべきである。
8. 医師は最新の医学的情報と子どもの個別の病状に基づき，専門の異なる医師および他の職種のスタッフとも協議の上，予後を判定すべきである。
9. 生命維持治療の差し控えや中止は，子どもの生命に不可逆的な結果をもたらす可能性が高いので，とくに慎重に検討されなければならない。父母または医療スタッフが生命維持治療の差し控えや中止を提案する場合には，1から8の原則に従って，「子どもの最善の利益」について十分に話し合わなければならない。
① 生命維持治療の差し控えや中止を検討する際は，子どもの治療にかかわる，できる限り多くの医療スタッフが意見を交換するべきである。
② 生命維持治療の差し控えや中止を検討する際は，父母との十分な話し合いが必要であり，医師だけでなくその他の医療スタッフが同席したうえで父母の気持ちを聞き，意思を確認する。
③ 生命維持治療の差し控えや中止を決定した場合は，それが「子どもの最善の利益」であると判断した根拠を，家族との話し合いの経過と内容とともに診療録に記載する。
④ ひとたび治療の差し控えや中止が決定された後も，「子どもの最善の利益」にかなう医療を追求し，家族への最大限の支援がなされるべきである。
10. 治療方針は，子どもの病状や父母の気持ちの変化に応じて（基づいて）見直されるべきである。医療スタッフはいつでも決定を見直す用意があることをあらかじめ父母に伝えておく必要がある。

（田村正徳ほか：重症障害新生児医療のガイドライン及びハイリスク新生児の診断システムに関する総合的研究班による）

新生児と家族のコミュニケーションが促進されるように工夫し，ケアの方法や生活環境について家族と検討して，社会資源の調整を行う。

　産科医療補償制度とは，制度に加入している分娩機関で生まれた子どもが，分娩に関連して重度脳性麻痺となり，所定の要件を満たした場合に，子どもと家族の経済的負担をすみやかに補償するとともに，脳性麻痺発症の原因分析を行い，同じような事例の再発防止に役だつ情報を提供する制度である。満5歳の誕生日までに補償認定依頼を行う。

終末期の看護▶　医療の進歩により多くの新生児が生存できるようになったが，終末期を迎える新生児もいる。胎児とともに過ごし，出生を待ち望んだ家族にとって，新生児を亡くす悲しみは大きい。また，治療の継続や中止に関する重大な決断を迫られ，無力感や罪責感をいだきやすい。家族にとって十分な看取りができたということは，わが子が生きていたことを実感し，亡くなったことを受けとめるうえで大きな意味がある。家族の希望にそい，家族のプライバシーを保護しながら，抱く，母乳を与えるなど，新生児と家族が十分にかかわれるように支援する[1]。

③ 高ビリルビン血症の新生児の看護

　酸素濃度の低い胎内環境から胎外環境に適応する過程において，新生児には生理的に黄疸がみとめられるが，重症な黄疸の持続によって生じる核黄疸を予防することが重要となる。光線療法や交換輸血によりビリルビンの排泄を促進する。

1 光線療法を行う新生児の看護

光照射▶　青色や緑色の光を皮膚にあてることにより，ビリルビンの光学異性体化がおこり，血中にとけ込みやすくなり，胆汁中への排泄が促進される。新生児に光照射を行う際，その強度を調整し，新生児と光源の距離を適切に保つ。

　光線療法の光源はおもに発光ダイオード(LED)で，光線治療器の種類にはスタンド型(▶図2-22)やパッド型などがある。パッド型は背面から光照射を行い，着衣のままで照射することができ，アイマスクも不要である。スタンド型では，おむつとアイマスクを着用し，体位交換を行って，光照射面積が最大限になるようにする。光線による網膜への影響を防ぐために，新生児の眼をアイマスクで保護し，体動によって眼からずれないように注意する。アイマスクの種類や固定方法を工夫して皮膚の損傷を防ぐこと，定期的にアイマスクを外して皮膚の状態を観察し，新生児とアイコンタクトをとることも重要である。周

---

1) 詳細については，「小児看護学①」小児臨床看護総論第3章「D．終末期にある子どもと家族の看護」を参照。

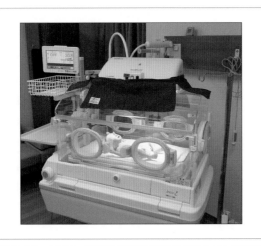

▶図2-22　スタンド型の光線治療器（LEDによる光照射）

囲の人に対する光線の影響を抑えるためには，保育器周辺にカバーをかけて遮光し，新生児とかかわるときは光照射を一時的に中止する。また，SpO_2モニタを装着する場合は，センサ部位を遮光する。

症状の観察▶　光線療法中は肉眼による皮膚色の観察に加えて，血清ビリルビン値とその変化を確認する。ビリルビンは尿や便から排出されるため，排泄物の色や性状，回数の観察も行う。また，光線療法の副作用である皮膚の発疹，下痢，ブロンズベビー症候群（直接ビリルビンが高くなると皮膚・尿・血清が暗い赤みの黄色になる）の出現の有無を観察する。核黄疸の出現にも注意する。筋緊張や哺乳力の低下，モロー反射の消失，嗜眠に続き，後弓反張（そり返り体位）や落陽現象（目の黒い部分が地平線へ沈む太陽のように下に落ちていく現象）などの有無を観察する。

体温の調整▶　光線療法実施中，とりわけ熱の発生が多い蛍光管を使用して治療を行うときは，体温の上昇がおこりやすく，中止したときは体温の低下がおこりやすい。定期的に体温測定を行い，環境温を調整する。

水分の補給▶　光線療法によって不感蒸泄が増加するため，水分摂取量を多めにする。新生児の欲求に合わせて頻回に授乳を行い，必要に応じて輸液管理を行う。また，尿量の減少，皮膚の弾力性，大泉門の陥没など脱水症状の有無を観察する。

清潔の保持▶　光線療法により皮膚の発疹や下痢がみられることがある。おむつ交換，清拭や殿部浴，シーツ交換などにより，清潔を保つ。

2　交換輸血を行う新生児の看護

交換輸血を行う際には，家族に説明して同意を得る。そして，輸血製剤を適切に保存し，患者の氏名や血液型，血液製剤の名称，製造番号，有効期限などを確認して使用する。

脱血・輸血の実施前・中・後には，バイタルサインを測定し，全身状態を観

察する．血圧の変動や発熱，低体温，高カリウム血症，低カルシウム血症，出血傾向，感染症，移植片対宿主病などの出現に留意する．

3 家族への看護

　わが子の黄疸が重症化してしまったこと，つらい治療を受けなければならないことに，家族はショックを受ける．病気や治療に対する家族の気持ちを受けとめながら，治療の必要性とその方法，治療が新生児や家族の生活に及ぼす影響について家族と話し合い，治療の意思決定を行う家族を支える．

　光線療法や交換輸血を行う場合は，母子分離が最小限になるよう配慮し，ビリルビンの排泄の促進や治療による負担の軽減に向けて，家族とともに新生児の生活を整える．

ゼミナール

復習と課題

❶ 低出生体重児の生理機能(体温，呼吸，循環，栄養，免疫など)の特徴と看護のポイントについて整理しよう．

❷ 低出生体重児と家族の相互作用を支えるための看護のポイントについて整理しよう．

❸ 新生児仮死がみとめられる子どもの蘇生法と家族との話し合いに関する看護のポイントについて整理しよう．

❹ 高ビリルビン血症がみとめられ，治療を必要とする新生児と家族に対する看護のポイントについて整理しよう．

参考文献

1)大山牧子：NICU スタッフのための母乳育児支援ハンドブックあなたのなぜ？　に答える母乳のはなし，第2版．メディカ出版，2010.

2)「新生児の痛みの軽減を目指したケア」ガイドライン作成委員会：NICU に入院している新生児の痛みのケアガイドライン(実用版)．2014.（http://jsnhd.or.jp/pdf/gl20150120nicu.pdf）(参照2019-12-01)

3)仁志田博司：新生児学入門，第5版．医学書院，2018.

4)仁志田博司ほか編：標準ディベロップメンタルケア，第2版．メディカ出版，2018.

5)ハイリスク児フォローアップ研究会編：ハイリスク児のフォローアップマニュアル小さく生まれた子どもたちへの支援，第2版．メジカルビュー社，2018.

6)橋本武夫監修：あの日とっても小さな赤ちゃんに泣いた笑ったわが子たちの NICU 入院体験記．メディカ出版，2009.

7)馬場一雄監修，原田研介編：新版小児生理学．へるす出版，2009.

8)母子保健事業団：ふたごの子育て——多胎の赤ちゃんとその家族のために．2013.

9)細野茂春監修：日本版救急蘇生ガイドライン2015に基づく新生児蘇生法テキスト，第3版．メジカルビュー社，2016.

10)Glenys Boxwell 原著編，沢田健・エクランド源稚子監訳：新生児集中ケアハンドブック．医学書院，2013.

11)WHO 著，大矢公江ほか訳：カンガルー・マザー・ケア実践ガイド．日本ラクテーション・コンサルタント協会，2004.

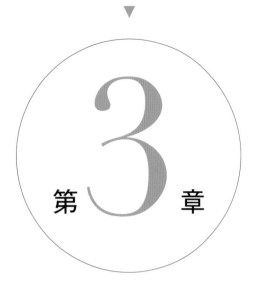

第3章

代謝性疾患と看護

A｜看護総論

先天性代謝異常症▶　特定の遺伝子に先天的な変異があり，通常とは異なる代謝が行われてなんらかの症状が示される疾患群を**先天代謝異常症**と総称し，発症率は低いが，その種類は500種をこえるといわれている。先天代謝異常症のなかには，治療法が確立されておらず，予後不良な疾患もあるが，早期発見・早期治療によって症状の出現を防ぐことができるものもあるため，新生児マススクリーニング検査が実施されている（▶67ページ）。

　先天代謝異常症の1つである**フェニルケトン尿症**では，フェニルアラニン水酸化酵素が先天的に欠損しているため，体内にフェニルアラニンが蓄積し，知的障害や赤毛・色白などのメラニン色素欠乏症状が出現する。そのため，乳児期には，フェニルアラニンを調整した特殊ミルクが必要であり，その後も生涯にわたり食事療法を必要とする。

　このように，新生児・乳児期に子どもに異常があることを告げられ，その後も生涯にわたり食事療法や薬物療法などを継続していかなくてはならない家族の不安や負担感は，はかりしれない。また，家族の疾患管理も含めた育児が，子どもの障害の出現に大きく影響してくるので，家族が病気を正しく理解し，適切な疾患管理が継続できるように支援することが重要である。

糖尿病▶　近年，インスリンポンプ療法の普及やフラッシュグルコースモニタリングシステムの登場により，**1型糖尿病**の治療法は大きく変化している。1型糖尿病は，いったん発症するとインスリン注射，血糖測定，低血糖の対処などの療養行動が生涯にわたり必要となる。低血糖の対処は重要であり，放置すると意識障害・痙攣などがおこり，低血糖性昏睡に陥るので生命の危険が生じる。また，血糖コントロール状態が不良の時期が続くと，網膜症・腎症・神経障害などの合併症の出現をまねく。

　看護としては，血糖コントロール状態が良好に保てるように，日常生活のなかにうまく療養行動を取り入れながら，学校生活・社会生活が健康な子どもと同じように送れるように支援することが重要である。また，子どもが発達段階に見合った療養行動がとれること，および健康な子どもと同じ発達課題を達成できるように，子どもと家族を支援していく。

　2型糖尿病の発症は学童期以降がほとんどであり，症状の自覚がなく，学校検尿によって発見されることが多い。1型糖尿病とは異なり，食事療法と運動療法が治療の中心となり，生活習慣の改善によるところが大きいので，治療の中断がおこりやすい。そのため，合併症が出現するまで放置状態である場合もあり，疾患の正しい理解とともに，子どもだけでなく，家族全体で生活習慣を改善していけるように支援する。

　糖尿病に限らず，慢性疾患をもちながら成長・発達していく子どもにおいては，小児期の看護のみならず，慢性疾患とともに生きていく子どもの将来をも視野に入れて支援していくことが重要である。

B おもな疾患

① 新生児マススクリーニング newborn screening

　先天代謝異常症や内分泌疾患のなかには，治療せずに放置すると死亡したり知的障害などをきたすものがある。しかし早期発見・治療により，これらの障害を予防しうる疾患もあり，わが国では，1977(昭和52)年よりフェニルケトン尿症・メープルシロップ尿症・ホモシスチン尿症・ヒスチジン血症・ガラクトース血症の5疾患を対象とした，検査費用公費負担による全国規模の**新生児マススクリーニング**が開始された。1979(昭和54)年からは先天性甲状腺機能低下症(クレチン症)が，1989(平成元)年からは先天性副腎過形成症が追加された。このうちヒスチジン血症が対象疾患から外され，6疾患となった。

　2012(平成24)年厚生労働省より，新しい検査法である**タンデムマス法**を積極的に導入するようにとの通知が出された。対象疾患は，17疾患である(▶表3-1)。なお，上記疾患のうち，タンデムマス法では検査できない3疾患は従来の検査法で行う(▶表3-2)。方法は，新生児(生後4〜6日)の足底を穿刺し，濾

▶表3-1　タンデムマス法による新生児マススクリーニング検査

対象疾患	
アミノ酸代謝異常	フェニルケトン尿症，メープルシロップ尿症，ホモシスチン尿症，シトルリン血症1型，アルギニノコハク酸尿症
有機酸代謝異常	メチルマロン酸血症，プロピオン酸血症，イソ吉草酸血症，メチルクロトニルグリシン尿症，ヒドロキシメチルグルタル酸(HMG)血症，複合カルボキシラーゼ欠損症，グルタル酸血症1型
脂肪酸代謝異常	中鎖アシルCoA脱水素酵素(MCAD)欠損症，極長鎖アシルCoA脱水素酵素(VLCAD)欠損症，三頭酵素(TFP)/長鎖3-ヒドロキシアシルCoA脱水素酵素(LCHAD)欠損症，カルニチンパルミトイルトランスフェラーゼ-1(CPT1)欠損症，カルニチンパルミトイルトランスフェラーゼ-2(CPT2)欠損症

▶表3-2　従来法による新生児マススクリーニング検査

対象疾患		検査項目	検査方法
糖質代謝異常	ガラクトース血症	ガラクトース，酵素活性	ボイトラー法，ペイゲン法，酵素法
内分泌疾患	先天性甲状腺機能低下症	甲状腺刺激ホルモン(TSH)	酵素結合免疫吸着法(ELISA)
	先天性副腎過形成症	17-OHP	酵素結合免疫吸着法(ELISA)

紙上の丸印に血液を十分にしみ込ませて乾燥させ，検査センターへ送る。検査値が異常を示す場合は，精査施設を紹介する。

②先天代謝異常症 inborn errors of metabolism

物質代謝には酵素が必要であり，基質を生成物に転換させる。もし酵素がはたらかないと，酵素反応は停止する。この結果，代謝が進まないため，基質が代謝されずに蓄積して基質の過剰症状がみられたり，生成物が合成されないために生成物の欠乏症状がみられたりするようになる。このような病態を**先天代謝異常症**という。

酵素はタンパク質でできており，遺伝子が健常者と異なり酵素のはたらきが欠如または低下する場合，この異常遺伝子は**変異遺伝子**とよばれる。疾患には，**フェニルケトン尿症**，**メープルシロップ尿症**，**ホモシスチン尿**などのアミノ酸代謝異常症，**メチルマロン酸血症**などの有機酸代謝異常症，脂肪酸代謝異常症，**ガラクトース血症**，**糖原病**などの糖質代謝異常症，ウィルソン病などの金属代謝異常症，**ムコ多糖症I型**(ハーラー症候群)，ゴーシェ病，ファブリ病などのライソゾーム病などがあり，一部は新生児マススクリーニングの対象疾患である。

1 ガラクトース血症 galactosemia

ガラクトース代謝にかかわる酵素の先天的な欠損または活性低下による疾患で，欠損酵素の種類によってI，II，III型に分類される。I型は常染色体劣性遺伝であり，哺乳開始後，不きげん，下痢，嘔吐がみられる。肝障害・敗血症などの併発により，乳糖除去を行わなければ致死的な疾患である。

2 糖原病 glycogen storage disease

糖代謝の経路に関与する酵素の先天的異常によって発症する疾患群であり，組織にグリコーゲンが蓄積する。肝型・筋型に大別され，肝型糖原病にはI，III，IV，VI，IX型があり，低血糖，肝腫大，肝機能障害，成人期に肝硬変，肝腫瘍を呈するものもある。II型(ポンペ病)は，運動不耐，有痛性筋痙攣などの筋症状を発作性に生じる。

肝型糖原病の治療は，血糖値の維持が目標となり，食事療法(ラクトース〔乳糖〕・スクロース〔ショ糖〕の除去，フルクトース〔果糖〕の制限)，特殊ミルクやコーンスターチの摂取を，とくに夜間頻回または持続補給にて行う。急性期はグルコース静注による低血糖の改善，アシドーシスの補正を行う。ポンペ病には酵素補充療法がある。また，一部の症例では肝移植が行われている。

3 ムコ多糖症 mucopolysaccharidosis

リソソームの中で，ムコ多糖が蓄積する疾患群である。ムコ多糖分解酵素の1つが障害されるためにおこる。欠損する酵素の違いと重症度で，ムコ多糖症Ⅰ型（ハーラー症候群）からムコ多糖症Ⅶ型に分けられる。症状は，特有の顔貌，関節拘縮，関節変形，骨の変形，精神運動発達障害，神経学的退行，角膜混濁，難聴，繰り返す滲出性中耳炎，アデノイド，扁桃肥大，臍ヘルニア，鼠径ヘルニア，肝脾腫大，閉塞性呼吸障害，騒音性呼吸，異所性の蒙古斑などである。それぞれの症状は，治療を行わないと加齢に伴い進行する。治療として対症療法のほかに，造血幹細胞移植・酵素補充療法が試みられている。

③ 代謝性疾患

1 糖尿病 diabetes mellitus

糖尿病は，インスリン作用の低下あるいは欠如による糖代謝を中心としたさまざまな代謝異常をきたす疾患群で，高血糖により特徴づけられる。小児期でも，表3-3のように1型，2型，その他の特定の機序・疾患によるものがある。幼小児期では多くは1型で，学校検尿制度の導入で2型も発見されるようになった。なお，2型はいわゆる生活習慣病の代表的疾患である。

▶表3-3　糖尿病と糖代謝異常*の成因分類（日本糖尿病学会，2012年）

Ⅰ．1型（膵β細胞の破壊，通常は絶対的インスリン欠乏に至る）
　A．自己免疫性
　B．特発性
Ⅱ．2型（インスリン分泌低下を主体とするものと，インスリン抵抗性が主体で，それにインスリンの相対的不足を伴うものなどがある）
Ⅲ．その他の特定の機序，疾患によるもの
　A．遺伝因子として遺伝子異常が同定されたもの
　　(1) 膵β細胞機能にかかわる遺伝子異常
　　(2) インスリン作用の伝達機構にかかわる遺伝子異常
　B．他の疾患，条件に伴うもの
　　(1) 膵外分泌疾患
　　(2) 内分泌疾患
　　(3) 肝疾患
　　(4) 薬剤や化学物質によるもの
　　(5) 感染症
　　(6) 免疫機序によるまれな病態
　　(7) その他の遺伝的症候群で糖尿病を伴うことの多いもの
Ⅳ．妊娠糖尿病

注：現時点では上記のいずれにも分類できないものは分類不能とする。
*一部には，糖尿病特有の合併症を来たすかどうかが確認されていないものも含まれる。
（日本糖尿病学会：糖尿病の分類と診断基準に関する委員会報告（国際標準化対応版）．糖尿病55(7)：490，2012による）

● 1 型糖尿病 type1 diabetes mellitus

症状▶ **多飲・多尿・体重減少**が3大症状である。この段階で受診しないと，**図3-1**に示すようにケトーシス→ケトアシドーシスとなり，意識障害→昏睡となってしまう。一方，学校検尿により無症状の段階で発見されることもある。

診断▶ 上記の症状(また，血糖値と同一採血のHbA1c≧6.5%)があり，空腹時血糖が126 mg/dL以上，経口ブドウ糖負荷試験(OGTT)の2時間血糖値が200 mg/dL以上または随時血糖が200 mg/dL以上あれば糖尿病と診断される。1型糖尿病の診断は，抗グルタミン酸脱炭酸酵素(GAD)抗体などの膵島自己抗体の存在でなされる。

治療▶ 小児期発症1型糖尿病の治療目標を**表3-4**に示す。大切なことは，糖尿病があっても発病前と同じように生活が送れるようにすることである。

　[1] **インスリン補充療法**　実際の治療の基本であり，インスリン注射療法が必須である。原則として小学校高学年以上であれば，自己注射を行う。幼児や注

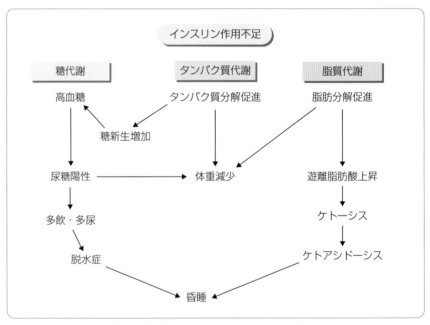

▶図3-1　糖尿病の病態

▶表3-4　小児期発症1型糖尿病の治療目標

① 多飲・多尿・体重減少などの症状がない

② 健常児と同等の生活(学校生活を含めて)を送れる

③ 正常な成長・発達を得る

④ 慢性合併症の出現の防止，進展の抑制

⑤ 患児が疾患を受け入れる

▶表3-5　インスリン皮下注射時の作用時間

分類	作用発現	最大	持続
超速効型インスリンアナログ	5〜15分	1〜2時間	3〜5時間
速効型インスリン	30〜60分	1〜3時間	5〜8時間
中間型インスリン	1〜2時間	5〜10時間	18〜24時間
持効型溶解インスリンアナログ	1〜2時間	ピークなし	約24時間

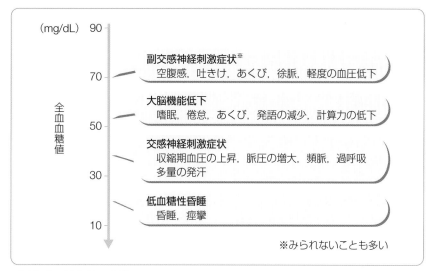

▶図3-2　低血糖の症状

射困難であれば家族(おもに母親)が行う。現在用いられているインスリン製剤を表3-5に示す。これらを組み合わせて治療する。

　幼児期では，朝夕の各食前の皮下注射(通常インスリン療法)を行うことが多い。年長児であれば，本人と相談のうえ，強化インスリン療法を行う。各食前の速効型インスリンまたは超速効型インスリンアナログと1日1〜2回の中間型インスリンまたは持効型溶解インスリンアナログを皮下注射する頻回注射法と，専用の注入ポンプを用いて速効型インスリンまたは超速効型インスリンアナログを持続皮下注入(CSII)する方法である。インスリン療法に副作用はない。ただし効果が出すぎると低血糖(通常は50 mg/dL以下)となってしまうことがある。

　[2] **低血糖**　その症状を図3-2に示すが，患児により出現しやすい症状は異なる。繰り返し教育していく必要がある。低血糖はがまんしないですぐに処置する必要がある。そのため，児にはつねにブドウ糖錠や砂糖を携帯させる。

　[3] **コントロール状態の評価**　家庭では血糖自己測定値，外来ではHbA1c(ヘモグロビンエーワンシー)を用いる。血糖コントロール目標値を表3-6に示す。加えて重症低血糖(他者の援助が必要となる低血糖)のおこらないように注意する。

▶表3-6　小児糖尿病の血糖コントロールの目標値

コントロールの水準	理想（非糖尿病）	適切	不適切（介入提議）	ハイリスク（介入必要）
臨床的評価				
高血糖	高血糖なし	無症状	多飲，多尿，夜尿	視力障害，体重増加不良，成長障害，思春期遅延，学校出席不良，皮膚または外陰部感染，血管症の所見
低血糖	低血糖なし	重症低血糖なし	重症低血糖の発生（意識障害，痙攣）	
生化学的評価				
SMBG値(mg/dL)　早朝，食前	65〜100	90〜145	>145	>162
PG(mg/dL)　食後PG　就寝時PG　夜間PG	80〜126　80〜100　65〜100	90〜180　120〜180　<80〜161	180〜250　<120 or 180〜200　<75 or >162	>250　<80 or >200　<70 or >200
HbA1c(%)	<6.5	<7.5	7.5〜9.0	>9.0

注1) 示した目標値はガイドラインとしての値であり，重症低血糖や頻回の軽度〜中等度の低血糖を起こさず，できる限り正常血糖に近い血糖値を達成するよう各症例に適した目標値を持つべきである。
注2) 示した目標値は，重症低血糖の既往や無自覚低血糖の有無などの要因により，各症例で調節されるべきである。
注3) PGはSMBGによる血漿血糖値である。

（日本糖尿病学会編・著：糖尿病診療ガイドライン2019. p.307，南江堂，2019による）

[4] **シックデイ対策**　また，特別な注意点として，**シックデイ**対策がある。他の病気になったときにどうするかという問題である。その他の病気には，いわゆるかぜから，手術を要するものまである。とくに頻度が高く問題となるのは，食欲不振と嘔吐を伴う場合で，インスリンを中断しないようにし，経口摂取が無理であれば医師に連絡するように指導しておく。インスリンの中断が，先に述べたケトアシドーシスの最も多い原因となる。食欲がなかったら，まず血糖を測定し（尿のケトン体測定が可能ならこれも行う），対応する。

[5] **食事療法・運動療法**　2型糖尿病の治療の基本となる食事療法と運動療法は，1型糖尿病であっても補助的ではあるが重要である。まず食事療法は，肥満をみとめなければ健常児と同様でよく，制限食ではない。従来，食事時間はインスリン注射時間によって決まってしまい，変動は困難であったが，超速効型や持効型溶解インスリンの導入やポンプ療法の登場で，比較的自由になってきている。また，低血糖予防のため，運動前や就寝前に補食として臨時に糖質を摂取する必要がある場合もある。運動療法も，特別なものではなく，部活動を含め制限のないように指導する。注意することは低血糖予防の指導である。

[6] **合併症**　急性合併症には**糖尿病性ケトアシドーシス**と**低血糖**があり，慢性合併症には**網膜症，腎症，神経障害**がある。小児期にすでに慢性合併症が出現することはまれと考えられるが，その早期発見のため，定期的な眼科受診（眼

▶表3-7　新生児・小児で低血糖を生じる疾患

A.　新生児一過性低血糖症
　　　基質の不足(低出生体重児など)，糖尿病母体児など
B.　新生児・小児の持続性低血糖症
　1.　基質の不足(不適切な養育による飢餓，ケトン性低血糖症など)
　2.　高インスリン血症
　3.　ホルモン欠損症(成長ホルモン，副腎皮質ホルモンなどの欠乏)
　4.　糖新生系などの酵素異常など
　5.　その他

底検査)と定期的な検尿(尿中微量アルブミン排泄量の測定)が重要である。

2 低血糖症　hypoglycemia

　　血糖が異常に低下(通常 50 mg/dL 以下)してしまう状態で，表3-7 のような原因疾患が考えられる。意識障害があれば，ブドウ糖を静注し，経口摂取が安定して，血糖が 50〜60 mg/dL 以上維持できるように持続点滴する。その後，原因疾患ごとに対応する。

3 アセトン血性嘔吐症　acetonemic vomiting

　　周期性嘔吐症 cyclic vomiting とよばれることもある。嘔吐を繰り返しケトーシス(血中ケトン体の上昇)となり，尿ケトン体が陽性となる。好発年齢は幼児期から学童初期で，10 歳前後までに多くは消失する。ブドウ糖の入った輸液療法を行う。心因性の因子が疑われる場合は，児童精神科と協力して治療する。

C 疾患をもった子どもの看護

① 1 型糖尿病をもつ子どもの看護

　　子どもの 1 型糖尿病は，血糖コントロール状態を良好に保つだけでなく，順調な成長・発達がとげられること，健康な子どもと同じような日常・学校生活が送れることも大切である。また，子どもの成長・発達に伴い，療養行動の主体が親から子どもへと移行していくので，家族が子どもの発達段階に見合ったかかわりができるように支援する。

1 入院中の看護

　　1 型糖尿病と診断された子どもが入院した際，脱水症やケトアシドーシスがある場合は，それらの回復をはかる治療が行われる。また，退院後の療養生活でも必要となるインスリン注射，血糖測定，低血糖時の対処などが実施できるように，1 型糖尿病に関する知識や手技の習得をめざした指導を行う。通常は

1〜2週間の入院となる。

　小学校高学年の子どもの場合は子ども中心にインスリン注射・血糖測定の手技の指導を行い，年少児の場合は親にそれらの指導を行う。また，適切な食生活が送れるように，食事づくりをおもに担っている母親を中心として，栄養士より栄養指導が実施される。

　このような初期教育は，病気に対する考え方やその後の療養行動に大きな影響を与えるので大切である。しかし一方で，この時期は患児や家族の精神的動揺が大きいので，初期教育は対象者の状況に合わせて進めていく必要がある。

● 症状の観察

　入院時は，ケトアシドーシスに陥っていることが多いので，吐きけ・嘔吐，腹痛，倦怠感，呼気のケトン臭，意識障害などの症状を観察し，尿ケトン体および電解質バランスのチェックを行う。また，脱水状態の観察として，口唇の乾燥，皮膚の状態，口渇，尿量・尿回数などの観察を行う。

　インスリン療法の開始に伴い，低血糖症状をおこすことがある。低血糖症状は，手指の振戦，冷汗，顔面蒼白，倦怠感，あくび，空腹感などがあり，重症低血糖に陥ると意識障害や痙攣が出現する。患児によって特有な症状があるので，これらの症状の早期発見に努め，血糖測定を実施して血糖値を確認する。また，年少児では急に元気がなくなったり，眠くなったりした場合に低血糖である場合があるので，患児の活動状態にも注意をはらう。使用しているインスリン製剤の種類によって，低血糖症状をおこしやすい時間帯があり，また食事摂取量が少なかったときは，その後に低血糖症状をおこしやすいので注意する。

　高血糖時は，口渇・頭痛・倦怠感などの症状が出現することがあるが，低血糖症状よりも高血糖症状は自覚しにくい。

● 血糖測定

　血糖測定は，現在の自分の状態(低血糖・高血糖)を知り，適切な対処をするために必要となる。入院中は各食前・食後，夜間に血糖測定をして血糖値の変動を把握し，それに基づいて患児に合ったインスリン製剤，量が処方される。

　血糖測定のための穿刺部位として，手指の腹(中央よりも，やや外側)などがあり，同じ部位に穿刺しないように部位をかえて行う。測定のための血液は微量であり，血糖測定器は操作が簡便で，幼稚園の年長児ぐらいであれば，手技的には自分で測定可能である(▶図3-3)。

　血糖値は，インスリン量，食事摂取量・内容，活動量，体調などさまざまな要因によって変動する。小学生以上であれば，自分にとっての適切な血糖値の理解や，どのような症状が低血糖であるかがわかるように，自分の体調と血糖値とを結びつけられるようにする。

　日々の血糖値でも血糖コントロール状態は把握できるが，HbA1c値は，過

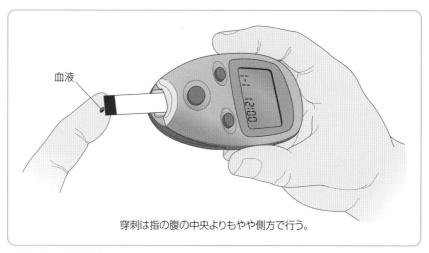

血液

穿刺は指の腹の中央よりもやや側方で行う。

▶図3-3　血糖測定

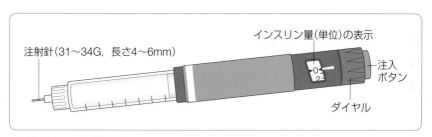

注射針(31〜34G，長さ4〜6mm)

インスリン量(単位)の表示

注入ボタン

ダイヤル

▶図3-4　ペン型注入器

去1〜2か月の血糖値の平均を示しているので，血糖コントロール状態の指標として用いられている。

● インスリン療法

　インスリン療法には，ペン型注入器を用いてインスリン製剤を食事前や就寝前に皮下注射する方法と，近年普及しているインスリンポンプを用いて持続的にインスリン製剤を皮下注入する方法がある。

　[1] ペン型注入器(▶図3-4)　ペン型注入器を用いたインスリン療法では，患児の発達段階や生活様式によって，インスリン製剤の種類(超速効型・速効型・中間型・持効型溶解インスリン製剤)や注射回数が処方され，1日に数回の注射が必要となる。インスリン注入量(単位)はペン型注入器のダイヤルで設定するので，複雑な操作を要することなく注射を打つことができる。ペン型注入器に装着する針の長さは4〜6mm，太さは31〜34Gと細く，注射時の痛みは改善されている。

　注射部位としては，上腕部・大腿部・腹部(臍部周辺は避ける)・殿部が適当である(▶図3-5)。同一部位に注射を繰り返すと皮膚が変色したり，硬結(インスリンボール)ができてインスリン製剤の吸収がわるくなったり，液もれする

臍部周辺はさける

a. 前   b. 後

（日本糖尿病学会・日本小児内分泌学会編：小児・思春期糖尿病管理の手びき，第3版.
p.103，南江堂，2011による）

▶図3-5　インスリン注射の注射部位

発展学習▶▶▶

■フラッシュグルコースモニタリングシステム

　皮下の間質液中のグルコース値を持続的に14日間測定できるセンサー（500円玉ぐらいの大きさ）を上腕に留置し，ICカードのようにセンサーにリーダーをかざすことで，その値を確認できるシステムである（▶下図）。測定しているのは間質液中のグルコース値のため，血糖値が急激に上昇・下降しているときは，実際の血糖値を反映していないことがある。センサーは入浴・水泳・運動中も装着することができ，衣服の上からでも値を読みとることができる。

　食事の前後や運動時，就寝前など日常生活のさまざまな状況において，リーダーをかざすだけで現在の間質液中のグルコース値やその変動傾向（上昇傾向なのか下降傾向なのか）を知ることができ，対処がしやすくなる。

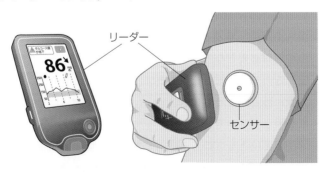

リーダー

センサー

上腕に留置したセンサーに，リーダーをかざす。

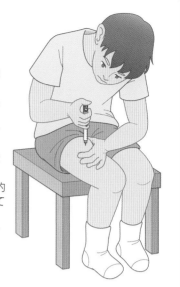

[ペン型注入器での注射法]
①カートリッジのゴム栓をアルコール綿で消毒して注射針を接続する。
②気泡を抜くこと，およびインスリン液が出ることの確認のため，空打ち（2単位）を行う。
③単位合わせダイヤルをまわして，必要なインスリン量（単位）を設定する。
④注射部位を消毒し，皮膚をつまんで注射針を刺す。
注）注射部位のアルコール消毒の必要性は医学的根拠に乏しく，消毒は不要であると指導している施設もある。
⑤注入ボタンを押してインスリンを注入し，その状態で6秒以上針を抜かないでおく。
⑥ゆっくりと針を抜き，注射部位はもまず軽くアルコール綿で押さえる。

▶図 3-6　ペン型注入器を用いた自己注射

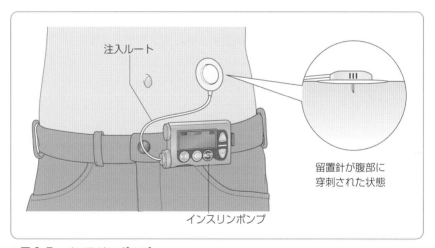

注入ルート

インスリンポンプ

留置針が腹部に穿刺された状態

▶図 3-7　インスリンポンプ

場合があるので，できるだけ部位をかえて注射するように指導する。腹部だけなど，1つの部位にしか注射できない場合は，注射部位を少しずつずらして打つように指導する（年少児では 1.5〜2 cm，年長児では 3 cm）。

　小学 3 年生ぐらいの子どもであれば自己注射は可能であるので，子どもの意欲や状況に合わせながら，子どもに自己注射の指導を行う（▶図 3-6）。子どもが自己注射できたときは，子どものがんばりを認め，ほめることで次の実施の意欲へとつなげる。

[2] **インスリン持続皮下注入療法** continuous subcutaneous insulin infusion (CSII)（▶図 3-7）　留置針を腹部あるいは殿部（上半分外側部）に穿刺し，インス

リンポンプを用いて超速効型インスリンを持続注入する方法である（以下，インスリンポンプ療法とする）。あらかじめ設定した微量の基礎インスリン（ベーサル）を持続して注入し，食事や間食時に追加インスリン（ボーラス）をボタン操作して注入するため，生理的インスリン分泌に近いインスリンを注入することが可能である。インスリンポンプは携帯電話ぐらいの大きさであり，ズボンのベルト部に装着したり，ポシェットに入れたり，ポンプの携帯方法は子どもの体格や生活スタイルに合わせて工夫する必要がある。体育や水泳の授業のときは，一時的に留置針のみを残して注入ルートとポンプを取り外すことができる。

● 低血糖時の対処法

血糖値が 70 mg/dL 程度に下がると低血糖症状が出現することがある（▶71ページ，図3-2）。低血糖症状の自覚は個人差が大きく，年少児でも「ふらふらする」「おなかすいた」などの表現で低血糖であることを訴えられる場合もあれば，年長児でも無自覚なこともある。入院中は，血糖値を参考にしながらどのような症状が低血糖であるかを理解できるように援助する。

低血糖時の対処は，**糖質を供給する食品を摂取する**ことであり，すばやく吸収してすぐに血糖値を上昇させるブドウ糖錠などを 10 g 程度摂取する。摂取する内容や量は，低血糖症状や血糖値，次の食事までの時間などによって異なるが，食事までの時間が 30 分以上ある場合には，ゆるやかに吸収して血糖値を上昇させるクッキー・ビスケット類などを追加する。

年少児では，低血糖により不きげんであったり，眠かったりするので，食べると元気になることを伝え，患児を励ましながら摂取させる。重症低血糖時（意識障害や痙攣がみられる場合）は，ブドウ糖の静脈内注射やグルカゴンの筋肉内注射を要する。

発展学習▶▶▶

■インスリンポンプ療法のメリットとデメリット

ペン型注入器では 0.5 U ごとのインスリン量調節しかできないが，インスリンポンプは微量調節（追加インスリンでは 0.1 U ごと）が可能であり，インスリン投与量の少ない乳幼児でも血糖コントロールがしやすい。また，いつでもインスリンポンプのボタン操作により，追加インスリンの投与が可能であるため，食生活の自由度が高くなる。

注入用の留置針は 3 日に 1 回の交換ですむので，1日に何度も針を刺す痛みはないが，注入ルートとポンプを常に装着しているわずらわしさがある。また，留置針を固定するテープによる皮膚の発赤やかぶれなどの皮膚トラブルを生じやすい。ルートトラブル（針が抜ける，ルートの閉塞など）がおきると，インスリン注入が中断され，容易に高血糖に陥ることがある。

このように，インスリンポンプ療法にはメリットとデメリットがあるので，子どもの発達段階や生活スタイル，子どもの意欲などを考慮して選択する必要がある。

● 食事

　超速効型インスリン製剤やインスリンポンプ療法によって，食事に関する自由度は広がったが，1型糖尿病の食事の基本は，同年代の健康な子どもと同じ摂取エネルギー，各栄養素をバランスよく摂取することである。摂取してはならない食品があるわけではないが，糖質を多く含む菓子類は，血糖値の上昇をきたすので，これまでの間食の内容・習慣については見直す必要がある。

　食事づくりをおもに担うことの多い母親に対して，入院中に栄養士より各食品をバランスよく，適切な量を摂取できるように，栄養指導が実施される。この時期の母親は，子どもの病気を受け入れられず，混乱している状況であることも多いので，指導内容の理解度を確認したり，入院中の食事内容や量を退院後の食事づくりの参考にできるようにする。

● カーボカウント

　食後の血糖値の上昇は，摂取した食事のエネルギー量ではなく，おもに炭水化物量に影響されるので，食事中の炭水化物量を計算することで血糖値を調整しようという考え方である。1カーボ＝炭水化物10gとして食事に含まれるカーボを計算する。1カーボあたりに必要な超速効型インスリン量（インスリ

発展学習▶▶▶

■SAP（sensor augmented pump）療法

　皮下に刺した細いセンサーによって，皮下の間質液中のグルコース値を持続的に測定する機器（持続グルコースモニタリング continuous glucose monitoring〔CGM〕）とインスリンポンプを組み合わせた治療法をSAP療法という。CGMで測定されたグルコース値がリアルタイムでインスリンポンプのモニター画面に表示されるので，適宜，血糖の変動を把握することができる。また，アラート（音やバイブレーションで知らせる）機能により，低血糖・高血糖時に早期に対応することができる（▶下図）。

　センサーが測定している間質液中のグルコース値は，血糖値とまったく同じではない。とくに血糖の変動が激しい場合は値にズレが生じ，血糖値の変化より遅れて変化（約5〜10分の時間差）する。

　現在，センサーで測定したグルコース値が下限値に達すると，自動的にインスリン注入を中断し，グルコース値が回復するとインスリン注入を再開するシステムを備えたものもある。これによって，重症低血糖や夜間の低血糖の回避が期待されている。

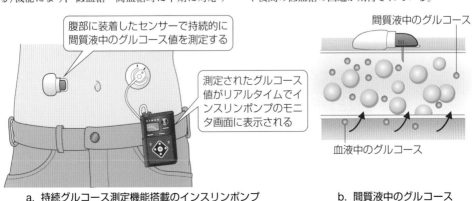

腹部に装着したセンサーで持続的に間質液中のグルコース値を測定する

測定されたグルコース値がリアルタイムでインスリンポンプのモニタ画面に表示される

間質液中のグルコース

血液中のグルコース

a. 持続グルコース測定機能搭載のインスリンポンプ　　　b. 間質液中のグルコース

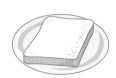 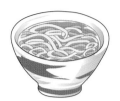

5.5カーボ	3カーボ	4.5カーボ
ご飯茶碗1杯(150g)	6枚切り食パン1枚	うどん1玉(200g)

▶図3-8　主食のカーボ量

ン/カーボ比)と，食前血糖値を補正するためのインスリン量(1単位のインスリンで低下する血糖値から計算)によって，必要なインスリン量を計算する。食事中のカーボ量の多くは主食(ご飯，パン，麺類)なので，ふだんよく食べる主食のカーボ量を把握しておくことが重要である(▶図3-8)。

　カーボカウントによってインスリン量を調整すれば，タンパク質・脂肪を多く含む食品を好きなだけ摂取してもよいわけではなく，肥満にならないように適量でバランスのよい食事を心がけるように指導する。

● 運動

　入院時のケトアシドーシスや脱水状態が改善されれば，安静にしている必要はなく，病棟内を歩いたり，面会時に親と病棟外に散歩に行くなどして，日常生活の活動量に近づくように配慮する。病気のために制限される運動はなく，野球・サッカー・水泳など，どのような競技でも実施できるが，運動は血糖値を下げるので，低血糖予防のために，補食をしたうえで参加することが大切であることを理解してもらう。

　学校において運動系のクラブや部活に所属して運動することは，良好な血糖コントロールを保つうえでも大切である。運動が苦手な子どもでは，なるべく歩く機会を増やしたり，エレベーターを使用しないなど，子どもが実施可能な運動を一緒に考える。また，家族と一緒に運動することも1つの方法である。

　年少児では，できるだけ外遊びをするようにしてからだを動かす。スイミングスクールや体操クラブなどへの参加は，低血糖予防のために補食を摂取したうえで活動するように指導する。

● 学校との連携

　できるだけ早く復学できるように，担任，養護教諭，校長など学校関係者と医療従事者，家族が話し合える機会を調整することが必要となる。入院中に学校関係者に来てもらい，主治医から1型糖尿病について，低血糖症状とその対処法，運動前の補食の必要性などを説明してもらう。また，補食の保管場所，

インスリン注射の実施場所，体育の際にインスリンポンプを外した場合の取り扱い，緊急時の連絡方法などについても相談しておく。このような機会を設定するのがむずかしい場合は，疾患の説明や学校生活における留意事項をまとめたパンフレットを活用しながら，家族が学校側と調整できるように援助する。

クラスの友だちに病気のことを話すかどうかは，患児の気持ちを優先することが大切であるが，友だちに病気のことを理解してもらったほうが，低血糖時にたすけてくれたり，教室で補食しやすいことなどを伝え，患児とよく話し合う。

● 幼稚園・保育園との連携

幼稚園・保育園に通園している年少児の場合は，自分でインスリン注射を打てないので，昼食前の注射を必要としない注射法(1日2～3回注射法)か，インスリンポンプ療法にて昼食時間のインスリン注入量を増加して設定する方法が処方されることが多い。年少児の場合，低血糖症状がわからなかったり，周囲にうまく伝えられない場合もある。家族が園側とうまく連携をとり，病気の理解および子どもの低血糖症状を知り，適切な対処や予防などをしてもらえるように支援する。

● 患児と家族への精神的援助

1型糖尿病の発症は突然のことであり，生涯，インスリン注射を必要とし，低血糖症状に注意をはらわなくてはいけないことから，患児も家族も病気を受け入れられなかったり，精神的ショックが大きい。また，1日に何度も血糖測定や注射を実施したり，カーボカウントを行う必要もあり，療養行動に対する負担感も大きい。

親は合併症に対する不安もあり，それに加えて進学・就職・結婚など，子どもの将来についても不安をいだいている。そのため，できるだけ患児や家族の気持ちを聞き，不安や負担感が軽減されるように援助する。

2 退院後の療養生活

退院後は定期的に外来を受診し(およそ1か月に1回)，血糖値の変動や発育の状況によってインスリン量や注射法の調整が医師より行われる。また，血糖コントロール状況(HbA1c値)などの把握のために採血が行われ，合併症の早期発見のために定期的に眼底検査や腎機能検査が実施される。

外来では，療養行動を含めた日常生活の様子を聞き，子どもや親が困っていること，不安に思っていることに対してアドバイスしたり，解決策を一緒に考える。また，身長・体重測定を実施し，順調に成長しているか，急激な体重増加はないかを確認する。

● インスリン注射

ペン型注入器を用いる場合は、種類の異なるインスリン製剤を用いるので、注射を実施するときに製剤の種類や量（単位）を間違えないように注意する。もし、間違えて注射してしまったときは、主治医に連絡するように伝えておく。塾や部活で疲れて帰ってきたときは、就寝前の注射を忘れることがあるので、そのような打ち忘れがないかを確認する。

また、外来受診時は注射部位の観察をし、腫脹や硬結がないかを確認し、もしある場合は、部位をずらして注射することを指導する。

● 血糖測定と低血糖の予防・対処

退院後の血糖測定は、朝食前・夕食前・就寝前の測定のほか、日中は必要に応じて血糖測定を実施する。また、低血糖かもしれないと思ったときには、できるだけ測定し、低血糖症状が体感できるようにする。低血糖時の対処のために、つねにブドウ糖錠とビスケット類の2種類の補食を携帯する。

低血糖の要因として、インスリン量が多いこと、食事摂取量が少ないこと、活動量が多いことなどがある。学校での体育の授業や活動量の多い行事（遠足やマラソン大会など）に参加するときは、低血糖の予防として、クッキーやビスケット類を補食する。

外出先で重症低血糖をおこし、緊急の処置が必要となった場合に備え、1型糖尿病であること、氏名・連絡先・病院の電話番号などを記載したカード、あるいは「糖尿病カード」を携帯する。

● 食事

年少児の場合、食事摂取量にむらがあったり、少食・偏食などにより、つねに一定量の食事を摂取することはむずかしい。しかし、幼児期は食生活習慣の基盤をつくる時期でもあり、好き嫌いなく、よく食べることは健康な子どもであっても大切なことである。家族（とくに母親）が幼児期の食行動の特徴をふまえたうえで、食事摂取量に神経質になりすぎずに子どもにかかわれるように支援する。

学童期以降の子どもでは、学校給食は友だちと同じように摂取してよいことを伝える。カーボカウントを実施している場合は、あらかじめ給食献立表からカーボを計算しておき、追加インスリン量を決めておく。

● シックデイ対策

シックデイとは、上気道感染症や胃腸炎などの糖尿病以外の病気にかかったときのことをいう。とくに問題となるのは食欲不振や、嘔吐・下痢を伴い、食事摂取量が低下するときである。

食欲がないからといってインスリン注射を行わないと，ケトアシドーシスに陥るので，インスリン注射は中断せず，糖質を含むものを少量ずつでも摂取できるように工夫する。また，こまめに血糖測定を実施して低血糖に注意する。嘔吐や下痢が激しく，どうしても経口摂取がむずかしいときは早めに受診する。

ケトン体は体内のインスリン不足を反映しているので，シックデイや高血糖が続いたときは，尿ケトン体をチェックするように指導しておく。発熱がある場合は，ストレスホルモンの分泌が増加し，これらはインスリン拮抗ホルモンなので血糖値は上昇する。

● 家庭・学校生活

規則正しい生活が大切であり，感染症にかかると血糖コントロールがわるくなるので，ふだんから手洗い・うがいなどを習慣とし，感染予防に努めるようにする。また，深爪をしないように注意し，足をきれいに洗うことも習慣づけるようにする。

低学年であるほど，担任の先生，養護教諭，友だちなどのサポートをうまく得ながら，学校生活を送ることが大切であり，そのためには学校関係者やクラスメートの理解が得られるような調整を家族が行えるように支援する。特別扱いは必要ないが，低血糖症状に注意してもらうこと，補食の摂取やインスリン注射を気がねなく行えるように配慮してもらえるように学校側と調整を行う。また，低血糖によって，授業中にぼーっとなったり，高血糖によって授業中にトイレに行くことがあることを理解してもらう。遠足や宿泊行事に参加するときは，主治医と事前に相談しておき，学校側とも調整する。

● サマーキャンプ

1型糖尿病をもつ子どもを対象とした**サマーキャンプ**が各地で開催されている。サマーキャンプは，自己管理に必要な知識や技術を得るだけではなく，同じ疾患をもつ子どもどうしが交流することを通して，情緒的サポートを得たり，学校生活での対処法を知ったり，将来について考えたりする場になる。

このようなサマーキャンプに参加する機会があれば，子どもに参加をよびかけ，同じ疾患をもつ仲間どうしでサポートできるように調整する。

● 子どもと家族への援助

インスリン注射，血糖測定，低血糖時の対処，カーボカウントなどの療養行動は，子どもが成長するに伴い，親から子どもへと療養行動の責任が移行していく。発達段階に応じて，子どもが実施できることをやらせ，親はその実施を見まもりながら，子どもに過剰な負担がかからないように，療養行動の自立を促していけるように支援する。

1型糖尿病の血糖コントロール状態は，日々の血糖値やHbA1c値などの数

値で明らかとなるので，ともすれば HbA1c 値が成績表のようになり，親が過剰に血糖コントロール状態を気にしたり，血糖コントロールを良好に保つために，子どもに制限の多い生活をしいる状況に陥ることがある。血糖コントロールを悪化させない範囲で，疾患管理だけに重きをおかずに，健康な子どもと同じような日常生活を子どもが送れることに，親が目を向けられるように支援する。

② 2 型糖尿病をもつ子どもの看護

2 型糖尿病は進行がゆるやかであり，症状の自覚もないので，学校検尿によって発見されることが多い。2 型糖尿病は最近の 20 年間で増加しており，学童期以降の発症がほとんどである。子どもの 70〜80% は肥満があり，食事療法と運動療法が基本となるが，子どもによっては経口血糖降下薬やインスリン療法を要することもある。

食事療法▶　食事療法においては，子どもだけの食事内容・量をかえるのではなく，家族にも協力してもらい，家族全体で食生活習慣の改善に取り組んでいくことが重要である。まずは，これまでの食生活の状況を把握し，どのように改善できるかを子どもや家族と一緒に考え，実施できそうなことから始めていく。肥満を伴っていることもあるので，適正体重に近づけるには，3 食を規則正しく摂取する，よくかんでゆっくり食べる，給食のおかわりは控える，夜食は避けるなどの食生活を心がける。

運動療法▶　運動療法でのエネルギー消費の目安は，1 日の摂取エネルギー量の 5〜10% とされるが，肥満を伴っていることもあり，運動があまり好きでない場合も多い。子どもが興味・関心のもてる運動を一緒に考えたり，日常生活で身体活動量の増加がはかれるように，できるだけ階段を利用する，歩ける距離ならば歩く，ゲーム機を使用した室内での運動などを提案してみる。また，適正体重に近づけていく過程が本人の励みにつながるように支援する。

療養生活▶　1 型糖尿病と異なり，薬物療法を実施していない限り低血糖に陥ることはなく，症状の自覚もないことから，疾患の理解や病気を受けとめることがむずかしい。多くの場合，数か月に 1 回の外来受診となり，子どもががんばったこ

発展学習▶▶▶

■移行期医療の課題

1 型糖尿病は小児期の発症がほとんどのため，小児科にて医療を受けているが，子どもが成長して青年期，成人期を迎えるにあたり，内科にて成人にふさわしい医療を受けられるように支援していく必要がある。

小児期医療から成人期医療への移行（トランジション）にあたっては，医療側の問題（糖尿病外来の患者はほとんどが 2 型糖尿病であり，医療者側が 1 型糖尿病に精通していない，小児科医と内科医の連携がうまくいっていない），患者側の問題（慣れている小児科医のほうが安心できる，内科では満足できる診療・看護を受けられないと感じる）などがあり，1 人の患者が切れ目なく適切な医療・看護を受けられるような支援体制の構築が課題となっている。

とと，血糖コントロール状態(HbA1c 値)との関連をタイムリーには考えにくいため，達成感をもちにくい。

　また，インスリン療法を実施していない場合は，血糖測定を実施しないので，体調と血糖値を結びつけて考えることがむずかしい。体重が増加した場合や，血糖コントロール状態がさらに悪化している場合は，受診することが苦痛となり，外来受診を継続することを妨げる要因にもなる。できるだけ，治療の中断とならないように，子どもや家族に対し，少しでも努力したことやがんばったことを認め，改善できそうなことを子どもと一緒に考えながら支援していく姿勢が重要である。

　また，食事療法に関しては家族全体の食生活習慣にも強く影響されるため，家族にも 2 型糖尿病についての適切な理解や，食事療法・運動療法の大切さを理解してもらい，家族全体で生活習慣の改善に取り組めるように支援する。

ゼミナール

復習と課題

❶ 1 型糖尿病と 2 型糖尿病の治療・管理上の相違点について整理してみよう。

❷ 低血糖症状および低血糖時の対処方法について整理してみよう。

❸ 糖尿病をもつ子どもにとっての，望ましい食生活について考えてみよう。

❹ 1 型糖尿病を発症した子どもが復学する際，どのような事項を学校側と調整したらよいかを考えてみよう。

❺ 療養行動の自立に向けての支援について考えてみよう。

参考文献

1)荒木栄一編：小児・思春期糖尿病の対応マニュアル．中山書店，2012．
2)五十嵐隆編：小児科学，第 10 版．文光堂，2011．
3)髙池浩子・内潟安子：小児科から内科，子どもから大人へのトランジションの課題．プラクティス 34(2)：154-159，2017．
4)中村伸枝編：小児における糖尿病看護．小児看護 35(2)，2012．
5)日本小児内分泌学会・糖尿病委員会編：こどもの 1 型糖尿病ガイドブック．文光堂，2007．
6)日本先天代謝異常学会編：新生児マススクリーニング対象疾患等診療ガイドライン 2015．(jsimd. net/pdf/newborn-mass-screening-disease-practice-guideline2015)(参照 2019-12-01)
7)日本糖尿病学会編：カーボカウントの手引き．文光堂，2017．
8)日本糖尿病学会・日本小児内分泌学会編：小児・思春期糖尿病コンセンサス・ガイドライン．南江堂，2015．

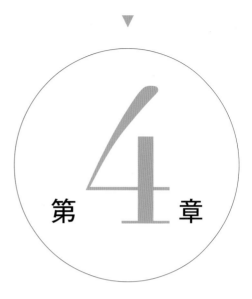

第 **4** 章

内分泌疾患と
看護

A｜看護総論

　　内分泌系は，①生命活動に必要なエネルギーの生産，②体液の電解質平衡の調整，③ストレスに対する反応，④成長，⑤性腺機能などに関するはたらきをしている。内分泌疾患の多くは発症頻度は低いものの，内分泌機能の亢進あるいは低下に伴ってさまざまな症状が出現し，治療せずに放置しておくと生命の危機に陥るものもある。また，子どもの成長・発達は内分泌系により調整されており，たとえば乳幼児期・学童期には甲状腺ホルモンと成長ホルモンが関与しており，思春期ではさらに性ホルモンの影響が加わってくる。ホルモンを分泌する臓器は，下垂体，甲状腺，副甲状腺，副腎，膵臓，精巣，卵巣などがあり，そのほかに消化管や脂肪組織などでもホルモンが分泌されている。

検査時の看護▶　内分泌機能の評価のために，血中・尿中ホルモン量の測定，代謝産物の測定，負荷試験，画像診断などが行われ，病名の確定や治療方針が決定される。これらの検査は，食事制限や水分摂取制限，一定時間ごとに採血や採尿を繰り返すもの，体動制限を要するものなどがあり，検査に伴う苦痛が患児に生じることとなる。

　　したがって，正確に診断がなされるように，検査時の条件や環境を整えるとともに，患児の苦痛を最小限にする配慮を行い，患児・家族ができるだけ安心して検査を受けられるように援助することが重要である。主治医からの検査の説明内容を家族が理解しているかを判断し，必要時は補足の説明を行って不安が軽減されるように援助する。また，患児の発達段階に合わせて，なぜ検査が必要か，協力してもらいたい内容などを患児にわかりやすく説明する。

外来での看護▶　内分泌疾患をもつ子どもは，急性期の症状安定のためや，検査のために入院することはあるが，治療方針が決定すると，自宅で薬物療法を行いながら，定期的に受診することが多く，外来での継続的な看護が中心となる。定期的な受診が中断されないように援助し，薬物療法によってうまくコントロールしながら日常生活が送れるように支援することが大切である。

遺伝▶　疾患の原因が遺伝子の変異に関係している場合，家族が遺伝子や遺伝に関する正しい知識をもつことは重要であるが，これらは複雑であり，1 回の説明だけでは十分に理解できないこともある。最近では遺伝に関する専門の相談室を設けている病院もあり，家族が疾患に対する誤解や偏見をもつことがないように，遺伝に関する正しい情報を得たり，疑問が解決できるように，他職種と連携しながら支援する。

医療費助成▶　子どもの内分泌疾患は，放置すれば成長・発達に障害をきたしたり，生命の危機にさらされるものもあり，生涯にわたって治療を要するものが多いので，ほとんどの疾患が**小児慢性特定疾病**の対象となっている。医療費の自己負担分

の一部が助成される医療費助成の制度があることを説明し，必要な申請を家族が行えるようにする。

B おもな疾患

① 下垂体疾患

1 中枢性尿崩症 central diabetes insipidus（CDI）

下垂体後葉から分泌される抗利尿ホルモン（ADH，ヒトの ADH はアルギニンバソプレシンであるので AVP とも略す）の分泌不全により多尿となる疾患である。

診断▶ 口渇・多飲・多尿がおもな症状であり，小児の場合は尿量が 2,000 mL/m² 日をこえることが多い。本疾患では尿量が増加しており，尿回数の増加（頻尿）のみではない。多尿をきたす疾患で，低張尿（尿浸透圧 300 mOsm/kg 以下）となる疾患を鑑別することとなる。

まず水制限試験（小児では通常 4 時間）を行う。本試験で尿の濃縮がみとめられれば，心因性多飲と診断される。次に水制限試験で尿の濃縮がみとめられなかった場合は，AVP を投与し，尿の濃縮を調べる（バソプレシン感受性試験）。尿の濃縮がみとめられれば，腎性尿崩症（腎集合管に異常があり，ADH が作用しないため尿が濃縮できない疾患，▶351 ページ）は否定され，中枢性尿崩症と診断される。

治療▶ AVP アナログであるデスモプレシン点鼻スプレーまたは口腔内崩壊錠を投与する。ただし，経口投与は微妙な量の調整が困難であり，点鼻投与では鼻炎の存在で吸収がわるくなると効果が減弱することがある。有害事象は，習慣的な多飲による水中毒である。

2 成長ホルモン分泌不全性低身長症 growth hormone deficiency（GHD）

下垂体前葉から分泌される成長ホルモン（GH）の分泌不全により**低身長**となる疾患である（▶図 4-1）。GHD のうち約 10% は頭蓋咽頭腫などの器質的な原因によるもので，残りの大部分は原因がはっきりせず，特発性とよばれる。

診断▶ 標準身長の−2 標準偏差（SD）以下の低身長か，2 年以上にわたって著明な成長率の低下があり，2 つ以上の成長ホルモン分泌負荷試験（インスリン，アルギニンなど）で成長ホルモンの分泌不全をみとめた場合に GHD と診断される（▶表 4-1）。

治療▶ 成長ホルモンを投与する。家庭で自己注射，または保護者が皮下注射する。

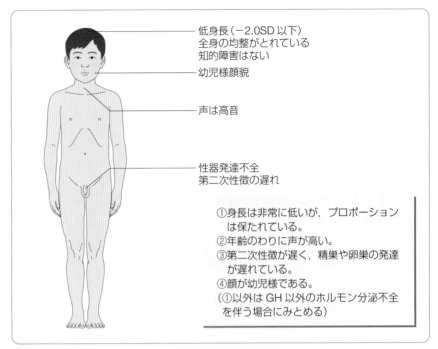

低身長（−2.0SD 以下）
全身の均整がとれている
知的障害はない

幼児様顔貌

声は高音

性器発達不全
第二次性徴の遅れ

①身長は非常に低いが，プロポーション
　は保たれている。
②年齢のわりに声が高い。
③第二次性徴が遅く，精巣や卵巣の発達
　が遅れている。
④顔が幼児様である。
（①以外は GH 以外のホルモン分泌不全
　を伴う場合にみとめる）

▶図 4-1　成長ホルモン分泌不全性低身長症の身体的な特徴

3 複合型下垂体機能低下症 combined pituitary hormone deficiency

　　下垂体前葉から分泌される成長ホルモン（GH），甲状腺刺激ホルモン（TSH），性腺刺激ホルモン（LH，FSH），副腎皮質刺激ホルモン（ACTH）のいくつかまたはすべての分泌不全を伴う。欠損するホルモンに従って身長増加不良，甲状腺機能低下・性腺機能低下・副腎不全を呈する。**表 4-2** に下垂体前葉ホルモンとその標的ホルモンを示す。

診断▶　血中ホルモン基礎値，負荷試験頂値をみて診断する。

治療▶　不足しているホルモンを補充する。すなわち，成長ホルモン・甲状腺ホルモン（サイロキシン）・副腎皮質ホルモン（コルチゾル）・性ホルモンを投与する。

② 甲状腺疾患

1 先天性甲状腺機能低下症 congenital hypothyroidism

　　出生前に原因がある甲状腺の機能低下であり，**クレチン症**ともよぶ。甲状腺自体に原因のある甲状腺性（原発性）が最も頻度が高い。

診断▶　**新生児マススクリーニング**により濾紙血 TSH 高値で発見されることが多い。したがって，症状はみとめないことが多い。大腿骨遠位端骨核が未出現であることが多い。

▶表 4-1　成長ホルモン分泌不全性低身長症の診断の手引き

Ⅰ．主症候
1. 成長障害があること
  通常は，身体のつりあいはとれていて，身長は標準身長の−2.0 SD 以下，あるいは身長が基準範囲であっても，成長速度が 2 年以上にわたって標準値の−1.5 SD 以下であること。ただし，頭蓋内器質性疾患や他の下垂体ホルモン分泌不全がある場合は，成長速度の観察期間は 2 年未満でもよい。
2. 乳幼児で，低身長をみとめない場合であっても，成長ホルモン分泌不全が原因と考えられる症候性低血糖がある場合。
3. 頭蓋内器質性疾患やほかの下垂体ホルモン分泌不全がある場合。

Ⅱ．検査所見
  成長ホルモン（GH）分泌刺激試験として，インスリン負荷，アルギニン負荷，L-DOPA 負荷，クロニジン負荷，グルカゴン負荷，または GHRP-2 負荷試験を行い，下記の値が得られること：インスリン負荷，アルギニン負荷，L-DOPA 負荷，クロニジン負荷，またはグルカゴン負荷試験において，原則として負荷前および負荷後 120 分間（グルカゴン負荷では 180 分間）にわたり，30 分ごとに測定した血清（血漿）中 GH 濃度の頂値が 6 ng/mL 以下であること。GHRP-2 負荷試験で，負荷前および負荷後 60 分にわたり，15 分ごとに測定した血清（血漿）GH 頂値が 16 ng/mL 以下であること。

Ⅲ．参考所見
1. あきらかな周産期障害がある。
2. 24 時間あるいは夜間入眠後 3〜4 時間にわたって 20 分ごとに測定した血清（血漿）GH 濃度の平均値が正常値に比べ低値である。
3. 血清（血漿）IGF-1 値が正常値に比べ低値である。
4. 骨年齢が暦年齢の 80% 以下である。

[診断基準]
確実例
1. 主症候がⅠの 1 を満たし，かつⅡの 2 種類以上の分泌刺激試験において，検査所見を満たすもの。
2. 主症候がⅠの 2 あるいは，Ⅰの 1 と 3 を満たし，Ⅱの 1 種類の分泌刺激試験において検査所見を満たすもの。

疑い例
1. 主症候がⅠの 1 または 2 を満たし，かつⅢの参考所見の 4 項目のうち 3 項目以上を満たすもの。
2. 主症候がⅠの 1 を満たし，Ⅱの 1 種類の分泌刺激試験において検査所見を満たし，かつⅢの参考所見のうち 2 項目を満たすもの。
3. 主症候がⅠの 1 と 3 を満たし，かつⅢの参考所見のうち 2 項目以上を満たすもの。

[病型分類]
成長ホルモン分泌不全性低身長症は，分泌不全の程度により次のように分類する。
重症成長ホルモン分泌不全性低身長症
1. 主症候がⅠの 1 を満たし，かつⅡの 2 種以上の分泌刺激試験における GH 頂値がすべて 3 ng/mL 以下（GHRP-2 負荷試験では 10 ng/mL 以下）のもの。
2. 主症候がⅠの 2 または，Ⅰの 1 と 3 を満たし，かつⅡの 1 種類の分泌刺激試験における GH 頂値が 3 ng/mL 以下（GHRP-2 負荷試験では 10 ng/mL 以下）のもの。
中等症成長ホルモン分泌不全性低身長症
  「重症成長ホルモン分泌不全性低身長症」を除く成長ホルモン分泌不全性低身長症のうち，すべての GH 頂値が 6 ng/mL 以下（GHRP-2 負荷試験では 16 ng/mL 以下）のもの。
軽症成長ホルモン分泌不全性低身長症
  成長ホルモン分泌不全性低身長症のうち，「重症成長ホルモン分泌不全性低身長症」と「中等症成長ホルモン分泌不全性低身長症」を除いたもの。

（厚生労働科学研究費補助金難治性疾患等政策研究事業「間脳下垂体機能障害に関する調査研究」班：間脳下垂体機能障害の診断と治療の手引き（平成 30 年度改訂）．日本内分泌学会雑誌 95（Suppl.）：31-32，2019 による）

治療▶　合成 L-サイロキシン（甲状腺ホルモン製剤）を内服する。

予後▶　マススクリーニングにより，早期に治療が開始されるようになって知能予後は改善した。

▶表4-2　下垂体前葉ホルモンとその標的ホルモン

下垂体前葉ホルモン		標的ホルモン
GH	→	IGF-I
ACTH	→	コルチゾル（副腎皮質ホルモン）
TSH	→	T_3, T_4（甲状腺ホルモン）
LH，FSH	→	テストステロン（男性ホルモン），エストロゲン（女性ホルモン）

［注］IGF-I：肝臓でつくられるインスリン様成長因子-I。
　　　GH は直接的にも骨に作用するが，IGF-I を介して骨に作用する。
　　　ACTH：副腎皮質刺激ホルモン，TSH：甲状腺刺激ホルモン，
　　　T_3：トリヨードサイロニン，T_4：サイロキシン，
　　　LH：黄体形成ホルモン，FSH：卵胞刺激ホルモン

2 慢性甲状腺炎（橋本病）chronic thyroiditis（Hashimoto's thyroiditis）

　　　　1912 年に橋本 策が特有な病理組織を有する甲状腺腫を報告した。現在では自己免疫による甲状腺の慢性炎症を慢性甲状腺炎（橋本病）とよぶ。

診断▶　小児では成長障害・甲状腺腫で発見されることが多い。甲状腺自己抗体が陽性で，甲状腺機能が正常か機能低下があることで診断と治療方針が決定される。

治療▶　機能低下がみとめられれば，合成 L-サイロキシンを内服する。

3 甲状腺機能亢進症　hyperthyroidism

　　　　最も頻度が高いのはバセドウ病である。自己免疫疾患の 1 つで，抗 TSH（甲状腺刺激ホルモン）受容体抗体が甲状腺を刺激することで発症する。

症状▶　びまん性甲状腺腫，多汗，眼球突出，動悸，手指振戦，食欲亢進，体重減少，落ち着きがない，学業成績の低下などである。

診断▶　上記症状に加え，血中甲状腺ホルモン（遊離トリヨウ素サイロニン：FT_3，遊離サイロキシン：FT_4）値の上昇，TSH 低値，抗 TSH 受容体抗体陽性で診断される。

治療▶　抗甲状腺薬による薬物療法が一般的である。薬物による有害事象（顆粒球減少症など）などにより，外科治療，アイソトープ治療を行うこともある。

予後▶　小児における寛解率は 18〜65％ と報告されている。

③ 副甲状腺疾患

1 副甲状腺機能低下症　hypoparathyroidism

　　　　副甲状腺ホルモン（PTH）の合成・分泌の低下，または標的臓器での PTH 不応により低カルシウム血症となる疾患である。前者を特発性副甲状腺機能低下症，後者を偽性副甲状腺機能低下症とよぶ。

▶表 4-3　低カルシウム血症の原因

1. 副甲状腺ホルモン(PTH)の作用低下
   ① 特発性副甲状腺機能低下症
   ② 偽性副甲状腺機能低下症
2. 新生児低カルシウム血症
3. ビタミン D 不足・抵抗性
4. マグネシウム不足
5. 腎不全，その他

▶表 4-4　高カルシウム血症の原因

1. PTH 作用の過剰
   原発性副甲状腺機能亢進症
2. ビタミン D 作用の過剰
   ビタミン D 過剰摂取
3. 骨吸収の亢進
   悪性腫瘍に伴う高カルシウム血症

症状・診断▶　症状は低カルシウム血症による振戦・痙攣などである。低カルシウム血症と，そのときの血中 PTH を測定することで診断される。特発性副甲状腺機能低下症では血中 PTH は低値であり，一方，偽性副甲状腺機能低下症では高値となる。低カルシウム血症の原因を表 4-3 に示す。

治療▶　症状を伴う低カルシウム血症に対しては，カルシウム製剤を投与する。その後，ビタミン D 製剤を投与する。

2　副甲状腺機能亢進症　hyperpararthyroidism

副甲状腺の腺腫，過形成，がんなどによる副甲状腺ホルモン(PTH)の過剰分泌によっておこる**原発性副甲状腺機能亢進症**と，慢性腎不全などによる**二次性副甲状腺機能亢進症**とがある。

診断・症状▶　原発性副甲状腺機能亢進症の診断は，高カルシウム血症があるにもかかわらず，PTH が高値であることによる。症状は，高カルシウム血症によるもので，吐きけ，嘔吐，多飲，全身倦怠感などをみとめる。表 4-4 に高カルシウム血症をきたす原因を示す。

治療▶　原因副甲状腺の摘出である。著しい高カルシウム血症を呈している場合は，まず生理的食塩水の輸液による脱水の補正を行う。

④ 副腎疾患

1　先天性副腎過形成症　congenital adrenal hyperplasia(CAH)

副腎皮質でのコルチゾルあるいはアルドステロンの合成に関与する酵素の先天性欠損や，機能低下により副腎皮質刺激ホルモン(ACTH)の過剰状態を生じ，このため副腎皮質の過形成を生じたものをいう。なお，CAH で最も頻度の高い **21 水酸化酵素欠損症**は，**新生児マススクリーニングの対象疾患**である(▶67 ページ，表 3-2)。

症状▶　新生児マススクリーニングで 17 ヒドロキシプログステロン(17-OHP)の高値のみで発見される場合が多い。

一方，男性ホルモン過剰による男性性早熟症状，女性の男性化症状，塩喪失

症状(脱水・低ナトリウム血症・高カリウム血症)，哺乳不良，体重増加不良からショックにいたる場合もある。

診断▶　血中・尿中ホルモン値を測定する。塩喪失型では，治療を優先する。

治療▶　コルチゾルなどの副腎皮質ホルモンの補充と，食塩の投与を行う。ストレス時には投与量を増量するなどの指導をしておくことが大切である。

2 副腎クリーゼ(急性副腎不全) adrenal crisis

コルチゾルなどの副腎皮質ホルモンの分泌が生体の需要に応じきれなくなったものをいう。感染に引き続いて生ずる場合が多い。とくに敗血症に合併する急性副腎不全をウォーターハウス-フリーデリクセン Waterhouse-Friderichsen 症候群とよぶ。その他，先天性副腎過形成症，ステロイド薬の長期内服後に注意する必要がある。

診断▶　上記病歴のある患者が，急激にショック状態になれば本症を疑い対処する。確定診断をしている余裕はない。

治療▶　大量のコルチゾルの静脈内投与と輸液(ナトリウムとブドウ糖)を行う。

3 アジソン病 Addison's disease

後天性副腎皮質機能低下症である。特発性(自己免疫)，結核性などがある。

診断▶　不活発・易疲労性・食欲不振・色素沈着などの副腎不全症状，ACTH の高値，コルチゾル・アルドステロンなどの低値により診断される。

治療▶　急性副腎不全で発症した場合は，ただちに輸液を行い，ステロイド薬を投与する。急性期を脱したら補充療法を行っていく。

4 クッシング症候群 Cushing syndrome

コルチゾルの慢性過剰状態をいう。成人では下垂体性(下垂体からの ACTH 分泌過剰によるもので，クッシング病とよぶ)が多いが，小児では副腎性が多く，がんが多い。

症状▶　二次性肥満の1つであり，単純性肥満と異なって成長障害をみとめる。多毛・男性化を伴うことが多い。

診断▶　上記症状をみとめた場合は，まず糖質コルチコイド過剰の有無(尿中・血中コルチゾル値の上昇)を調べる。クッシング症候群であれば，下垂体性か副腎性かの鑑別，さらに画像検査などにより原疾患の検索を行う。

発展学習▶▶▶

■副腎髄質の疾患
　褐色細胞腫はクロム親和性細胞由来の腫瘍である。カテコールアミン(アドレナリン・ノルアドレナリン)の大量分泌により高血圧となる。症状としては，頭痛・発汗・視力障害などがある。

治療▶　腫瘍の摘出を行う。術後，副腎皮質ホルモンの補充が必要となる場合がある。

⑤ 性腺の異常

1 中枢性思春期早発症（性早熟症）central precocious puberty

視床下部-下垂体-性腺系が早期に成熟し，思春期にみられる身体的変化（第二次性徴）が異常に早期にみられる疾患である。脳腫瘍や水頭症など中枢神経系の病変を伴う器質性と，病変をみとめない特発性とに分けられる。本疾患は女児に多く，女児では大部分が特発性である。一方，男児では器質性の頻度が高い。また，成人身長の低減化が問題となる。

診断▶　第二次性徴の早発が診断に大切である。加えて身長増加の促進，骨年齢の促進，性ホルモンの上昇などから診断する。さらに器質性の原因を合わせ検索する（▶表 4-5）。

治療▶　器質性の場合は原疾患の治療を行う。特発性には，持続的な GnRH アナログ（性腺刺激ホルモン放出ホルモン誘導体，リュープリン®）を 4 週間に 1 回皮下注射する。

2 性分化疾患 disorders of sex development（DSD）

精巣・卵巣や性器の発育が非典型的である状態をいう。また，従来の男性仮性半陰陽は 46, XYDSD，女性仮性半陰陽は 46, XXDSD，真性半陰陽は卵精巣性 DSD へと変更された。性分化疾患では染色体構成をもとにした分類が広く用いられている。性染色体異常に伴う性分化疾患は，染色体自体の異常により発生するターナー Turner 症候群，クラインフェルター Klinefelter 症候群などがその代表である（▶9 ページ）。

46, XYDSD は，精巣の分化異常や，精巣形成は正常だがアンドロゲンの作用不全のために幅広い男性化障害を生じる病態である。そのほか，尿道下裂など男性化の段階で障害を受けた外性器異常も含まれる。

発展学習▶▶▶

■性腺機能低下症 hypogonadism
　第二次性徴の出現が明らかに遅れている場合，あるいは出現しても一定期間以内（5〜7 年）に完成しない場合を性腺機能低下症という。男児 14 歳（精巣容積 3〜4 mL 以上），女児 13 歳（乳房発育）になっても第二次性徴の出現しない場合は思春期遅発と考える。
　①高ゴナドトロピン性性腺機能低下症　女子ではターナー症候群が，男子ではクラインフェルター症候群などがある（▶9 ページ）。LH・FSH の高値，染色体の異常などにより診断する。治療は性ホルモン補充療法を行う。
　②低ゴナドトロピン性性腺機能低下症　下垂体性（LH，FSH 分泌不全）と視床下部性（LH-RH 分泌不全）とがある。治療は性ホルモン補充療法などを行う。
　③体質性思春期遅発症　永続的思春期遅発である前記①②を鑑別する。

▶表 4-5　中枢性思春期早発症の診断の手引き

Ⅰ．主症候
  1．男児の主症候
    1) 9 歳未満で精巣，陰茎，陰囊の明らかな発育がおこる。
    2) 10 歳未満で陰毛発生をみる。
    3) 11 歳未満で腋毛，ひげの発生や声変わりをみる。
  2．女児の主症候
    1) 7 歳 6 か月未満で乳房発育がおこる。
    2) 8 歳未満で陰毛発生，または小陰唇色素沈着等の外陰部成熟，あるいは腋毛発生がおこる。
    3) 10 歳 6 か月未満で初経をみる。
Ⅱ．副症候　発育途上で次の所見をみる[1]。
  1．身長促進現象：身長が標準身長の 2.0 SD 以上。または年間成長速度が標準値の 1.5 SD 以上。
  2．骨成熟促進現象：骨年齢－暦年齢≧2 歳 6 か月を満たす場合。または暦年齢 5 歳未満は骨年齢/暦年齢≧
     1.6 を満たす場合。
  3．骨年齢/身長年齢≧1.5 を満たす場合。
Ⅲ．検査所見
  下垂体性ゴナドトロピン分泌亢進と性ステロイドホルモン分泌亢進の両者が明らかにみとめられる[2]。
Ⅳ．除外規定[3]
  副腎性アンドロゲン過剰分泌状態（未治療の先天性副腎皮質過形成[4]，副腎腫瘍など），性ステロイドホルモン
  分泌性の性腺腫瘍，McCune-Albright 症候群，テストトキシコーシス，hCG 産生腫瘍，性ステロイドホルモ
  ン（タンパク同化ステロイドを含む）や性腺刺激ホルモン（LHRH, hCG, hMG, rFSH を含む）の長期投与中（注
  射，内服，外用[5]，性ステロイドホルモン含有量の多い食品の大量長期摂取中の全てを否定する。
Ⅴ．参考所見
  中枢性思春期早発症をきたす，特定の責任遺伝子の変異（GPR54, KISS-1, MKRN3, DLK1）が報告されている。

[診断基準]
確実例
  1．Ⅰの 2 項目以上とⅢ，Ⅳを満たすもの。
  2．Ⅰの 1 項目およびⅡの 1 項目以上とⅢ，Ⅳを満たすもの。
疑い例
  Ⅰの年齢基準を 1 歳高くした条件で，その確実例の基準に該当するもの。なお疑い例のうちで，主症状発現
  以前の身長が標準身長の－1 SD 以下のものは，治療上は確実例と同等に扱うことができる。
[病型分類]
中枢性思春期早発症が診断されたら，脳の器質的疾患の有無を画像診断などで検査し，器質性，遺伝子異常に起
因する，特発性の病型分類をする。

1) 発病初期には，必ずしもこのような所見をみとめるとは限らない。
2) 各施設における思春期の正常値を基準として判定する。
3) 除外規定に示すような状態や疾患が現在は存在しないが，過去に存在した場合には中枢性思春期早発症をきたし
   やすいので注意する。
4) 先天性副腎皮質過形成の未治療例でも，年齢によっては中枢性思春期早発症をすでに併発している場合もある。
5) 湿疹用軟膏や養毛剤等の化粧品にも性ステロイドホルモン含有のものがあるので注意する。

（厚生労働科学研究費補助金難治性疾患等政策研究事業「間脳下垂体機能障害に関する調査研究」班：間脳下垂体機能障
害の診断と治療の手引き（平成 30 年度改訂）．日本内分泌学会雑誌 95(Suppl.)：25-26，2019 による）

　　　　　　　　　　一方，46,XXDSD は，卵巣の分化異常や，卵巣形成は正常だが子宮内アン
　　　　　　　　ドロゲンの過剰により女児の外性器にさまざまな程度の男性化を生じる病態で
　　　　　　　　ある。アンドロゲンの過剰は，胎児副腎由来と胎盤由来に分類され，母体から
　　　　　　　　の過剰な男性ホルモンが胎児へ移行することやホルモン製剤の服用によっても
　　　　　　　　生じうる。
　　　　　　　　　46,XYDSD，46,XXDSD に共通しておこりうる性分化疾患としては，性腺
　　　　　　　　無形成症，泌尿生殖系分化異常，卵精巣性 DSD のほか，視床下部-下垂体-性
　　　　　　　　腺系の異常などがある。

● 女性化乳房

男性に発生する良性の乳房腫大である。新生児期・思春期にみとめるものは生理的なものである。必ずしも両側性ではなく，片側のみのことも多い。

C 疾患をもった子どもの看護

① 下垂体疾患の子どもの看護

1 成長ホルモン分泌不全性低身長症の子どもの看護

低身長には，家族性や生育環境，脳腫瘍，染色体異常など多岐にわたる原因がある。**成長ホルモン分泌不全性低身長症**は，成長ホルモンの分泌不足により，幼児期以降の身長ののびが低下する。

● 入院中の看護

検査▶　成長ホルモン分泌不全性低身長症が疑われると，検査のために短期入院し，成長ホルモン分泌負荷試験によって確定診断が行われる。これは数種類の成長ホルモンの分泌を刺激する薬剤を用い，一定時間ごとに採血をして血液中の成長ホルモンを検査するものである。検査中はそれぞれの薬剤の副作用（血圧低下・吐きけ・低血糖症状など）が出現することがあるので，バイタルサインを測定し，顔色・口唇色や表情の観察を行い，患児の訴えにも注意をはらう必要がある。

外見上小さかったり，顔貌が幼かったりすることにより，年齢より小さい子どもに見られがちであるが，年齢相応の接し方をするように注意し，患児の発達段階に応じて検査の目的や内容について理解できるように説明する。また，入院生活において同室児と年齢相応の交流ができるように配慮する。

注射療法▶　確定診断がなされると，成長ホルモン補充療法が開始され，子どもあるいは家族が在宅で成長ホルモンを皮下注射することになる。注射はほぼ1日に1回で，ペン型注射器を用いるので使用方法は簡便ではあるが，注射の必要性を子どもと家族が納得し，注射方法を習得できるように援助する。注射部位（殿部，大腿部，上腕部，腹部）は毎日かえるようにし，同じ場所に続けて打たないようにする。成長ホルモンは夜間に多く分泌されるので，注射は就寝前に行うように指導する。

● 外来での継続看護

発育評価▶　退院後は，1か月〜数か月に1回の外来受診となり，身長・体重を測定して

発育の評価を行う。男女別に，年齢ごとの身長・体重の平均値，標準偏差を示した成長曲線に，身長・体重の測定値をプロットすると視覚的に把握しやすい。成長ホルモン補充療法開始後，最初の1年間は効果が高いが，2年目以降は身長の増加率は一定してくる。子どもや家族が身長ののびがわるいと感じている場合には，短期的に標準の身長に追いつくわけではなく，成長ホルモンの注射は高校生ぐらいまで継続することを納得できるように援助する。また，家族が注射を実施している場合，子どもの発達段階に応じて，子どもが自分で注射ができるように指導していく。

疼痛▶　成長ホルモン投与中に膝関節周辺や下肢の痛みが出現することがあり，これは治療効果が高く，身長増加が顕著な場合にみられる。しかし，股関節の疼痛は，大腿骨頭壊死や大腿骨すべり症の可能性があるので注意して観察する。外来受診時は，子どもや家族に学校生活の状況を聞きながら，困っていること，悩んでいることを把握する。

日常生活▶　治療の効果があらわれても，幼児期から学童期にかけて，友だちと比べて自分の身長が低いことにより，引け目を感じたり，仲間外れにされる場合がある。低身長は本人の責任ではないこと，現在は治療を行っている段階であることを説明し，できるだけ子どもが低身長を気にしないように援助する。運動に制限はなく，学校での宿泊行事に参加する場合は，数日間注射をしなくても大きな影響はないので，無理に注射をする必要はないことを説明する。

　　また，身長・体重ともにバランスよく成長するためには，適切なエネルギー量で栄養バランスのよい食事を規則正しく摂取すること，適度な運動を行うこと，生活リズムを整え，十分な睡眠をとることが大切であり，このような健康的な日常生活のなかで成長ホルモン補充療法を継続していけるように援助していく。

　　親が低身長による影響(子どもの積極性，学校での友人関係，将来の就職など)を心配したり，子どもが外見上幼かったりすることにより，過保護・過干渉になる場合もあり，年齢相応の子どもへのかかわり方をしているかを観察し，子どもの発達段階に合ったかかわり方ができるように援助することも大切である。

2　中枢性尿崩症の子どもの看護

　　中枢性尿崩症は，下垂体後葉から分泌される抗利尿ホルモン(ADH)の分泌が不足し，腎臓での尿の濃縮が正常に行われないため，尿が大量に排出される。

　　症状は，口渇・多飲・多尿であり，これらの症状は徐々にあるいは突然発症する。激しい口渇がおこり，唾液も出にくくなり，つねに大量の水分を摂取するようになるが，水分補給ができないと脱水症に陥る。また，大量の水分摂取のために食欲が低下し，成長に影響を及ぼすこともある。薄い尿の大量放出はとくに夜間に著しくなり，子どもの場合，夜尿によって気づくことがある。

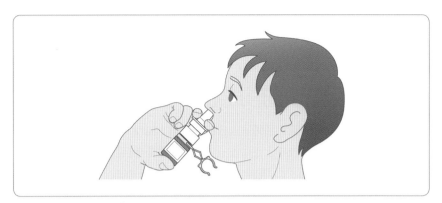

▶図4-2　抗利尿ホルモン製剤の点鼻方法(スプレー式)

検査▶　診断のために水制限試験などが行われ，子どもの場合は早朝から約4時間にわたって水分摂取を制限された状態で尿検査や血液検査，体重測定が一定時間ごとに繰り返される。患児の発達段階に応じてどのような検査を実施するのかの説明を行い，協力が得られるようにする。検査中はバイタルサインの測定を行い，とくに血圧の低下や心拍数の増加には注意する。また，過度の飲水制限はショックの危険性があり，体重が3%減少したときは検査終了となる。

薬物療法▶　治療は，抗利尿ホルモン製剤(デスモプレシン)の点鼻あるいは口腔内崩壊錠によって，尿量を調整することである。点鼻法にはチューブ(ノズル)式とスプレー式がある(▶図4-2)。点鼻薬が確実に鼻粘膜から吸収されるように液もれに注意し，鼻汁がみられるときは，よく鼻をかんでから点鼻を行う。患児の発達段階によっては点鼻方法を指導し，確実に点鼻できているかの確認は毎回行う。

　　　薬剤の副作用に注意し，とくに投与開始後に，多飲習慣が残っていたり，薬剤の効果がありすぎると水中毒になる可能性があるので，初期症状としての頭痛，吐きけ・嘔吐，倦怠感などを観察して早期発見に努め，重症化による意識障害や痙攣の出現を防ぐ。また，水分摂取量が不足したり，逆に多量に摂取しすぎないように注意し，水分摂取量と尿量・尿回数を正確に測定して，水分出納のバランスに注意する。体重測定は毎日一定の条件で行い，急激な体重増加がないことを確認する。夜間の排泄状況を観察して，睡眠不足にならないように日常生活を調整したり，トイレの近くに位置する病室(ベッド)になるように配慮する。

日常生活▶　抗利尿ホルモン製剤の点鼻を1日に1〜2回行うことによって，尿量をうまく調整できれば日常生活に支障をきたすことはほとんどないことを，子どもと家族に説明する。日常生活においては，子どもが口渇を訴えたときには水分を摂取させる。退院後も確実に薬剤を点鼻できるように指導し，処方された用法・用量をまもることが大切であることを説明する。また，アレルギー性鼻炎や副鼻腔炎などによって，薬剤の効果が不安定になる場合は，使用量の調整が

必要となるので主治医に相談すること，および水中毒の症状が出現した場合は，主治医に連絡することを説明しておく。

② 先天性副腎過形成症の子どもの看護

　先天性副腎過形成症は，新生児マススクリーニングにより，軽症な状態で発見されるようになっている。常染色体劣性遺伝によるステロイドホルモン合成酵素(21水酸化酵素)の欠損症のために，コルチゾル・アルドステロンの分泌不全とアンドロゲンの過剰分泌があり，副腎不全症状や男性化症状，皮膚の色素沈着がみられる。

● 入院中の看護

症状の観察▶　副腎不全症状として，哺乳力低下，体重増加不良，嘔吐，脱水，意識障害，ショック状態などがみられるため，これらの観察を行う。男性化症状としては，女児では陰核肥大・陰唇癒合などがあり，男児では陰茎長の増大がみられる。また，皮膚の色素沈着は全身，あるいは口腔粘膜，乳輪，外陰部に強くみられる。

薬物療法▶　治療として，副腎皮質ホルモン製剤が投与され，電解質の異常がある場合は，補正のために輸液療法が行われる。薬剤の投与量は微量なため，授乳前の空腹時に確実に与薬し，すぐに嘔吐した場合は再与薬する。また，嘔吐しやすいので，授乳後は十分に排気させる。母乳や人工乳はナトリウム含有量が少ないため，1歳ごろまでは食塩の補充が必要となる。

　症状の変化および薬剤の副作用の出現を観察し，症状の悪化の早期発見に努める。また，体重測定は毎日一定の条件で行い，体重の増減を観察する。急激な寒冷刺激を避けるために保温に努めるなど，できるだけ患児にとってストレスになる要因は避けるようにする。

採尿▶　尿検査や蓄尿があるので，採尿バッグを用いて尿を採取することになる。尿もれがないように採尿バッグを陰部に貼付して，できるだけ正確に尿検査が実施できるようにする。また，採尿バッグによる陰部の発赤などを観察し，沐浴や必要に応じて殿部浴を行い，陰殿部の清潔を保つ。

日常生活▶　新生児期に入院となることが多く，患児の症状が落ち着いていれば，母親が授乳，おむつ交換，沐浴などの日常の世話を看護師と一緒に行えるように調整し，退院後の育児における不安ができるだけ軽減できるように配慮する。また，退院後も薬剤の内服は継続するため，確実に与薬できるように与薬方法を指導しておく。

　外性器の異常がある場合には，家族の不安や悩みは大きく，今後の治療方針を両親そろって医師から十分に説明が受けられるように配慮し，必要時は遺伝に関する相談ができるようにカウンセラーとの調整を行う。

● 退院後の看護

外来診療▶　定期的に外来を受診し，診察や検査を受けることが必要であること，副腎皮質ホルモン製剤の内服は生涯にわたって必要となること，内服の中断は症状の悪化につながることを家族が理解しているかを把握する。また，確実に内服できるように，授乳前の空腹時に与薬し，授乳後は排気を十分に行うこと，与薬後すぐに嘔吐してしまった場合は再度与薬することを指導する。

成長・発達が順調であることも，治療の目安となるため，身長・体重の増加率，骨成熟，性発育などが標準範囲内であるかは大切な指標となる。外来受診時は身長・体重を正確に測定し，発育の状態を評価する。また，糖質コルチコイドの過剰によって，満月様顔貌・食欲亢進・肥満が出現するので，これらの観察を行う。

日常生活▶　日常生活に制限はないが，できるだけストレスになることは避けるように指導する。高熱を伴う感冒などの感染症，大きな外傷，抜歯，手術などでストレスにさらされた場合は，コルチゾルの増量が必要となるので，増加投与法を確認しておくとともに，主治医に連絡するように伝えておく。また，嘔吐や下痢などで経口摂取ができなくなった場合も，早めに主治医に連絡をとる。感染症予防のために手洗い・うがいを習慣化し，必要時はマスクを装着し，バランスのよい食事と十分な睡眠をとることが大切であることを説明する。

予防接種▶　水痘・麻疹・流行性耳下腺炎・インフルエンザなどの感染症に対しては，予防接種を受けておくことが望ましく，主治医と相談したうえで適切な時期に予防接種を受けることを説明しておく。しかし，予防接種そのものがストレスになることもあるので，接種後の子どもの状態をよく観察し，発熱・倦怠感・食欲低下などがみられたときは，主治医に連絡することも伝える。

③ 甲状腺疾患の子どもの看護

1 甲状腺機能亢進症の子どもの看護

甲状腺機能亢進症は，甲状腺ホルモンが過剰に分泌される疾患であり，思春期以降の女性に多く，大半は**バセドウ病**である。

症状・治療▶　症状としては，甲状腺腫，多汗，易疲労感，落ち着きのなさ，手指の振戦，眼球突出，体重減少，頻脈などがある。甲状腺腫や眼球突出を学校検診で指摘されて受診することもある。また，落ち着きがなくなり，集中力が低下するために学業成績が低下したり，精神状態が不安定になるため，学校において問題行動があると誤解されることがある。

薬物療法▶　治療としては抗甲状腺薬の内服であり，外来治療が可能であるが，治療期間が長期にわたるので，内服や定期的受診の必要性を子どもと家族によく理解し

てもらう。また，放置すると甲状腺クリーゼ(発熱，脱力感，筋力低下，心不全，意識障害など)をおこすことがある。

　抗甲状腺薬の副作用として発疹，皮膚瘙痒感，肝機能障害などが出現することがある。とくに重篤な副作用は内服開始後4〜8週間後におこる顆粒球減少症であり，この初期症状は高熱と咽頭痛であるため，単なる感冒として放置せずに，これらの症状が出現したら受診することを説明しておく。通常2〜3か月で甲状腺機能は安定するので，それまでは体育や運動系の部活は控える。また，喫煙は抗甲状腺薬の治療効果を減弱させるので，中高生である子どもはもちろんのこと，家族に喫煙者がいる場合は，受動喫煙とならないように協力してもらう。

2 先天性甲状腺機能低下症(クレチン症)の子どもの看護

　先天性甲状腺機能低下症(クレチン症)は，新生児マススクリーニングによって早期に適切な薬物治療が行われるようになったため，知的障害や発育不良などの出現はみられなくなっている。症状によっては入院を必要とせず，外来診療での対応となる場合がある。

● 入院中の看護

観察▶　甲状腺機能低下のため，哺乳力の低下や低体温になる可能性がある。哺乳量，哺乳に要する時間，吸啜の状態を観察し，授乳中に眠ってしまった場合は，口周囲を刺激しながら授乳し，授乳後は排気を十分に行う。

　バイタルサインの測定とともに，四肢冷感やチアノーゼの有無の観察を行い，必要な場合は靴下や手袋を着用し，上掛けの調節や室温の調整を行う。また，泣き声の強さや体動の程度，活気の有無，皮膚の状態，黄疸の有無や程度，排便状態などを観察し，体重測定は毎日，一定の条件で行う。

薬物療法▶　治療として甲状腺ホルモン製剤(チラーヂン®S)の内服を開始する。これは，もともと人間のからだに存在する甲状腺ホルモンの不足を補うことなので，副作用はほとんどおこらない。しかし，投与量が多すぎる場合は，甲状腺機能亢進症状がおこるので，それらの観察を行う。内服開始前と開始後の患児の病状の変化を観察することは大切である。また，甲状腺ホルモン製剤の投与量は微量であるため確実に与薬し，与薬後30分以内に嘔吐した場合は再与薬する。

発展学習▶▶▶

■病型診断の検査入院

　クレチン症はいろいろな型があり，病型診断のために5〜6歳ごろに検査入院を要する。検査入院前に内服薬の種類が変更となるので，処方された薬剤を適切な服用回数で確実に内服するように指導する。また，約1週間前より治療の中断(内服中止)をしたうえで入院となることを伝えておき，その間はヨウ素制限食となるので，コンブやワカメなどの海藻類やコンブだしなどは摂取しないように指導する。

家族への支援▶　疾患や入院に関する医師からの説明を家族が理解できているかを判断し，家族が不安に思っていることについて把握して，それらが軽減できるように援助する。また，内服によって症状が改善されていくことを説明し，面会時間外の患児の様子を家族に伝える。

　新生児期の入院が多く，育児そのものにもまだ慣れていない場合があるので，授乳，おむつ交換，沐浴などの日常の世話はできるだけ家族と一緒に行い，退院後の育児において不安が少なくなるように配慮する。退院後も内服は継続するので，家族が確実に与薬できるように，与薬方法についても指導する。通常は1日1回朝食前の空腹時に内服させる場合が多く，ミルクにまぜずに少量の水でといて内服させるように説明する。内服は必ずしも空腹時である必要はないが，一定の時間に内服させ，与薬後30分以内に嘔吐してしまった場合は，再度与薬することを指導しておく。

● 外来での継続看護

　甲状腺ホルモン製剤の内服によって，健康な子どもと同じ日常生活を送ることができる。しかし，外見上，健康な子どもとかわらないことによって，「治ったのでは？」などと自己判断して，内服を中止してしまうことがないようにする。定期的に受診して，甲状腺機能検査で安定した数値を維持することが大切であり，処方された薬剤を確実に内服させること，および子どもの成長に伴い薬剤の投与量が変更になることを家族に理解してもらう。

　生涯にわたり治療を必要とするので，子どもが疾患についてある程度理解できるようになったら，毎日内服が必要であること，定期的に受診し採血検査を行うことは，自分の健康にとって大切であることがわかるように説明を行う。外来受診時には身長・体重測定を行い，順調に発育しているかを観察する。また，家族が甲状腺機能検査などの結果について理解しているかを確認する。

ゼミナール
復習と課題

❶ 新生児マススクリーニングを行う意義について整理してみよう。
❷ 成長曲線を活用する意義について考えてみよう。
❸ 低身長症の子どもへのかかわり方について考えてみよう。
❹ 副腎皮質ホルモン製剤の服用を突然中止した場合におこりうる症状について整理してみよう。
❺ 先天性副腎過形成症の子どもが発熱した際の注意点について整理してみよう。

参考文献　1)桑野タイ子・本間昭子編：新看護観察のキーポイントシリーズ小児Ⅱ. 中央法規出版, 2011.

2)『小児内科』『小児外科』編集委員会共編：小児疾患診療のための病態生理，第5版．小児内科47(増刊号)，2015.
3)日本甲状腺学会ホームページ．(http://www.japanthyroid.jp/)(参照 2019-12-01)
4)日本小児内分泌学会編：小児内分泌学，第3版．診断と治療社，2022.
5)日本小児内分泌学会編：小児内分泌学会ガイドライン集．中山書店，2018.
6)日本内分泌学会ホームページ．(http://square.umin.ac.jp/endocrine/)(参照 2019-12-01)
7)水口雅ほか編：今日の小児治療指針，第16版．医学書院，2015.

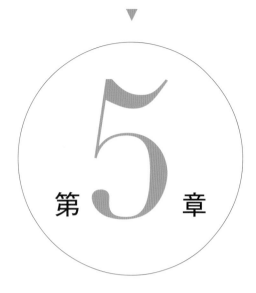

第**5**章

免疫疾患・アレルギー疾患・リウマチ性疾患と看護

A 看護総論

　アレルギー allergy は，ギリシア語の allos(変じた)と ergo(作用・能力)に由来する。広義のアレルギーは，「免疫反応に基づく生体に対する全身的または局所的な障害」と定義される。アレルギー疾患は，環境に広く存在する本来反応してほしくないさまざまな抗原(ダニ，花粉，食物など)に対する過敏反応で，気管支でおこれば気管支喘息が，鼻粘膜でおこればアレルギー性鼻炎がおこり，多くは IgE 抗体が関与している。乳児期に食物アレルギー・アトピー性皮膚炎として発症し，年齢とともに喘息・アレルギー性鼻炎・結膜炎などの症状が次々と出現することが多く，**アレルギーマーチ**とよばれる。厚生労働省や学会を中心に，予防と治療法の普及・啓発活動が進められている。日本小児臨床アレルギー学会による小児アレルギーエデュケーターの認定が 2009 年に開始され，日本アレルギー疾患療養指導士認定機構によるアレルギー疾患療養指導士の認定が 2021 年に開始された。

日本のアレルギー▶
疾患対策
　わが国では，現在は乳幼児から高齢者まで国民の約 2 人に 1 人がなんらかのアレルギー疾患を有しているといわれている。長期にわたり生活の質を著しくそこなうことがあることから，アレルギー疾患を有する者が安心して生活できる社会の構築を目ざし，国や地方公共団体が取り組むべき方向性を示し，アレルギー疾患対策の総合的な推進をはかることを目的として，アレルギー疾患対策基本法が制定された(2014 年公布，2015 年施行)。

　また，2017 年には厚生労働省から「アレルギー疾患対策の推進に関する基本的な指針」が告示されている。アレルギー疾患とは，「気管支ぜん息，アトピー性皮膚炎，アレルギー性鼻炎，アレルギー性結膜炎，花粉症，食物アレルギーその他アレルゲンに起因する免疫反応による人の生体に有害な局所的又は全身的反応に係る疾患であって政令で定めるもの」とされている[2]。

小児気管支喘息▶
　「小児気管支喘息治療・管理ガイドライン」に基づく治療の進歩により，0～19 歳の気管支喘息死亡率は 1993 年を契機に減少に転じ，学童の大発作や，呼吸不全による入院は激減している。また，罹患状況をみると，2004～2005 年の文部科学省による実態調査では，小学生 6.8%，中学生 5.1%，高校生 3.6%，平均 5.7% の有病率である。なお，学校保健で把握されている喘息児童・生徒は 5.2% である[1]。喘息有病率は，世界的には依然として増加している地域が多いが，日本では横ばいから低下傾向にかわった[2]。

1) 小児慢性特定疾患情報センター：気管支喘息.
(https://www.shouman.jp/disease/details/03_02_002/)(参照 2021-09-19)
2) 日本小児アレルギー学会：小児気管支喘息治療・管理ガイドライン 2020. p.42, 協和企画，2020.

食物アレルギー▶　さらに，**食物アレルギー**が先進国を中心に世界的に大きな問題となっている。子どもでは年齢とともに寛解する例も多いが，子どもの社会生活，保育所・学校における給食や活動にも影響するため，適切な対応が求められる。2012 年12 月に東京都の小学校の給食で誤食による**アナフィラキシーショック死**が発生したこともあり，保育園・学校現場でのアレルギー疾患への関心は非常に高まっている。

学校などでの▶
アレルギー対策　学校のアレルギー対応として，日本学校保健会から「学校のアレルギー疾患に対する取り組みガイドライン令和元年度改訂」が，厚生労働省から「保育所におけるアレルギー対応ガイドライン 2019 年改訂版」が発行された。また，「食物アレルギー診療ガイドライン 2021」（日本小児アレルギー学会）では，患者や保護者の教育や指導に必要と思われる事項を示している[1]。

　アレルギー疾患の増加の背景には環境因子が大きくかかわっており，化学物質などによる大気汚染，密閉性の高い住宅，環境衛生向上に伴う寄生虫の駆除，食生活の変化(欧米化)，ストレスフルな社会生活など，現代的な生活様式への変化とともに増加してきたと考えられ，地域差も指摘されている。

患児・家族の看護▶　アレルギー疾患による子どもの日常生活・学校生活への影響という QOL の観点からも，また子どもの長期予後の観点からも，近年のガイドラインでは治療の現状把握に基づく医療側の的確な治療・管理の具体的方策を示すだけでなく，患児・家族のアドヒアランスの向上を重視するようになってきた。経過が長いというアレルギー疾患の特徴から，子どもと家族が可能な限りふつうの生活を地域で送れることを保障するための，パートナーシップ[2]に基づくセルフケア確立や，子どもと家族の発達段階や家族全体の QOL を尊重した看護が重要である。

B｜おもな疾患

① アレルギー学総論

アレルギーの定義▶　体内に侵入した病原体や異物を抗原として免疫学的に記憶した個体は，同じ抗原の再度の侵入に対し，免疫機能を動員して生体を防御する。しかし，花粉，室内塵，食物のように有害ではないと思われる外来性の抗原に対しても同様に免疫機能が動員されると，生体に不利益な反応を引きおこすことがある。これ

---

1) 伊藤浩明編：食物アレルギーのすべて　基礎から臨床・社会的対応まで．p. 285, 診断と治療社，2016.
2) 浅野みどり：子ども・家族とのパートナーシップ．末廣豊編：小児アレルギー診療——コメディカルとともに．pp. 88-91, 診断と治療社，2012.

をアレルギーという。

　免疫系には，みずからの構成成分に対して免疫反応がおきないよう，幾重にも安全装置がはりめぐらされている(自己寛容)。しかし，そのしくみが破綻すると自己と非自己を区別できなくなり，免疫系がみずからを攻撃して，**自己免疫疾患**を引きおこす。

アレルギーの分類

● IgE 依存性アレルギー(Ⅰ型アレルギー)

特異的 IgE 抗体▶
産生と Th1/Th2
バランス

　皮膚・粘膜・リンパ節・血液中などに分布する抗原提示細胞は，体内に侵入した病原体や異物を貪食し，そのペプチド断片を細胞表面に提示する。この断片と特異的に結合する受容体をもつリンパ球の一種である**ヘルパー T 細胞**は，この抗原提示細胞により活性化される。同じくリンパ球の一種である**B 細胞**は，活性化されたヘルパー T 細胞の作用を受けてさまざまな**免疫グロブリン**(IgG, IgA, IgM, IgD, IgE)を産生する。ヘルパー T 細胞は産生するサイトカインの種類により Th1 細胞(IFN-γ，IL-2 など)，Th2 細胞(IL-4，IL-5，IL-10，IL-13 など)などに分類されるが，Th2 細胞が Th1 細胞よりも優位に作用すると B 細胞による IgE 抗体の産生が増強される。**制御性 T 細胞**は Th1/Th2 バランスを調整している。

　IgE 抗体を介する免疫反応を**Ⅰ型アレルギー**とよぶ。代表的なアレルギー疾患である気管支喘息，花粉症を含むアレルギー性鼻炎・結膜炎，食物アレルギー，アトピー性皮膚炎では，Ⅰ型アレルギーが疾患の発症・進展に重要な役割を担っている。

　抗原特異的 IgE 抗体が産生されるようになることを**感作**されたと表現し，原因となった抗原を**アレルゲン**という。上記のアレルギー疾患には家族集積性があるが，IgE 抗体を産生しやすい遺伝的背景を**アトピー素因**という。

Ⅰ型アレルギーの▶
しくみ

　Ⅰ型アレルギーでは，IgE 抗体に加えて，皮膚や粘膜の表層に密集して分布する**マスト細胞**(肥満細胞)と血液中の**好塩基球**が重要な役割を担っている。これらの細胞の表面には IgE 受容体が多数発現しており，IgE 抗体が結合している。アレルゲンが細胞表面の IgE 抗体と結合すると，これらの細胞は急性炎症の原因となるヒスタミンなどの化学伝達物質や炎症細胞動員因子を即時に遊離し，多様なアレルギー症状を引きおこす(▶図5-1)。

● 非 IgE 依存性アレルギー

◉ Ⅱ型アレルギー(細胞融解型アレルギー)

　みずからの細胞の表面抗原や細胞表面に付着した抗原に対する特異的抗体(IgG，IgM)が，細胞表面の抗原と直接結合すると，補体系が活性化されて標的細胞が破壊される。あるいは，その抗体の Fc 部分が多核白血球やマクロ

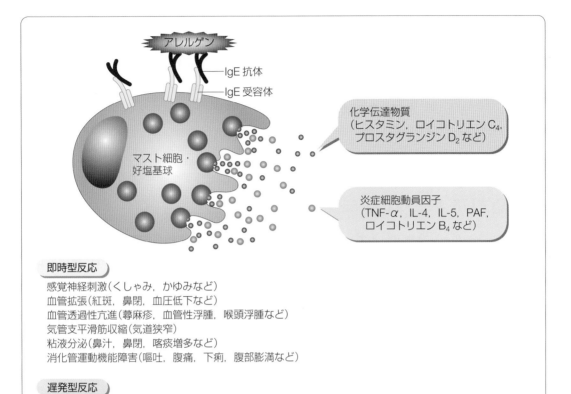

即時型反応
感覚神経刺激（くしゃみ，かゆみなど）
血管拡張（紅斑，鼻閉，血圧低下など）
血管透過性亢進（蕁麻疹，血性浮腫，喉頭浮腫など）
気管支平滑筋収縮（気道狭窄）
粘液分泌（鼻汁，鼻閉，喀痰増多など）
消化管運動機能障害（嘔吐，腹痛，下痢，腹部膨満など）

遅発型反応
炎症細胞動員因子のはたらきにより，即時型反応がみられた局所にT細胞・好酸球・好中球・好塩基球が浸潤し，再び炎症が引きおこされる。たとえば，アレルゲン吸入後，即時型の気道狭窄に引きつづき，数時間後に再び気道狭窄が出現することがある。これを遅発型気道反応とよぶ。遅発型反応は必発ではなく，即時型反応が重症の場合におきやすい。

▶図 5-1　Ⅰ型アレルギーにおける即時型・遅発型反応

ファージの Fc 受容体と結合すると，標的となった細胞はこれらの貪食細胞によって破壊される（抗体依存性細胞性細胞傷害，ADCC）。Ⅱ型アレルギーによる疾患には，自己免疫性溶血性貧血，免疫性血小板減少性紫斑病，顆粒球減少症などがある。

◉ **Ⅲ型アレルギー（免疫複合体型アレルギー）**

組織内で抗原と抗体（IgG，IgM）の免疫複合体が形成されると，補体系が活性化されてアナフィラトキシン（C3a，C5a）が産生される。アナフィラトキシンは血管透過性を亢進させるとともに，局所に好中球を引き寄せる。好中球は免疫複合体を貪食し，この刺激によりタンパク質分解酵素や活性酸素を放出して組織を破壊する。アナフィラトキシンにはマスト細胞や好塩基球から化学伝達物質を放出させる作用もある。Ⅲ型アレルギーによる疾患には，血清病，全身性エリテマトーデス（SLE），急性糸球体腎炎などがある。

◉ **Ⅳ型アレルギー（遅延型アレルギー）**

抗原刺激を反復すると，感作された Th1 細胞が過剰に IFN-γ，TNF-α，

IL-2 などのサイトカインを産生し，抗体によらずに炎症を引きおこすことがある。これらのサイトカインはマクロファージや T 細胞を活性化し，組織傷害を進展させる。この反応は抗原刺激後 48 時間以降にピークを迎えることから遅延型アレルギーともよばれる。IV型アレルギーによる疾患には，接触皮膚炎，結核の空洞形成，臓器移植時の拒絶反応などがある。

② アレルギー疾患

1 食物アレルギー food allergy

日本小児アレル ▶
ギー学会による
定義

食物アレルギーとは，食物によって引きおこされる抗原特異的な免疫学的機序を介して生体にとって不利益な症状が惹起される現象をいう（「食物アレルギー診療ガイドライン 2021」）。食物アレルギーは，IgE 依存性と非 IgE 依存性に分類される。食物に含まれる毒性や薬理活性を有する物質（ヒスタミン，カフェインなど）や代謝性疾患（乳糖不耐症など）などによる，免疫学的機序を介さない食物による不利益な反応を**食物不耐症**という。なお，食物アレルギーには原因食物の経口摂取に限らず，吸入や接触による不利益な反応も含まれる。

原因食物と有病率 ▶

近年，わが国の IgE 依存性食物アレルギーの有病率は急増しており，乳幼児期で 5〜10%，学童期で 3〜5% と推定されている。主要な原因食物は乳児期では鶏卵，牛乳，小麦であり，多くは学童期までに軽症化ないしは治癒する（耐性獲得）。一方，幼児期以降，ナッツ類，果実類，ソバ，魚介類（甲殻類，魚卵，魚肉）などのアレルギーが増えはじめる。これらの食物アレルギーは耐性を獲得しにくいといわれている。

IgE 依存性食物 ▶
アレルギーの症状

ほとんどの IgE 依存性食物アレルギーでは，原因食物を摂取して 2 時間以内に症状が出現する。これを即時型反応という。摂取後数分〜30 分して症状が出現することが多く，その数分〜30 分後にピークに達する。皮膚症状（蕁麻疹，紅斑，かゆみ，血管性浮腫）の頻度が最も高く，呼吸器症状（喉頭浮腫や気管支狭窄による咳嗽・喘鳴・呼吸困難），消化器症状（吐きけ，嘔吐，腹痛，下痢）と続く。ほかに鼻炎・結膜炎症状，神経症状（不きげん，活気の低下，意識障害など）などがある。

アナフィラキシーとは，生命に危機を与えうるような急性アレルギー症状が複数の臓器に出現した状態をいう。アナフィラキシーショックに進行することがあり，まれではあるが致死的となる。食物の咀嚼中から，口腔やその周囲（咽頭，喉頭，舌，口唇）にかゆみや刺激感を生じ，浮腫を伴うことがある。これを**口腔アレルギー症候群** oral allergy syndrome（OAS）という。OAS は，接触面から吸収された微量の原因食物が引きおこす局所の IgE 依存性食物アレルギーである。

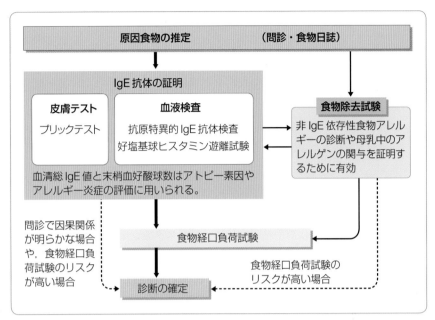

▶図 5-2　食物アレルギーの診断手順

非 IgE 依存性▶　現在，新生児・乳児食物蛋白誘発胃腸症(嘔吐，血便，下痢など，▶266 ペー
食物アレルギーの　ジ，発展学習)，好酸球性消化管疾患，セリアック病などの発症・進展に非 IgE
関連疾患　　依存性食物アレルギーが関与していると考えられている。

診断▶　図 5-2 に食物アレルギーの診断手順をまとめた。診断を確定するためには，
食物摂取により症状が引きおこされることが必要条件となる。

● 抗原特異的 IgE 抗体の診断方法

[1] 皮膚テスト　IgE 依存性食物アレルギーの診断にはプリックテストが用い
られる。抗原エキスを皮膚に 1 滴垂らし，その箇所をプリック針で小さく穿
刺する。15〜20 分後に，膨疹と紅斑のサイズを計測して判定する。皮内テス
トはアナフィラキシーを誘発する危険性があるため用いない。パッチテストは
おもに遅延型アレルギーの診断に用いられる。

[2] 血液検査　抗原特異的IgE 抗体検査と好塩基球ヒスタミン遊離試験がある。
前者は，酵素や蛍光色素などを標識した抗ヒト IgE 抗体を用いて，固相化し
た抗原に結合した血清中の IgE 抗体を検出する方法である。後者は，血液中
の好塩基球に抗原を反応させ，ヒスタミン遊離が惹起されるか否かで抗原特異
的 IgE 抗体の有無を判定する。

● 食物経口負荷試験

食物経口負荷試験は，食物アレルギーの最も確実な診断方法であり，原因食
物の確定診断と耐性獲得の評価(安全摂取可能量の決定)をおもな目的として実

施する。少量の負荷食品(加熱卵白, 牛乳, うどんなど)をとらせ, 20〜60分間隔で徐々に増量する。症状が誘発されたら検査を中止し, 検査陽性と判定する。検者も被験者も負荷食品の種類と量を確認しながら検査を行うオープン法と, 心因性の反応を避けるためプラセボ(偽薬)をあわせて用いるブラインド法(単盲検法, 二重盲検法)がある。食物経口負荷試験はアナフィラキシーを誘発する危険性があり, アレルギー専門医のもとで実施することが望ましい。

栄養食事指導▶　原因食物を食事から完全に除去すれば, アレルギー症状の誘発を予防することができる。しかし, 栄養障害のリスクが増加する。そのため, 管理栄養士のもとで栄養食事指導を行うこと, 安全摂取可能量を決定し, 食物除去を必要最小限にとどめることが推奨されている。

即時型食物アレル▶
ギー症状の治療
　皮膚や粘膜症状には抗ヒスタミン薬(経口・静注・筋注)が有効である。アナフィラキシーに対してはすみやかにアドレナリンを筋注する(プレホスピタルケアとして携帯用アドレナリン自己注射器〔エピペン®〕が用いられる〔▶127ページ〕)。目安となる症状は, 呼吸器症状では持続する強い咳き込み, 明らかな喘鳴や声がれ, 呼吸困難, チアノーゼ, 消化器症状では反復する嘔吐, 持続

発展学習▶▶▶

■花粉・食物アレルギー症候群 pollen-food allergy syndrome(PFAS)

　カバノキ科(シラカンバ, ハンノキ, ヤシャブシなど)の花粉症患者の3人に1人は, リンゴ, モモなどのフルーツアレルギーに罹患している。カバノキ科の花粉アレルゲンに対する特異的IgE抗体(カバノキ科花粉特異的IgE抗体)はリンゴ, モモなどの果肉に含まれるアレルゲンとも結合し(交差反応), 食物アレルギー症状を引きおこす。カバノキ科花粉特異的IgE抗体は果実類だけでなく, 大豆, ピーナッツ, クルミ, ヘーゼルナッツに含まれるアレルゲンとも交差反応する。イネ科花粉や雑草花粉もカバノキ科花粉と同様に, さまざまな食物アレルギーの発症に関与している。このような, 花粉感作が発症の契機となった食物アレルギーをPFASとよぶ。

■食物依存性運動誘発アナフィラキシー food-dependent exercise-induced anaphylaxis(FDEIA)

　感作されている原因食物を摂取し, 2時間以内に比較的激しい運動をすることによりアナフィラキシーが誘発される。しかし, 原因食物の摂取や運動負荷のいずれも単独ではアナフィラキシーは誘発されない。これをFDEIAという。原因食物として小麦, 甲殻類などが知られている。好発年齢は10〜20代である。誘発試験の再現性に乏しく, 診断の確定がむずかしい。しかし, FDEIAが疑われたら携帯用アドレナリン自己注射器(エピペン®)を携帯する。

■食物アレルギーの発症リスク要因と予防の試み

　食物アレルギーの発症リスク要因として, アトピー素因だけでなく, ①乳児期の湿疹による皮膚バリア機能の低下, ②離乳食の開始を遅らせること, ③食物アレルゲンによる室内環境汚染, ④短い日光照射があげられている(「食物アレルギー診療ガイドライン2021」)。したがって, 生後早期から保湿剤を用いたスキンケアを行い, 湿疹に対してはなるべく早く標準的薬物治療を導入するなど, 皮膚の炎症を積極的に抑えることが重要である。また, 食物アレルギーの発症を心配して, 離乳食の開始を遅らせることがあってはならない。離乳食にピーナッツや加熱鶏卵を早期導入し, これらの食物アレルギーの発症を予防する試みが行われており, 有効性が示されつつある。

■食物アレルギー治療の試み:経口免疫療法 oral immunotherapy(OIT)

　OITとは, 自然経過では早期に耐性獲得が期待できない症例に対して, 原因食物をとりつづけさせることで脱感作状態とし, 究極的には耐性獲得を目ざす治療法である。安全摂取可能量から, 医師の指導のもとで計画的に増量を試みる。脱感作状態は耐性を獲得した状態とは違って, 安全に摂取できていても, 運動負荷や体調変化などによりアナフィラキシーが引きおこされる危険性がある。しかし, 耐性獲得にいたる例も多く報告されており, 安全性向上に向けた研究の進展が期待される。

する強い腹痛，全身の症状では意識障害，ぐったり，尿・便失禁である。アドレナリンの筋注は，アナフィラキシーへの進行が予想される場合にも積極的に使用される。その際，ショック体位を保持して安静を促し，経皮的動脈血酸素飽和度(SpO_2)やバイタルサインを測定しながら，必要に応じて補液，酸素投与，副腎皮質ステロイド薬の全身投与，β_2 刺激薬吸入(気管支拡張薬)などを行う。ショック時には心肺蘇生の適否をすみやかに判断する。

2 気管支喘息 bronchial asthma

日本小児アレル▶
ギー学会による
定義

　小児の**気管支喘息**(喘息)は，発作性におこる気道狭窄によって，喘鳴や咳嗽，および呼気延長を伴う呼吸困難を繰り返す疾患である。これらの臨床症状は自然ないし治療により軽快・消失するが，ごくまれには致死的となる(「小児気管支喘息治療・管理ガイドライン2020」〔JPGL2020〕)。

● 小児喘息の病態

慢性炎症性疾患と▶
しての側面

　小児喘息の基本病態は気道の慢性炎症であり，気道炎症は気道過敏性を亢進させる。喘息気道にさまざまな刺激が加わると，気道平滑筋の収縮，気道粘膜の浮腫，気道分泌の亢進が引きおこされ，気道内腔が狭くなる。これが急性発作(増悪)であり，誘因はアレルゲンだけでなく，運動，気道感染，刺激ガス，天候の変化，精神的ストレスなど多様である。病理的な特徴を図5-3に示す。気道の炎症やリモデリング(組織構造の器質的変化)は，喘息症状の有無にかかわらず長く居座りつづける。気道炎症が悪化すると気道過敏性はさらに亢進し，急性発作の強度や頻度が引き上げられる。

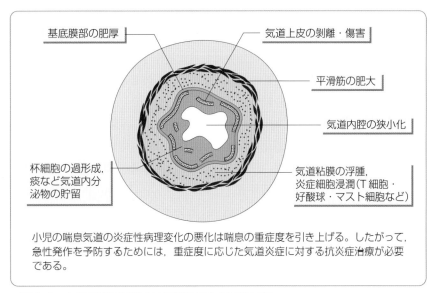

基底膜部の肥厚
気道上皮の剝離・傷害
平滑筋の肥大
気道内腔の狭小化
杯細胞の過形成，痰など気道内分泌物の貯留
気道粘膜の浮腫，炎症細胞浸潤(T細胞・好酸球・マスト細胞など)

小児の喘息気道の炎症性病理変化の悪化は喘息の重症度を引き上げる。したがって，急性発作を予防するためには，重症度に応じた気道炎症に対する抗炎症治療が必要である。

▶図5-3　小児の喘息気道の病理学的変化(非発作時)

アレルギー疾患と ▶
しての側面　　　　わが国では，喘息児の 90％ 以上が**チリダニ**(ヤケヒョウヒダニ，コナヒョ
ウヒダニ)に対する特異的 IgE 抗体を有している。花粉・ペット・真菌などの
吸入抗原にも高率に感作されており，血清総 IgE 値も高値を示す。またアレ
ルギー疾患(アレルギー性鼻炎・結膜炎，アトピー性皮膚炎，食物アレルギー)
の既往歴や，喘息を含むアレルギー疾患の家族歴を有することが多い。こうし
たアトピー素因の有無は喘息の診断や発症リスクの評価に役だつ。

有病率と好発年齢 ▶
　　　　わが国の小学児童の喘息有病率は 5〜10％ と推定されている。世界的には
依然として増加しつづけているが，わが国では横ばいから低下傾向となった。
小児期では男子に多く，思春期以降はほぼ同数となる。多くが乳幼児期に発症
し，自然寛解・治癒は思春期から青年期にかけて得られやすい。喘息死亡率は
近年順調に減少しており，2018 年の厚生労働省人口動態統計によると，0〜4
歳，5〜9 歳，10〜14 歳，15〜19 歳のすべての年齢階級で人口 10 万人対の喘
息死亡率は 0.0 となった。

● 小児喘息の診断

診断のポイント ▶ (1) 呼気延長を伴う呼吸困難(呼吸数の増加，陥没呼吸，起座呼吸，チアノー
ゼなど)が観察される。

(2) 喘鳴とは，耳で聞きとることができる気道由来の雑音をいうが，呼気時に
優位な高音性喘鳴(ゼーゼー，ヒューヒュー)が聴取される。

(3) 聴診上，両肺野に連続性副雑音(ラ音)(呼気時＞吸気時)が聴取される。

(4) 問診上，反復する発作性の喘息様の気道症状を確認することができる。初
回時や持続性の喘息様の気道症状に対しては慎重な鑑別診断を要する。

(5) 気道症状に対して β_2 刺激薬吸入(気管支拡張薬)が著効する。

乳幼児期の特殊性 ▶ 　JPGL2020 によると，**乳幼児喘息**とは，「5 歳以下の反復性喘鳴のうち，24
時間以上続く明らかな呼気性喘鳴を 3 エピソード以上繰り返し，β_2 刺激薬吸
入後に呼気性喘鳴や努力性呼吸・酸素飽和度(SpO_2)の改善が認められる」疾
患である。乳幼児の気道は狭いうえ，粘液腺や杯細胞の過形成のため容易に
喘鳴を生じる。したがって，この時期の反復性喘鳴の原因は多様であり，慎重
な鑑別診断を要する。

気道炎症の評価 ▶ 　気道炎症のレベルを可視的に評価することは困難である。以下の所見は気道
炎症の悪化を示唆しており，気道炎症の判定に用いる。

(1) 喘息の重症度(▶表 5-1)：重症化，間欠型から持続型への病型の変化

(2) 肺機能検査：フローボリューム曲線による 1 秒量，1 秒率，最大呼気流量，
$\dot{V}_{50}$ と $\dot{V}_{25}$ の低下，ピークフローメーターによるピークフロー値の日内変
動の増幅と自己最良値の低下

(3) 気道過敏性試験(ヒスタミンやメサコリン吸入，運動負荷など)：反応閾値
の低下

(4) 呼気中一酸化窒素濃度(FeNO)：上昇

▶表 5-1　臨床症状に基づく小児喘息の重症度分類

重症度	症状程度ならびに頻度
間欠型	●年に数回，季節性に咳嗽，軽度呼気性喘鳴が出現する。 ●時に呼吸困難を伴うが，短時間作用性 β_2 刺激薬頓用で短期間で症状が改善し，持続しない。
軽症持続型	●咳嗽，軽度呼気性喘鳴が 1 回/月以上，1 回/週未満。 ●時に呼吸困難を伴うが，持続は短く，日常生活が障害されることは少ない。
中等症持続型	●咳嗽，軽度呼気性喘鳴が 1 回/週以上。毎日は持続しない。 ●時に中・大発作となり日常生活や睡眠が障害されることがある。
重症持続型	●咳嗽，軽度呼気性喘鳴が毎日持続する。 ●週に 1～2 回，中・大発作となり日常生活や睡眠が障害される。

（日本小児アレルギー学会：小児気管支喘息治療・管理ガイドライン 2020. p. 38，協和企画，2020 による，一部改変）

▶表 5-2　発作強度の判定基準

			小発作	中発作	大発作	呼吸不全
主要所見	症状	興奮状況	平静		興奮	錯乱
		意識	清明		やや低下	低下
		会話	文で話す	句で区切る	一語区切り～不能	不能
		起座呼吸	横になれる	座位を好む	前かがみになる	
	身体所見	喘鳴	軽度		著明	減少または消失
		陥没呼吸	なし～軽度		著明	
		チアノーゼ	なし		あり	
	SpO_2（室内気）[*1]		≧96%	92～95%	≦91%	
参考所見	身体所見	呼気延長	呼気時間が吸気の 2 倍未満		呼気時間が吸気の 2 倍以上	
		呼吸数[*2]	正常～軽度増加		増加	不定
	PEF	（吸入前）	>60%	30～60%	<30%	測定不能
		（吸入後）	>80%	50～80%	<50%	測定不能
	$PaCO_2$		<41 mmHg		41～60 mmHg	>60 mmHg

主要所見のうち最も重度のもので発作強度を判定する。
*1：SpO_2 の判定にあたっては，肺炎など他に SpO_2 低下を来す疾患の合併に注意する。
*2：年齢別標準呼吸数（回/分）
　　0～1 歳：30～60，1～3 歳：20～40，3～6 歳：20～30，6～15 歳：15～30，15 歳～：10～30
　　（日本小児アレルギー学会：小児気管支喘息治療・管理ガイドライン 2020. p. 149，協和企画，2020 による）

(5) 喀痰中好酸球数：増加

● 小児喘息の治療

◎ 急性発作への対応

まず発作強度（小発作・中発作・大発作・呼吸不全）を判定する（▶表 5-2）。

治療の中軸は，気管支拡張効果にすぐれ，即効性のある β_2 刺激薬吸入である。上体を起こして安静を保つとともに，酸素吸入（SpO_2 ＜95％ で考慮），補液，腹式呼吸や排痰の介助などの理学療法，気道感染などの合併症の治療を適宜組み合わせる。

[1] 小発作　β_2 刺激薬吸入を行う（20〜30 分間隔で 3 回まで反復可能）。

[2] 中発作　β_2 刺激薬吸入を行う。改善しない場合も β_2 刺激薬吸入を反復しつつ，副腎皮質ステロイド薬の全身投与と気管支拡張作用を有するアミノフィリン点滴静注を考慮する。アミノフィリンは安全に使用できる有効血中濃度域が狭く，使用時は血中濃度をモニタリングするなど，副作用（嘔吐，全身痙攣など）の防止に努める。

[3] 大発作　β_2 刺激薬吸入を反復しつつ，副腎皮質ステロイド薬の全身投与とアミノフィリンの持続点滴を行う。改善が不十分な場合はイソプロテレノール持続吸入療法を開始する。呼吸不全の場合は，人工呼吸管理の適応を検討する。

● **長期管理−薬物療法**

　急性発作を予防するための長期管理薬（コントローラー）には，気道炎症に対する強力な抗炎症効果が求められる。

[1] 吸入ステロイド薬（シクレソニド，ブデソニド，フルチカゾン，ベクロメタゾン）　気道に直接到達して気道炎症を強力に抑制する。抗炎症効果は気道に到達した薬剤量で決まるため，適切な吸入方法の選択と吸入量の設定，ならびに定期的な吸入指導が必要である。吸入ステロイド薬は，通常量では全身性の副作用（最終身長の低下，副腎皮質機能抑制，骨代謝障害など）の発現はまれである。しかし，使用が長期に及ぶため，漫然とした使用を回避し，全身性の副作用の早期発見に努める。

[2] ロイコトリエン受容体拮抗薬（プランルカスト，モンテルカスト）　気道において抗炎症作用を発揮する。吸入ステロイド薬との併用も有用である。

[3] 生物学的製剤　抗ヒト IgE 抗体（オマリズマブ）は，IgE 抗体と特異的に結合することで，IgE 抗体を介したアレルギー反応を強力に抑制する。抗ヒト IL-5 抗体（メポリズマブ）は，IL-5 を介した気道の好酸球性炎症を強力に抑制する。抗ヒト IL-4/IL-13 受容体抗体（デュピルマブ）は，IL-4/IL-13 シグナル伝達を介した Th2 細胞優位な免疫応答を抑制する。これらの製剤は，高用量の吸入ステロイド薬を使用しても良好なコントロールが得られない重症喘息に使用される。

[4] 長時間作用性 β_2 刺激薬（サルメテロール〔吸入〕，ツロブテロール〔貼付〕），テオフィリン徐放薬　抗炎症作用はないが，長時間にわたり気管支拡張作用を発揮して急性発作を予防する。原則として抗炎症薬と併用する。

　薬物治療は，まず喘息の重症度を判定し，対応する治療ステップの基本治療から開始する。薬物療法プランの骨子を図 5-4 に示すが，良好なコントロー

間欠型
（ステップ1）　必要に応じて短時間作用性 β_2 刺激薬を投与

軽症持続型
（ステップ2）　低用量の吸入ステロイド薬／ロイコトリエン受容体拮抗薬（必要に応じて両薬を併用）

中等症持続型
（ステップ3）　中用量の吸入ステロイド薬／LABA を配合した低用量の吸入ステロイド薬（必要に応じてロイコトリエン受容体拮抗薬／テオフィリン徐放薬を追加）

重症持続型
（ステップ4）　高用量の吸入ステロイド薬／LABA を配合した中用量の吸入ステロイド薬（ロイコトリエン受容体拮抗薬／テオフィリン徐放薬の併用も可）（必要に応じて経口ステロイド薬／生物学的製剤を追加）

LABA：長時間作用性 β_2 刺激薬
1) 良好なコントロールとは，少なくとも3か月間，急性発作がないか，重症度が間欠型をこえない状態（▶115ページ，表5-1）を意味する。これが薬物治療の目標となる。
2) 重症度に応じて基本治療を開始し，良好なコントロールが得られなければ追加治療を行う。それでも良好なコントロールが得られなければステップアップする。

▶図5-4　治療前の重症度に基づく段階的薬物治療プラン

ルが得られても薬剤の減量・中止を急がず，慎重に治療のステップダウンを行う。

◉日常生活管理

適切な日常生活管理と薬物治療を行えば，ほとんどの喘息児はスポーツを含め日常生活をふつうに行うことができ，昼夜を通じて喘息症状を経験せずにすむと考えられている。

[1] **室内環境調整**　アレルギー反応を回避する観点から，室内環境からチリダニ，ペット，真菌などの吸入アレルゲンを除去するよう努める。また，気道炎症を悪化させないため，タバコ煙やホルムアルデヒドなどの化学汚染物質を室内環境から極力排除する。

[2] **ライフスタイルの充実**　心身の活動性を向上させるため，学校や地域の行事に積極的に参加する。運動は急性発作の誘因になるが，抗喘息薬の活用，運動の種類（水泳は急性発作がおこりにくい）や進め方（ウォームアップやマスクの着用など）を工夫して積極的に取り組む。

③原発性免疫不全症候群

原発性免疫不全 ▶
症候群とは　　原発性免疫不全症候群とは，自然免疫系と獲得免疫系の発達成熟過程のどこかに先天的な欠陥をもつ400以上の疾患を含む症候群である。先天的に細胞性免疫（T細胞を介する食細胞による免疫反応や細胞傷害性T細胞による細胞

▶表5-3　原発性免疫不全症候群を疑う10の徴候

① 乳児で呼吸器・消化器感染症を繰り返し，体重増加不良や発育不良がみられる。

② 1年に2回以上肺炎にかかる。

③ 気管支拡張症を発症する。

④ 2回以上，髄膜炎，骨髄炎，蜂窩織炎，敗血症や，皮下膿瘍，臓器内膿瘍などの深部感染症にかかる。

⑤ 抗菌薬を服用しても2か月以上感染症が治癒しない。

⑥ 重症副鼻腔炎を繰り返す。

⑦ 1年に4回以上，中耳炎にかかる。

⑧ 1歳以降に，持続性の鵞口瘡，皮膚真菌症，重度・広範な疣贅(いぼ)がみられる。

⑨ BCGによる重症副反応(骨髄炎など)，単純ヘルペスウイルスによる脳炎，髄膜炎菌による髄膜炎，EBウイルスによる重症血球貪食症候群に罹患したことがある。

⑩ 家族が乳幼児期に感染症で死亡するなど，原発性免疫不全症候群を疑う家族歴がある。

(厚生労働省原発性免疫不全症候群調査研究班〔2010年改訂〕＜http://www.nanbyou.or.jp/pdf/031_poster.pdf＞＜参照 2019-12-01＞による)

傷害)，液性免疫(B細胞が産生する抗体による免疫反応)，食細胞(好中球，マクロファージ，樹状細胞)，補体やナチュラルキラー細胞などの生体防御機能に障害があり，細菌・ウイルス・真菌・原虫などの病原体に対して易感染性を示す疾患，および免疫調節系の障害により自己免疫疾患，自己炎症性疾患，リウマチ性疾患，アレルギー疾患の原因となる疾患の総称である。

　多くは免疫系にはたらくタンパク質の遺伝子異常によるものが多く，責任遺伝子の解明が進められている。発症頻度は1,000人に1人といわれており，けっしてまれな疾患ではない。原発性免疫不全症候群を疑う10の徴候を表5-3に示す。

続発性免疫不全▶　**続発性免疫不全症候群**とは，なんらかの外因により一過性または永続的な免
症候群とは　疫不全状態をきたすことをいう。ヒト免疫不全ウイルス(HIV)感染による後天性免疫不全症候群(AIDS)はその代表であるが，未熟児や新生児，栄養障害，重症感染症，悪性腫瘍などに伴うことがあり，免疫抑制薬や放射線治療などによる医原性のものもある。

1　代表的な原発性免疫不全症候群

● 重症複合免疫不全症 severe combined immunodeficiency(SCID)

　先天的にT細胞機能とB細胞機能が障害されるため，細胞性・液性免疫能をともに欠く。通常，生後数か月以内に日和見感染を含むさまざまな重症感染症を発症し，根治療法である造血幹細胞移植を行わなければ生後1年以内に死亡する。

病因▶　T細胞とB細胞の発生，分化，増殖は厳密に制御されており，それに関与

する遺伝子群のうち 1 つでも異常をきたせば，これらのリンパ球の正常な産生は障害されて SCID を発症する。代表的な SCID の責任遺伝子としては *IL2RG*（共通 γ 鎖），*JAK3*，*IL7R*（IL-7 受容体 α 鎖），*RAG1/2*，*CD45*，*ADA*（adenosine deaminase）などがあげられる。

診断▶　原因遺伝子にかかわらず末梢血 T 細胞数が著明に減少し，その機能が著しく障害される。また，血清 IgG・IgA・IgM がともに著減する。

治療▶　造血幹細胞移植が絶対適応である。ADA 欠損症については遺伝子治療や ADA の酵素補充療法が試みられている。

● B 細胞欠損症 B cell defect

病因・診断▶　B 細胞は抗体を産生するだけでなく，抗原提示などを介して T 細胞の活性化に重要な役割を有する。B 細胞欠損症の約 85% は X 連鎖の遺伝形式をとる無ガンマグロブリン血症で，*BTK*（Bruton's tyrosine kinase）がその責任遺伝子である。乳幼児期から肺炎，中耳炎などの細菌感染症を反復する。末梢血リンパ球数は正常だが B 細胞を欠き，血清中の IgG・IgA・IgM が著減する。T 細胞機能は正常である。

治療▶　早期発見・早期治療が重要である。定期的(1〜2 回/月)に静注用 γ グロブリンを投与し，血清 IgG を 500 mg/dL 以上に保つ。

● 分類不能型免疫不全症 common variable immunodeficiency（CVID）

病因・診断▶　分類不能の低ガンマグロブリン血症で，男女ともに罹患し，多くは 6 歳以降に発症する。原発性免疫不全症候群の中で最も多い。末梢血中の B 細胞数は正常かやや低下，T 細胞数はおおむね正常である。しかし，血清中の IgG・IgA は低下〜著減するため，肺炎・中耳炎などの細菌感染症を反復する。また，自己免疫性疾患や悪性腫瘍を高頻度で合併する。まだ大多数で原因が解明されていない。

治療▶　B 細胞欠損症と同じく定期的に γ グロブリン補充療法を行う。

● 慢性肉芽腫症 chronic granulomatous disease（CGD）

病因▶　NADPH オキシダーゼ系の酵素異常により活性酸素が産生できず，好中球の殺菌能が障害される。CGD には 5 種類の責任遺伝子(*CYBB*，*CYBA*，*NCF1*，*NCF2*，*NCF4*)が同定さているが，わが国では X 連鎖の遺伝形式をとる *CYBB* 変異型(gp91-phox タンパク欠損型)が多くを占めている。ほかの遺伝形式は常染色体劣性遺伝である。

診断▶　乳幼児期から重症細菌感染を反復し，年長期では真菌感染も反復する。また，リンパ節・肝・肺などの肉芽腫性病変が特徴である。末梢血を用いた NBT 還元能や DHR123(活性酸素により蛍光を発する色素)を用いたフローサイトメトリーなどで診断する。

治療▶　重症感染症の予防のため，抗菌薬・抗真菌薬・IFN-γ が用いられる。深在性真菌症や肉芽腫形成など重大な合併症を併発する前に造血幹細胞移植で根治を目ざすことが提唱されている。

● 補体欠損症 complement deficiencies

補体系は，生体内に侵入した病原体に対する初期の生体防御機構のみならず，免疫複合体の除去にも重要な役割を果たしている。したがって補体欠損に関連する臨床所見は，易感染性とリウマチ性・自己免疫疾患の 2 つに分けられる。C1，C2，C4 の欠損では免疫複合体の除去が障害されるため，おもにリウマチ性・自己免疫性疾患の頻度が高くなる。C3 は補体活性化の中心的役割を果たしており，C3 欠損症では易感染性とリウマチ性・自己免疫性疾患が高率にみられる。C5〜C9 に関係する異常ではナイセリア属菌の感染症がおこりやすく，わが国ではとくに C7，C9 欠損症に伴う髄膜炎菌性髄膜炎の頻度が高い。

2 免疫機能検査法

表 5-4 を参照。

▶表 5-4　免疫機能検査法

リンパ球系の検査	血清免疫グロブリン値	2 歳以降で IgG が 200 mg/dL 以下なら免疫不全症候群が強く疑われる。
	IgG サブクラス	中耳炎や肺炎を反復する児などに IgG2 欠損症がみられることがある。IgG3，IgG4 低下の病的意義は明確ではない。
	抗原特異的抗体価	抗 A 抗体，抗 B 抗体などの自然抗体価の低下は IgM 産生能の低下を示唆する。感染後やワクチン接種後に抗体価が上昇しなければ，特異的抗体産生の障害が疑われる。
	リンパ球サブセット	蛍光免疫法によりリンパ球表面抗原（CD 抗原）に基づいて，T 細胞，B 細胞などのリンパ球サブセットを測定する。
	リンパ球幼若化能	ポリクローナルなリンパ球活性化物質（マイトージェン）あるいは特異抗原による刺激後のリンパ球の増殖能を測定する。
	サイトカイン産生能	診断や病態の把握のため，特定の免疫反応系を刺激して産生されるサイトカインの種類や量を測定する。
	NK 細胞機能	NK 細胞は末梢血リンパ球の 10% を占め，感作を必要とせずにウイルス感染細胞やがん細胞を傷害する。
	in vitro 抗体産生能	in vitro でマイトージェンを用いて B 細胞を活性化し，抗体産生を誘導する。B 細胞分化の障害箇所の推測に用いられる。
好中球系の検査	遊走能	白血球を実際に遊走させて測定する。
	殺菌能	貪食した微生物の細胞内殺菌に重要な活性酸素の産生能を測定する。
補体の検査	補体価（CH50）	補体系の各コンポーネントの欠損で CH50 が大幅に低下する。ただし，C9 欠損では低下は軽度である。

④ リウマチ性疾患

　　リウマチ性疾患は病因論的には自己免疫疾患の枠組みのなかにあり，また，病理学的には結合組織を中心とした慢性炎症性疾患としてとらえられる。小児の代表的なリウマチ性疾患として，若年性特発性関節炎，全身性エリテマトーデス，若年性皮膚筋炎があげられる。

代表的なリウマチ性疾患

● 若年性特発性関節炎 juvenile idiopathic arthritis(JIA)

　　JIA とは，16 歳未満に発症し，少なくとも 6 週間以上持続する原因不明の慢性関節炎をいう。小児リウマチ性疾患のなかで最も頻度が高く，わが国の有病率は小児人口 10 万人対 10〜15 人である。

◉ 全身型 JIA

病態▶　2 週間以上続く発熱(弛張熱または間欠熱)，発熱時に生じるサーモンピンクの即時消退紅斑性皮疹(リウマトイド疹)，関節炎を主徴とする。しばしば，肝脾腫，リンパ節腫脹，心膜炎，胸膜炎を伴う。炎症性サイトカイン(IL-1，IL-6，IL-18 など)の過剰産生により全身性の炎症を繰り返す。発症頻度は JIA の約 40% を占める。性差はなく，好発年齢は 1〜5 歳である。

診断▶　全身性の炎症を把握し，敗血症などの感染症，自己炎症性疾患，悪性腫瘍などを除外したうえで診断される。血液検査では，好中球優位の著明な白血球増多，血小板増多，赤沈亢進，急性期タンパク質の高値(CRP，血清アミロイド A など)がみられる。通常，抗核抗体やリウマトイド因子は陰性である。

経過▶　ウイルス感染などが引きがねになってマクロファージ活性化症候群(MAS)を発症することがある(5〜10%)。治療介入が遅れると，播種性血管内凝固症候群(DIC)や多臓器不全が引きおこされ，生命の危機をもたらす。したがって，MAS の早期発見(急激な血小板減少，フェリチン値上昇，凝固異常など)と適切な治療が予後を左右する。全身型の半数はおよそ 1 年で終息し，80% が最終的に完治するといわれている。しかし，関節炎が持続する場合は，完治率が低下し，関節予後が不良となる。

治療▶　寛解導入療法として非ステロイド性抗炎症薬(NSAIDs)であるイブプロフェンとナプロキセンが用いられる。しかし，有効例は少なく，多くの症例でメチルプレドニゾロンパルス療法(30 mg/kg/日・3 日間，7 日ごと 2〜3 コース)と，後療法としてのプレドニゾロン経口療法(0.7〜1 mg/kg/日)が適用される。その後，病勢を判断しながらプレドニゾロンの投与量を増減する。全身性炎症が消退し，全身症状の寛解が確認されたならば 1.5〜2 年で漸減・中止を目ざす。難治症例に対しては，生物学的製剤である抗ヒト IL-6 受容体モノクローナル抗体(トシリズマブ)の導入を検討する。

● 関節型 JIA

病態▶　関節炎(腫脹，疼痛，熱感，可動域制限，こわばり)を主徴とし，関節炎が長期に及ぶと関節の変形や成長障害が引きおこされる。関節局所では，炎症細胞の浸潤と滑膜組織の増殖による関節軟骨と骨組織の破壊をみとめ，TNF-αやIL-6 などの炎症性サイトカインが関与している。また，発症には遺伝的要因が関係する。関節型 JIA は 6 種類の病型からなるが，発症から 6 か月以内の炎症関節が 1〜4 か所に限局する少関節炎と，5 か所以上に関節炎がみられる多関節炎が多数を占める。少関節炎は JIA の約 20% を占め，男女比は 1：2.5，好発年齢は 4〜8 歳である。多関節炎はリウマトイド因子の有無により 2 つの病型に分けられる。リウマトイド因子陽性多関節炎の発症頻度は JIA の約 18%，男女比は 1：8，好発年齢は 8〜12 歳である。リウマトイド因子陰性多関節炎の発症頻度は JIA の約 14%，男女比は 1：2.2，好発年齢は 5〜9 歳である。

診断▶　単純 X 線，MRI，超音波検査などを用いて，骨病変，関節と関節周囲組織の炎症・傷害の有無を評価する。血液検査により，全身と関節の炎症レベル(白血球数，CRP，赤沈，血清アミロイド A，MMP-3，ヒアルロン酸，FDP-E など)，病型(リウマトイド因子，抗核抗体，抗 CCP 抗体など)を把握する。少関節炎は膝関節や足関節などの下肢の関節が罹患しやすく，多関節炎では全身の大関節・小関節が左右対称性におかされる。抗核抗体はぶどう膜炎の重要な発症リスク因子であり，少関節炎・多関節炎での陽性率は約 30%(少関節炎＞多関節炎)と高値である。いずれの病型も白血球数，CRP，赤沈などの炎症マーカーの上昇は軽度であり，少関節炎では正常例も多い。リウマトイド因子，抗 CCP 抗体の陽性者は多関節炎に多い。なお，血液中の MMP-3 は増殖滑膜細胞から産生されるタンパク質分解酵素であり，疾患活動性や関節破壊との相関が示されている。

予後▶　少関節炎は数年の経過で寛解するものが多い。しかし，ぶどう膜炎は適切な治療がなされないと重症な視力障害を残すことがある。リウマトイド因子陽性の多関節型は慢性の経過をとり，関節予後は必ずしもよくない。生物学的製剤が普及する以前は，5 年以内に約半数が関節機能障害に陥っていた。

治療▶　メトトレキサートは，関節型 JIA に対して有効性と安全性が確立しており，国際的にも標準治療薬と位置づけられている。最初に関節症状の改善に向けてNSAIDs が用いられることが多いが，すみやかにメトトレキサート経口療法(10 mg/m^2,1 週間に 1 日，朝 1 回)に移行する。難治症例に対しては，生物学的製剤のヒト型 TNF-α/リンフォトキシン-α受容体製剤(エタネルセプト)，抗ヒト TNF-αモノクローナル抗体(アダリムマブ)，抗ヒト IL-6 受容体モノクローナル抗体(トシリズマブ)が有効である(「若年性特発性関節炎初期診療の手引き 2015」)。また，病初期から関節拘縮・変形を予防するためのリハビリテーションを行う。

● 全身性エリテマトーデス systemic lupus erythematosus（SLE）

　SLE は自己免疫疾患に分類され，寛解と再燃を繰り返し，全身性に臓器障害が蓄積されていく慢性炎症性疾患である。小児 SLE は成人 SLE と比べてより急性で重篤な経過をとるといわれている。20〜30 代の女性に多く発症するが，小児期では思春期に発症のピークがあり，有病率は女児が男児の数倍である。SLE は JIA に次いで多い小児リウマチ性疾患である。

診断▶　初期症状として多いのは発熱と**蝶形紅斑**（▶図 5-5）であり，関節症状を伴うことが多い。血球異常として，白血球減少（とくにリンパ球），溶血性貧血，血小板減少をみとめる。自己抗体検査では，抗核抗体，とりわけ抗 dsDNA 抗体は 90％ 以上が陽性で，抗 Sm 抗体，抗リン脂質抗体なども検出される。その他，赤沈の亢進，CRP の陰性〜軽度上昇，血清補体価（CH50, C3）の低下，高γグロブリン血症などをみとめる。

　臓器障害性を評価するため，中枢神経系，腎臓，呼吸器，循環器，視覚器，末梢循環，腹腔内臓器に関する画像・機能診断を行う。

治療▶　「小児全身性エリテマトーデス診療の手引き 2018」（厚生労働省研究班小児SLE 分担班）の小児 SLE の治療手順を図 5-6 に示す。診断確定後，疾患活動性と臓器障害性から急性期病態の重症度を評価し，重症度に基づいて治療を選択する。治療の基本は，炎症と異常免疫反応を徹底的に抑制するための強力な治療を，病初期から行うことであり，寛解導入後は注意深く治療をステップダウンする。

予後▶　10 年生存率は 98％ 以上と改善してきている。しかし，そのうちの 30％ 以上が永続的な機能障害を残すといわれている。

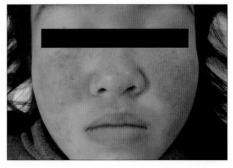

鼻根部をまたいで両頬部に広がる浮腫性紅斑がみられる。
SLE の代表的な発疹であるが，若年性皮膚筋炎でもみられる。

（写真提供：大阪医科薬科大学　森脇真一氏）

▶図 5-5　蝶形紅斑

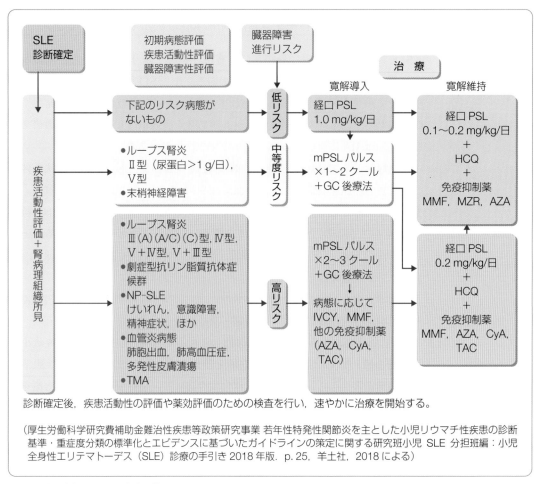

▶図5-6　小児SLEの治療手順

● 若年性皮膚筋炎 juvenile dermatomyositis（JDM）

　JDM は，18歳未満で発症する，進行性で左右対称性の近位筋の筋力低下と眼瞼，関節伸側の皮疹を特徴とする炎症性筋疾患である。好発年齢は5〜10歳であり，女児が70%を占める。有病率は小児人口10万人対1.7人であり，発症頻度はJIA，SLEに次ぐ。

症状▶　特徴的な皮膚症状として，①ヘリオトロープ疹（▶図5-7，両側または片側の上眼瞼にみられる紫紅色の浮腫性紅斑で，半数以上の症例に観察される），②ゴットロン丘疹（指関節背面にみられ，半米粒大の角化性丘疹が集簇して敷石状を呈する），③ゴットロン徴候（肘頭，膝蓋部にみられる紫紅色の角化性紅斑）などがみられる。筋症状として，左右対称性の筋肉痛，筋力低下，筋萎縮がみられ，四肢近位筋群，とくに下肢筋群が進行性におかされやすい。進行すると仰臥位から直接起立できないため，腹臥位となって両腕と膝をつかって起き上がろうとする（ガワーズ徴候）。喉頭周囲や食道上部の筋肉がおかされると

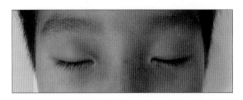

両側または片側の上眼瞼に紫紅色の浮腫性紅斑がみられる。
JDM の代表的な発疹である。

（写真提供：大阪医科薬科大学 森脇真一氏）

▶図5-7　ヘリオトロープ疹

嚥下障害や発声障害が出現する。

診断▶　血中の筋原性酵素（MM 型の CK，アルドラーゼ，AST，LDH，ミオグロビンなど）が上昇する。CK とアルドラーゼは筋損傷の程度をよく反映する。白血球数や CRP などの急性炎症マーカーの上昇は軽度である。抗 Jo-1 抗体などの筋炎特異的自己抗体は疾患特異性が高いが陽性率は低い。筋電図では筋原性パターンを示すが，最近は MRI などの普及によりあまり行われなくなっている。筋生検では筋線維の変性壊死と小血管炎が観察される。

治療・予後▶　診断確定後，疾患活動性と臓器障害性（とりわけ間質性肺炎の有無）から重症度を評価し，これに基づいて治療を選択する。比較的軽症例では，プレドニゾロン経口療法（2 mg/kg/日）が第一選択とされてきたが，「若年性皮膚筋炎診療の手引き 2018」（厚生労働省研究班 JDM 分担班）の治療アルゴリズムでは，メチルプレドニゾロンパルス療法から治療を開始し，初期よりメトトレキサートなどの免疫抑制薬を併用することが推奨されている。JDM 患者の 65〜80％ は寛解する。しかし，筋萎縮とそれに伴う関節拘縮，皮下石灰化による機能障害を残すことがある。

C｜疾患をもった子どもの看護

① 食物アレルギーの子どもの看護

　　食物は，成長・発達の途上にある子どもにとって，本来は大切な栄養源であり，楽しみでもある。それがアレルゲンとなり，ときにはアナフィラキシーショックを引きおこし，生命すらおびやかす原因になる。これは，子どもと家族の日常生活・社会生活において，誤食の危険などの大きな不安をもたらすことになる。

　　食物アレルゲンとは，食物中のタンパク質である。この原則を理解することが適切な食事指導を行うために重要な点である。症状を誘発するタンパク質の

量は患児によって大きく異なり，最重症の場合には，食品 1 g あたり原因タンパク質数 μg の含有であっても症状が誘発されることがある。

「食物アレルギーの診療の手引き 2020」では，食物アレルギーの治療の原則は「正しい診断に基づいた<u>必要最小限の原因食物の除去</u>」とされ，① 除去の程度は個別対応である，② 食物日誌を活用する，③ 成長・発達の評価をすることが重視される。毎日欠かせない食事の管理が予防・治療そのものであり，治療方針の理解不足やケアに伴う負担が大きなストレスとなり，育児不安の誘因となることがある。また，自己判断による過剰な除去食の実施は，子どもの発育・成長・発達を阻害するおそれがあることから，タイミングのよい具体性に富んだ相談・指導が重要である。乳幼児ではとくに**アトピー性皮膚炎**を合併することが多いため，スキンケアや環境整備もあわせて必要となる場合が多く，育児に伴う負担が大きくなりやすい（▶440 ページ）。

1 アレルギー症状に対する看護

即時型食物アレルギーの原因食品は年齢によって異なり，乳幼児では鶏卵，乳製品，小麦の順に多く，学童期以降ではエビなどの甲殻類，鶏卵，ソバ，小麦，果実などが多い。食物アレルギーの確定診断や治療方針（耐性獲得の確認）の決定には，病歴の把握とともに，食物経口負荷試験 oral food challenge（OFC）は必須である。OFC は全国の小児科を標榜する病院やクリニックで実施されるようになった。患児と家族の安全・安心のためには，検査の意味，進め方や症状誘発の可能性など，リアルタイムの適切な説明，きめ細かい観察とバイタルサインの確認，緊急時の準備と対応などの予防的看護が求められる。

アナフィラキシー▶
ショック

また，食物アレルギーの症状は消化器・呼吸器・眼症状・皮膚症状など多岐にわたる（▶表 5-5）。緊急性の判断，発現部位と程度について，注意深いアセスメントと継続的観察が必要である。とくに，**アナフィラキシーショック**が疑われる場合には，症状の進行が速く，生命をおびやかす危険性が高いため，迅速な対応が必須である。バイタルサインをすばやく確認し，仰臥位で下肢を 30 cm 程度高くしたショック体位をとり，安静を保つとともに，吐物による誤

▶表 5-5　食物アレルギーにより引きおこされる症状

発現部位	具体的症状
皮膚粘膜症状	皮膚：瘙痒感，蕁麻疹，血管運動性浮腫，発赤，湿疹 眼：結膜充血・浮腫，瘙痒感，流涙，眼瞼浮腫 口腔・咽頭：口腔・口唇・舌の違和感・腫脹，絞扼感，喉頭浮腫，嗄声，のどの痛み・イガイガ感
消化器症状	腹痛，吐きけ，嘔吐，下痢，血便
呼吸器症状	上気道症状：くしゃみ，鼻汁，鼻閉 下気道症状：呼吸困難，咳嗽，喘鳴
全身性症状	アナフィラキシー：多臓器の症状 アナフィラキシーショック：頻脈，虚脱症状・意識障害・血圧低下

嘔や窒息を防ぐため，顔を横に向ける。安易に歩行させることは急変につながり危険なため，避けるべきである。

プレホスピタル▶
ケア
ハイリスク児には，登録医によって適切な指導を行ってアドレナリン自己注射薬（エピペン®0.3 mg：体重 30 kg 以上，0.15 mg：体重 15〜30 kg 未満）を処方できる。アドレナリン自己注射（エピペン®）は，医療機関以外で食物アレルギー症状がおこった際の救急処置（プレホスピタルケア）として重要である。効果は 1〜2 分後に発現し，15〜20 分で切れるため，使用後はただちに医療機関を受診する。

● アナフィラキシーにおける対応（エピペン®使用の実際）

大腿部の前外側部分の筋肉に垂直に注射する。大腿動・静脈や神経は大腿の内側を走行しているので，傷つけないようにするためである。エピペン®は衣服の上から投与可能である。まず，①エピペン®本体を利き手で，親指が先端部にかからないようにしっかり握る（誤射の予防）。②大腿前外側部に先端部を軽くあて，大腿部の中心に向けて押し込む。すると，エピペン®容器内のロックが外れ，バネの力で針が伸張して筋肉に注射される。③エピペン®を大腿に押しあてたまま 2〜3 秒間保持し，垂直に注射部位から抜く[1]。

患児が自己注射できる場合は座位で実施可能だが，患児の意識低下・消失などにより他者が注射する場合は，患児を仰臥位にして補助者が膝関節と股関節（直近 2 関節）を固定して大腿部前外側に安全かつ確実に実施する。意識低下しているようにみえても痛みに反応し，患児が激しく動くことを想定したうえで，安全を担保して実施する。

また，緊急時の安全な実施に向けて，エピペン®練習用トレーナーを用いて日ごろから練習しておくこと，外来受診時には定期的に手技の確認を行っておくことが大切である。

2 予防と日常生活における注意点（誤食防止）

原因食物の除去は，個別に医師の指示に基づいて実施される。必要に応じて食物日誌を活用し，成長曲線の経過観察・評価を行いながら実施する。

従来，アレルギー表示は食品衛生法に規定されていたが，2015 年に食品表示法が新設されて関連法が集約された。消費者の健康被害を防ぐために，アレルギー物質の表示を義務づけている。アレルギー物質のうち，7 品目（卵・乳・小麦・ソバ・落花生〔ピーナッツ〕・えび・かに）は特定原材料として表示義務の対象となっている。また，それに準ずる 21 品目（いか，いくら，ゼラチン，りんご，くるみ，ゴマなど）が推奨表示とされている（2019 年 10 月現在）。

---

1) 日本小児臨床アレルギー学会編：チーム医療と患者教育に役立つ小児アレルギーエデュケーターテキスト実践篇，第 3 版. pp. 96-101，診断と治療社，2018.

しかし，アレルギー表示の対象は容器包装された加工食品や添加物であり，対面販売や店舗内で製造販売されるものは表示範疇[はんちゅう]に入らないため，重篤な患児ではとくに外食時などに誤食が生じないよう注意が必要である。

食物アレルギー患児にとって，原因物質の誤食を防ぐことが家庭内・家庭外を問わず最も重要である。子どもが安全に社会生活を送るうえで，家族だけでなく保育園や学校，地域の人々の理解や協力も不可欠である。家族の負担は除去すべき原因食物の内容や除去品目数によって異なることを理解し，誤食をおそれるあまり行動範囲が必要以上に狭くならないように支援する。一方で，誤食事故やヒヤリハット事例の分析では，誤食の場所として家庭もけっして少なくない。食事指導にあたっては，(医師の指示によるが)管理栄養士と積極的に連携・協働することが患児・家族にとってより望ましい。

保育園や学校給食における対応では，対象となる子どもの増加傾向に加えて，原因食物の個別性と多様性から完全に対応することはいまだ困難な現状にあり，学校による対応の差も存在する。日本学校保健会「学校生活管理指導表(アレルギー疾患用)令和元年度改訂」「学校のアレルギー疾患に対する取り組みガイドライン令和元年度改訂」や，厚生労働省「保育所におけるアレルギーガイドライン2019年改訂版」に基づく対応の充実をはかり，誤食を回避する。

また，クラスメイトと同じ給食が食べられないことに精神的負担を感じる子どももあり，教師の理解と協力は不可欠である。さらに，食物依存性運動誘発アナフィラキシーショック(▶112ページ, 発展学習)が注目され，原因食物摂取から最低でも2時間(可能なら4時間)は運動を控えることが必要な場合がある。

アレルギーをもつ子どもが，安心・安全で円滑な学校生活を送るためには，教師やクラスメイトの理解と協力が不可欠であり，家族と学校との連携を促進する支援が重要となる。

予防接種への配慮について，インフルエンザワクチン(鶏卵を用いた従来の製法による国産ワクチン)でも，卵加工品などを食べている子どもでは重篤な副反応の報告はなく，安全に接種できている。しかし，医学的に卵アレルギーと診断され，卵完全除去中の子どもや重篤なアナフィラキシーをおこした子どもなどの場合は，主治医や専門医とよく相談してすすめる。

② 気管支喘息の子どもの看護

治療および看護の目標は，発作のない状態を持続し，子どもと家族の日常生活上のQOLを保障すること，つまり，学校生活を含めて，喘息のない子どもたちと同じような生活が送れることである。「小児気管支喘息治療・管理ガイドライン2020」(日本小児アレルギー学会)によれば，日常の治療目標は，①症状のコントロール，②呼吸機能の正常化，③QOLの改善である。

小児気管支喘息は，乳幼児期の発症が著明で，患児の約80%が3歳未満で，

約90％が6歳までに発症し[1]，長期的な管理を必要とする。外来診療が中心になってきたとはいえ，致死的な重篤発作がおこりうることを忘れてはならない。

治療・管理にあたっては，①アレルゲンおよび増悪因子を排除する環境整備，②薬物による抗炎症治療，③それらを支える教育・啓発が重要である。③については看護の果たす役割がたいへん大きく，薬物による長期管理の成功には，患児と家族のアドヒアランスを高める支援が大切である。ガイドラインには患児・家族のアドヒアランスの重要性が明記されており，長期的管理に対する理解と発達に応じた主体的なセルフケアの重要性が強調されている。

長期管理においては喘息の重症度判定だけでなく，喘息症状のコントロール状態が重要であり，これらに応じて治療のステップアップ・ステップダウンが決定される。喘息コントロール状況と患児・家族の状況や特性に応じた予防も視野においた看護が求められる。患児・家族とともに，ライフサイクルを通した長期的目標を見すえつつ，その時点における目標や具体的対処について子どもと家族とともに考え，子どもと家族がみずから目標を明確にできるよう継続的に支援する。

急性発作時と長期管理では，看護のアプローチが異なるため，発達段階による特徴をふまえながら看護のポイントを詳述する。なお，ガイドラインでは5歳以下の気管支喘息を乳幼児喘息と規定している。

1 急性増悪（発作）に対する看護

急性増悪（発作）による呼吸困難の状態を適切にアセスメントし，急性増悪（発作）による心身の苦痛を緩和し，安全を確保することが最も重要である（▶表5-6）。その前提として，発作強度・増悪因子および基本的な治療に対する理解が不可欠である。発作強度は，呼吸状態（喘鳴，陥没呼吸，呼気延長・起座呼吸・チアノーゼ・呼吸数）と生活状態（睡眠，食事，話し方，遊び，動作）の障害の程度，意識障害，ピークフロー値（PEF），酸素飽和度などで判断される（▶115ページ，表5-2）。ガイドラインには，急性増悪（発作）時の家庭での対応（家族への伝え方）が明示されており，これに基づく患児・家族への教育が重要である。とくにただちに医療機関を受診すべきタイミングである「強い喘息発作のサイン」の理解は重要である（▶132ページ，図5-9中の黒枠の表）。このような状態のときに患児を歩かせると，呼吸困難が急激に悪化することがあるため，歩かせてはならない。重積発作により呼吸困難が著しい場合には，酸素療法，呼吸・心電図モニタ，人工呼吸器が必要となることもある。

乳幼児では，解剖学的・生理学的特徴（気道内径が狭い，肺弾性収縮力が低

---

1) 日本小児臨床アレルギー学会編：チーム医療と患者教育に役立つ小児アレルギーエデュケーターテキスト基礎篇，第3版，p.12，診断と治療社，2018．

▶表5-6　急性増悪(発作)時・非発作時の看護のポイント

急性増悪(発作)に対する看護のポイント	長期的管理における看護のポイント
1. 発作強度の把握(アセスメント) 　小発作・中発作・大発作・呼吸不全のいずれかを 　見きわめて適切に対応する 2. 症状の緩和 　①悪化徴候の早期発見 　②指示薬物(吸入や点滴)の確実な与薬とその効 　　果・副作用の把握 　③気道内分泌物喀出の援助：呼吸介助とスクイー 　　ジング 　④安楽な呼吸のための体位の工夫 　⑤緊急時の準備, (必要に応じて)酸素吸入の実施 3. 脱水の予防(呼吸困難持続に伴う) 　①脱水症状の観察と水分出納の把握 　②輸液の管理 　③(可能な場合)水分摂取を促す 　④咳や嘔吐による誤嚥の防止 4. 発作による影響(睡眠障害, 疲労感, 日常生活の 　制限)の緩和 　①安楽な体位と安静保持への援助 　②充分な睡眠への援助 　③処置は短時間, 最小限にとどめる 　④過剰な制限を行わない 5. 発作や入院に伴うストレスへの精神的援助 　①児が安心できる落ち着いた対応 　②児の表情や態度の細やかな観察 　③訴えをていねいに傾聴する 　④児の理解に合わせてわかりやすく説明する 　⑤リラックスできる環境の整備	1. 発作の予防(気道のリモデリングを予防する) 　①長期管理薬(吸入ステロイド薬, ロイコトリエ 　　ン受容体拮抗薬など)の適切な実施 　②悪化因子への対策：アレルゲンの除去, タバコ 　　などの煙の回避, ウイルス感染予防 　③発作の前駆症状の早期発見と発作時の適切な対 　　処方法 2. セルフケア促進に向けた具体的スキルへの支援 　①病態生理の基本的理解への教育：非発作時にも 　　気道の炎症があり, 非発作時に長期管理薬を続 　　けることが重要であることが理解できる 　②定期受診の必要性の理解 　③吸入手技の獲得(吸入デバイスの正しい使用方 　　法, ステロイド薬吸入後の含嗽など) 　④セルフモニタリング：PEFの測定(安全域の理 　　解)と喘息日誌の記録, 発作コントロール状況 　　の把握(JPAC, C-ACTなど) 　⑤家族とのセルフケア上の調整 3. アドヒアランス向上への支援(主体的継続的治療 　意欲・姿勢の維持・促進) 　①医療者との信頼関係の構築 　②患児・家族と医療チームとの目標共有 　③ストレス緩和と自己効力感の向上(できている 　　ことをほめる) 　④家族サポートの充実 　⑤学校生活を含めた問題の把握と継続的支援 　　(QOLの把握)

い, 気管支平滑筋が少ない, 横隔膜が水平に付着して呼吸運動が少ない)から気道の狭窄が強く, 急速に生じやすい。さらに, みずから症状を訴えることができず, 呼吸困難や不安から啼泣することでさらに発作が増強するという悪循環が生じやすい。急激な悪化が考えられるため, 迅速な対応といっそう注意深い観察が求められる。

医療機関での対応として, 外来で治療可能な場合と入院を必要とする場合がある。迅速に発作を軽減するためには, 医師の指示に応じて吸入や輸液などの薬物療法を確実に実施する。発作時の初期対応として短時間作用性β_2刺激薬(SABA)の吸入(または内服)を行い, その反応(効果)を確認する。効果的な吸入のためには座位で安静呼吸の状態でマウスピースを口にくわえて行う必要があるが, 乳幼児ではしっかりくわえられないためマスクを使用する。また, 吸入をこわがることがあり, 効果的な吸入のためにはモーター音の静かな吸入器や傾けても使用可能なタイプを用いるなど, 子どもに応じた工夫が必要となる(▶図5-8)。

重症例では, SABAの反復吸入のかわりにイソプロテレノール持続吸入療法を行うことがあり, この場合は循環系の副作用に注意し, 心電図, Spo_2, 血圧,

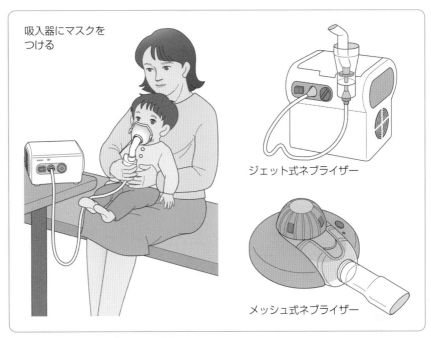

吸入器にマスクを
つける

ジェット式ネブライザー

メッシュ式ネブライザー

▶図5-8　ネブライザー吸入の例

呼吸数，血液電解質（とくにカリウム）をモニタする必要がある。近年，アミノフィリン（体内でテオフィリンに変換される）持続輸液の使用頻度は減っている。アミノフィリン持続輸液を行う場合は，輸液ポンプを用いて正確な容量で輸液するとともに，副作用に注意して観察する。テオフィリン（血中濃度 8〜15 μg/mL が有効濃度域）の代謝は個人差が大きく，中毒症状を引きおこすことがあるためである。また，2 歳未満，とくに痙攣性疾患のある乳幼児の場合，発熱時の使用は推奨されていない。

　一方，年長児は発作時に呼吸困難から不安を強く感じたり，緊張したりすることがあるため，リラックスできる体位や環境の工夫，状況が把握できるような説明をするなど，かかわり方に配慮する。なお，大発作や中発作で SABA 吸入を行っても改善しない場合は，迅速な医療機関の受診が必須であり，急性増悪（発作）時の家庭での対応（家族への伝え方）が示されている（▶図5-9）。

2 長期的管理における看護

● 自己管理の促進（喘息症状のコントロール）

　気管支喘息管理の目標は，気道の炎症を抑制し，完全コントロールの状態を持続させることである。長期管理薬（吸入ステロイド薬・抗アレルギー薬〔ロイコトリエン受容体拮抗薬〕など）の適切な使用により喘息症状をコントロールすることは，気道のリモデリング化（▶113ページ，図5-3）を回避し，重症化・難

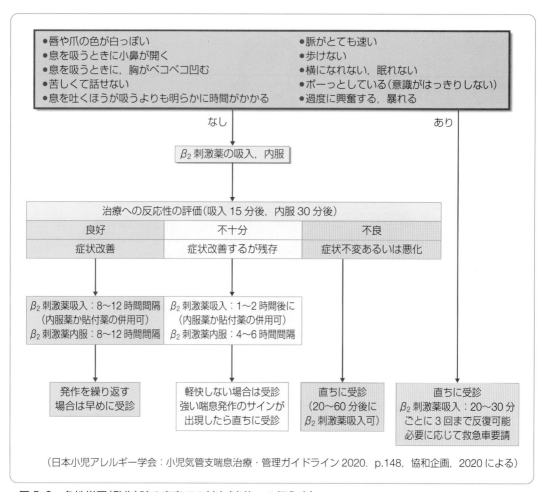

（日本小児アレルギー学会：小児気管支喘息治療・管理ガイドライン 2020. p.148, 協和企画, 2020 による）

▶図 5-9　急性増悪（発作）時の家庭での対応（家族への伝え方）

治化を予防する（▶130 ページ，表 5-6）。

　寛解・治癒に向け，発作や自覚症状のないときの服薬，ピークフロー測定，喘息日誌の記入，環境整備の継続といった，日常のセルフケアの実行こそ重要である。しかし，自覚症状のないときには，発作時の SABA 吸入のような目に見える効果が乏しい長期管理薬の継続や，定期受診は怠りがちになる。慢性疾患である喘息の特徴を理解し，療養行動の主体であることに気づき，治療に納得することで，子ども自身のアドヒアランスが向上し，主体的に取り組めるようになる。ステレオタイプの指導ではなく，子どもや家族と積極的にコミュニケーションをはかり，共有した目標（Shared Decision Making）に基づく協働が求められている。具体的には，子どもと家族の望んでいる生活や生活背景を把握しながら，子どものセルフケアの現状に応じてスモールステップで具体的な目標を設定し，達成感を体験して自信がもてるような支援が重要である。子どものコントロール状態の判定，長期管理薬の簡便な判定法の評価ツールと

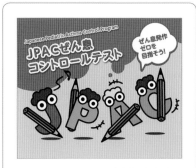

JPAC のテストは，独立行政法人環境再生保全機構のホームページ上で実施できる。
(https://www.erca.go.jp/yobou/zensoku/kids/jpac/index.html)（参照2019-12-01）

▶図 5-10　JPAC

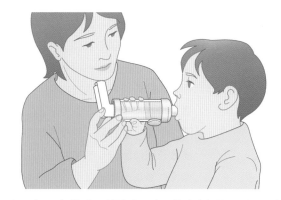

マウスピースをくわえ，水平にしてゆっくりと息を吸いこみ，できるだけ数秒以上の息こらえを行う。子どもでは 1 噴霧に対して 2〜4 回の吸気を行うことが推奨されている。

▶図 5-11　スペーサーの使い方

して，JPAC（Japanese pediatric asthma control program，▶図 5-10），小児喘息コントロールテスト（C-ACT）などの質問用紙が活用できる。

　長期管理薬の第 1 選択は吸入ステロイド薬であるが，効果的に吸入を行うためには，子どもの年齢や吸入の能力に見合った吸入器と吸入補助具の使用が大切である。吸入器には，**ネブライザー**と**定量吸入器**(pMDI〔加圧噴霧式吸入器〕，DPI〔ドライパウダー定量噴霧器〕)がある。ネブライザーは乳幼児に適しているが，動力を必要とし，時間もかかる。pMDI や DPI は簡便でどこでもできるが，幼児から学童前期では吸入能力と吸入のタイミングのむずかしさが問題となる。その場合は，薬剤の気管支や肺への吸着率を上げるため，pMDI に**スペーサー**(吸入補助具)を連結して実施する方法が適している（▶図 5-11）。器具の適切な使い方や吸入ステロイド薬の副作用である口腔内の真菌感染を予防するため，吸入後は含嗽が必要であることを具体的に指導する。

● アドヒアランス向上への支援

　コントロール不良の要因がアドヒアランスの低さにある場合，治療行動を阻害している要因のアセスメントと対策が必要となる。故意によるノンアドヒアランスなのか，知識不足などによる意図的でないノンアドヒアランスかによって対応策は異なる。患児や家族が自分の思いを表出できるように，オープンな質問により情報を得る必要がある。

[1] **乳幼児期**　母親が服薬管理やアレルゲン除去の環境整備などケアの中心となる場合が多い。家族とくに父親の協力が得られずに孤軍奮闘となる場合，ケアの重圧によって母親が育児困難を感じ，さらに子どもの成長・発達および疾患・治療に対する知識不足も加わり医療的ネグレクトに陥ることもある。外来

での治療が主流となっているいま，家族のストレスサインに敏感にタイムリーな対応を実践するためには，外来において，日ごろから生活の様子や幼稚園・保育園での様子を具体的にたずねること，家族が話しかけやすい態度(笑顔でにこやかに，なるべく忙しそうなそぶりをみせない)で聴く姿勢を示すこと，看護相談の場を積極的に提供することが求められる。問題が生じてから対応するのではなく，継続して予防的にかかわることが重要である。

[2] **学童・思春期**　学校生活の状況や家族との関係がQOLの良否や治療に対する意欲に影響しやすいため，発作コントロールの良否だけに注目するのではなく，ちょっとした子どもの変化を見逃さない，継続的なアセスメントが大切である。さらに，子どもができているセルフケアについては家族もほめることを忘れがちになる。看護師は喘息日誌(セルフモニタリング)を積極的に活用し，小さな変化にも気づいてほめる姿勢をもち，子どもの主体性を促進するようにはたらきかけるとよい[1]。子どもとの協働には対話が不可欠であり，医療者との信頼関係を基盤として子ども自身が責任感をもてるようエンパワメントしていく必要がある[2]。

　長期間にわたる管理ができるだけ負担なく円滑に行えるように，具体的な方法を子どもや家族と一緒に考え，支援することが看護師の役割であり，このことを子どもや家族に十分認識してもらえるようにはたらきかける。

③ 若年性特発性関節炎の子どもの看護

　リウマチは早期診断が可能になってきており，メトトレキサートや生物学的製剤などの有効性の高い治療法の進歩により，疾患活動性の低い状態を保てるようになってきた。リウマチ対策の全体目標は「疾患活動性を適切な治療によりコントロールし，長期的な生活の質を最大限まで改善し，職場や学校での生活や妊娠・出産等のライフイベントに対応したきめ細やかな支援を行う」ことと設定された[3]。

　若年性特発性関節炎の子どもは，炎症の進展が関節予後・生命予後に強くかかわるが，生物学的製剤の開発により，近年では治癒に導くことができる疾患になった。しかし，炎症を強力に抑制する薬剤であることは，同時に生理的な炎症反応も抑制してしまうことになり，生物学的製剤特有の副作用に注意しな

1) Midori, A. et al.：Reliability and Validity of the Self-report Quality of Life Questionnaire for Japanese School-aged Children with Asthma(JSCA-QOL v. 3). *Allergology International*, 55(1)：59-65, 2006.
2) 山田知子：アドヒアランスを促進する介入．小児看護 42(3)：301-305，へるす出版，2019.
3) 厚生科学審議会疾病対策部会リウマチ等対策委員会：厚生科学審議会疾病対策部会リウマチ等対策委員会報告書．2018.

ければならない。また，約6割は成人期になっても通院・治療が必要な状態である[1]。

この病気は単一疾患ではなく，免疫反応，環境曝露(感染症など)，遺伝的因子により発症すると考えられているが，原因は不明である。治療法として，関節の疼痛や腫脹に対しては非ステロイド性抗炎症薬(NSAIDs)が用いられる。全身型ではステロイド薬が治療の中心で，ステロイド薬の副作用などによる困難例や関節炎が長引く例では生物学的製剤が使われる。また，関節型では抗リウマチ薬であるメトトレキサートが治療の中心であるが，困難例では生物学的製剤が使われる。

病気の経過は関節障害をほとんど残さず寛解し，そのまま治癒する場合と，寛解・再燃を繰り返し関節障害がおこり，長期的な経過をとる場合がある。全身型では約20%が再燃・再発をみとめ，成人期までもちこすといわれているが，近年ではステロイド薬を中止できる例も増えており，関節炎が続いている患者においても関節破壊の進行を阻止できるようになってきた。関節型では関節変形をおこしてしまうと日常生活が困難になるが，関節破壊の進行や眼の合併症(ぶどう膜炎)を最小限に抑制できるようになってきた。

本疾患は，関節障害以外にも，貧血，発育不良，肝機能障害などの合併症の早期発見と予防，リハビリテーションの継続や学校生活などを中心とした社会生活の援助，急性・慢性疼痛による苦痛緩和など，さまざまな方面から包括的看護が必要となる。

また，急性期には炎症による関節の腫脹と疼痛，全身型にみられる発熱など，身体的苦痛の緩和が看護の中心となるが，寛解期には関節障害を最小限にし，ADLの拡大と自立を目標とした看護が求められる。

1 急性期の看護

● 症状の観察

全身型若年性特発性関節炎は，弛張熱が特徴であり，その他のタイプでは微熱を伴うことがあるため，発熱の有無，熱型について観察するとともに，体幹や四肢の発疹および瘙痒感など，皮膚のアセスメントを行う。全身の関節症状として，関節の腫脹・疼痛・熱感の関節炎の症状および運動制限の有無や変化についてアセスメントする。また，関節症状以外の合併症として，心膜炎・胸膜炎・虹彩炎・貧血・白血球増多症などがあるので，血圧，呼吸症状，倦怠感，羞明感にも注意する。

---

1) 難病情報センター：若年性特発性関節炎(指定難病107)．(http://www.nanbyou.or.jp/entry/3946)(参照 2019-12-01)

● 薬物療法に対する看護

　非ステロイド性抗炎症薬の単独，あるいは抗リウマチ薬，免疫抑制薬，少量のステロイド薬などを併用する。重症では，少量のMTX(メトトレキサート，小児白血病治療の1/1,000程度)や免疫抑制薬を用いられる。薬物療法が治療の中心であり，副作用も考えられることから，指示された薬剤を正確に与薬し，症状の変化や薬物による副作用をふまえて観察する。とくに感染予防対策は重要である。とりわけ，生物学的製剤の使用にあたっては，注意深い観察が不可欠である。

● 関節所見の観察・アセスメント

　肩，肘，手関節などの各関節に，熱感，腫脹，疼痛，可動域，外見上の左右差を観察することは，関節の炎症症状をアセスメントするために重要である。炎症を伴う関節は触れてみることにより，熱感や腫脹(厚み)を感じとることができる。日々の触診により変化を知ることは，異常の早期発見にもつながり重要である。

● 身体的苦痛の緩和と局所の安静

　関節の腫脹・熱感・疼痛などの関節炎症状が著明なときには，炎症悪化を防ぐために，局部の安静が必要となる。しかし，筋力の低下や関節の拘縮を予防し，ADLに支障をきたさないように，急性期であっても良肢位保持，他動等張運動および関節を動かさずに筋肉を収縮させる運動(等尺運動)を，できるだけ早期から行うことが望ましい。

　たとえば，患部が手関節であれば，手関節を動かさずに強く手を握ることによって前腕の筋群を収縮させることができる。医師や理学療法士と連携・協働し，全身の関節運動を1日数回実施する。関節の熱感を伴う疼痛時には湿布薬や鎮痛作用のある軟膏を貼用する。関節運動前の温罨法，または手浴・足浴は朝のこわばり，疼痛緩和や可動域の拡大に有効である。

2　寛解期の看護

● 日常生活管理への援助

[1] **症状・薬物療法の理解**　長期間の薬物療法を必要とする疾患であるため，それぞれの薬剤の効果や副作用を理解したうえで退院後も継続できるように，患児と家族に入院中から計画的な支援が必要である。症状に対するモニタリング方法や定期受診の必要性についても教育的支援を行う。

[2] **食事**　慢性の炎症により体力消耗や貧血をきたしやすいことから，基本的にはカロリーの高い食事が必要であり，タンパク質・ビタミン・カルシウムが

豊富な食事がよい。ステロイド薬を内服している場合は減量を必要とすることもある。

[3] **関節の負担軽減** 膝関節が患部である場合は洋式便器を使用するなど，日ごろから関節に負担のかからない生活を行えるように，具体的な生活の方法を患児・家族とともに考え，退院後に困らないよう配慮する。

[4] **活動と休息のバランス** 睡眠や運動と休息のバランスも重要である。痛みやだるさは時間帯や天候によってもかわることがある。無理にがまんさせることなく，調子のわるいときには無理をせず，休ませることが必要である。

[5] **復学支援** 疾患に関する学校への説明や通学方法，体育や行事への参加方法など，学校生活でおこりやすい問題について計画的に介入し，可能な限り友だちと同じ活動に参加できる方策を検討することは，退院後の学校生活を円滑に進めることにつながる。

● 運動療法(理学療法)に対する援助

筋力を維持し，関節の可動域を保ち，関節拘縮や変形を予防できるか否かは，今後の生活の質を大きく左右する。看護の役割として，理学療法士のリハビリテーション計画や内容をよく理解し，子ども自身ができるだけ楽しく，主体的に取り組めるように協働し，目標を共有して支援することが大切である。

運動前には温罨法や部分浴を用いて患部をあたためて疼痛緩和をはかることや，遊びを取り入れた運動，チェック表や高すぎない目標設定で達成感を得られること，がんばりを認めてほめることは，子ども自身の意欲を促進できる。さらに，退院後も家庭で遊びを兼ねた運動を継続することは，心身両面によい効果をもたらす。通常歩行は膝関節に体重の約3倍の力がかかるが，自転車では1/2〜1/5の負荷であるため適切な運動である。温水プールでの運動療法はよい結果が得られている。

ゼミナール

復習と課題

❶ 気管支喘息のコントロール状態の評価方法と判断基準について述べなさい。

❷ 喘息の急性増悪(発作)の症状と所見(観察項目)を述べなさい。

❸ 若年性特発性関節炎(JIA)の急性期の看護と，寛解期の看護のポイントの違いについて述べなさい。

❹ アドヒアランスへの支援として，子ども自身がセルフケアに主体的に取り組み，円滑な学校生活を送れるために家族ができること，看護師ができることを考えてみよう。

参考文献

1) 厚生科学審議会疾病対策部会リウマチ等対策委員会：厚生科学審議会疾病対策部会リウマチ等対策委員会報告書．2018.
2) 「食物アレルギーの診療の手引き 2017」検討委員会編：AMED 研究班による食物アレルギーの診療の手引き 2017．2017.
3) 難病情報センター：若年性特発性関節炎(指定難病 107)．(http://www.nanbyou.or.jp/entry/3946)(参照 2019-12-01)
4) 日本小児臨床アレルギー学会編：チーム医療と患者教育に役立つ小児アレルギーエデュケーターテキスト基礎篇，第3版．診断と治療社，2018.
5) 日本小児臨床アレルギー学会編：チーム医療と患者教育に役立つ小児アレルギーエデュケーターテキスト実践篇，第3版．診断と治療社，2018.
6) 横田俊平：専門医のためのアレルギー学講座1．小児における生物学的製剤の使い方．アレルギー 59(7)：785-794，2010.

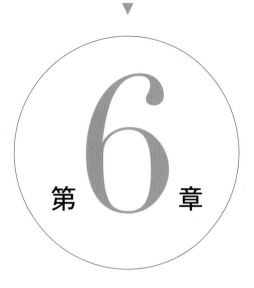

第**6**章

感染症と看護

A 看護総論

① 子どもの感染に関する基本的知識

1 感染の基本的知識

　感染とは病原微生物がなんらかの経路で生体宿主に侵入し，組織・細胞・体液・表皮などに定着して増殖することをいう。感染が成立したために宿主のもつ正常な組織や生理機能に異常をきたし，臨床症状としてとらえられる場合を発症といい，この状態を感染症（顕性感染）という。また，感染したが臨床症状として出現するにいたらない状態を不顕性感染という。

2 子どもの免疫の特徴

　新生児期には母親から経胎盤的に得た IgG 抗体や，初乳に含まれる IgA 抗体による受動免疫により粘膜での感染に対する免疫を得ており，感染症に比較的かかりにくいと考えられている。しかし，この効果は半年ごろまでなので，以後は獲得免疫により抵抗力をつくらなければならない。したがって，年少児ほど免疫の獲得が不十分であり，感染に対する抵抗力も弱いことになる。

　小児期によくみられる感染症の多くは予防接種により予防可能である。子どもの予防接種の詳細に関しては，厚生労働省のホームページや「小児看護学①」を参照されたい。

② 病期別の一般的看護

1 潜伏期（観察）

　感染の機会から発症までの期間は，原因菌やウイルスによって異なる。潜伏期の最短から最長に該当する期間には，バイタルサインや一般状態，年少幼児では顔色やきげんの変化を観察する。とくに炎症反応である発熱や起因菌・ウイルスなどの侵入経路に応じた症状の発現に注意する。

　全身感染をおこすウイルスの場合においても，おもな侵入経路に症状が先行することが多い。たとえば麻疹ウイルスは呼吸器がおもな侵入経路であるので，呼吸器症状から発現し，全身症状を呈する。

2 急性期（症状コントロール）

　急性期の主要症状は，発熱，呼吸器症状（咽頭痛・浮腫，咳嗽，鼻汁など），消化器症状（腹痛，吐きけ・嘔吐，下痢など）である。発熱時は，バイタルサイ

ンや一般状態の観察を適宜行う。体温の変動は計測以外にも，悪寒・体熱感の出現や，顔色・きげんの変化で観察が可能である。必要に応じて，保温または冷罨法の実施，医師の指示により解熱薬を使用するなどして症状の緩和をはかり，症状の推移と影響を把握できるよう経過観察する。呼吸器症状と消化器症状についても同様に，それぞれ適切な症状の緩和と安静をはかり，経過観察する。具体的な方法は，「C. 疾患をもった子どもの看護」の項を参照されたい。

潜伏期の終わりごろから急性期にかけて，感染力をもつことが多いので，痰・鼻汁や排泄物(吐物・便など)の性状の変化を観察し，これらの取り扱いに注意して他者への感染防止に努める。

3 回復期（離床，生活活動促進）

症状が落ち着いたら，室内遊びから始め，徐々に通常の生活に戻していく。このときには，バイタルサインや一般状態，とくに食欲や疲労度などを観察する。また，感染を受けたあとは易感染状態にあるので，新たな感染徴候の有無を観察する。

③ 感染症をもつ子どもの看護のポイント

1 初期アセスメント

原因不明の発熱や発疹がある子どもが来院した場合は，感染力のある感染症を念頭におき，観察および診療介助を行う。外来の場合は隔離診察室で診察し，入院の場合は原因がわかるまで隔離病床などの個室に入院とする。

既往歴では，とくに保育園・幼稚園や学校など，子どもが集団でいる場での感染症流行はなかったか，家族内で感染症症状のある者はいないか，海外渡航歴や環境(海や山)への曝露歴などを確認する。現症歴として，発熱の経過，発疹の状態や発現部位と経過，日常生活状況(きげん，食欲や遊べているか)などを確認する。

また，診察やケアの機会を活用し，可能な限り全身の観察を行い，子どものその時点での症状をとらえるようにする。

2 隔離の考え方

原因菌・ウイルスによって隔離の程度は異なる。また感染症対策の法律によって対応が定められているものもあるので，それに従う。医療施設によってはアメリカ疾病管理予防センター(CDC)による「CDC ガイドライン」の隔離予防策に準じて対策を講じている。具体的な隔離基準は成書を参考にされたい。

感染症患者を隔離する目的は，感染経路を遮断して新たな感染を成立させないことである。したがって，患者自身を隔離環境におくのみならず，医療者に

よる媒介を防ぐよう，ケア前後の手洗いを徹底すること，病原微生物が存在していると考えられる体液や排泄物を適切に処理することなどの感染経路別の予防策を合わせて行う。

3 感染症の子どもの基本的看護

● 観察

　観察は，全身状態のアセスメント，治療効果や症状緩和の評価などを目的に行う。現症状の状態とその変化を継続的に観察し，観察結果のアセスメントから今後の状態を予測して看護問題を具体化し，必要な援助を計画・実施する。疾患により可能性のある合併症を考えて，おこりうる症状を観察し，早期に対処できるようにする。

● 急性期の症状緩和

　感染症急性期の主要な症状は**発熱**である。感染症の発熱に対しては，熱の高さで解熱を試みるかどうか判断せず，全身の**重症度**で判断する。たとえば，発熱で痛みを伴う，呼吸苦や倦怠感が強い，40℃以上の高熱，熱性痙攣の既往などの場合には，医師の指示により解熱薬を使用する。

　一般状態が比較的よい場合には，薬剤を使用せずに解熱を試みる。まず薄着にし，本人がいやがらなければ，頸部や腋窩など太い動脈が走っている部位を冷やす(冷罨法)。発熱時は代謝亢進や食欲不振に伴い**脱水**となりやすい。激しい下痢や嘔吐がなければ，こまめに少量ずつの水分摂取を促し，脱水防止に努める。

　その他，炎症反応として，粘膜の腫脹・発赤や関節痛，下痢や嘔吐などの消化器症状，咳や鼻汁などの呼吸器症状などを伴うことが多い。安静に努めながら，できるだけ各症状の緩和を試み，安楽をはかる。

● 生活の援助と配慮

　全身状態を観察し，二次感染を予防するため，解熱時など体調を見はからい，清拭やシャワー浴などの保清を行う。保清は短時間で行い，保温に努め，体力の消耗を最小限にする。このほか，子どもと家族の希望を考慮し，症状に合わせた衣類・リネンの調節，食事内容や形態の変更，体位や遊びの工夫などを行う。

　手洗いやうがい，隔離などの感染防止対策は，その意義を子どもなりに理解しても，年齢やそれまでの生活体験により，確実に行うことは困難なことがある。子どもに禁止事項を伝えるのではなく，子ども自身が納得して行える方法を，子どもとともに行うよう心がける。また，感染防止対策のために接する人がガウンやマスクなどの防御具を着用していると，恐怖を感じ不安になりやす

い。とくにマスクの着用は表情がわかりにくいことを考慮し，子どもと家族の不安を解消できるよう看護師は受容的態度で接し，言葉のやりとりはていねいに行うことが望ましい。個室隔離の場合は，子どもがひとりでいる時間が長くなると孤独をより感じやすくなるため，子どもの年齢や家庭の状況などを考慮し，家族の付き添いをすすめる。

● 環境整備

子どもの安楽をはかり，二次感染の予防と他者への感染を防止するために，病床環境を整えることは重要である。症状や輸液などの治療のために，子どもはいつものように動けないことがあり，事故防止の観点からも環境を整えることは優先して行う。

具体的には，換気や室温の調整，ベッドや床頭台など周囲の設備の清掃と整理整頓などである。

● 感染防止対策

わが国では1999年に「感染症の予防及び感染症の患者に対する医療に関する法律」（感染症新法）が制定された。この法律では，感染症の感染力や罹患した場合の重篤性などから総合的に判断し，対象とする感染症を類型化して，医療体制を整備することで，感染症発生前の予防策が規定されている。詳細は，消毒・滅菌法など基本的な感染防止対策と合わせ成書を参照されたい。

子どもは幼稚園・保育園や学校に在籍していることが多く，感染力のある間は自宅や入院施設などで安静とし，他者との接触を避ける必要がある[1]。

B | おもな疾患

① 微生物総論

感染性疾患を引きおこす微生物には，寄生虫・真菌・細菌・ウイルスなどがある。また，厳密には微生物ではないが，感染性疾患を引きおこす因子として感染性タンパク質のプリオンがある。これらのおもな特徴を**表6-1**に示した。

微生物の種類は多数あるが，その違いは大きさ（▶表6-2）と形態にあり，それにより分類される。おもな細菌の形態による分類を**表6-3**に示した。

---

1) 「学校保健安全法」による学校感染症と出席停止期間の基準については，「小児看護学①」小児看護学概論第7章「E. 学校保健」を参照。

▶表 6-1　微生物などの特徴

微生物など	特徴
寄生虫	真核生物：虫卵，幼虫，成虫からなる
真菌	真核生物：胞子と菌糸よりなる
細菌	原核生物：2 分裂で増殖する
リケッチア	原核生物：生細胞内でのみ増殖する（合成培地上では増殖しない）
クラミジア	原核生物：生細胞内でのみ増殖する（エネルギー産生系なし）
ウイルス	DNA または RNA の核酸とこれを包むタンパク質からなる
プリオン	感染性タンパク質

▶表 6-2　微生物などの大きさ

微生物など	大きさ
寄生虫	10 μm 以上
真菌	3〜5 μm
細菌	0.5〜10 μm
リケッチア	0.3〜2 μm
クラミジア	0.3〜2 μm
ウイルス	0.02〜0.3 μm
プリオン	<0.02 μm （分子量 3 万前後で測定困難）

▶表 6-3　細菌の形態による分類

形	名称
球状	ブドウ球菌：ブドウの房状につながる
	レンサ球菌：鎖状につながる
	双球菌：一対で球状になる
桿状	レンサ桿菌：鎖状につながる
	短桿菌：桿状で，つながっていない
らせん状	トレポネーマ
	コレラ菌：コンマ状

② ウイルス感染症

1　麻疹 measles

原因▶　麻疹ウイルスの飛沫感染・空気感染による。潜伏期は 9〜11 日であり，好発年齢は 1〜5 歳である。感染力は**カタル期**に最も強く，発疹期に入ると急速に弱まる。およそ発疹の出る 4 日前から 5 日後まで感染力がある。

症状▶　一般に決まった経過をとり，主要症状から，[1]カタル期，[2]発疹期，[3]回復期の 3 期に分けられる。おもな経過を表 6-4 に示した。合併症がなければ対症療法のみで回復する。

　[1] **カタル期**　3〜4 日。初期症状は発熱，鼻水，咳嗽，眼脂，羞明などである。麻疹特有の症状として，口腔の頰粘膜の白歯に相対する部分に，**コプリック斑**とよばれる粟粒大の白斑をみとめる（▶図 6-1）。また，皮膚の発疹に 1〜2 日先だち，軟口蓋に皮膚の発疹に似た斑点があらわれる（粘膜疹）。

　[2] **発疹期**　4〜5 日。カタル期の発熱が 3〜4 日続き，一時解熱し，再び発熱すると同時に皮膚の発疹があらわれる。眼脂や鼻汁などのカタル症状はますます著明になる。発疹は耳の後ろ，顔面・項部から始まり体幹・四肢に及ぶ。

　[3] **回復期**　3〜4 日。解熱とともにカタル症状は軽快するが，咳嗽のみ数日続く。発疹はバラ色から暗赤色〜色素沈着へと変化する。

合併症▶　脳炎は 1,000 人に 1 人程度にみられ，麻疹そのものの重症度と関係なく，発疹出現後 2〜6 日に発症することが多い。亜急性硬化性全脳炎（SSPE，▶155 ペ

▶表6-4 麻疹の経過

	カタル期	発疹期	回復期
期間	3〜4日(1〜4病日)	4〜5日(4〜7病日)	3〜4日(8病日以降)
発熱	38〜39℃	一時解熱し再発熱(高熱)	37℃台〜平熱
鼻汁	＋	＃〜＃	＋
咳嗽	＋	＃〜＃	＋
結膜炎・眼脂	＋	＃〜＃	＋
コプリック斑	＋	－	－
発疹	なし	バラ色(→暗赤色)	暗赤色→色素沈着

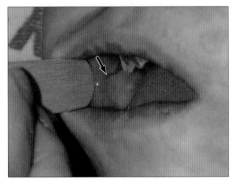

a. コプリック斑

臼歯に接する頬粘膜にみられる。周囲が発赤した灰色の砂粒大の斑点である。

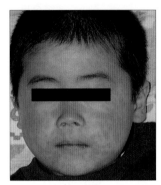

b. 顔面

発疹の癒合をみとめる。

(畑江芳郎・西基：カラー口絵2. 畑江芳郎ほか監修：STEP小児科, 第3版. 海馬書房, 2012による)

▶図6-1 麻疹の発疹

ージ)は麻疹罹患後, 数年たって発症する。肺炎は麻疹ウイルスによるものと細菌の二次感染によるものがある。その他, 中耳炎, クループ croup(喉頭部の狭窄や閉塞による吸気性呼吸困難, ▶179ページ), 心筋炎などがある。脳炎と肺炎は麻疹の二大死因といわれ, 注意が必要である。

治療▶ 合併症がなければ特別な治療を要さず, 対症療法と安静で軽快する。

予防▶ 麻疹生ワクチンによる能動免疫が可能である。感染者との接触後72時間以内であれば麻疹ワクチン接種が有効と考えられ, 接触後6日以内であればγグロブリン投与による緊急予防措置が可能である。麻疹生ワクチンの接種年齢は2歳前後が適当といわれるが, 自然感染による集団発症もあるので, 予防接種は1歳以降の早期に1回目, 就学前に2回目を受けることが望ましい。

　入院中の子どもが発症した場合は, 発疹が出て5日目までは確実に厳重隔離し, 同室児についても潜伏期間が過ぎるまでその病室を閉鎖して観察する。易感染患者には, 麻疹高力価のγグロブリンを投与する。

　学校など集団の場で麻疹患者が発生したときは, 発疹1日目を確認し, そ

▶表6-5　風疹の経過

	急性期	発疹期	回復期
期間	1～3日(1～3病日)	1～3日(2～6病日)	1～3日(7病日以降)
発熱	37.0℃台～平熱	38.5～39.0℃	37.0℃台～平熱
発疹 リンパ節腫脹	－～± ＋	＋ ＋	－(色素沈着はまれ) ＋(3～6週間持続する)

の日を接触していた他児の感染4日目とする。潜伏期は9～11日であるので，感染8日目ごろまで登校させ，9～14日目ごろまでは欠席させて，15日目ごろから通学を再開させる。感染していれば欠席している間に発症するので，感染の拡大を防げる。

2 風疹 rubella

原因▶　風疹ウイルスの飛沫感染による。潜伏期は2～3週間であり，好発年齢は5～14歳で乳幼児には少ない。風疹は冬から初夏にかけ，幼児から小学校低学年を中心に流行する。4～6年周期で大流行し，最好発年齢は5歳である。局地的な流行や小流行もみられる。発疹が出る7日前からおよそ5日後まで感染力がある。

症状▶　発疹が急性に出現し，癒合傾向の少ない紅色斑丘疹，発熱，頸部リンパ節腫脹，結膜の充血などを主徴とする。おもな経過を表6-5に示す。

　　発疹は顔→体幹→四肢の順に発現する。一般に軽症とみなされ，合併症がなければ発疹が発現してから数日の経過で軽快する。

合併症▶　血小板減少性紫斑病が3,000人に1人，脳炎が6,000人に1人みられ，まれに溶血性貧血もみられる。年長児・成人例では関節炎の頻度が上昇する。妊娠初期妊婦の初感染による**先天性風疹症候群** congenital rubella syndrome(CRS，難聴・先天性心疾患・白内障・網膜症)が問題となっている。成人前のワクチン接種で予防可能である。

治療▶　咽頭痛などの上気道症状や，頭痛，発熱に対する対症療法を行う。

予防▶　風疹生ワクチンによる能動免疫が可能である。

3 伝染性紅斑 erythema infectiosum

原因▶　ヒトパルボウイルスB19による感染症で，学童期前後の子どもにおこる流行性発疹症である。経気道感染で潜伏期は4～28日(平均16日前後)である。感染力は発疹出現前の潜伏期に強く，発疹出現後は低下する。顔がリンゴのように赤くなるので，俗にリンゴ病ともいう。

症状▶　微熱，頭痛や軽度の上気道症状を前駆症状とし，頰部に少し隆起した蕁麻疹のような 蝶 形紅斑があらわれ，その後，四肢に多型性紅斑がみられ，しだいに癒合して，網状・レース状紅斑となり，1～2日で消退する。

合併症▶　主要な合併症として，関節炎，血液再生不良発作，紫斑病，胎児水腫などがある。

[1] **関節炎**　手関節，肘関節，足関節などで両側対称性におこる。年長児以降に多く，女性に多い。一過性で2〜4週のうちに軽快する。

[2] **一過性の血液再生不良発作 aplastic crisis**　一過性に血液再生不良をみとめるが，貧血症状を示さず，通常1〜2週間で自然治癒する。しかし，慢性溶血性貧血患者では，発熱・倦怠感・顔面蒼白など急性貧血の症状を呈する重篤な合併症となる。

[3] **紫斑病**　発症機序は不明であるが，点状出血・斑状出血をみとめ，血小板は正常，あるいは減少する。

[4] **胎児水腫**　経胎盤感染により，ウイルスが肝臓で増殖し，肝臓内の造血抑制がおこる。このため，重症貧血・心不全に伴う水腫状態がみられ，流産・死産を合併する。

治療▶　対症療法を行う。

予防▶　入院の場合は隔離を必要とする。上気道症状があるときは感染力があるとみなし，他者との接触をできるだけ避ける。妊婦が感染すると胎児水腫を合併することがあるので，接触しないようとくに注意する。症状が出たあとは感染力が弱いので，通学や外出は症状に応じて判断する。

4 突発性発疹症 exanthema subitum

原因▶　ヒトヘルペスウイルス6型(HHV-6)により，母親からの移行抗体が消失する生後5か月以降，6〜12か月の乳児に感染する。

症状▶　突然発熱し，弛張型または稽留型の高熱が数日間続いたあと，解熱とともに全身に発疹があらわれる。発疹は，麻疹や風疹に似た小さい紅斑で，体幹・頸部・項部にあらわれる(▶図6-2)。瘙痒感はなく，2，3日で消退する。高熱のわりに全身状態がよいことが多い。大泉門膨隆，リンパ節腫脹や下痢などもみられる。

治療▶　対症療法を行う。

5 単純ヘルペスウイルス感染症 herpes simplex virus infection

初感染後，潜伏感染の状態が続き，ウイルスの再活性化に伴って，しばしば再発(回帰発症)を繰り返す。

● 新生児ヘルペス neonatal herpes

原因▶　単純ヘルペスウイルス1型の感染による。分娩時，産道通過の際に母子垂直感染する。母親が無症候性の場合もある。発症は生後14日以内の場合が多い。

治療▶　アシクロビルを投与する。

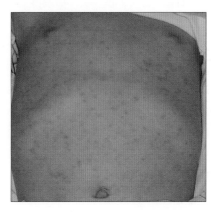

体幹部を中心に全体にみとめられる紅斑

（畑江芳郎・西基：カラー口絵3. 畑江芳郎ほか監修：STEP 小児科，第3版. 海馬書房，2012 による）

▶図6-2 突発性発疹症の発疹

● ヘルペス脳炎 herpes simplex encephalitis

原因▶ おもに単純ヘルペスウイルス1型の感染による。子どもでは初感染が多い。

症状▶ 発熱，活動性の低下などの症状が出たあと，意識障害や痙攣などの中枢神経症状が出現する。無治療では致死率が高い。

治療▶ アシクロビルの投与と脳炎に対する対症療法を行う。

● ヘルペス性口内炎 herpetic stomatitis

原因▶ 母親からの移行抗体がなくなる6か月〜3歳の乳幼児における，単純ヘルペスウイルス1型の初感染による。潜伏期は2〜3日である。

症状▶ 高熱が3〜4日持続したのち，歯肉口内炎をおこし，疼痛のために水分や食事の摂取が困難となる。症状は4〜5日持続し，その後1週間ほどで回復する。

治療▶ アシクロビルの投与，口内痛にはステロイド薬の口腔内噴霧を行う。

● カポジ水痘様発疹 Kaposi varicelliform eruption

原因▶ 乳児，とくにアトピー性皮膚炎のある乳児が単純ヘルペスウイルス1型に感染したことによる。

症状▶ 紅斑を伴った小水疱が顔面・上半身を中心に全身に生じる。

合併症▶ 高熱を伴うこともあり，約2週間の経過であるが，脱水や二次感染などで容易に重篤化するので注意する。

治療▶ アシクロビルの投与，アシクロビル軟膏の塗布を行う。

▶表6-6 水痘の経過

	急性期	回復期
期間	3〜5日(1〜5病日)	4〜6日(6病日以降)
発熱	38.0〜39℃	37℃台前半〜平熱
発疹	+	−

6 水痘 varicella

原因▶ 水痘-帯状疱疹ウイルスの初感染により，飛沫感染・接触感染・空気感染でおこる。潜伏期は14〜21日(通常14〜16日)である。発疹のあらわれる1日前から，すべての皮疹が痂皮となるまでの期間，感染する可能性がある。感染様式は飛沫・接触感染であり，非常に感染力が強く，発疹が出る前から感染力があるので容易に多くの子どもが感染する。

症状▶ 軽い発熱とともに発疹があらわれる。小さく赤い紅斑で，まもなく丘疹になり水疱ができる。水疱の内容は水のように澄んでおり，あとで多少にごる。大きさは粟粒大からアズキ大，2〜3日で乾燥し，黒褐色の痂皮をつくり，2週間前後で脱落する。おもな経過を**表6-6**に示した。
瘢痕は残らないが，爪でかき破ると黄色ブドウ球菌などの化膿をおこす細菌に感染して瘢痕を残す。発疹は漸進的にあらわれ，痂皮のあるもの，水疱のあるものといろいろな発疹が混在するのが特徴である。発疹は全身にあらわれ，頭髪部・陰部などにもみられる。口腔・舌・結膜などにも出る。

合併症▶ 水疱をかき破った部位からの二次的感染症，脳炎，肺炎などがある。

治療▶ アシクロビルが有効であり，発症後早期の投与(水疱出現後3日以内)がすすめられている。皮膚のかゆみが強いときには，フェノール亜鉛華リニメント(カチリ：カルボールチンク-リニメントの略)を発疹にのせるように塗布する。

予防▶ 水痘生ワクチンによる予防接種が可能である。接種年齢は2歳前後が適当である。入院中の場合は，発症した子どもを隔離し，同室児は潜伏期が過ぎるまでその病室を閉鎖して観察をする。易感染患者の場合には，水痘高力価のγグロブリンやアシクロビルを投与する。

7 帯状疱疹 herpes zoster

原因▶ 水痘-帯状疱疹ウイルスの回帰発症による。

症状▶ 神経の走行に沿って小丘疹や小水疱が群生する(▶図6-3)。発疹は胸部・顔面・腰部・仙骨部の片側にあらわれ，激しい神経痛を伴う。5〜10日で軽快する。

治療▶ 新生児，ステロイド療法中の子ども，がん罹患患児には，水痘高力価の免疫グロブリンやアシクロビルを投与する。

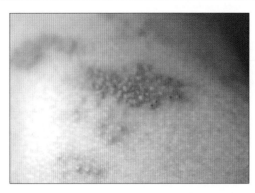

紅暈を伴った小水疱
が多数みとめられる

（畑江芳郎・西基：カラー口絵3. 畑江芳郎ほか監修：STEP 小児科，第3版. 海馬書房，
2012 による）

▶図 6-3　帯状疱疹の小水疱

8　手足口病 hand, foot and mouth disease

原因▶　原因ウイルスは，コクサッキーウイルス A(CA)16 が大多数で，ほかにはエ
ンテロウイルス(EV)71，CA10，CA5 などがみとめられる。潜伏期は 3〜6 日
間で，飛沫・経口感染でおこる。症状消失後 3〜4 週は，糞便中にウイルスが
排泄され感染源となる。乳幼児に多くみられ，夏季の発生が多く，流行するこ
ともある。

症状▶　微熱程度の発熱が罹患者の 1/2〜1/3 にみられる。発熱・口内痛や咽頭痛の
のち，手背・手掌・指間・趾間・足背・足底・膝関節・口腔粘膜に水疱性丘
疹がみられる。丘疹の出現部位は多様で，手・足・口の 3 か所にそろって出
現しない例もある。口腔粘膜の水疱はアフタ様病変を生じ，疼痛を伴う。2〜
4 日で水疱は乾燥して飴色になり，丘疹は痂皮を形成し，7〜10 日で瘢痕を残
さず治癒する。

合併症▶　下痢を伴うことがある。ごくまれに髄膜炎があり，流行時には死亡例の報告
もある。

治療▶　自然治癒するので特異的な治療はないが，咽頭炎・上気道炎と同様の対症療
法を行う。皮膚の水疱に対する治療は必要ない。口腔内病変に対しては口腔内
用ステロイド，また口腔内疼痛緩和のためにリドカイン塩酸塩ゼリーを使用す
ることもある。

9　ヘルパンギーナ herpangina

原因▶　流行例では，コクサッキーウイルス A 群ウイルス(CA)1〜6, 8，コクサッキ
ーウイルス B 群ウイルス(CB)1，エコーウイルス 16, 25 など，孤発例では，
CA7, 9, 16，CB1〜5 などがみられる。潜伏期は 2〜4 日で，乳幼児に多く，夏

季の発生が多い。

症状▶　39℃ 以上の突然の発熱で発症し，典型的な症状が始まる。おもな症状は発熱・咽頭痛，ときに頭痛・腹痛・嘔吐がみられる。咽頭の口蓋弓部の口腔粘膜に水疱や潰瘍をきたす。

治療▶　口腔内の痛み，脱水や摂食困難に対する対症療法を行う。

10 咽頭結膜熱 pharyngeal conjunctival fever(PCF，プール熱)

原因▶　病原体はアデノウイルス(Ad)3, 4, 7 で，潜伏期は 5〜7 日である。夏季に流行することがあり，プールの水を介して感染するので，俗にプール熱といわれる。プール以外では飛沫感染が主で，結膜への直接感染の可能性は低い。

症状▶　発熱，咽頭炎，結膜炎が三主徴である。その他，咽頭痛，咳嗽，眼痛，頭痛，食欲不振，下痢などがある。

治療▶　発熱に対する解熱薬，結膜炎に対する点眼薬などの対症療法を行う。

11 流行性耳下腺炎 mumps

原因▶　ムンプスウイルスによる感染症で，飛沫感染により鼻咽頭から侵入する。30〜40% は不顕性感染で，潜伏期は 2〜3 週である。侵入したウイルスは鼻腔・上気道粘膜で増殖したのち，所属リンパ節に広がり，ウイルス血症をきたす。全身感染により終生免疫を獲得する。好発年齢は 3〜6 歳である。

症状▶　咀嚼すると悪化する耳痛に続いて，発熱・頭痛・食欲不振がおこる。その後 1〜2 日で耳下腺が腫脹する(両側性の腫脹は 75% 程度)。腫脹は耳介周囲で，境界は不明瞭である。無症状から耳下腺の腫脹・疼痛が出現することもある。腫脹はしだいに増大し，圧痛と開口時の疼痛があり，38〜39℃ の発熱を伴う。多くは 3〜7 日で腫脹が消失し，数日後に治癒する。耳下腺が腫脹する前 7 日から腫脹後 9 日の間に感染力がある。

合併症▶　[1] **無菌性髄膜炎・脳炎**　10 歳以下の子ども，男児に多い。耳下腺炎症状を伴わないことも多い。

　[2] **感音性難聴**　好発年齢は 5〜9 歳といわれ，一側性に急性発症し，高度のことが多い。

　[3] **精巣上体炎・精巣炎または卵巣炎**　小児期の罹患による発症はまれで，思春期以降の男性の罹患では 10〜30% に精巣上体(副睾丸)炎・精巣(睾丸)炎を発症する。この場合，不妊となるのはまれである。女性の罹患では卵巣炎はまれで 5% 程度，その後の不妊との関連は不明である。

治療▶　対症療法を行う。

予防▶　弱毒生ワクチンを接種する。

12 普通感冒 common cold

第 7 章を参照のこと(▶178 ページ)。

13 伝染性単核球症　infectious mononucleosis

原因▶　EB ウイルスの感染による。潜伏期は 2〜6 週と考えられる。ウイルスは唾液に存在し，経口・経気道的に伝播して，B 細胞で増殖する。わが国では 2〜3 歳までにほとんどが感染し，抗体保有率は 70% 程度である。欧米では思春期に初感染することが多いので俗にキス病 kissing disease，大学病 college disease などとよばれる。

症状▶　1〜2 週間持続する発熱，咽頭痛，頸部リンパ節腫脹を三主徴とする。その他，全身倦怠感，偽膜を付着する扁桃炎，肝脾腫などをみとめる。2〜3 週で自然治癒する。

合併症▶　まれに間質性肺炎，ギラン-バレー症候群，小脳性失調症を合併することがある。

治療▶　対症療法を行う。二次感染を合併しない限り抗菌薬は不要であり，発疹を誘発させるというペニシリン系抗菌薬を避ける。

14 インフルエンザ　influenza（流行性感冒）

原因▶　インフルエンザウイルス A, B, C 型の飛沫感染により，鼻腔・咽頭から侵入し，上気道の粘膜上皮細胞で増殖する。また，呼吸器症状のある患者からの気道分泌物により接触感染もおこる。潜伏期は 1〜3 日である。発症前日から発症後 7 日間は感染する可能性があり，とくに発症後 3〜4 日間は高い感染力がある。

　　A 型はさまざまな動物に感染し，多くの亜型に分けられるが，B 型・C 型はおもにヒトに感染し，亜型はそれぞれ 1 つである。また，新しい亜型の出現により，世界的な大規模流行（パンデミック pandemic）となることがある。

症状▶　悪寒・発熱・頭痛・関節痛・筋肉痛が突然あらわれ，続いて咳嗽・鼻汁などの上気道炎症状があらわれる。消化器症状を伴うこともある。合併症がなければ 2〜4 日で解熱し，軽快する。

合併症▶　細菌感染を重複すると重篤化しやすい。また，学童では 50 万〜100 万人が罹患し，インフルエンザ脳炎・脳症を合併するのは 100〜300 人で，その場合の死亡率は 30% 前後とされている。

治療▶　保温・安静のほか，上気道症状に対して対症療法を行う。初発症状発来後 48 時間以内であれば抗ウイルス薬が有効である。一般には A・B 型に有効なオセルタミビル（タミフル®）の服用，ザナミビル（リレンザ®）の吸入が行われ，ほかにラニナミビル（イナビル®）の吸入，ペラミビル（ラピアクタ®）の点滴静注が行われることもある。

　　インフルエンザの発熱に対し，解熱薬としてジクロフェナクナトリウム（ボルタレン®など）の使用は禁忌であり，メフェナム酸（ポンタール®など）のほか非ステロイド性抗炎症薬（NSAIDs）の使用は要注意である。これは，インフル

エンザ脳炎・脳症による死亡率が有意に高まるためであり，発熱に対しては，アセトアミノフェン 10 mg/kg/回，またはイブプロフェン 3〜6 mg/kg/回や，その他の代替処置で対応する。

予防▶　不活化ワクチンを接種する。ワクチンの使用ウイルスは，前年の流行株を参考に検討されてつくられるが，より効果的なワクチンの開発が期待されている。ハイリスク者である子どもへのワクチン接種の推奨が重要である。流行期には，混雑した場所への外出を避け，うがい・手洗いの励行，いわゆる咳エチケット（マスク着用など）による飛沫感染予防の励行が望ましい。発症者は感染拡大を避けるため，発症後 5 日間は外出を避け，易感染者との濃厚接触を避ける。

15 急性灰白髄炎 acute anterior poliomyelitis（ポリオ）

原因▶　エンテロウイルス属のポリオウイルスの経口感染による。ポリオウイルスにはⅠ型，Ⅱ型，Ⅲ型の 3 種類の血清型があり，90 % 以上は不顕性感染か不全型感染である。糞便中ウイルスが経口感染により侵入し，咽頭・小腸粘膜で増殖し，リンパ節を経由して血流に入り，中枢神経系に感染する。発症までの潜伏期はおよそ 1〜2 週であり，糞便中のウイルス排泄は発症から 1 か月ほどである。急性期には飛沫感染もある。感染症法の 2 類感染症である。近年は予防接種の普及により発症はほとんどみられなくなっている。

症状▶　典型的なポリオは 1〜2 日のかぜ症状のあと，解熱に相前後して**急性弛緩性麻痺** acute flaccid paralysis（AFP）が突然あらわれる。麻痺部は疼痛を伴うことが多い。おもな症候，麻痺型を**表 6-7, 8** にまとめた。

合併症▶　球麻痺を合併して嚥下障害・発語障害・呼吸障害を生ずることがある。

予後▶　麻痺は 1〜2 日で回復に向かい，はじめの 2 か月間はすみやかに，以後 1〜2 年徐々に回復する。完全に回復することもあるが，麻痺が多少残ることが多い。

▶表 6-7　ポリオのおもな症候

不顕性感染	無症状
不全型	1〜2 日の発熱，下痢・便秘などの消化器症状，咽頭痛・咳嗽などの呼吸器症状
非麻痺型	不全型の症状に，髄膜刺激症状が加わり，無菌性髄膜炎となるが麻痺はない。
麻痺型	不全型の症状，非麻痺型の症状に続いて，解熱と同時あるいは少し遅れて急性の弛緩性麻痺をあらわす。有熱期に四肢の疼痛を訴えることが多い。
その他	多発性神経炎型や脳炎型など

▶表 6-8　ポリオの麻痺型

脊髄型	麻痺型の約 80 % を占める。非対称性で筋は弛緩，罹患部位の腱反射消失する。麻痺は一側下肢が多く，ついで両側上肢が多い。
ランドリー型	左右対称性・上行性に進行する。呼吸筋に麻痺が及ぶと死にいたる。
球・橋型	延髄・橋運動核の麻痺をおこす。呼吸・循環中枢がおかされると死にいたる。
その他	髄膜・脳炎型，運動失調型，末梢神経炎型など

治療▶　特異的治療はないが，初期は床上安静にし，疼痛には温湿布を行うなどの対症療法を行う。急性期を過ぎたら，マッサージや機能訓練などのリハビリテーションを開始する。

予防▶　不活化ワクチンを接種する[1]。

16 ギラン-バレー症候群 Guillain-Barré syndrome

第13章を参照のこと（▶396ページ）。

17 日本脳炎 encephalitis japonica

原因▶　日本脳炎ウイルスがコガタアカイエカを媒介して感染する（ウイルス保有の蚊に刺されてウイルス血症をおこす）。潜伏期は7〜10日である。不顕性感染が多く，発症率は1,000〜2,000に1人とされる。

症状▶　発熱・頭痛・嘔吐によって発症し，項部硬直・ケルニッヒ徴候・腱反射亢進・病的反射などの症状が加わる。発症後数日で意識障害があらわれることが多い。

治療▶　対症療法を行う。

予防▶　不活化ワクチンを接種する。その他，カの駆除，日本脳炎ウイルスの増幅動物であるブタへのワクチン接種も試みられている。

18 無菌性髄膜炎 aseptic meningitis

原因▶　ムンプスウイルス，エコーウイルス，コクサッキーウイルス，ヘルペスウイルスなどのウイルス感染による。原因不明のことも多い。

症状▶　軽症の髄膜炎であり，発熱・感冒様症状のほか，頭痛，嘔吐，項部硬直，ケルニッヒ徴候などの症状があらわれる。治療が適切に行われると経過は良好である。

治療▶　対症療法を行う。対症療法と安静臥床により1週間から10日ぐらいで軽快する。

予後▶　大部分は後遺症を残さない。

19 急性出血性結膜炎 acute hemorrhagic conjunctivitis

原因▶　エンテロウイルス70型，コクサッキーウイルスA-24，アデノウイルス11型の感染による。汚染された手指を介して眼から眼へ伝播する。家族内や病院

---

1) ワクチンには不活化ポリオワクチン inactivated poliomyelitis vaccine（IPV）と経口生ポリオワクチン oral poliomyelitis vaccine（OPV）があり，わが国では OPV の定期接種が従来行われてきた。しかし，まれにワクチン株由来のポリオウイルスによる患者報告（ワクチン関連麻痺 vaccine associated polioparalysis〔VAPP〕）があることから，2012年9月より OPV は任意接種となり，4種混合（DPT-IPV）として IPV が定期接種となった。

内での感染が多い。潜伏期は24時間前後である。

症状▶　両眼結膜の充血をきたし，眼痛や異物感と流涙がある。急性に経過し，自覚症状は発病後数時間が最も強く，翌日には軽減する。約90％は7日以内に軽快する。

合併症▶　脊髄神経根炎，脳神経障害などがある。

治療▶　対症療法を行う。

20 先天性サイトメガロウイルス感染症（巨細胞封入体症 cytomegalic inclusion disease）

原因▶　妊娠中のサイトメガロウイルス初感染によって，胎児に経胎盤感染する。ウイルスは唾液腺・尿・体液のほか，肝臓などの臓器から分離される。感染臓器では，核内で細胞質内封入体を有する巨大細胞をみとめる。

症状▶　妊娠中の母親は無症状であるが，子どもに低出生体重児，肝脾腫，黄疸，血小板減少性紫斑病，脳室周囲の石灰化，小頭症，網脈絡膜炎，心奇形などをみとめる。

治療▶　対症療法と，ガンシクロビル・γグロブリン製剤を用いて治療が行われる。ワクチンは実用化されていない。

21 遅発性ウイルス感染症 slow virus infection

ヒトの遅発性ウイルス感染症と病原因子を表6-9に示す。

● 亜急性硬化性全脳炎 subacute sclerosing panencephalitis（SSPE）

原因▶　麻疹罹患後6～8年で発症する。患者の脳から麻疹様のウイルス（SSPEウイルス）が分離され，これは不完全なウイルス粒子として細胞内に集積してSSPEを発症させると考えられている。

症状・予後▶　7～8歳の学童に好発する。全経過は1～2年で，以下の4期に分類される。

[1] **第1期**　イライラ，怒りっぽいなど行動異常・知能の退行現象。

[2] **第2期**　痙攣・運動障害・アテトーゼ様運動・知能面の退行。

[3] **第3期**　昏睡・後弓反張・刺激に対し無反応。

[4] **第4期**　無言症，脳皮質機能の喪失，筋緊張低下，脳機能を完全に喪失して死亡する。

治療・予防▶　対症療法のみで有効な治療はない。生ワクチン接種は，自然罹患よりも発症

▶表6-9　ヒトの遅発性ウイルス感染症

感染症	病原因子
亜急性硬化性全脳炎（SSPE）	麻疹ウイルス
進行性多巣性白質脳症（PML）	ヒトポリオーマウイルス（JCウイルス）
後天性免疫不全症候群（AIDS）	ヒト免疫不全ウイルス
成人T細胞白血病（ATL）	ヒトTリンパ球向性ウイルス

頻度が減少するという。麻疹ワクチンの接種を積極的にすすめる。

22 後天性免疫不全症候群 acquired immunodeficiency syndrome(AIDS)

原因▶ ヒト免疫不全ウイルス(HIV)の感染によるもので，長い経過をたどり発症する。子どもへの主要な感染経路は母子感染(垂直感染)である。1985年以前には，血友病や新生児ビタミン K 欠乏性出血症の治療のために使用された血液製剤からの感染があった。1985年以後は，ドナースクリーニングとウイルス不活化処理が行われ，この成因による新たな感染者は出ていない。

母子感染の感染経路として，経胎盤・分娩周辺期・産道・経母乳が考えられる。選択的帝王切開(母子感染のリスクを下げる目的で，分娩予定日前に帝王切開とする)の感染抑制効果や，感染児の症状発現時期からみて，分娩周辺期の母児間輸血や母体血による汚染が主経路と考えられている。

症状▶ 感染1〜2週後に感冒症状をみとめるが，これは2〜3週で消失し，4〜5年は無症状に経過する。HIV 抗体は6〜8週後にみとめられる。抗体陽性で無症状の感染者は**無症候性キャリア**という。4〜5年後には，全身のリンパ節腫脹，発熱，下痢，倦怠感などがみられ，これらは AIDS 関連症状(AIDS related complex〔ARC〕)という。さらに進行し，CD4 陽性 T 細胞の減少(子どもでは年齢によって免疫抑制程度が異なる)，ニューモシスチス肺炎・カンジダ症などの日和見感染，カポジ肉腫などの腫瘍が併発すると AIDS と診断される。

母子感染による潜伏期は4〜6か月の短い期間で，1歳に満たないうちに80%近くの子どもが AIDS 関連症状をみとめる。成人でもみられるニューモシスチス肺炎，リンパ性間質性肺炎，再発性細菌性肺炎のほか，体重増加不良，下痢，脳症，食道・気管支の侵襲性カンジダ症などがみられる。

予後▶ HIV 感染者で未治療の場合，3年後の発症リスクは CD4 陽性 T 細胞数が少ないほど，血中 HIV/RNA 量が多いほど高い。早期治療開始により，生命予後は飛躍的に改善している。

治療・予防▶ HIV 伝播を予防する教育広報活動が世界的に行われている。予防ワクチンはまだ開発されていない。治療は AIDS 関連症状に対する対症療法，逆転写酵素阻害薬のジドブジンやジダノシンなどの HIV 感染症治療薬の多剤併用療法 combination anti-retroviral therapy(cART)を行う。

③ 細菌感染症

1 百日咳 pertussis

原因▶ グラム陰性好気性桿菌である百日咳菌の飛沫感染で，上気道より菌が侵入する。感染力は強く，患者から感染し，潜伏期は1〜2週である。

症状▶ 百日咳の病態には3つの段階があり，全経過は1か月半から2か月と長い。

発症から2〜3週間は排菌の可能性がある。

[1] カタル期　感冒様症状が1〜2週ほど続く。この時期は最も感染力が強い。

[2] 痙咳期　連続性の短い咳嗽が発作性におこり(痙咳 staccato)，息を吸う間がないため，静脈圧の亢進によって顔面の紅潮，眼瞼浮腫，顔面の点状出血，眼球結膜の出血などがあらわれる。この短い咳嗽のあとに，急に深く息を吸うので，吸気性の笛声(てきせい)が聞かれ，咳嗽と笛声の咳嗽発作が繰り返される(レプリーゼ reprise)。咳嗽発作以外のときはまったく正常の状態であることで，ほかの気道疾患と異なる。乳児の場合には，無呼吸発作や痙攣をおこすことがある。痙咳期は4週間ほどで，咳嗽発作はしだいに軽快するが，2か月くらい残る。

[3] 回復期　発作回数は減少するが，この間，感冒などに罹患すると再び咳嗽発作をみることがある。約2週間で軽快する。

合併症▶　混合感染による肺炎をおこすことがある。

治療▶　早期にアジスロマイシンなどのマクロライド系抗菌薬を投与する。咳嗽発作には，場合により鎮咳・去痰薬の投与など対症療法を行う。初期から治療開始した場合，カタル期を過ぎれば入院中でも隔離の必要はない。

予防▶　百日咳ワクチンの接種が有効であり，わが国ではDPT-IPV(ジフテリア・百日咳・破傷風・ポリオ)の四種混合ワクチンの接種を行っている。

2 ジフテリア diphtheria

原因▶　グラム陽性無芽胞桿菌であるジフテリア菌の飛沫感染による急性伝染病であり，鼻咽頭から菌が侵入する。健康保菌者からの感染が多く，潜伏期は2〜7日である。

症状▶　菌が侵入した局所の偽膜病変と，ジフテリア毒素によって生じる病変に大別される。

[1] 咽頭ジフテリア　症状は発熱・嘔吐・頭痛・咳嗽であり，扁桃に偽膜をみとめる。特徴は嗄声(させい)と犬吠様咳嗽(けんばい)である。

[2] 鼻ジフテリア　症状は鼻炎とともに鼻汁に血液がまじり，鼻孔周囲にびらん・血痂(けっか)をみる。鼻中隔に灰白色の偽膜をみとめる。

[3] 心筋炎　心筋，心臓の伝導系および血管運動神経がジフテリア毒素におかされ，多くは発病2〜3週間後に発症し，突然心筋障害で死亡することがある。

[4] 神経麻痺　ジフテリア毒素が末梢神経に作用するためにおこり，軟口蓋・眼筋・呼吸筋・四肢筋などの麻痺がおこる。

治療▶　抗毒素療法が最も有効であり，できる限り早期にジフテリア抗毒素血清(ウマ抗血清)を大量投与する。この治療用抗毒素はトキソイドおよび毒素をウマに注射し，得られた高度免疫血清を材料としたもので，投与の際にはウマ血清にアレルギーのないことを確認し，投与後は血清病に注意する。ペニシリン系・テトラサイクリン系・マクロライド系の抗菌薬による化学療法を併用する。

予防▶　ジフテリアワクチン(トキソイド)の接種であり，わが国では通常DPT-IPV

（ジフテリア・百日咳・破傷風・ポリオ）の四種混合ワクチン接種を行っている。

3 ブドウ球菌感染症 staphylococcosis

原因▶ グラム陽性通性嫌気性菌であるスタフィロコッカス属の菌による感染症である。以下の3種が重要である。

[1] **黄色ブドウ球菌** 皮膚に癤（せつ），癰（よう），膿痂疹（のうかしん）（とびひ），蜂巣炎（ほうそう）（蜂窩織炎（ほうかしき）），毛囊炎（もうのうえん）をおこす。また，結膜炎・乳房炎・肺炎・骨髄炎など，全身の臓器に化膿巣をつくり，敗血症をおこすこともある。耐熱性の腸管毒素 enterotoxin によって，食中毒をおこすことがある。この中毒症状は，潜伏期が短く，食品摂取後1〜6時間後に吐きけ・嘔吐などの症状がおこる。

また，TSST-1 毒素によって発熱・発疹・低血圧・臓器不全などのショック症状を示すものを，高熱毒素性ショック症候群 toxic shock syndrome という。近年は，多剤耐性の**メチシリン耐性黄色ブドウ球菌**（MRSA）による院内感染に注意が必要である。

[2] **表皮ブドウ球菌** 表皮常在菌で，日和見感染をおこす。

[3] **腐生（ふせい）ブドウ球菌** 外界に存在し，膀胱炎などをおこす。

治療▶ 対症療法のほか，ペニシリン系・マクロライド系など，ブドウ球菌に感受性のある抗菌薬を投与する。MRSA にはバンコマイシンが有効である。

4 ブドウ球菌性熱傷様皮膚症候群 staphylococcal scalded skin syndrome(SSSS)

原因▶ 皮膚剝脱毒素（はくだつ）exfoliative toxin を産生する黄色ブドウ球菌の感染により，5歳以下の乳幼児に好発する。治療を行い，二次感染がなければ1週間〜10日で軽快する。

症状▶ はじめは軽度の発熱と眼・口周囲の発赤，頸部や腋窩の紅斑から始まり，しだいに膜様落屑（らくせつ）や，口周囲の放射状亀裂がおこる。扁桃炎や**ニコルスキー現象**（剝離していない皮膚面をこすると，表皮が剝脱する）をみとめることもある。

生後1〜2週ごろの新生児がこの菌に感染すると，表皮に熱傷のような剝離が広範囲におこり，高熱を伴って全身状態に影響する（リッター病 Ritter disease）。

治療▶ 黄色ブドウ球菌に感受性のある抗菌薬を投与し，外用薬を塗布する。

5 溶血性レンサ球菌感染症 infectious disease due to hemolytic streptococcus

原因▶ グラム陽性通性嫌気性菌であるレンサ球菌属の菌による感染症である。レンサ球菌を培養すると，集落周囲に特有の溶血環 hemolysis をつくり，その性状によって不完全溶血をα，鮮明に溶血環をつくるものをβ，非溶血性のものをγという。細胞壁の糖質に基づく分類（ランスフィールド Lancefield 分類）によりA〜H，K〜Tに分類される。おもなレンサ球菌の分類を**表6-10**に示した。

レンサ球菌属には多数の菌が含まれているが，通常「溶レン菌」といわれる

▶表6-10　おもなレンサ球菌属の分類

ランスフィールド血清型	溶血性	菌種
A群	β	*S. pyogenes*（化膿レンサ球菌）
B群	β	*S. agalactiae*（GBS）
	α	*S. pneumoniae*（肺炎レンサ球菌）

のは，A群溶血レンサ球菌（化膿レンサ球菌）である。レンサ球菌属によるおもな病態を以下に示す。

[1] 化膿レンサ球菌　咽頭炎・扁桃炎・髄膜炎・皮膚化膿性疾患や，菌が血中に入って敗血症をおこすことがある。

病態・症状▶　①**猩紅熱**　化膿レンサ球菌による咽頭炎のあとに発症する。症状は悪寒・発熱・咽頭痛・頭痛・嘔吐・下痢などである。この菌が産生する溶血毒素や発熱毒素が血行性に伝播し，皮膚の末梢血管を拡張させて発疹を生じさせる。発疹は発熱1〜2日目にあらわれ，鮮紅色粟粒大の小斑点で互いに融合し，一面に鮮紅色を呈して健康な皮膚を残さない。近年，典型例は少なく，軽症での経過が多くなり，合併症の発生率も減っている。

②**丹毒**　真皮をおもな病変の場とする炎症性疾患である。皮膚の小さな損傷から感染する。症状は感染部位の浮腫，境界鮮明な発赤紅斑，痛みであり，発熱やリンパ節炎を伴う。

③**劇症型A群レンサ球菌感染症**　レンサ球菌性毒素性ショック症候群 streptococcal toxic shock syndrome（STSS）ともよばれ，軟部組織の壊死を伴い，発症すると全身状態が急激に悪化して多臓器不全に陥いる。死亡率の高い疾患である。

合併症▶　数週間後にリウマチ熱（発熱，心筋炎・関節炎）や，糸球体腎炎（血尿・浮腫・高血圧，▶346ページ）を発症することがある。

治療▶　ペニシリン系抗菌薬を投与する。

[2] B群レンサ球菌（GBS）　咽頭や腟に常在しており，女性では尿路感染症のほか，産道感染により新生児に敗血症や髄膜炎をきたす。

治療▶　ペニシリン系抗菌薬を投与する。

6　細菌性赤痢 shigellosis

原因▶　グラム陰性桿菌の赤痢菌属による偽膜性・潰瘍性大腸炎であり，経口的に食物を介しておこる。赤痢菌はA亜群（志賀赤痢菌），B亜群（フレクスナー菌），C亜群（ボイド菌），D亜群（ソンネ菌）の4菌種に分類される。わが国ではB，D群によるものが多い。

症状▶　潜伏期は1〜4日で，症状は発熱，下痢，腹痛，膿・粘血便，しぶり腹などである。D群によるものは比較的軽症である。

治療▶　下痢の対症療法と，ホスホマイシン系・ニューキノロン系（ノルフロキサシ

▶表6-11 病原性大腸菌の分類とその疾病

病原菌	罹患年齢	分布	潜伏期間	罹患病日	おもな増殖の場	主要症状	毒素	類似した感染様式の菌
腸管病原性大腸菌（狭義）（EPEC）	幼小児,学童（成人）	世界各地	2〜6日	1〜3週間	小腸	下痢（水様）,腹痛		サルモネラ（局所型）
腸管毒素原性大腸菌（ETEC）	幼小児,成人（おもに旅行者）	世界各地（とくに発展途上国）	12〜72時間	2〜5日	小腸	下痢（米のとぎ汁様）,嘔吐	LT,ST	コレラ
腸管凝集付着性大腸菌（EAggEC）	乳幼児	世界各地（とくに発展途上国）	2〜6日	1〜3週間	小腸	EPECの症状に類似（遅延性下痢が多い）		サルモネラ（局所型）
腸管組織侵入性大腸菌（EIEC）	全年齢層	世界各地	2〜3日	1〜2週間	大腸	赤痢,発熱,嘔吐,腹痛		赤痢
腸管出血性大腸菌（EHEC）	全年齢層	世界各地（とくに先進国）	1〜十数日	7〜10日	大腸	下痢（はじめ水様,のちに血性）,腹痛,HUS（小児や高齢者）	stx	

HUS：溶血性尿毒症症候群　LT：易熱性毒素　ST：耐熱性毒素　stx：志賀毒素（様毒素），ベロ毒素ともいう。
（「小熊惠二：各菌の性状と病原性，コンパクト微生物学（小熊惠二・堀田博編），改訂第3版，p.50，2009，南江堂」より許諾を得て改変し転載）

ン）などの抗菌薬を投与する。多剤耐性菌があるので，抗菌薬の選択には薬剤感受性試験が重要である。

7 病原性大腸菌感染症 pathogenic esherichia coli infection

原因▶　グラム陰性通性嫌気性桿菌の大腸菌のうち，病原性の強い菌群による感染症である。これらは下痢原性（病原性）大腸菌とよばれ，その分類と疾病を表6-11に示した。

　腸管出血性大腸菌による下痢症は，**溶血性尿毒症症候群** hemolytic uremic syndrome（HUS，▶354ページ）を続発することがあり，3類感染症である。これらの大腸菌は，小腸・大腸の上皮細胞に特異的に結合できる定着因子をもち，下痢や細胞障害をきたす毒素を産生する。

治療▶　ホスホマイシン系・ニューキノロン系などの抗菌薬を投与する。

8 敗血症 sepsis

　敗血症は臓器に病原体の感染巣があり，ここから血液中に病原体および代謝産物・毒素などが侵入し，全身症状を呈するものである。

原因▶　病原菌は，グラム陽性菌では黄色ブドウ球菌・表皮ブドウ球菌・α溶血性レ

ンサ球菌が，グラム陰性菌では大腸菌・肺炎桿菌・緑膿菌などが多く，カンジダを主体とした真菌も多い。

症状▶　悪寒戦慄を伴う高熱，倦怠感，呼吸促迫，消化器症状，黄疸，皮下出血，肝臓・脾臓の腫大などがおこる。

治療▶　感受性のある抗菌薬の多剤併用を行う。

9 破傷風 tetanus

原因▶　グラム陽性桿菌である破傷風菌による感染症であり，この菌の産生する神経毒素(テタノスパミン〔破傷風毒素〕)によりおこる。創傷部から菌が侵入して増殖する。潜伏期は 14 日以内である。

症状▶　運動系の神経活動が亢進し，硬直性痙攣がおこる。咬筋の硬直による開口障害(牙関緊急)がおこり，嚥下・言語・歩行障害となる。しだいに全身の筋肉の痙攣(反弓緊張)へと進展する。経過中を通して意識は清明で，筋収縮に伴う疼痛は激しい。臨床症状による早期診断により，できるだけ早期に治療することが重要である。

治療▶　早期に抗毒素(破傷風免疫ヒトグロブリン)を投与し，筋弛緩薬，抗痙攣薬などの対症療法を行う。また，ペニシリン系抗菌薬を投与する。

予防▶　ワクチン(沈降破傷風トキソイド)が有効であり，小児期にジフテリアトキソイド，百日咳ワクチン，ポリオワクチンを混合した DPT-IPV ワクチンの接種により基礎免疫を獲得させる。以後 10 年に 1 回の追加接種が望ましい。

10 細菌性髄膜炎 bacterial meningitis

原因▶　起炎菌として，新生児から生後 3 か月以内の乳児では B 群レンサ球菌・大腸菌を主とするグラム陰性桿菌が，生後 3 か月以降の乳児・幼児ではインフルエンザ菌・肺炎レンサ球菌が多い。年長児ではグラム陰性好気性球菌である髄膜炎菌によるものをみとめる。

　　また，免疫能低下の状態では，肺炎球菌・緑膿菌などのグラム陰性桿菌，リステリア菌，黄色ブドウ球菌(MRSA)などがみられ，脳室シャント後であれば，黄色ブドウ球菌・表皮ブドウ球菌などが多くみられる。感染経路はおもに飛沫感染であり，健康保菌者(鼻咽頭)から子どもに感染し，鼻咽頭粘膜で増殖後，血中に入り脳脊髄膜炎をおこす。死亡率は約 10%，難聴やてんかんなどの後遺症率は約 25% と重篤である。

症状▶　発熱・頭痛・嘔吐・項部硬直・ケルニッヒ徴候がみられる。後遺症として水頭症や知的障害を残すこともある。腰椎穿刺を行い，髄液圧の亢進，細胞数・タンパク含量の増加などの髄液所見により診断する。

治療▶　セフォタキシム，パーペネムを投与する。初期治療が予後を左右するので早期に診断し，治療を開始することが重要である。

予防▶　感染者からの伝播を避ける。細菌性髄膜炎の原因菌に対しては肺炎球菌ワク

チンがあり，インフルエンザ菌 b 型(Hib)と髄膜炎菌のワクチンも認可されている。

11 結核 tuberculosis

原因▶ グラム陽性好気性桿菌の結核菌による感染症である。気道から感染し，全身の臓器に結核病変をおこしうる。初感染では，患者からの飛沫感染・空気感染によって肺に感染巣をつくり，所属リンパ節に結核性病変がおこる(初期変化群)。80% はこの段階で初感染巣が石灰化し，発病せず治癒する。

初感染はツベルクリン反応(ツ反)陽性により確認することができる。しかし，結核菌が血行性・リンパ行性，あるいは管内性に広がると，肺結核，結核性髄膜炎，粟粒結核(結核菌がリンパ節病変から上行性に血流に入り，肺循環によって菌が肺全体に広がり，無数の小病巣をつくる)，胸膜炎，骨・関節結核，腎結核をおこす。

症状▶ 発病は初感染後 1 年以内のことが多いが，10〜20 年後に発病することもある。発病者の多くは高齢者であるが，近年は子どもや若年者も少なくない。子どもの結核は病初期には無症状のことが多い。年少児ほど家族内感染が多く，接触者健診で発見されることが多く，重要な感染経路である。母親が活動性結核である子どもの約 50% は，予防的化学療法をしないと生後 1 年以内に発病する。また，易感染性宿主 compromised host では，初感染で全身に急性粟粒結核を発症して死にいたることがある。結核は HIV 陽性者の主要な死亡原因であり，世界的な課題となっている。

ツベルクリン反応▶
検査 結核菌感染の有無を検査する皮内反応で，結核診断の際に補助的手段として必要不可欠である。一般診断用精製ツベルクリン(タンパク分画 PPD, purified protein derivative 0.05 μg/0.1 mL) 0.1 mL を前腕屈側の皮内に注射し，48 時間後に注射部位の発赤の大きさ(長径)を測定し，硬結・腫脹や水疱，二重発赤があれば併記する。発赤の長径(最大径)で判定する(▶表 6-12)。

インターフェロン▶
- γ 遊離試験 血液検査で，結核菌特異的タンパク質を抗原として，感染者の抗原特異的 T 細胞の免疫反応を測定する。

治療▶ 対症療法のほか，イソニアジド(INH)，リファンピシン(REP)，ピラジナミド(PZA)，ストレプトマイシン(SM)またはエタンブトール(EB)などの抗結核薬による三剤あるいは四剤併用療法を行う。

▶表 6-12 ツベルクリン反応の判定基準

		発赤径	硬結	二重発赤・水疱形成・壊死などの反応
陰性		10 mm 未満	なし	なし
陽性	陽性	10 mm 以上	なし	なし
	中等度陽性		あり	なし
	強陽性			あり

予防▶ 患者からの感染予防と BCG(カルメット-ゲラン菌 Bacille de Calmette et Guérin)の投与である。BCG は結核の発症予防に使われる弱毒生菌ワクチンである。接種方法は上腕外側中央部(三角筋下端部)をアルコール消毒し，乾燥させたあとにワクチンを滴下，管針を用いて経皮接種する。BCG 接種は 1 歳にいたるまで(標準期間 5〜8 か月)に行う。

④ 真菌感染症

1 カンジダ症 candidiasis

原因▶ カンジダ-アルビカンスなどカンジダ属の真菌による感染症である。菌はヒトの口腔・腸管・腟などに常在し，菌交代症や日和見感染をきたす。表在性と深在性に大別される。

[1] **表在性カンジダ症** 鵞口瘡(thrush，口腔粘膜に白色の小斑点を生じ，のちに融合して広がる。この症状による苦痛はないが，高度のときは哺乳障害になることがある)，外陰部腟炎，皮膚炎などがある。細胞性免疫能の低下している子どもでは，慢性粘膜皮膚カンジダ症 chronic mucocutaneous candidiasis (CMCC)をきたす。

[2] **深在性カンジダ症** 栄養障害，慢性呼吸器感染症，ステロイド薬や抗菌薬の長期投与などが誘因となり，腸管(消化器型カンジダ症)や，肺(呼吸器型カンジダ症)に発症することが多い。易感染宿主では，血行性に伝播し全身感染となる(汎発性カンジダ症)。

診断▶ サブロー Sabouraud ブドウ糖寒天培地を用い，37℃ で培養するとクリーム色のコロニーを形成する。

治療▶ 表在性には外用薬としてイミダゾール剤やナイスタチンの投与，アムホテリシン B のシロップの内服，深在性にはフルシトシン(5-FC)またはアムホテリシン B の投与を行う。

2 アスペルギルス症 aspergillosis

原因▶ アスペルギルス-フミガーツスなどアスペルギルス属の真菌による感染症である。土壌・空中・穀物などの自然界に広く分布している菌で，日和見感染をきたす。アスペルギルス-フミガーツスは肺結核の空洞中で増殖し，菌塊 fungus ball を形成したり(アスペルギローマ aspergilloma)，肺実質に炎症をおこす。アレルギー性喘息や角膜炎となることもある。

診断▶ サブローブドウ糖寒天培地を用いて 25℃ で培養すると，白色のコロニーを形成する。

治療▶ フルシトシン(5-FC)またはアムホテリシン B を投与する。

3 クリプトコッカス症 cryptococcosis

原因▶　この感染症の起因菌はクリプトコッカス-ネオフォルマンスと考えられていたが，近年この菌は担子菌類のフィロバジディエラ属に分類された。したがって，フィロバジディエラ-ネオフォルマンスによる感染症である。菌は広く世界中に分布するが，トリ（の糞）などを介し，経気道で肺に感染，肉芽腫様病巣をつくる（肺クリプトコッカス症）。さらに血行性に移行し，髄膜炎をおこす（クリプトコッカス髄膜炎）。

診断▶　サブローブドウ糖寒天培地を用い，25〜27℃で培養すると，クリーム様のコロニーを形成する。

治療▶　フルシトシン（5-FC）またはアムホテリシンBを投与する。

⑤ その他の病原体による感染症

リケッチア感染症（▶表6-13），スピロヘータ感染症（▶表6-14），原虫感染症（▶表6-15），寄生虫感染症（▶表6-16）についてはそれぞれ表にまとめた。このほか，マイコプラズマ感染による肺炎，オウム病クラミジアや肺炎クラミジア感染による肺炎，トラコーマクラミジア感染による慢性角結膜炎などがある。

▶表6-13　リケッチア感染症

感染症	起因菌・感染経路・症状	診断・治療・予防
発疹チフス epidemic typhus	リケッチア-プロワツェキイの感染症で，コロモジラミを介して伝播する。　潜伏期は通常7〜14日で，突然の悪寒を伴う高熱，頭痛，筋肉痛で発症する。神経症状が強く意識混濁をみとめる。発疹は発症後3〜6日に体幹にあらわれ，四肢に広がる。治癒に向かう場合は発症から2〜3週間後に解熱するが，意識障害，循環器障害や腎不全により死亡することもある。	**診断**　血清学的診断（ワイル-フェリックス Weil-Felix 反応）による。 **治療**　クロラムフェニコールやテトラサイクリン系抗菌薬が有効である。 **予防**　シラミの駆除と発疹チフスワクチンの接種である。
ツツガムシ病 tsutsugamushi disease	オリエンティア-ツツガムシの感染症である。ツツガムシ（ダニの幼虫）に吸血され感染する。　潜伏期は1〜2週間で，発熱，発疹，リンパ節腫脹が出現する。放置すると播種性血管内凝固症候群（DIC）により死亡することもある。	**診断**　血清学的診断による。 **治療**　テトラサイクリン系抗菌薬が有効である。年少児にはクロラムフェニコールを用いる。

▶表 6-14　スピロヘータ感染症

感染症	起因菌・感染経路・症状	診断・治療・予防
先天梅毒 congenital syphilis	梅毒トレポネーマの経胎盤感染による。 　妊娠初期では流産・死産となり，出生した場合，生後 2～6 週に，体重増加不良や発熱などの全身症状，斑状丘疹性梅毒，手掌・足底の浸潤，鼻炎，皮膚粘膜境界部の亀裂など皮膚粘膜の局所症状を示す（乳児梅毒）。 　生後の症状は未治療でも一時軽快するが，治療が不完全だと 2～4 歳で再発する（再発梅毒）。 　学童期には，実質性角膜炎，内耳性難聴，永久歯のエナメル質減形成（歯の先端部がへこみ歯間が離れる。上顎切歯ではハッチンソン歯型，第一大臼歯では桑実歯）などの症状をみとめる（遅発梅毒）。	診断　臨床症状と梅毒血清反応による。 治療・予防　ペニシリン系やマクロライド系の抗菌薬を投与する。梅毒反応陽性の妊婦はただちに治療を開始し，出生後の児にはペニシリン系抗菌薬を予防投与する。
ワイル病 Weil's disease	レプトスピラ-インテロガンスのうち血清型がイクテロヘモラギエの菌の経皮または経口感染による。ネズミが自然宿主となり，尿を介してヒトに感染する。 　潜伏期は 7～10 日程度，発熱・頭痛・筋肉痛などの初発症状を示す。感染 1～2 週で黄疸・出血傾向・髄膜炎・腎不全・心筋炎など全身感染症状を示す。	診断　血液や脊髄液からの菌分離，ELISA 法による抗レプトスピラ抗体の検出による。 治療　ペニシリン系，テトラサイクリン系，アミノグリコシド系抗菌薬を投与する。 予防　流行地でのネズミの駆除である。
鼠咬症 rat bite fever	鼠咬症スピリルム *Spirillum minus* によるものと，ストレプトバシラス-モニリホルム *Stereptobacillus moniliformis* によるものがあり，わが国は鼠咬症スピリルムによるものが多い。おもにネズミを介して（かまれて）感染するが，まれに汚染飲食物からの経口感染もある。 　鼠咬症スピリルムによるものは，咬傷部はいったん治癒し，1～3 週の潜伏期を経て発症する。主要徴候は咬傷部の発赤・腫脹・疼痛である。発熱は高熱が数日続き，下降するが，2～3 日おいて再上昇し，同時に皮膚発疹，所属リンパ節の腫脹をみとめる。腎炎・肺炎を合併することもある。ストレプトバシラス-モニリホルムによるものは，7～10 日の潜伏期を経て，高熱・頭痛・筋肉痛で発症する。このときには咬傷部は治癒していることが多い。発症数日後から麻疹様の発疹が全身にあらわれ，関節痛，多発性関節炎をみとめる。心内膜炎・肺炎を合併することもある。	治療　ペニシリン系抗菌薬が第一選択で，無効例にはストレプトマイシンあるいはテトラサイクリン系抗菌薬を用いる。 予防　ネズミの駆除，住居内への侵入防止措置，牛乳の完全殺菌である。

▶表6-15 原虫感染症

感染症	起因菌・感染経路・症状	診断・治療・予防
トキソプラズマ症 toxoplasmosis	トキソプラズマ-ゴンディイの経皮あるいは経口感染による。これはネコやブタなどの家畜から検出され，人獣共通感染症である。感染したペットとの密な接触や排泄物が感染源とされ，ほとんどすべての体細胞に寄生する。 　後天性と先天性がある。先天性トキソプラズマ症では，妊婦の感染，あるいは慢性感染の妊婦から胎児が経胎盤感染する。妊娠初期では流産，死産となり，出生した場合，新生児期には黄疸・紫斑・肝脾腫・リンパ節腫脹・浮腫・発疹などがあらわれ，乳児期には網脈絡膜炎，水頭症，脳内石灰化，精神運動障害・中枢神経障害があらわれる。	診断　原虫の検出で，感染者血清の免疫学的検査による。 治療　ピリメタミン，スルファジアジン，アセチルスピラマイシンを投与し，葉酸を併用する。
腸管原虫症	①アメーバ赤痢：赤痢アメーバによっておこる。しぶり腹を伴う慢性下痢と粘血便が主徴。 ②ランブリア症：ランブル鞭毛虫の感染により，下痢が主徴。 ③バランチジウム症：大腸バランチジウムによる。アメーバ赤痢に類似する。	診断　便中からの栄養型の検出，免疫血清学検査による。 治療　ニトロイミダゾール系の薬剤を投与する。 予防　高温と乾燥に弱いので，衛生状態のわるいところで生の食物を摂取しない。
マラリア plasmodiumosis	マラリア原虫を保有するハマダラカが媒介し，蚊がヒトから吸血する際に感染する。ヒトでは，三日熱，四日熱，熱帯熱，卵型の4種のマラリアがある。 　三大主徴は間欠的な発熱発作（夕方悪寒戦慄を伴って発熱し，4〜5時間後に発汗とともに解熱する），貧血，脾腫である。	診断　末梢血塗抹染色標本にマラリア原虫をみとめる。 治療　クロロキン，スルファドキシンとピリメタミンを投与する。 予防　カに刺されないようにし，クロロキンなどを予防内服する。
カラアザール kala-azar	リーシュマニア-ドノバニによっておこる疾患で，サシチョウバエによって伝播される。潜伏期は3週間から数か月と長期のことがある。症状は，発熱・肝機能障害・脾臓腫大，重症になると全身の衰弱をおこして死にいたる。	治療　対症療法を行う。 予防　サシチョウバエに吸血されないように防虫スプレーや服装で防御する。

治療の項目に示した薬剤には，国内未承認または保険適用外の薬剤が含まれる。

▶表6-16 寄生虫感染症

感染症	起因菌・感染経路・症状	診断・治療・予防
回虫症 かいちゅう ascariasis	回虫は，線虫類の代表的な種類で，世界に広く分布している。細長い円筒状の多細胞動物であり，雌雄異体で雌は雄より大きい。宿主特異性があり，ヒトの回虫は人体内でのみ雌雄成虫に発育する。雌雄成虫が小腸に寄生すると，1日あたり20〜30万個の類円形の受精卵を産出する。受精卵が土壌中で幼虫包蔵卵に発育して感染能が備わり，この虫卵のついた野菜を経口摂取することで感染する。虫卵は腸管内で孵化し，肺循環をして小腸で成虫になる。 　無症状のこともあるが，幼虫の体内移行時に一過性の肺炎をおこす。成虫では，上腹部痛や食欲不振など消化器症状，蕁麻疹や神経過敏症状などがみられる。	診断　検便にて検出される。 治療　パモ酸ピランテル，メベンダゾールが有効である。 予防　生野菜を流水で洗う。手洗いの励行が有効である。
蟯虫症 ぎょうちゅう oxyuriasis	蟯虫は絹糸のような小線虫で，回盲部に寄生し，夜間睡眠中に産卵する。経口感染による。 　幼虫は腸粘膜に侵入し，腹痛や消化障害をおこす。産卵時に肛門瘙痒感とそれによる睡眠障害や，肛門周囲をかくことで湿疹や皮膚炎をおこすこともある。	診断　スコッチテープ法（肛囲検査法）で虫卵を確認するか，夜間睡眠中にはい出した虫体を確認する。 治療　パモ酸ピランテル，メベンダゾールを投与する。 予防　虫卵は乾燥と高温に弱いので，寝具の日光干しや，衣類を清潔に保持する。手洗いの励行が有効である。
鉤虫症 こうちゅう ancylostomiasis	鉤虫は絹糸のような太さで細長い紡錘形をしている。経口感染が主のズビニ鉤虫と，経皮感染が主のアメリカ鉤虫がある。成虫は小腸粘膜に咬着し，ヒトの体液や血液を養分とする。鉤虫症は十二指腸虫症ともいわれ，幼虫の経皮侵入時に皮膚炎がみられる。成虫寄生時には貧血と消化器症状を主徴とする。	診断　血液検査で好酸球増多をみとめ，検便にて虫卵を確認する。 治療　パモ酸ピランテルを投与し，駆虫後に貧血改善のために鉄剤を投与する。
条虫症 じょうちゅう taeniasis	条虫は背腹に扁平なリボン状の虫体で，独立した雌雄の生殖器官をもつが，消化管はなく，栄養は体表から吸収する。宿主特異性は弱く，ヒト以外の動物も固有宿主となっている。条虫には以下の種類がある。 ①日本海裂頭条虫：マス類を第2中間宿主とし，この刺身を食べて感染する。 ②無鉤条虫：ウシを中間宿主とする。ヒトは唯一の固有宿主である。 ③有鉤条虫：ブタを中間宿主とする。 ④多包条虫：一般にエキノコックスといわれる。イヌ科動物のキツネやイヌを固有宿主とする。ヒトはキタキツネの排出した虫卵をなんらかのルートで経口摂取して感染する。 　共通の症状は，腹痛・食欲不振などの消化器症状，貧血，やせなどである。	治療　プラジカンテル，パロモマイシン，ビチオノールなどを投与する。 予防　サケ・マス，ブタ，ウシを生食しないようにする。
日本住血吸虫症 にほんじゅうけつきゅうちゅう schistosomiasis japonica	日本住血吸虫は線虫様であるが，吸盤があり，雌雄異体である。淡水産の貝で分裂・発育した幼虫（セルカリア）が遊出し，経皮感染する。感染すると皮膚炎をおこし，急性期の症状は，粘血下痢便・腹痛・倦怠感・発熱などである。慢性感染になると，虫卵性結節の肉芽腫から肝硬変をおこす。	診断　検便による虫卵の検出や血清反応による。 治療　プラジカンテルを投与する。

治療の項目に示した薬剤には，国内未承認または保険適用外の薬剤が含まれる。

C 疾患をもった子どもの看護

① 麻疹の子どもの看護

1 カタル期の看護

おもな症状は発熱と鼻汁・眼脂などのカタル症状である。発熱時は安静臥床とし，薄着にする。結膜炎による羞明（しゅうめい）があるときは部屋の明るさを調節する。この時期は最も感染力が強く，抵抗力は低下しているので，他者との接触を避ける。入院の場合は個室隔離とする。

2 発疹期の看護

いったん解熱し，再び発熱するときに発疹が出現する。およそ同じ時期に（第4〜第5病日の間）最も熱が上昇する。それに伴いカタル症状も強くなるので，解熱傾向にあるときを見はからい，手ばやく保清を行う。保清ケアの方法を以下にまとめた。

[1] **スキンケア**　発疹部位はやわらかいタオルを使用して清拭し，適宜，陰部洗浄を行う。

[2] **眼のケア**　かゆみや炎症を予防するため，体温程度にあたためた生理食塩水で眼洗浄をして，分泌物は湿らせたガーゼや綿花などでこまめにふきとる。

[3] **口腔ケア**　発熱やカタル症状に伴い，口腔粘膜も軽い炎症をおこすことがある。うがいを励行し，やわらかい歯ブラシで歯みがきし，清潔を保つ。

発熱やカタル症状に伴い，消化管粘膜にも軽い炎症をおこしているので，嘔吐・下痢をしやすくなっている。少量ずつ頻回の水分摂取をすすめ，口あたりがよく，消化・吸収のよい食物の摂取を促す。

3 回復期の看護

解熱後も3〜4日は安静臥床とし，その後3〜4日は床上座位で過ごす，あるいは室内で静かに遊ばせる。完全に回復するまでは，登園・登校を控え，人込みや集団の場には出かけないようにする。

4 合併症の予防

初期症状は上気道の感染症状であり，悪化すると肺炎をおこすこともある。肺炎を予防するために，口腔の清潔とうがいを励行し，全身の安静をはかり，症状を増悪させないように努める。

また，発疹部位や皮膚粘膜は傷つきやすくなっており，細菌感染をおこしやすい。過剰な刺激を与えず，清潔保持に努める。

② 風疹の子どもの看護

1 急性期の看護

麻疹によく似た経過であるが軽症である。適宜，発熱や頭痛などの苦痛の緩和をはかる。

上気道症状が強いときには，うがいを励行して二次感染を予防し，口あたりのよい食事をすすめる。

2 回復期の看護

発疹が出現して数日後には全身状態は軽快する。しかし，発疹が出て7日後ごろまでは，感染防止のために，他者との接触を避け，室内での遊びや学習を促す。先天性風疹症候群を避けるために，妊婦と接触しないよう注意する。

③ 水痘の子どもの看護

1 急性期の看護

発熱時の解熱薬は慎重投与されるが，アスピリン，サリチル酸系製剤はライ Reye 症候群[1]との因果関係が指摘されているので注意する。

2 発疹期の看護

発疹ははじめ小さく赤い紅斑で，まもなく丘疹になり水疱ができる。その後2～3日で乾燥して痂皮をつくり，2～3週間後に脱落する。

水疱や痂皮は強い瘙痒感が伴うので，全身の清潔を保ち，清拭後などに適宜，フェノール亜鉛華リニメント（カチリ）を塗布し，軽快をはかる。瘙痒感が強いときは，薄着にして体温が上がりすぎないようにする。とくにかゆみの強い部位は，急激に冷やさないようにクーリングするなどの対処とともに，絵本の読みきかせや静かな遊びを子どもと一緒に楽しみ，気分転換をはかる。また，子どもが水疱をかきこわさないように，爪を短く切り，必要に応じて手袋をはめる。

3 回復期の看護

発疹は漸進的に出現するので，水疱と痂皮が混在するのが特徴である。すべての発疹が痂皮化するまで，他者との接触を避け，室内で遊ぶなど静かに過ご

---

1) ライ症候群：乳幼児期に発症し，全身臓器（とくに肝臓）の脂肪変性やミトコンドリアの変化などが生じる急性脳症の1つをいう。

させる。

4 合併症の予防

水疱をかきこわした部位からの二次的細菌感染を予防するため，発疹期の看護で述べた方法で保清に努める。

④ 流行性耳下腺炎(ムンプス)の子どもの看護

1 急性期の看護

耳痛などの前駆症状のあるときは床上安静とする。耳下腺の痛みがある場合，食事はよくかむものを避け，液体ややわらかいもの，口あたりのよいものとし，経口与薬は剤形変更などにより工夫する。耳下腺の腫脹・痛みには，温枕(ホットパック)または冷枕(コールドパック)のいずれか快適な方法で対処する。精巣炎を併発して痛みのあるときは，あたたかく，かつほどよくフィットする下着を着用する(伸縮性のある水着のような素材のものがよい)。

2 回復期の看護

耳下腺の疼痛がおさまったら，徐々にかむ食事を取り入れる。疼痛による開口制限があった場合には，口腔内の清潔が保たれていないことがあるので，うがいや歯みがきをすすめる。また，二次感染予防のためにも身体の清潔を促す。耳下腺の腫脹がおさまるまでは室内での遊びや学習を促す。

⑤ 急性灰白髄炎(ポリオ)の子どもの看護

1 急性期の看護

症状のはっきりしない不全型のときは，一般のウイルス感染症の看護と同様に症状の緩和をはかり，他者への感染予防に努める。上気道症状のあるときは飛沫感染もあり，糞便中のウイルス排泄は1か月くらい続くので，厳重に隔離し，排泄物の取り扱いに注意する。麻痺型の場合は疼痛を伴うことが多いので，温枕(ホットパック)や鎮静など状態に合わせた疼痛緩和をはかり，苦痛を最小限にする。拘縮予防のために良肢位を保ち，体位交換を行う。

2 慢性期の看護

麻痺に伴い，言語障害や嚥下困難，呼吸困難などが続くときには，意思疎通をはかる工夫，誤嚥予防や排痰などの呼吸ケアを継続する。麻痺は発症から2か月後ごろまではすみやかに回復するが，それ以後は1〜2年かけて徐々に回

復に向かう。長い期間を要するので，心理的なサポートも重要である。

⑥ 髄膜炎（ウイルス性または細菌性）の子どもの看護

1 急性期の看護

おもな症状は発熱・頭痛・嘔吐であり，病状が進行すると意識障害や痙攣を
みとめる場合がある。しかし，年少児ほど不きげんや傾眠などの非特異的な症
状のみをみとめる場合があり，病状の進行を見きわめる観点から，意識レベル
とその変化の観察は重要となる。

また，対症療法により，頭痛などの苦痛緩和をはかる。髄膜刺激症状がある
ときは安静臥床とし，室内は明かりを最小にして刺激を避ける。発熱や頭痛に
対して冷罨法をする場合にも，頭部や後頸部の刺激を最小にするように行う。
吐きけ・嘔吐があるときは，誤嚥しないように側臥位で休ませる。

2 回復期の看護

症状が軽快したあと，はじめは床上座位で過ごし，徐々に離床をはかる。

⑦ 百日咳の子どもの看護

1 カタル期の看護

おもな症状は鼻汁や眼脂などのカタル症状で，1〜2週間続く。二次感染を
おこさないよう全身の清潔に努める。カタル期は最も感染力が強いので，入院
中は厳重に個室隔離し，他者との接触を避ける。

2 痙咳期の看護

咳嗽発作がおこると，呼吸ができなくなり苦悶状態となる。乳児では無呼吸
発作や痙攣をおこすことがあるので注意する。咳嗽により嘔吐が誘発されるこ
ともあるので，食事は一度に多量に摂取しないようにし，発作時には背中を軽
くたたくようにして気分をやわらげ，誤嚥を防ぐ。咳嗽発作で食後に嘔吐した
場合は，できるだけ栄養を補給するために，咳嗽がおさまり気分が落ち着いた
ら，もう一度食事をさせる。

咳嗽発作以外のときはまったく正常であるので，咳嗽を誘発させないように
する。たとえば，室内のほこりやタバコの煙を避け，よく換気する，口あたり
のよい食事や体位を工夫する，冷気や寒暖差を避け，加湿により湿度を適切に
保つ，興奮する遊びを避けるなどであり，刺激を最小限にするとよい。

3 回復期の看護

　経過が長く，咳嗽発作による体力の消耗もあるので，栄養バランスのよい食事を与え，ビタミンの補給を心がける。発病後4週間を過ぎれば感染力はなくなるので，ほかの子どもと濃厚接触をしないようにすれば，日中の戸外での遊びも可能であり，多少の咳嗽であれば自由に遊ばせる。この時期に感冒に罹患すると咳嗽発作が再発することがあるので，上気道感染の予防に努める。

4 合併症の予防

　混合感染による肺炎をおこすことがあるので，発症初期の観察をていねいに行い，早期対処できるようにする。また経過が長いので，回復期に無理をさせないようにし，二次感染予防に努める。

⑧ ブドウ球菌性熱傷様皮膚症候群の子どもの看護

1 急性期の看護

　初期は皮膚の刺激症状があるので，子どもに触れるときはそっと触れるようにし，衣類はやわらかく刺激とならない素材のものを選ぶ。皮膚の混合感染や二次感染をおこすと回復に時間がかかるので，全身の清潔を保ち，外用薬の塗布で回復を促す。

　清拭が困難な場合は，寒くない程度のぬるま湯でのシャワー浴，あるいは薬浴を行う。口腔内の清潔にも留意する。

2 回復期の看護

　皮膚の膜様落屑部位は，乾燥しやすく自浄作用も低下しているので，保清や更衣で清潔に努める。

⑨ 結核の子どもの看護

1 入院中の看護

　一般病棟の場合は厳重に隔離し，肺炎と同様の治療と看護を行う。検査結果により菌が陰性となっても隔離を継続する。結核病棟の場合は，菌が陰性になったら隔離を解除する。この時期は安静と確実な内服治療が重要である。しかし，多くは身体的苦痛がないので，隔離や安静が大きなストレスとなることも少なくない。1日の日課を決め，適度な運動や自由に遊べる機会をつくるとよい。

2 回復期の看護

　　初期治療が終了し，排菌をみとめなければ退院となる。多くは発病後1年間くらい内服を継続する必要があり，退院後も内服は継続となる。内服を正しく継続し，定期的な検診をすることで再発を予防し，早期発見することが可能となる。また，退院直後は過激な運動や過度の疲労を避ける生活を心がけることが大切である。以上のことを，子どもと家族が十分に理解して納得できるようにはたらきかける。

ゼミナール
復習と課題

❶ 予防接種法によって標準接種が小児期となっている予防接種の種類と，その接種方法および接種後の反応について整理してみよう。

❷ 発疹を伴う子どもの感染症について，病原体・侵入経路・潜伏期・病状，および看護上の問題点をまとめてみよう。

❸ 麻疹は子どもにとって重大な疾患の1つであるが，その理由を考えてみよう。

❹ 隔離中の子どもの看護についてまとめてみよう。

❺ 予防接種の重要性を親に理解させる説明を具体的に考えてみよう。

参考文献
1)小熊惠二ほか編：シンプル微生物学，第6版．南江堂，2018．
2)国立感染症研究所感染症疫学センター：学校における麻しん対策ガイドライン，第2版．2018．（https://www.niid.go.jp/niid/images/idsc/disease/measles/guideline/school_201802.pdf）（参照 2019-12-01）
3)国立感染症研究所感染症疫学センター：感染症情報感染源や特徴で探す．（https://www.niid.go.jp/niid/ja/route.html）（参照 2019-12-01）
4)国立感染症研究所感染症疫学センター：小児感染症．（https://www.niid.go.jp/niid/ja/route/child.html）（参照 2019-12-01）
5)矢野晴美：感染症まるごとこの一冊．南山堂，2011．
6)Marilyn, J. et al.: *Wong's Nursing Care of Infants and Children, 11th ed.* Mosby, 2019.

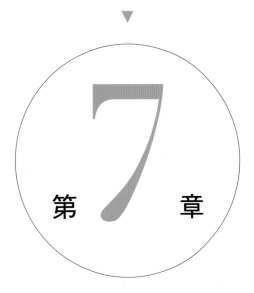

第 章

呼吸器疾患と
看護

A 看護総論

子どもの呼吸器の▶
特徴と呼吸器疾患

　子どもの呼吸器は，成長・発達とともに形態的・機能的に変化していく。乳児期には，咽頭・喉頭がやわらかく，狭い。また気管・気管支の直径が狭く，末梢の気管支壁を構成する平滑筋組織も十分に発達していない。そのため感染などによる浮腫や分泌物により，容易に気道が狭窄・閉塞しやすく，呼吸困難や窒息をおこしやすい。

　胸郭の特徴として，乳児期には前胸壁の肋骨はほぼ水平に並んでいるため，呼気と吸気の容積の差が少ない。したがって呼吸運動の型は，胸式呼吸ではなく腹式呼吸である。成長とともに肋骨は斜めに前が下がるようになり，7歳くらいで胸式呼吸となる。1回の換気量も少なく，それを補うために呼吸数が多い。

　また乳児は主として鼻呼吸をしており，鼻腔がつまっても口で呼吸することができないので，鼻汁が増加して鼻閉をおこすと呼吸困難になる。

　呼吸器の感染防御機能も未熟であることから，子どもは成人に比べて気道感染の頻度が高く，重症化しやすい。幼児前期までは自己排痰が困難なことから，二次感染の可能性も高い。

呼吸器症状に伴う▶
子どもの反応

　呼吸器疾患に伴っておこる鼻閉・咽頭痛・咳嗽・呼吸困難，随伴症状としておこる発熱・倦怠感・嘔吐などは，子どもにとって身体的苦痛になる。さらにそれらの症状により，食欲不振・睡眠障害・遊びや学習の中断などがおこり，日常生活が妨げられ，不快・不きげんな状態が続く。

呼吸器疾患に▶
伴う検査

　診断のために，採血・胸部X線撮影などの検査が実施される。痛みを伴う採血はもちろん，X線撮影ですらはじめて経験する乳幼児にとっては恐怖となるので，年齢に合わせた説明や親から協力を得ることが必要である。

呼吸器疾患に▶
伴う処置

　聴診は頻繁に行われ，吸入・吸引・静脈内持続点滴・内服などが実施される。身体的苦痛や睡眠障害などの不快症状がある状態では，すべての医療処置に対して恐怖をいだき，拒否を示す場合もある。年齢に合わせた説明とともに，子どもの準備状態や，睡眠などの生活パターンに合わせてタイミングをはかり，子ども・家族との信頼関係を築きながら実施していく必要がある。

家族の反応，▶
家族への援助

　呼吸器疾患は子どもにおこっている身体的苦痛や不快感が見えやすいので，見まもる家族にとっても苦痛が強い。病状の変化や回復を伝えていき，家庭で療養する際には，家族が子どもの苦痛を緩和できるように，具体的な情報を伝えることも必要である。

B おもな疾患

① 呼吸器疾患の診断の手順

　小児科臨床のうち，呼吸器疾患の大部分は**呼吸器感染症**であり，**発熱・咳嗽**を主訴として来院することが多い。症状および理学的所見によって気道の病変部位を診断するが，**図 7-1** に日常の臨床で多く経験されるおもな呼吸器感染症の病変部位の推定を示す。

　喘鳴(ぜんめい)の有無(あれば吸気性か呼気性か)の観察，胸部聴診所見で肺への浸潤を示す呼吸音が聴取されるか否かは大切な所見である。さらに，小児の呼吸器疾患を診療する際に注意すべき点は，乳幼児では呼吸困難の訴えができないことである。多呼吸(1歳未満50回/分以上，1～5歳未満40回/分以上)，鼻翼(びよく)呼吸，陥没呼吸，肩呼吸，チアノーゼ，呻吟(しんぎん)などの**呼吸困難徴候**の有無の確認は必須である(▶図 7-2)。

② 先天性喘鳴

　生後まもなくより始まる，上気道由来の吸気性喘鳴を発するものを総称して**先天性喘鳴**という。症状出現の時期は，生後数日以内に始まることが多いが，生後2週間から1か月くらいを経て，換気量の増加に伴って喘鳴がみとめられるようになることもある。

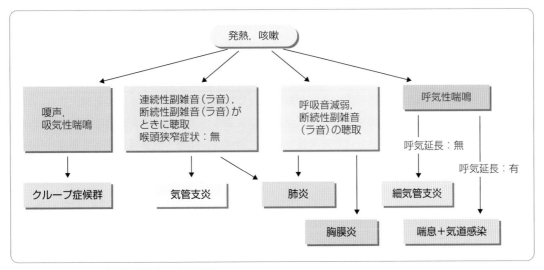

▶図 7-1　おもな呼吸器感染症の病変推定

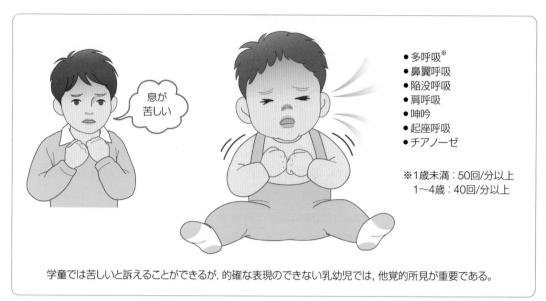

●多呼吸※
●鼻翼呼吸
●陥没呼吸
●肩呼吸
●呻吟
●起座呼吸
●チアノーゼ

※1歳未満：50回/分以上
　1～4歳：40回/分以上

息が苦しい

学童では苦しいと訴えることができるが，的確な表現のできない乳幼児では，他覚的所見が重要である。

▶図7-2　乳児・幼児期の呼吸困難

③ 上気道の疾患

1 かぜ症候群 common cold, coryza

　　急性鼻咽頭炎・普通感冒・急性上気道炎は同義語である。一般に鼻腔粘膜に主病変がある急性炎症をいう。鼻汁やくしゃみが病初期の主要症状であるが，初期以降に咽頭痛，咳嗽，嗄声（させい）などを併発する場合がある。かぜは万病のもとというが，**図7-3**のようにさまざまな疾患を併発・続発する。

　　大部分は**ウイルス性**であり，安静，水分の少量頻回投与，解熱薬の投与などの対症療法が主体である。

2 急性咽頭炎 acute pharyngitis

　　咽頭炎は口蓋垂や軟口蓋を含めた，咽頭の粘膜と粘膜下組織の炎症である。扁桃にも同程度の炎症がある場合には**咽頭扁桃炎**という。起炎微生物は，ウイルス・肺炎マイコプラズマなどによるものと，A群溶レン菌によるものに分かれる。大部分は非細菌性である。通常は，発熱・咽頭痛を伴って急激に発症する。

発展学習▶▶▶

■抗菌薬の適正使用
　抗菌薬に対する耐性（AMR）の現状は，かぜ症候群と気管支炎に対する抗菌薬の不適正使用が原因とされ

ている。厚生労働省は「抗微生物薬適正使用の手引き」（2017年）を作成し，不適正使用を減らすようすすめている（「薬剤耐性（AMR）対策アクションプラン」）。

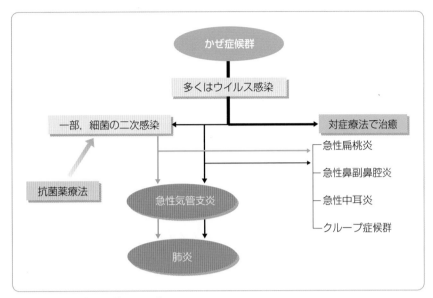

▶図7-3　かぜ症候群からの進展

　A群溶レン菌による急性咽頭炎では，咽頭の著しい発赤，苺 舌，所属リン^{いちご}パ節の圧痛を伴う場合が多い。合併症としてリウマチ熱・急性糸球体腎炎がある。10日間の抗菌薬(ペニシリン系)の内服が必要である(▶159ページ)。

3　クループ症候群　croup syndrome

　後天性で，喉頭を中心とする急激な上気道狭窄であり，犬吠様咳嗽・吸気性^{けんばい}喘鳴・嗄声を示す場合にクループ[1]の名称が用いられている。病因からみると細菌性・ウイルス性・アレルギー性，病変部位からみると声門上・声門・声門下・気管，疾患の病態からみると炎症・異物・腫瘍があり，これらの疾患群をクループ症候群と呼称している。

　[1] ウイルス性クループ　クループ症候群のなかでウイルス性クループが最も多く，好発年齢は3歳以下で上気道感染に伴って発症する。冬季に多い。5,000倍アドレナリンと生食水の混合液の吸入，またはステロイド薬の投与(吸入を含む)を行う。

　[2] 細菌性クループ　細菌性クループである**喉頭蓋炎**は，喉頭蓋周辺の声門上部全体に及ぶ炎症により，喉頭蓋がサクランボ状に腫 脹して気道狭窄をきた^{しゅちょう}す。発熱・咽頭痛・吸気性喘鳴を伴う呼吸困難をみとめるが，嗄声は通常伴わない。気道閉塞症状が電撃的に進行し，かつ重篤である。気道の狭窄を少しでも軽減させるために，患児は頸部を伸展して顎を前方に突出させ，痛みが強く

---

1) クループとは，本来ジフテリア感染の上気道症状を示す言葉であった。わが国ではジフテリアによる「真性クループ」は四種混合ワクチン(DPT-IPV)の接種率の向上によりほぼ消滅している。一方，ジフテリア以外のものは「仮性クループ」とよばれていたが，現在では一括してクループ症候群とよばれ，さらにいくつかに分類されている。

唾液も嚥下できないので口を開いて舌を出し，流涎を伴う特有な姿勢をとる。乳児では，後弓反張様に項部を過伸展させた姿勢をとる場合がある。

ウイルス性クループより好発年齢が高く，3歳に発症のピークがある。季節性はない。起炎菌の大部分はインフルエンザ菌b型(Hib)で，血液培養から高頻度(小児では80%以上)にHibが分離されていた。気管挿管をつねに考慮しておく。Hibワクチンの定期接種により，近年Hib喉頭蓋炎の発症はなくなってきている。

[3] 痙性クループ 痙性クループは，なんらかのアレルギー素因のもとにウイルス感染などを契機に発症すると考えられている。発熱がなく，反復性であることが特徴であり，夜間突然に発症することが多い。ステロイド薬が著効を示す。抗喘息薬である吸入ステロイド薬が予防的に使用される例がある。

④ 気管支・肺・胸膜疾患

1 急性気管支炎 acute bronchitis

分類▶ 気管支炎は，おもに湿性咳嗽を主徴とする，気管および主気管支の炎症性疾患である。病因からウイルス性・細菌性・肺炎マイコプラズマ性・クラミジア性などに分類される。経過により，急性(1週間，長くて3週間)，遷延性(急性と慢性の中間)，慢性，反復性(年4回以上)に，便宜上分類される。

原因▶ アデノウイルス・インフルエンザウイルス・パラインフルエンザウイルス・RSウイルス・ライノウイルス・コロナウイルスや肺炎マイコプラズマによるものが多い。細菌性気管支炎はウイルス感染に続発することが多い。

病態・症状▶ 病原体の気管・気管支粘膜への感染によって粘膜の炎症がおこり，線毛上皮の破壊と気道分泌物の増加がおこってくる。その結果，気管内への痰の貯留をきたし，咳受容体を刺激して湿性咳嗽がおこる。2～3歳までの乳幼児では，気管支の炎症に伴う内径の狭小化，増加した気管支分泌物の喀出能が未熟であ

発展学習▶▶▶

先天性喘鳴を伴う疾患には次のものがある。

■ピエール-ロバン症候群 Pierre-Robin syndrome

小顎症，舌根沈下による吸気性喘鳴を主徴とする。小顎症のため相対的に大きい舌が後方に沈下し，上気道を閉塞して呼吸障害をおこす。しかも哺乳時に増悪する特徴があるため，哺乳力低下と体重増加不良を呈する。口蓋裂を合併することが多い。

腹臥位により舌根沈下を軽減させる。症例により，エアウェイ挿入や気管切開を要する。数か月間行うと小顎症は生理的に改善され，症状は軽快する。

■喉頭軟化症 laryngomalacia

先天性喘鳴の原因として最も多いのが本症で，喉頭の先天奇形の70～80%を占める。喉頭を構成する軟骨組織が未成熟で弛緩しているため，喉頭蓋などが，吸気時に気道内に引き込まれて気道狭窄を引きおこし，吸気性喘鳴を発する。チアノーゼ・体重増加不良をきたすのはまれである。

頸部を伸展させると喘鳴は軽快する場合が多く，就寝時もできるだけその体勢で寝かせる。喉頭の軟骨組織の成熟とともに臨床症状は軽快し，6～24か月になると自然に寛解する。

ることなどから，低音性喘鳴が夜間睡眠時あるいは早朝に聴取されることがある(昼間は消失)。

治療▶　去痰薬と気管支拡張薬を中心に処方する(▶178ページ，発展学習)。

2 急性細気管支炎 acute bronchiolitis

　　急性細気管支炎は，おもに1歳6か月以下，とくに6か月以下の乳幼児にみられる細気管支の炎症である。細気管支上皮の壊死，浮腫，分泌物の貯留による小気道の閉塞性疾患であり，呼吸困難症状をきたしやすい。とくに先天性心疾患や低出生体重児で慢性肺疾患を有する乳幼児では重症化しやすいので，注意深い観察が必要である。

症状▶　感冒症状の数日後に，呼気性喘鳴を伴う呼吸困難を主症状とする。症状が重篤な期間は1週間前後である。RSウイルスによるものが多く，冬季に多く経験される。春先には，ヒト-メタニューモウイルスによるものが多くなる。乳児喘息初回発作との鑑別が困難なことがある。

治療▶　本症はウイルス感染による細気管支の炎症性狭窄であり，治療法は対症療法が主である。吸引・タッピング・体位変換は重要である。酸素吸入・人工呼吸管理を要する例もある。

　　RSウイルス感染による重篤な下気道疾患の発症予防として，流行期に抗RSウイルス特異的γグロブリン(パリビズマブ)を投与する。

3 肺炎 pneumonia

分類▶　肺炎とは，肺の炎症であり，感染症以外のさまざまな病因によるものも含むが，一般的には病原微生物の感染によって生じる滲出炎をさしている。肺炎の分類は起炎微生物による病因分類と，大葉性肺炎・区域性肺炎などの形態発生的分類がある。

症状▶　発熱・咳嗽・呼吸困難を主症状とし，胸部聴診で肺への浸潤を示す断続性副雑音(ラ音)もしくは呼吸音の減弱が聴取される。ただし，ウイルス性肺炎・マイコプラズマ性肺炎のなかには胸部所見がない場合がある。

病態▶　図7-4に肺炎の病態と治療について示す。肺炎に罹患すると，肺胞腔へ空気が十分に入らず肺胞低換気をきたす。広範になるとPao_2の低下，$Paco_2$の上昇がおこり，その結果として不きげん・努力性呼吸を呈し，さらに進行するとチアノーゼが出現する。また分泌物を除去するための呼吸運動である咳嗽はほとんど必発である。肺炎に併発するのは気道のびらん(糜爛)であるが，その

発展学習▶▶▶

■喘息性(様)気管支炎
　喘鳴があるが，努力性呼吸はない。反復性で感染徴候を伴う場合に呼称されるが，軽症喘息や反復性気管支炎などが含まれる。概念のあいまいさからこの病名は用いるべきではないという意見もある。

結果としてときに胸痛・血痰をきたす場合がある。気道の狭小化をきたすことにより喘鳴を伴う場合があるが，ウイルス性肺炎で多い。肺血管病変が広範に及んだ場合には，ショック・虚脱を呈する。

治療▶ 病態により輸液療法・酸素療法を行う。重症例では気道確保を行い，ショック・心不全があれば，カテコールアミン（ドパミン・ドブタミンなど）の投与を開始する。呼吸不全を伴った急性肺炎でのPao_2の低下は，肺胞壁の著明な腫脹および肺胞腔内への滲出物充満による。ステロイド薬はこれら肺胞壁の炎症性肥厚あるいは滲出を抑制し，呼吸不全の早期離脱を促進するとされている。

● 細菌性肺炎 bacterial pneumonia

インフルエンザ菌・肺炎球菌・モラクセラ-カタラリスが主要起炎菌であり，重症肺炎の起炎菌の1つである黄色ブドウ球菌は最近減少している。**細菌性肺炎**は抗菌薬療法を必要とするが，耐性菌の関与があり，薬剤選択に注意を要する。抗菌薬投与期間は一般的には解熱後3〜4日まで，計数日間でよい。

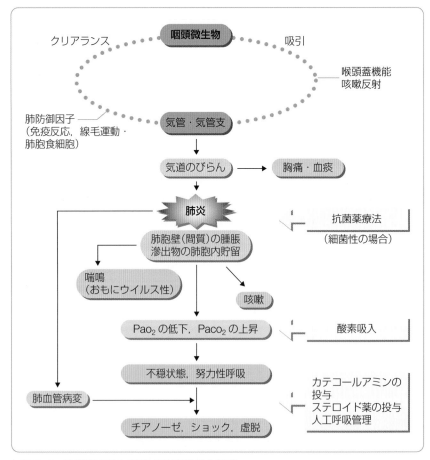

▶図7-4 病態からみた肺炎の臨床症状と治療

● ウイルス性肺炎 viral pneumonia

ウイルス性肺炎には多くのウイルスが関与しているが，ライノウイルス・RS ウイルス・ヒト–メタニューモウイルス・パラインフルエンザウイルスなどが多い。細菌性肺炎に比べて軽症に経過するが，新生児慢性肺疾患・先天性心疾患・重症心身障害児・免疫不全状態の児に罹患すると重篤化することがある。

治療では，インフルエンザウイルスに対しては，経口薬のオセルタミビル，バロキサビル マルボキシル，点滴静注薬のペラミビルがある。吸入薬のザナミビル・ラニナミビルは効果が限定されるため，肺炎例での使用は推奨されていない。水痘ウイルスに対してはアシクロビル，サイトメガロウイルスに対してはガンシクロビルといった抗ウイルス薬がある。その他の肺炎に対しては特異的な治療法はなく，対症療法が主である。

● マイコプラズマ肺炎 mycoplasma pneumonia

マイコプラズマ肺炎は自然治癒傾向のある肺炎であるが，マクロライド系抗菌薬の投与で症状の持続期間を短縮することができる。近年，マクロライド耐性マイコプラズマの増加がある。胸膜炎・脳炎・溶血性貧血・スティーヴンス–ジョンソン Stevens-Johnson 症候群などの多彩な合併症・続発症をおこす。

4 気管支喘息 bronchial asthma

第 5 章を参照のこと（▶113 ページ）。

5 胸膜炎 pleurisy・膿胸 pyothorax

分類▶ 胸膜炎とは胸膜の炎症であり，その結果，胸膜腔に液体(胸水)が貯留する。明らかに胸水貯留をみとめ，その性状が漿液性であるものを滲出性胸膜炎，胸水が膿性であるものを化膿性胸膜炎(膿胸)とよんでいる。

原因▶ 小児の胸膜炎の原因となる疾患として，① 感染症(細菌性肺炎・マイコプラズマ肺炎・ウイルス性肺炎・結核)，② 悪性腫瘍，③ 膠原病，④ 外傷，⑤ 胸部外科手術後，⑥ 消化器疾患(膵炎・炎症性腸疾患)，などがあげられる。

発展学習▶▶▶

■クラミジア肺炎
クラミジア肺炎には三種の原因微生物がある。肺炎クラミジアはヒトからヒトに感染し，市中肺炎の重要な起炎微生物である。オウム病クラミジアはオウム病の病原体で人獣共通感染症をおこす。クラミジア–トラコマチスは母親からの垂直感染により，新生児・乳児の無熱性肺炎をおこす。

これらの肺炎には，マクロライド系抗菌薬・テトラサイクリン系抗菌薬(年長児に適応)が有効である。
■その他の肺炎
おもに免疫不全患者に発症するニューモシスチス肺炎・真菌性肺炎がある。非感染性肺炎として，嚥下性肺炎・過敏性肺炎，膠原病などに伴う肺炎，灯油誤飲をはじめとする化学性肺炎などがある。

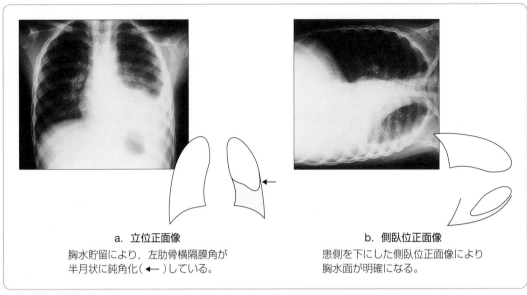

a. 立位正面像
胸水貯留により, 左肋骨横隔膜角が
半月状に鈍角化(←)している。

b. 側臥位正面像
患側を下にした側臥位正面像により
胸水面が明確になる。

▶図7-5　胸膜炎の胸部X線像

症状・診断▶　発熱・咳嗽のほか, 胸痛を伴う場合がある。呼吸音の減弱をみとめ, ときに
胸膜摩擦音が聴取されることがある。胸部単純X線像では, 胸水貯留により
肋骨横隔膜角が半月状に鈍角化する(▶図7-5-a)。胸水貯留を疑うときには,
患側を下にした側臥位正面像が診断に有用である(▶図7-5-b)。

治療▶　数回の反復穿刺で胸水がほとんど排除される場合には胸腔穿刺のみでもよい
が, 膿胸の場合は, 抗菌薬療法のほか, トロッカーカテーテルを用いて持続ド
レナージを要する。

6 気胸 pneumothorax

原因▶　胸膜腔内になんらかの原因で空気が貯留し, 肺が虚脱した状態をいう。やせ
型で背の高い若年男子に好発する**自然気胸**は, 肺尖部付近の臓側胸膜直下に気
腫性嚢胞(ブラ bulla, ブレブ bleb)がみられる場合がある。気管支喘息発作時,
百日咳, 気管支異物などで発生することがあるが, NICUなどにおける人工呼
吸管理中や, 胸腔穿刺・ドレーン挿入時などに発生する医原性のものも多い。

診断▶　打診では鼓音が, 聴診では呼吸音の減弱がみとめられる。確定診断は胸部X
線撮影による。

治療▶　気胸の程度によって, 胸腔穿刺による一時的脱気療法か, 胸腔ドレーンによ
る持続的脱気療法が行われる。気腫性嚢胞がある場合は, 反復することが多い
ため外科的治療が必要となる。

C 疾患をもった子どもの看護

① かぜ症候群の子どもの看護

1 急性期の看護

観察▶　自分の症状を訴えられない乳児・幼児前期において，観察はとくに重要である。呼吸器症状として，鼻汁・鼻閉・咳嗽・咽頭痛・嗄声がある。バイタルサインでは，発熱の有無と熱型・呼吸数に注目する。一般状態は，乳児ではきげん・啼泣の力強さ・哺乳力，幼児ではきげん・活気・食欲などを観察する。ほかの伝染性疾患の初期症状と区別するために，皮膚・粘膜の発疹の有無を観察する。その他，下痢・嘔吐などの消化器症状と脱水症状を観察する。

安静▶　安静を保つために，なるべく臥床をさせる。しかし，子どもは少しでも活気があれば静かに臥床することはできないので，臥床のまま本を読み聞かせることや，床上で安静にできるような遊びを提案していく。

症状の緩和▶　鼻汁・鼻閉に対しては，3歳くらいから大人の介助によって鼻をかむことができるので，鼻かみを促してみる。3歳以前の年齢では，綿棒や吸引器を用いて鼻汁・鼻垢を除去する。鼻汁を取り除くことは，合併症である急性中耳炎の予防のためにも重要である。咳嗽・咽頭痛に対しては，上気道の乾燥を防ぐために室内の湿度を保ち，水分摂取を促す。症状の緩和のために去痰薬などが投与されることもある。

水分・栄養補給▶　発熱や分泌物の増加により，水分の喪失が増える。また気道粘膜の浄化機能を保つためにも体内に適切な水分量を保つ必要がある。経口摂取が可能であれば，できるだけ水分摂取を試みる。咽頭痛のために嚥下困難な場合もあるので，お茶・果汁・経口電解質液など，患児の好むものを少量ずつ与える。下痢を伴っている場合には，果汁や乳製品は避けたほうがよい。経口摂取が不十分な場合，あるいは脱水の徴候がみられる場合には輸液が必要である。輸液は外来で一時的に実施し，帰宅して家庭で療養することも可能である。

　　　発熱や咳嗽によりエネルギー消費が増加しているので，熱量が高くタンパク質やビタミンに富む栄養の補給が必要である。しかし食欲不振がある場合には，無理に与えることはせず，子どもの好むものを少量ずつ与えるようにする。経口摂取時に，咳嗽とともに嘔吐をすることもあるので，少量ずつ食べるように食事介助をする。

身体の清潔▶　発熱時には入浴は避け，清拭により清潔を保つ。発熱がなく，活気があれば入浴させてもよい。

　　　口腔内の清潔を保つために，含嗽ができる子どもには含嗽をすすめる。乳児には含嗽のかわりに湯ざましを与える。

家庭での▶
療養への支援

受診後に家庭で療養する場合には，前述のような症状の緩和や回復に向けた情報を家族に伝える。さらに，家庭での家族の不安を軽減し，重症化を予防するために再度受診が必要となる症状の目安を具体的に示す。

2 回復期の看護

症状が消失したら，家庭内で過ごしながら体力の回復を促す。体力が回復すれば，日常生活に戻ることができる。

② 肺炎の子どもの看護

1 急性期の看護

観察▶

呼吸困難を伴うような重篤な場合もあり，継続的で綿密な観察が必要となる。発熱を伴うことが多く，熱型の観察とともに，悪寒戦慄・全身倦怠感・頭痛などの随伴症状を観察する。呼吸状態では，呼吸数の上昇に注目し，咳嗽・喘鳴などの症状の有無，陥没呼吸・肩呼吸・鼻翼呼吸などの努力呼吸の有無，顔色・口唇チアノーゼの有無を観察し，酸素飽和度(SpO_2)の値を確認する。さらに胸部の聴診により，呼吸音の減弱や副雑音の有無とその種類，およびそれらの部位の確認を継続的に行う。喀痰の性状・量を確認する。

一般状態としては，乳児ではきげん・啼泣の力強さ・哺乳力，幼児ではきげん・活気・食欲などを観察する。急性期には，身体的苦痛から不きげんな状態や断続的な啼泣が続くこともある。その他，下痢・嘔吐などの消化器症状，脱水症状，発熱時の痙攣の有無を観察する。

安静・安楽の保持▶

呼吸器症状や発熱があるときは，体力の消耗を最小限にするために安静臥床を保つ。解熱後は床上または室内で安静にできるような遊びを工夫する。

発熱や咳嗽などにより睡眠が十分にとれないので，静かな環境を整えて睡眠を促す。検温や与薬などの処置も，睡眠・安静を保ちながら実施できるように，タイミングを考えて実施する。

身体的苦痛があるために精神的にも不安定な状態となりやすいので，とくに乳幼児では，母親をはじめとした家族の付き添いや面会について相談し，子どもが安心できる環境を整えるようにする。

室温・湿度▶

室温は 20℃ 前後，湿度は 60% 程度が保てるとよい。冬季の暖房中は加湿器を用いるなどして乾燥を防ぐ。

症状の緩和▶

呼吸困難を緩和するために，呼吸しやすい体位をとらせる(▶図7-6)。パルスオキシメーターで酸素飽和度(SpO_2)をモニタリングしながら，必要時に酸素吸入が実施される。酸素吸入は，年齢と必要酸素量に応じて，酸素カニューレ・酸素マスクなどを用いて行う。

咳嗽を誘発しないように，室内の湿度を十分に保ち，含嗽や水分摂取をして

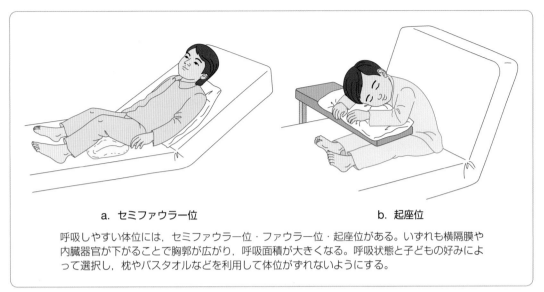

a. セミファウラー位　　　　　　　　　　　b. 起座位

呼吸しやすい体位には，セミファウラー位・ファウラー位・起座位がある。いずれも横隔膜や内臓器官が下がることで胸郭が広がり，呼吸面積が大きくなる。呼吸状態と子どもの好みによって選択し，枕やバスタオルなどを利用して体位がずれないようにする。

▶図7-6　呼吸しやすい体位

気道の湿潤を保つ。また，寒冷・ほこりなどの誘発因子を避ける。鎮咳薬・去痰薬の内服や，貼付薬などが投与される場合もある。

喀痰の排泄を促すために，ネブライザーによる吸入が実施される。状態によって，スクイージングなどの排痰法も用いる。自己排痰できない年齢では，口・鼻腔吸引を実施する場合もある。吸引する前には年齢に合わせて説明し，必要性を理解してもらうとともに，安全に行えるように協力を促す。幼児後期以降では咳嗽を促してみる（▶「小児看護学①」小児臨床看護総論第5・6章）。

発熱時は寝具や衣類の調整，冷罨法を実施する。冷罨法は活動性や好みに合わせて方法を工夫する。体温上昇時は悪寒戦慄を伴うので保温をする。

水分・栄養補給▶　発熱や多呼吸，分泌物の増加により，水分の喪失が増える。経口摂取が可能であれば，子どもの好む飲料を少量ずつ与えるが，無理じいはしない。水分の補給，電解質の補正のために，静脈内持続点滴が行われることが多い。

発熱や倦怠感により食欲不振がみられ，十分に食事を摂取できないことが多い。子どもの好むものを少量ずつ与えるようにする。経口摂取時に咳嗽や嘔吐をすることもあるので，少量ずつゆっくり食べるように食事介助をする。また摂取後も嘔吐がないかを注意して観察する。

身体の清潔▶　発熱・呼吸困難時には，清拭により清潔を保つ。発汗があるので頸部・腋窩など皮膚が接触しているところはとくにていねいに清拭する。発汗が多い場合や吸入を持続的に実施している場合には，寝衣の交換を頻回に行う。おむつを使用している乳幼児や，下痢がみられる子どもには，殿部浴や洗浄を実施する。

口腔内の清潔を保つために，含嗽ができる子どもには含嗽をすすめる。含嗽ができない場合には，湿らせた綿棒やガーゼを用いて口唇や口内をふく。

合併症の予防と▶
観察
　口内炎・中耳炎・膿胸・髄膜炎などの合併症を生じる可能性がある。口内炎は，口腔内の清潔を保つことにより予防する。中耳炎については，上気道の分泌物を除去し，耳痛・耳漏がおこっていないかを確認する。膿胸の発症を早期に発見するために，発熱・咳嗽・呼吸状態の悪化がないかを観察する。髄膜炎の発症を早期に発見するために，発熱・頭痛・嘔吐・髄膜刺激症状を観察する。

2　回復期の看護

　発熱・呼吸困難などの自覚症状が消失すると子どもは活気を取り戻し，安静を保つことは困難となる。呼吸音の異常などを引きつづき確認しながら，室内で安静にできる遊びを工夫していく。

ゼミナール
復習と課題

❶ 乳児の呼吸器の形態的・機能的な特徴を整理してみよう。
❷ かぜ症候群に罹患した子どもについて，家庭で療養する際に家族に伝える食事や身体の清潔についての情報を整理してみよう。
❸ 肺炎に罹患した子どもについて，おこりうる症状と，症状を緩和する看護の要点を整理してみよう。

参考文献 　1)竹田佳子：肺炎・気管支炎．小児看護 34(13)：1712-1718，2011．

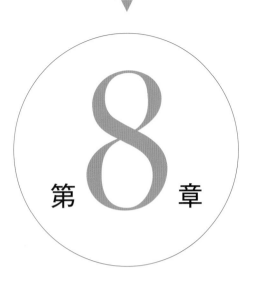

第**8**章

循環器疾患と看護

A 看護総論

胎児診断〜新生児▶
期の家族への看護

胎児心臓エコー検査によって出生前に診断される先天性心疾患は増加している。胎児期から心機能の評価ができ，また出生後の状態や予後を予測できるようになり，出生直後からの適切な治療につなげられるため，医療者はよいことととらえがちである。しかし，家族にとっては，先天性心疾患と診断されることはわるい知らせとなる。家族は，生まれてくるわが子に命にかかわる心臓病があることや，障害が残るかもしれないという不安，「なぜ自分だけ？」という孤独感や自責の念をいだきながら分娩にいたるまでを過ごす。家族が医療者からどのように説明されたのかが，その後の子どもの受容や親子の関係性に影響するため[1]，看護師は，生命倫理に関する知識をもち，妊娠中から出生後を見すえて医師や外来助産師などの多職種と連携し，チームで支援する役割がある。

出生後に重篤な症状があれば，新生児期に心臓カテーテル検査や手術が行われる。家族は，心臓病と診断されても複雑な病態や治療を理解することがむずかしく，子どもの療養生活について少ない情報の中で，出生後短期間で子どもの命に直結する治療について意思決定をしなければならないこともある。さらに，生直後から母子分離となるため，家族の不安も大きい。そのため，子どもの病状や治療について家族の理解を促すとともに，愛着形成を促しながら子どもとの生活を考えられるように支援する。

計画的な治療過程▶
での子ども・家族
への看護

周術期管理や人工心肺技術などの進歩により手術が低年齢化し，重症な心疾患に対して，新生児期から幼児期にかけて計画的に心臓カテーテル検査や手術が行われるようになった。家族は，子どもの成長・発達が著しい時期に計画手術に向けて疾患管理中心のかかわりになりやすい。子どもの発達に伴って生じる内服の拒否や運動制限などに対して，ストレスを感じることもある。子どもに染色体異常・遺伝子異常・外表奇形などの重複障害があることや，発達が遅れていることに不安をかかえていることもある。

そのため，看護師は，先天性心疾患の病態を把握し，判断する能力，心疾患の治療や重複障害に関する専門的な知識や看護技術を身につける必要がある。さらに，子どもの病状，成長・発達や療養生活などを総合的にアセスメントし，幼少期に繰り返される入院治療のなかでも，その子なりに成長・発達できるように，家族と協働して施設・地域の専門職間の調整を行い，心身両面から継続して支援することが重要である。

1）後藤彰子：胎児診断により家族が受ける精神的衝撃とその対応について．日本小児循環器学会雑誌26(2)：125-130，2010．

また，家族が入院する子どもに付き添ったり，疾患管理のために子ども中心の生活にかたよったりすると，きょうだいがさみしい思いやがまんをしいられることがあるため，きょうだいを支援する視点も必要となる。

小児期から成人期▶
への移行支援

子どもの生命予後はよくなり，先天性心疾患や後天性心疾患である川崎病（▶205ページ）既往者の多くが，成人期に達するようになった。先天性心疾患の病態や病状経過は一様ではなく，心内修復手術後も大部分が合併症，遺残症，心不全・不整脈・感染性心内膜炎などの続発症の問題がある。川崎病においても冠動脈障害の問題がある。また，将来，妊娠・出産での疾患管理が必要となることがある。そのため，小児医療から成人医療までの継続的な管理が重要であるが，多くの患者が成人になっても，病識や疾患管理のセルフケア不足，就職，ライフイベントに伴う心理・社会的問題などをかかえていることが指摘されている[1]。

看護師には，先天性・後天性心疾患の子どもの将来を見すえて，幼少期から子どもの理解に合わせて主体的に治療や療養行動に参加できるように説明して環境を整えることが求められる。また，病気の理解，適切な療養行動の獲得，社会性やコミュニケーション能力などのセルフケアを育成し，多職種と協働して家族から子どもへのセルフケアの移行や，小児医療から成人医療への移行がスムーズにすすむように支援する役割がある。

B｜おもな疾患

① 総論

種類と頻度▶
小児期の循環器疾患は，先天性心疾患と後天性心疾患に大別される。先天性心疾患は，先天性疾患のなかでも頻度が高く，予後不良の疾患から自然治癒する疾患までが存在する。後天性心疾患は，以前多くみられたリウマチ性心疾患（心炎・僧帽弁疾患）は著減し，川崎病・心筋炎などが増加した。川崎病は現在でも病因不明な疾患で，乳幼児期での発症が多く，冠動脈病変を合併することがあり，小児期に狭心症や心筋梗塞を発症するおそれのある重要な疾患である。川崎病における冠動脈病変の合併率は，さまざまな治療法の開発・改良によって年々徐々に低下しているが，成人期になると狭心症や心筋梗塞の合併が増えてくる。

最近の医療の進歩により，小児期にみとめられる循環器疾患の多くが成人期を迎える時代となった。先天性心疾患・後天性心疾患のどちらも，原疾患自体

1）丹羽公一郎・水野芳子：成人先天性心疾患（ACHD）の移行に伴う問題点と対策．ナーシング・トゥデイ 26（3）：45-51，2011．

の問題や合併症が治癒せず，継続的な医療が思春期・成人期まで必要な患者が増加している。これらの患者に対して小児科医のみでは適切で十分な医療を提供することは困難なため，近年日本小児科学会より移行期医療に関する提言がなされた[1]。医療者は小児期に循環器疾患を発症した患者が，病態・合併症の年齢変化や身体的・人格的成熟に即して適切な医療を受けられるように努力する必要がある。

疫学▶　先天性心疾患は，遺伝的要因と環境的要因の相互作用によって発症すると考えられているが，大部分は原因不明である。ダウン症候群(21トリソミー)や22q11.2欠失症候群に高率に先天性心疾患が合併することが知られている。先天性心疾患の発症頻度は，年代や検査方法の違いによりさまざまな報告があるが，生産児の約1〜4%とされている。疾患ごとでは，いずれの報告でも心室中隔欠損症が多く，性差や地域差がみとめられる疾患も存在する。近年，日本における先天性心疾患のサーベイランスが行われ，生産児の1.44%と報告された[2]。

循環不全▶
(心不全)　心臓のはたらきは，おもに身体に血液を送るポンプ作用が中心で，肺に血液を送り酸素化するはたらきと，全身に血液を送るはたらきを有する。**心不全症状**とは，このポンプ作用が失調し，さまざまな臓器への血流が保持できなくなった結果，出現する。小児の心不全症状は成人と異なり，疾患や年齢によって特徴がある(▶図8-1)。

　新生児期・乳児期早期に発症する先天性心疾患は，動脈管での血流障害や心房間交通障害により肺循環や体循環の確立(▶24ページ，図2-4)が困難であったり，酸素化血が体循環にうまく還流できずに低酸素血症を生じるものが多い。欠損孔の大きな心室中隔欠損症や単心室症の場合には，肺血管抵抗の低下に伴う肺循環量の増加とともに体循環量が低下し，低心拍出となる。総肺静脈還流異常などの肺静脈閉塞疾患では，肺うっ血から肺水腫，肺高血圧を生じるとともに，左心系への流入血流障害から低心拍出となる。

　新生児・乳児期(生後〜6か月ごろ)の心不全症状は，体重増加不良(1日の体重増加が20g以下)や，哺乳障害(1回の授乳時間が20分以上で体重増加不良を伴う)，多呼吸(1分間に60回以上)，陥没呼吸，哺乳時などに汗をかきやすいなどである(▶図8-2-a)。

　乳幼児期(6か月〜3歳ごろ)の心不全症状は，易感染性で気管支炎・肺炎を合併しやすく，重度の心不全症状として体重増加不良や成長発育遅延を伴うこ

---

1) 日本小児科学会：小児期発症疾患を有する患者の移行期医療に関する提言．(http://www.jpeds.or.jp/modules/guidelines/index.php?content_id=54)(参照2019-12-01)
2) 日本小児循環器学会：2016年CHD・希少疾患サーベイランス調査結果．(http://jspccs.jp/wp-content/uploads/rare_disease_surveillance_2016_rev181201.pdf)(参照2019-12-01)

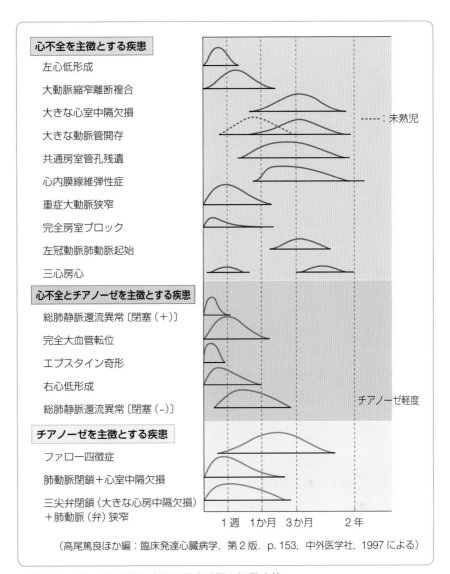

心不全を主徴とする疾患
左心低形成
大動脈縮窄離断複合
大きな心室中隔欠損
大きな動脈管開存 ……… 未熟児
共通房室管孔残遺
心内膜線維弾性症
重症大動脈狭窄
完全房室ブロック
左冠動脈肺動脈起始
三心房心

心不全とチアノーゼを主徴とする疾患
総肺静脈還流異常〔閉塞（＋）〕
完全大血管転位
エプスタイン奇形
右心低形成
総肺静脈還流異常〔閉塞（−）〕 チアノーゼ軽度

チアノーゼを主徴とする疾患
ファロー四徴症
肺動脈閉鎖＋心室中隔欠損
三尖弁閉鎖（大きな心房中隔欠損）＋肺動脈（弁）狭窄

1週 1か月 3か月 2年

（高尾篤良ほか編：臨床発達心臓病学，第2版．p. 153，中外医学社，1997による）

▶図8-1 おもな先天性心疾患の発症時期と初発症状

とも多い（▶図8-2-b）。

　小児期（3〜12歳ごろ）における心不全症状は，成人期と同様に，動悸・息切れ・易疲労感などがみとめられるようになる（▶図8-2-c）。

チアノーゼ▶　チアノーゼ性心疾患患者にみられるチアノーゼは，毛細血管内の脱酸素化ヘモグロビンが5 g/dLをこえた状態と定義される。心不全時にみられる四肢冷感を伴うチアノーゼは，舌にチアノーゼをみとめず，保温や循環不全の治療で改善するため，鑑別が可能である。

診断・検査▶　現在のわが国では，多くの先天性心疾患は妊婦健診時の胎児エコー検査や1歳までの乳児健診時に，哺乳障害・体重増加不良・心雑音の存在などにより発見される。後天性心疾患の多くは，就学時健診や学校心臓病検診で発見される。

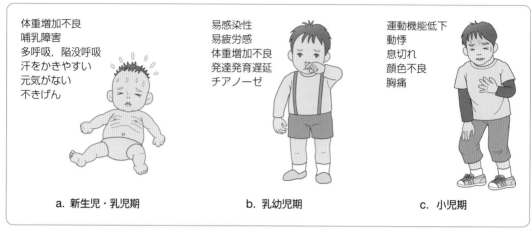

体重増加不良
哺乳障害
多呼吸，陥没呼吸
汗をかきやすい
元気がない
不きげん

a. 新生児・乳児期

易感染性
易疲労感
体重増加不良
発達発育遅延
チアノーゼ

b. 乳幼児期

運動機能低下
動悸
息切れ
顔色不良
胸痛

c. 小児期

▶図 8-2　心不全の症状

　　　診断に必要なおもな検査は，胸部 X 線，心電図，心臓エコー検査，心臓カ
テーテル検査である。最近では医療技術の進歩に伴い，画像処理技術が向上し，
CT，MRI 検査でも診断に有用な情報が得られる。いずれの検査も小児期では
協力が得にくいため，鎮静・鎮痛に配慮し，短時間で行う。

　　　心臓エコー検査は，簡便で非侵襲的であり，診断するうえで最も重要な検
査である。小児期の心臓カテーテル検査は，正確な循環動態の把握，手術適応
の判断，カテーテル治療などのために行われるが，侵襲的であるため可能な限
り侵襲を減らす必要がある。最近ではガイドラインが公表されている[1]。

治療▶　先天性心疾患に対する治療は，保存的(内科的)療法と手術(外科的)療法があ
る。小児期の心不全治療における薬物療法は，強心薬，利尿薬，アンギオテン
シン変換酵素(ACE)阻害薬などが病態・病状に応じて使用される。β遮断薬
は，成人の心不全患者に有用な治療薬として確立されているが，最近では小児
期発症の拡張型心筋症などにも有効であることが報告され，小児期の心不全治
療の重要な薬剤となっている。先天性心疾患の特殊な治療として，大動脈縮窄
複合や大動脈離断症などの体循環が動脈管に依存し，胎児循環からの移行が困
難な病態に対しては，動脈管を開存させておく目的でプロスタグランジン製剤
が投与される[2]。ファロー四徴症などは，乳児期にチアノーゼ発作を発症する

---

1) 日本小児循環器学会：心臓カテーテル検査・治療を受ける子どもの安全・安楽のための
　看護ガイドライン．2013．(http://jspccs.jp/wp-content/uploads/20161111guideline.
　pdf)(参照 2019-12-01)
2) 先天性心疾患における内科的治療のなかで，プロスタグランジン製剤の開発は革命的な
　効果をもたらした。プロスタグランジン製剤は，動脈管が閉鎖するのを阻害する。おも
　な効果は，①重度の肺動脈狭窄を伴うファロー四徴症などに対して肺動脈血流を増加
　させる，②大動脈縮窄複合などに対して下肢血流を維持する，③大血管転位症などに
　対して動脈血と静脈血を混合(ミキシング)させることなどである。

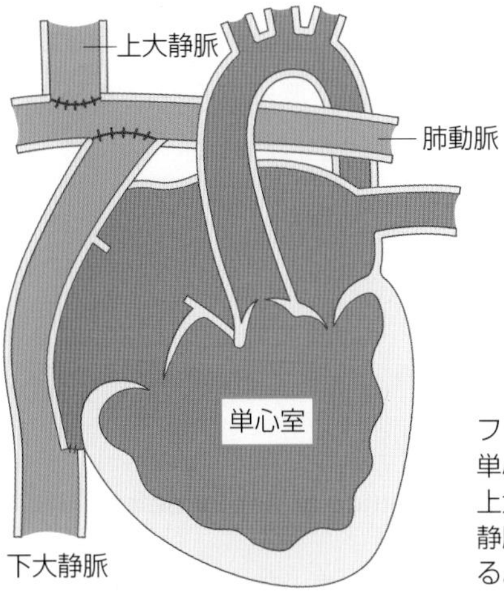

フォンタン型手術は2心室治療が困難な
単心室などの症例に対して選択される。
上大静脈と下大静脈を肺動脈に接合する。
静脈血は肺へ直接流れる特殊な循環である。

▶図8-3 フォンタン型手術

ことがあり，予防的にβ遮断薬が投与される。

　先天性心疾患の手術療法は，**姑息手術**と**心内修復術**に大別される。姑息手術とは，チアノーゼや心不全症状を改善し，疾患の重篤化を防ぎ，体力を増強することにより，のちに予定されている心内修復手術に必要な条件を満たすために行われる手術である。心内修復術が困難な症例に対しては，姑息手術として**フォンタン型手術**が選択される（▶図8-3）。最近では，姑息手術以外にカテーテルによる治療も加えながら，心内修復術やフォンタン型手術を目ざすことも多くなってきている。同一疾患でも個人差が大きく，画一的な手術治療は困難なことも多いため，個々の症例に対して適切な手術療法を選択することが重要である。

生活管理▶　小児期心疾患児の学校管理下における生活管理と運動制限については，同一疾患でも個人差が大きいため，医療者側・家族・学校側が児の疾患の情報を共有し，話し合いの場をもち，適切な運動強度を設定して，理解・管理していくことが必要である。学童期では，以前は体育の特定種目の参加制限，マラソン

発展学習▶▶▶

■先天性心疾患に対する心臓外科治療の歴史

　1944年に世界ではじめてファロー四徴症に対する姑息手術が成功し，わが国では1951年に心臓外科手術が行われた。この数十年間で先天性心疾患に対する外科治療の成績は目ざましい進歩をとげ，死亡率，とくに新生児・乳児期の手術成績は飛躍的に向上した。そして，成人期に達した先天性心疾患患者数も増加し，すでに現状では約40万人と推定されている。

　しかし，小児例での死亡率の低下とは逆に，20歳以上の先天性心疾患患者の死亡率・合併症率は明らかに増加している。現状においては，成人期に達した未手術先天性心疾患および術後患者についての医療体制は十分とはいえない。これらの患者に対する一生を通じた生活の質（QOL）を考えた外科治療を含む治療戦略は始まったばかりである。

などの行事への参加制限などを中心に行われていた。しかし，たとえばジョギングなどは会話ができる速度で走る強度と会話のできない速度で走る強度では運動量が異なるため，最近は一概に体育や行事への参加を制限するのでなく，運動強度・運動量による制限が行われている。

② 先天性心疾患

1 左右短絡群

● 心室中隔欠損症 ventricular septal defect（VSD）

概念▶　単独の**心室中隔欠損症**は，先天性心疾患で最も多い疾患である。右心室と左心室を分けている心室中隔に欠損があり，左心室から右心室へ血液が流れる（左右短絡，▶図8-4）。欠損孔の大きさや位置により症状・臨床所見はさまざまであり，自然閉鎖をすることもある。

症状▶　小欠損では，ほとんど症状をみとめない。大欠損では，生後1〜3か月ごろより哺乳障害，体重増加不良など心不全症状をみとめ，気管支炎・肺炎に罹患しやすくなる。

検査・診断▶　小欠損では，生後早期より胸骨左縁に収縮期雑音を聴取する。胸部X線では心拡大をみとめず，心電図も正常範囲内である。中〜大欠損では胸部X線で心拡大，肺血管陰影の増加をみとめ，心電図で中欠損では左室肥大，大欠損では両心肥大をみとめる。心エコーでは，欠損孔の位置や大きさとともに肺高

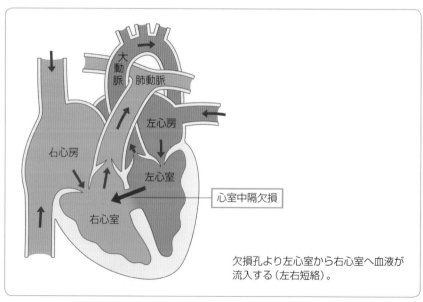

欠損孔より左心室から右心室へ血液が流入する（左右短絡）。

▶図8-4　心室中隔欠損症

血圧の所見がみとめられる。心臓カテーテル検査では，肺高血圧の程度や短絡率などの詳細な心機能が算出され，手術適応について検討される。

治療・評価・予後▶　小欠損孔の場合の予後は良好で，自然閉鎖することがあるが，欠損孔の型によっては大動脈弁閉鎖不全を合併することがあり，この場合には手術適応となる。内科的治療としては，利尿薬・ACE 阻害薬・血管拡張薬などを投与する。外科的治療は，欠損孔が大きく，短絡量が多量な例で適応となる。欠損孔をパッチで閉鎖する心内修復術が行われる。体重増加不良の乳児で，根治手術の危険が高いと判断された場合，姑息手術として肺動脈絞扼術が選択され，成長を待って心内修復術を行うことがある。

アイゼンメン▶
ジャー症候群　心室中隔欠損症(大欠損)などで肺高血圧が長期に持続し，肺血管に不可逆的な変化が生じ，肺血管抵抗が上昇することにより，左右短絡から両方向性短絡もしくは右左短絡となった状態を**アイゼンメンジャー症候群** Eisenmenger syndrome という。この状態になると手術では改善できない。成人期に達したアイゼンメンジャー症候群患者では妊娠は禁忌である。

● 心房中隔欠損症 atrial septal defect(ASD)

概念▶　心房の中隔に欠損孔があるために，左心房から右心房へ血液が左右短絡する(▶図 8-5)。新生児期，幼児期を通じ自覚症状に乏しく，学校心臓病検診で発見されることも多い。欠損孔の大きさや位置により，症状・臨床所見はさまざまである。欠損孔を介する左右短絡の量は，左右心室のコンプライアンスの比率で決定される。乳児期早期は，右心室のコンプライアンスが低いため短絡量は少ないが，成長に伴う右心室コンプライアンスの増大により短絡量は増加する。

症状・診断▶　特徴的な聴診所見として，左右短絡量が中等度以上になると，相対的肺動脈狭窄による駆出性収縮期雑音と，II 音の固定性分裂，相対的三尖弁狭窄を生じた場合は胸骨左縁下部で拡張期ランブル(低張性雑音)を聴取する。胸部 X 線では左第 2 弓の突出をみとめる。心電図では右軸偏位，不完全右脚ブロックが特徴的である。心エコーでは，欠損孔と短絡血流，右心房・右心室の拡大のほか，心室中隔の奇異性運動をみとめる。心臓カテーテル検査により肺体血流比(肺に流れる血流と全身に流れる血流の比，欠損孔がなければ肺体血流比は 1.0)，シャント率が算出される。

治療・予後▶　自然閉鎖はほとんどないので，肺体血流比が 1.5 をこえる場合は治療対象と

発展学習▶▶▶

■成人期心房中隔欠損
　未治療で成人期に発見される心房中隔欠損は，欠損孔が比較的小さいことが多いが，加齢に伴い，虚血性心疾患，後天性弁膜異常，高血圧などによる左室壁コンプライアンスの低下に伴い，左右短絡量が増加し，右心系容量負荷が進行する。容量負荷の増加のため右心房が拡大し，不整脈，とくに心房粗・細動を合併する。

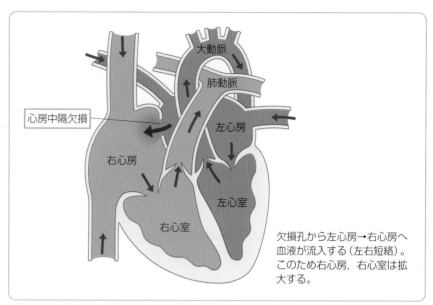

大動脈

肺動脈

心房中隔欠損

右心房

左心房

左心室

右心室

欠損孔から左心房→右心房へ
血液が流入する（左右短絡）。
このため右心房，右心室は拡
大する。

▶図 8-5　心房中隔欠損症

なる。最近では経食道エコーガイド下にカテーテルによる心房中隔欠損閉鎖術
が行われている。カテーテル治療困難な症例には外科的閉鎖術が行われる。

● **房室中隔欠損症** atrioventricular septal defect（AVSD）

概念▶　**房室中隔欠損症**（または心内膜床欠損症）は，房室膜性中隔および房室筋性中
隔の組織欠損，すなわち三尖弁，僧帽弁，心房中隔，心室中隔の一部の組織欠
損を伴う疾患で，一側または両側の房室弁の異常を伴う。**不完全型**は心房中隔
一次孔欠損のみで心室間交通を伴わないもので，**完全型**は両心房・両心室間の
交通と共通房室間孔が存在するものをいう（▶図 8-6）。ダウン症候群に併発し
やすい。

症状・診断▶　一次孔欠損単独の場合は，心房中隔二次孔欠損と同様な聴診所見を，中等度
以上の僧帽弁逆流を伴う場合は，胸骨左縁第 3，4 肋間から心尖部にかけて汎
収縮期雑音を聴取する。短絡量の増加により相対的な房室弁狭窄を生じて胸骨
左縁下部から心尖部で拡張期ランブルを聴取する。Ⅱ音は固定性に分裂するが，
肺高血圧が高度になると間隔は短くなり，Ⅱ音が亢進する。

　　三尖弁・僧帽弁閉鎖不全が重度の場合，乳児期早期から哺乳障害・体重増加
不良などの心不全症状を呈する。心電図は，特徴的な左軸偏位となる。

　　心エコーは診断上，最も重要な検査で，まず一次孔欠損の有無，心室中隔欠
損と房室弁の形態を精査する。房室中隔欠損が存在するなら，基本的には三尖
弁と僧帽弁は同じ高さにあり，左側房室弁に裂隙が存在する。カラードップ
ラー法により房室弁逆流の有無と逆流部位を確認する。心臓カテーテル検査で
心室中隔流入部欠損 scooping のため，左心室造影では流入路より流出路が長

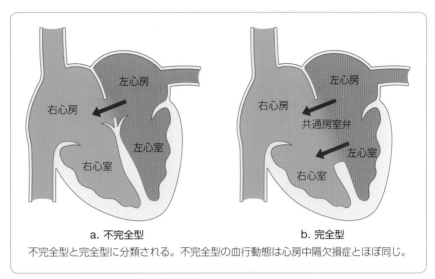

左心房

右心房

左心室

右心室

a. 不完全型

左心房

右心房

共通房室弁

左心室

右心室

b. 完全型

不完全型と完全型に分類される。不完全型の血行動態は心房中隔欠損症とほぼ同じ。

▶図 8-6　房室中隔欠損症

くなる所見(goose neck 像[1])が特徴である。

治療・評価・予後▶　不全型の場合，自覚症状が乏しいことが多く，乳幼児期に手術することは少ない。完全型で弁形態異常が高度の場合，乳幼児期の心内修復手術は困難で予後も不良である。左心室容量が十分大きければ，中隔欠損に対してパッチにて欠損の閉鎖と房室弁の形成を行う 2 心室治療が可能である。新生児〜乳児期早期では根治手術が困難であるため，姑息手術である肺動脈絞扼術を行う場合もある。

● 動脈管開存症 patent ductus arteriosus(PDA)

概念▶　動脈管は胎児循環において必須であるが，正常新生児では出生後 1〜2 日で収縮して血行が途絶し，生後 2〜3 週で器質的閉鎖にいたる。閉鎖せず開いたままの状態のものを**動脈管開存**という。呼吸 窮 迫症候群を合併した早産児に多く合併する。本症が存在すると，血液は大動脈から動脈管を通り，肺動脈へ左右短絡で流れる(▶図 8-7)。

症状・検査▶　動脈管が太く左右短絡が多ければ，乳児期早期より心不全症状を呈する。胸骨左縁上部で連続性(収縮期および拡張期)に心雑音が聞かれる。橈骨動脈などの末梢動脈では，収縮期・拡張期血圧の差(脈圧)が増大し，はずむような脈を触れる。

治療・評価▶　動脈管を閉鎖させる治療には，内科的および外科的方法がある。未熟児の動脈管開存症は，内科的療法が第一選択となり，消炎鎮痛薬(プロスタグランジ

---

1) goose neck(ガチョウの首)像：ガチョウのような長い首を連想させるため，このようによばれる。

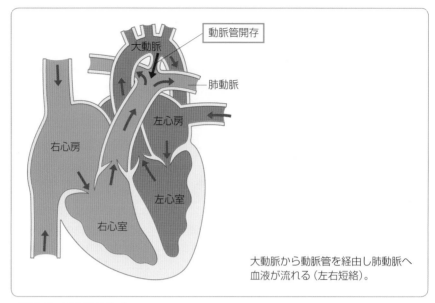

大動脈から動脈管を経由し肺動脈へ
血液が流れる（左右短絡）。

▶図 8-7 動脈管開存症

ン合成阻害薬）が投与される。妊娠末期の妊婦に消炎鎮痛薬を投与すると，胎
児動脈管の閉鎖をきたし，胎児死亡にいたることがあり，注意が必要である。
年長児にはカテーテルによるコイル閉鎖術が行われる。内科的治療に抵抗する
場合や，太い動脈管に対しては，外科的に動脈管結紮術ないし離断術が選択さ
れる。

● **大動脈縮窄** coarctation of the aorta（CoA），
大動脈弓離断複合 interruption of aortic arch（IAA）

概要▶　大動脈弓と下行大動脈の移行部に生じた狭窄を**大動脈縮窄**といい，弓部から
大動脈弓峡部までの一部が欠損したものを**大動脈弓離断**という。単独例と心
室中隔欠損や大血管転位などの合併心疾患がある複合型がある。多くは心室中
隔欠損症などの心内奇形と肺高血圧症を合併している（**大動脈縮窄複合**，▶図
8-8）。下半身への血流は，動脈管開存を経由して供給されるため，下肢の酸素
飽和度の低下をみとめる。新生児期では，肺血管抵抗の生理的低下や，動脈管
の閉鎖により，動脈管での右左短絡が途絶するとショックにいたる。

症状・診断▶　心雑音は軽度で聴取困難なことも多い。下肢大腿での脈が触れにくい。乳児
期から心不全症状を呈する。胸部 X 線では心拡大・肺血流増加をみとめ，心
電図では両室肥大をみとめる。心エコーにて縮窄部位の程度，心室中隔欠損症
の部位・大きさ，肺高血圧の程度が診断される。最近では 3DCT や MRI 検査
が有用で，造影 3DCT では縮窄部の診断と隣接する動脈分枝や側副血行を評
価でき，MRI は壁構造や造影剤を用いずに内腔情報が得られる利点があり，
腎機能低下症例に適している。

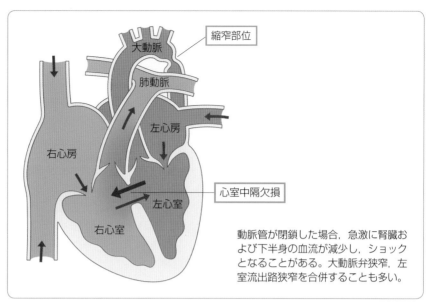

▶図 8-8　大動脈縮窄複合

治療▶　新生児期の大動脈縮窄複合では、プロスタグランジン製剤により動脈管を開存させた状態を保つ。外科的治療では、姑息手術として新生児期に左鎖骨下動脈を用いた大動脈縮窄部位の形成術(サブクラビアン-フラップ法)と肺動脈絞扼術を行い、成長・発達を待ち、心室中隔欠損閉鎖術を行う。最近では、新生児期に大動脈縮窄部位形成術と心内修復術を行うことも多い。

2 右左短絡群

● ファロー四徴症 tetralogy of Fallot(TOF)

概要▶　チアノーゼを呈する代表的な先天性心疾患である。① 肺動脈狭窄、② 大動脈騎乗、③ 心室中隔欠損、④ 右室肥大の 4 徴を有する(▶図 8-9)。肺動脈狭窄、心室中隔欠損のため、右心室の静脈血が大動脈へ流れてチアノーゼを呈する。肺動脈狭窄は右室流出路にあり、**無(低)酸素発作**をおこすことがある。

症状・診断▶　出生直後より、肺動脈狭窄による駆出性収縮期雑音を聴取する。最強点は、漏斗部狭窄では胸骨左縁第 3 肋間、肺動脈弁狭窄では胸骨左縁第 2 肋間にある。Ⅱ音は、多くの例で、肺動脈成分の減弱により単一となる。

　　チアノーゼは肺動脈狭窄の程度に起因し、肺動脈狭窄が強度の場合、新生児期よりチアノーゼをみとめる。チアノーゼが持続すると、指先が球状に拡大するばち指が出現する。

　　無酸素発作は、運動・排便・興奮などが誘因となり、右室流出路狭窄が増悪し、肺血流量が減少する病態で、チアノーゼの増強、呼吸困難、意識消失などを呈する。無酸素発作時には、心室中隔欠損での右左短絡で静脈血のほとんど

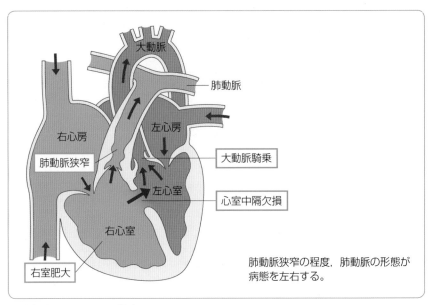

図中のラベル：
大動脈
肺動脈
右心房
左心房
肺動脈狭窄
大動脈騎乗
左心室
心室中隔欠損
右心室
右室肥大
肺動脈狭窄の程度，肺動脈の形態が病態を左右する。

▶図8-9　ファロー四徴症

が大動脈より駆出されるため，心雑音を聴取しなくなる。幼児期になると，チアノーゼ発作時に肺血流を増加させるために蹲踞（そんきょ）の姿勢をとることがある（▶214ページ，図8-18-b）。

　胸部X線では，木靴（きぐつ）型の心臓と肺血流量の減少をみとめる。心エコーでは，大動脈騎乗，心室中隔欠損，右室流出路の狭窄など診断できる。心臓カテーテル検査は，術前検査として必要ではあるが，無酸素発作を誘発する可能性があるため，心エコーによる診断の補助として，十分な観察の下にできるだけ短時間で終了するように心がける。3DCTおよびMRIも心臓カテーテル検査を補完する検査として有用である。

治療・評価・予後▶　無酸素発作に対しては鎮静が重要で，酸素投与と鎮静薬（モルヒネなど）投与による鎮静をはかる。β遮断薬は肺動脈狭窄を緩和する作用があり，発作時のみならず予防的にも投与される。

　新生児期の動脈管依存性の重症例では，プロスタグランジン製剤の持続投与を続け，その後，短絡手術を行い肺血流の増加をはかる。短絡手術として鎖骨下動脈-肺動脈吻合（ふんごう）手術（ブラロック-タウシッヒ Blalock-Taussig 手術）がある。また，内科的に無酸素発作のコントロールが困難な症例や，著しい肺動脈低形成でも，短絡手術を行い，肺血流を安定させ，肺動脈の成長を待ち，1〜2歳で心内修復術を行う。

● **完全大血管転位症** complete transposition of the great arteries（TGA）

概要▶　右心室から大動脈が，左心室から肺動脈が起始する心疾患である。上下大静脈から還流する静脈血が体循環に流れるため，出生直後より強いチアノーゼを

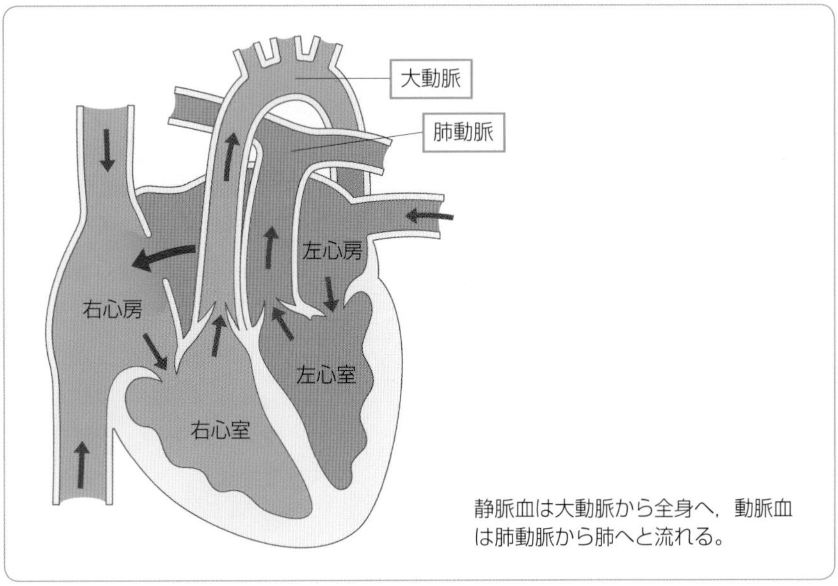

大動脈
肺動脈
左心房
右心房
左心室
右心室

静脈血は大動脈から全身へ，動脈血は肺動脈から肺へと流れる。

▶図8-10 1型大血管転位症

呈する代表的な疾患であり，早期診断・早期治療が必要である。心室中隔欠損症（VSD）を合併しない型を1型，VSD を合併する型を2型，VSD と肺動脈狭窄を合併する型を3型と分類される。1型大血管転位症では，静脈血はそのまま体循環に，動脈血はそのまま肺循環に還流する。静脈血と動脈血の混合が少ない場合，強度のチアノーゼを呈する（▶図8-10）。

症状・診断▶　出生直後より強度のチアノーゼをみとめ，酸素投与でほとんど軽快しない。卵円孔・動脈管において，静脈血と動脈血がまざらなければ予後不良である。胸部 X 線では，卵型の心陰影と細い上部縦隔が特徴である。ほとんどの場合，診断には心エコーが重要で必須の検査となる。冠動脈の走行の異常を伴うことが多いため，心エコー・心臓カテーテル検査で診断する。

治療・評価・予後▶　根治手術前の治療としては，静脈血と動脈血をできるだけ混合（ミキシング）させることが重要である。プロスタグランジン製剤投与にて動脈管を開存させ，動脈管レベルで動脈血と静脈血をミキシングさせたり，バルーン心房中隔裂開術を行い，心房間レベルで動脈血と静脈血をミキシングさせたりすることもある。根治手術として，新生児期に大動脈と肺動脈をスイッチするジャテーンJatene 手術が行われ，生存率が上昇した。

● 総肺静脈還流異常症 total anomalous pulmonary venous return（TAPVR）

概要▶　左心房にすべての肺静脈血が還流せずに，右心系に戻る血行動態が主要な病態である。4本の肺静脈がまとまって共通肺静脈腔を形成して右心系に還流する場合と，4本の肺静脈が複数の共通肺静脈腔を形成もしくは別々に直接右心房に還流する場合がある。その部位は，上大静脈など（上心臓型，▶図8-11），

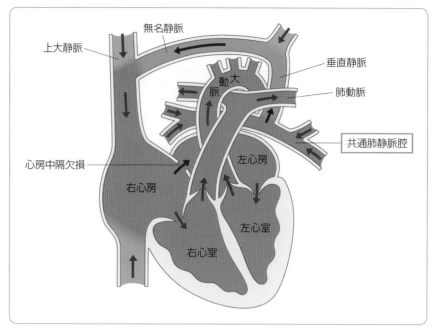

▶図8-11　総肺静脈還流異常症（上心臓型）

右心房など（**傍心臓型**），門脈など（**下心臓型**）の順で頻度が高い。生後早期には，生理的肺血管抵抗が高い状態のため，肺血流はあまり増加せず，チアノーゼがみとめられる。肺静脈還流経路に狭窄をみとめた場合，肺静脈圧が上昇して肺うっ血となり，患児の状態は急速に悪化することがある。経皮酸素飽和度（SpO_2）はさまざまな値をとるが，80% 台後半から 90% 台前半が多い。

症状・診断▶　本症の診断に心エコー検査は非常に有用である。また最近では，心エコー検査のほかに，MRI や 3DCT で鮮明に肺静脈の形態を描出することが可能となり，より正確な画像診断が可能となってきた。肺静脈狭窄をみとめる場合，出生直後より強度のチアノーゼをみとめる。心雑音は聴取しないことも多い。胸部 X 線では上心臓型においては雪だるま型，8 の字型を呈する。心臓カテーテル検査は，新生児では状態を悪化させるので，手術のために必須の場合以外には施行すべきでない。

治療▶　心エコーで共通肺静脈腔から体静脈ないし右心房への還流経路に狭窄がなければ，緊急手術の必要性は全身状態で判断する。ただし，手術待機中に短時間で全身状態が悪化することもある。下心臓型の場合は，心エコーで診断がつきしだい，緊急手術の方針とする。

3　染色体異常症候群に合併する先天性心疾患

概要▶　ダウン症候群（21 トリソミー），18 トリソミーなどの染色体異常を伴う症候群（▶8ページ）においては，高率に特異的な先天性心疾患を伴う（▶表8-1）。

症状・診断▶　それぞれの染色体異常に伴う特異的な顔貌，複数の先天性奇形が存在した場

▶表 8-1　染色体異常症候群に合併する先天性心疾患

染色体異常症	心疾患	発症頻度
18 トリソミー	さまざまな先天性心疾患	90%
13 トリソミー	さまざまな先天性心疾患	90%
ダウン症候群	心室中隔欠損症, 房室中隔欠損症, ファロー四徴症	50%
ターナー症候群	大動脈縮窄, 大動脈瘤	30%
22q11.2 欠失症候群	ファロー四徴症, 右大動脈弓	50%

合, 染色体異常が疑われ, 染色体検査にて診断が確定される。頻度の高いダウン症候群では約 50% に心室中隔欠損症・房室中隔欠損症などが合併する。

治療▶　染色体異常症候群の一部には生命予後自体が不良の疾患群が存在するため, 外科治療を含めた心疾患の治療については倫理面を含め, 家族・医療チームで検討し, 慎重に行う。複数の先天性奇形が存在する場合, 各疾患の重症度を評価し, 心疾患の治療をいつどの時期に行うかを検討し, 慎重に行う。

③ 後天性心疾患

● 川崎病 Kawasaki disease

概念▶　川崎病は, 1967(昭和 42)年に川崎富作によってはじめて報告された。わが国では過去に流行があったが, 最近では徐々に増加傾向をみとめ, 年間 1 万人をこえ, 海外でも年々増加傾向にある。原因不明の疾患群であり, おもに 4 歳以下の子どもに発症し, 1 歳前後が最も多い。最近では親子例も散見される。川崎病では経過中に冠動脈に拡張, 瘤ができ, 狭心症・心筋梗塞などを発症する場合があり, 小児期の後天性心疾患において重要な疾患群である。

診断▶　以下に示す 6 つの主要症状のうち, 5 つ以上の症状を伴うものを川崎病と診断する(▶図 8-12)[1]。①発熱, ②両側眼球結膜の充血, ③口唇・口腔所見:口唇の紅潮, 苺舌, 口腔咽頭粘膜のびまん性発赤, ④発疹(BCG 接種痕の発赤を含む), ⑤四肢末端の変化(急性期では手足の硬性浮腫, 手掌足底または指趾先端の紅斑, 回復期では指先からの膜様落屑), ⑥急性期での非化膿性頸部リンパ節腫脹。

　　上記 6 つの主要症状のうち, 4 つの症状しかみとめられなくても, 経過中に冠動脈病変が確認され, ほかの疾患が除外されれば川崎病と診断する。また, 主要症状を満たさなくても, ほかの疾患が否定され, 本症が疑われる不全型川崎病症例が 15〜20% 前後存在する。これら不全型症例は, 主要症状は完全にそろわないもののけっして軽症ではなく, 心合併症も少なくない。

1) 日本川崎病学会:川崎病診断の手引き, 第 6 版. 2019.

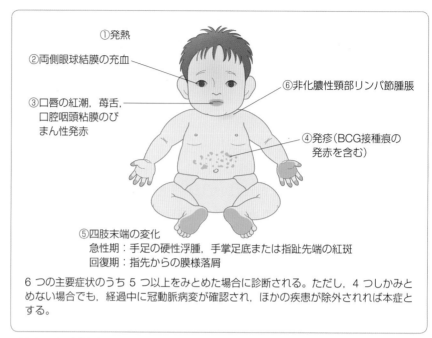

①発熱

②両側眼球結膜の充血

③口唇の紅潮, 苺舌,
口腔咽頭粘膜のび
まん性発赤

⑥非化膿性頸部リンパ節腫脹

④発疹（BCG接種痕の
発赤を含む）

⑤四肢末端の変化
　急性期：手足の硬性浮腫，手掌足底または指趾先端の紅斑
　回復期：指先からの膜様落屑

6つの主要症状のうち5つ以上をみとめた場合に診断される。ただし，4つしかみと
めない場合でも，経過中に冠動脈病変が確認され，ほかの疾患が除外されれば本症と
する。

▶図8-12　川崎病の診断基準

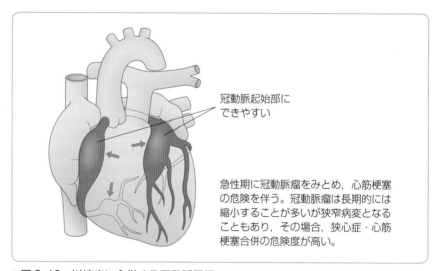

冠動脈起始部に
できやすい

急性期に冠動脈瘤をみとめ，心筋梗塞
の危険を伴う。冠動脈瘤は長期的には
縮小することが多いが狭窄病変となる
こともあり，その場合，狭心症・心筋
梗塞合併の危険度が高い。

▶図8-13　川崎病に合併する冠動脈異常

検査▶　心エコーによる冠動脈の観察は重要である。発症後2〜3週間が最も冠動脈
　　　　の拡大や冠動脈瘤がみとめられやすい時期であるため，定期的に心エコーを行
　　　　う（▶図8-13）。血液検査では，白血球増多，CRP上昇，赤沈の亢進など炎症反
　　　　応の亢進がほとんどの症例でみとめられる。

治療▶　川崎病の急性期における治療の目標は，冠動脈拡張・冠動脈瘤の発症頻度を
　　　　最小限にするために，強い炎症反応を可能な限り早期に終息させることである。
　　　　現在，最も信頼できる抗炎症療法は，γグロブリン大量療法である。第7病

日以前にγグロブリンの投与が開始され、組織学的に汎冠状動脈炎が始まるとされる第8〜9病日以前に治療が奏効し、炎症が鎮静化することが重要である。

しかし、約15〜20％にγグロブリン投与で解熱効果が十分でない症例（γグロブリン不応例）が存在し、不応例では冠動脈病変を合併する確率が高くなるため、γグロブリンの追加投与、ステロイドパルス療法、ウリナスタチン投与、インフリキシマブ投与、シクロスポリン投与、血漿交換療法などの追加治療が行われている。

アスピリン経口投与は、用量によりその作用メカニズムが異なるが、急性期の川崎病に対して、抗炎症効果を期待して中〜高用量を用いる。急性期以後や冠動脈病変合併例の遠隔期では、血小板凝集抑制効果を期待して低用量を用いる。以前に比べて冠動脈瘤発生率は低下したが、不応例も存在し、各種治療にもかかわらず冠動脈瘤を発生することがある。

予後▶　冠動脈障害を合併しなかった例の予後は良好であり、学童期でも運動制限は必要ない。冠動脈瘤を合併した場合、狭心症・心筋梗塞などを発症することがあり、冠動脈瘤の大きさ、狭窄部位や心筋虚血の有無によって、各種の抗凝固療法などが必要となる。心筋虚血が進行した場合、外科的なバイパス術が必要となる症例も存在する。

● 感染性心内膜炎 infective endocarditis（IE）

概念▶　感染性心内膜炎（IE）は、弁膜や心内膜、大血管内膜に細菌集蔟（しゅうぞく）を含む疣腫（ゆうしゅ）vegetation を形成し、菌血症・血管塞栓・心障害などの多彩な臨床症状を呈する全身性敗血症性疾患である。それほど頻度の高い疾患ではないが、いったん発症すれば、的確な診断のもと適切な治療が奏功しないと多くの合併症を引きおこし、ついには死にいたる。

小児の IE の特徴は、基礎疾患の多くが先天性心疾患であることである。感染経路判明例の多くは、歯科処置・心臓外科手術に起因する。成人と比べ、左心系よりも右心系心内膜炎の頻度が高いため、心不全合併・塞栓症の発生頻度は低い。子どもは、採血が困難で、血液培養回数が少なく、原因菌が不明なことも多い。また、真菌性心内膜炎は成人に比べて少ない。

症状▶　IE の症状は多彩であるが、遷延する発熱、関節痛、全身倦怠感などの非特異的な症状で発症することが多い（▶表8-2）。歯科治療の有無は既往歴として重要である。

検査・診断▶　先天性心疾患児に遷延する発熱をみとめ、血液培養にて菌が分離されれば

発展学習▶▶▶

■ワーファリン
　ワーファリンは、ビタミン K に拮抗する作用を有し、最近では冠動脈瘤を合併した川崎病症例に投与されることが多くなってきた。ワーファリンは、クロレラや納豆など食することにより効果が減ずるため、投与中は注意が必要である。

▶表 8-2　小児の感染性心内膜炎でみとめられる主要症状と頻度

症状	頻度(%)	症状	頻度(%)
発熱	56〜100	心不全	9〜47
食思不振，体重減少	8〜83	点状出血	10〜50
倦怠感	40〜79	塞栓症状	14〜50
関節痛	16〜38	心雑音の変化	9〜44
神経症状	12〜21	ばち指	2〜42
胃腸症状	9〜36	ジェーンウェー Janeway 発疹	0〜10
胸痛	5〜20		

(Friedman, R. A. et al.: *The Science and Practice of Pediatric Cardiology*, 2nd ed. pp. 1759-1775, Lea & Febiger, 1997 による，一部改変)

IE の可能性が高い。一般的な検査所見としては，白血球増加と CRP 上昇などがある。経胸壁心エコー検査による疣贅の存在は診断価値が高いが，みとめないという理由では心内膜炎を除外できない。

治療・予防▶　予防の重要性に関する患者教育は大切である。とくに 10〜20 代の患者は，それまで両親のみが病気の説明を受けていることが多いため原疾患に関する知識に乏しく，予防に関する注意を繰り返し喚起する必要がある。先天性心疾患児に対して，日常生活における齲歯の予防・治療，歯みがきの励行などは重要である。治療は抗菌薬による内科的治療と外科的治療となる。内科的治療は IE が疑われた時点で起因菌に有効な抗菌薬を投与する。抗菌薬による治療にもかかわらず疣贅が消失せず，CRP が陰性化しない場合には，外科的に疣贅を切除することがある。

● 心筋炎 myocarditis

概念▶　心筋炎は，心筋にウイルス・細菌などの病原体が感染し，心機能不全に陥る病態である。多くはウイルス性心筋炎であり，コクサッキーウイルスやインフルエンザウイルスなどが多い。原因不明の急死で剖検された症例の約 1〜5％は，心筋炎が原因といわれており，急激な経過をとる症例も多い。

症状▶　心筋炎の症状・経過は多彩である（▶図 8-14）。発熱・感冒様症状・不きげん・顔色不良などの初発症状より，突然ショック・致死的不整脈などを発症する劇症型や，発症が不明瞭で心不全症状も強くない慢性持続型など，幅広い臨床経過をとる。先行感染があり，その後にみとめる不整脈・心不全症状は，心筋炎を疑わせる所見として重要である。

検査・診断▶　心筋炎の確定診断には心筋生検が必要であるが，侵襲的な検査であるため，施行時期は患児の状態に合わせ慎重に行う。血液検査では，心筋逸脱酵素（クレアチンキナーゼ〔CK〕，乳酸脱水素酵素〔LDH〕，アスパラギン酸アミノトランスフェラーゼ〔AST〕など）の上昇や，ウイルス性心筋炎の場合は血清でのウイルス抗体価の上昇は診断の参考となる。胸部 X 線では心拡大・肺うっ血像・間質性肺水腫などがみとめられ，心エコーでは心収縮能の低下，心嚢液貯留，

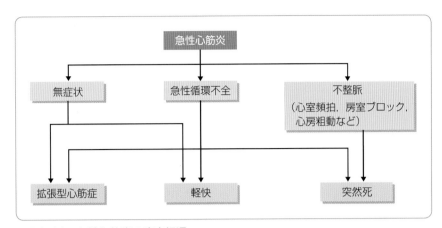

▶図 8-14　急性心筋炎の臨床経過

房室弁逆流などがみとめられる。

治療▶　心筋炎の治療は，対症療法が原則である。不整脈に対しては抗不整脈薬を，心不全症状が強い場合には，利尿薬・強心薬・血管拡張薬を投与する。劇症型心筋炎では，急激にショック状態となるため致命率が高いが，循環補助装置を使用することにより救命例の報告が増加してきている。

予後▶　小児期の致命率は 10〜15％ と考えられている。一般的には急性期を脱した症例の約 1/3 は正常な心機能となり，約 1/3 は拡張型心筋症などに移行し，約 1/3 は急性期を脱したあとも心不全のため死亡するといわれている。

④ 心臓律動の異常

● 子どもの不整脈の特徴

胎児期▶　胎児期にも各種の**不整脈**が存在する。胎児水腫や死亡の原因となる重篤な不整脈として，完全房室ブロック，心室頻拍，上室頻拍，心房粗動，心房細動などがある。一部の胎児不整脈については，母体に抗不整脈薬を投与し，胎内治療が行われている。

新生児・乳児期▶　新生児・乳児期には，基礎疾患が存在しなくても期外収縮など不整脈の頻度は高いが，自然治癒することも多い。心房粗動，WPW 症候群の頻拍発作などの頻脈性の不整脈では，元気がない，不きげん，顔色不良，嘔吐，哺乳障害などの症状を呈する。短時間で心不全にいたることもあり，早期診断・早期治療が必要である。

幼児・学童期▶　新生児期・乳児期以降では，不整脈の頻度は低くなり，無症候性のことが多く，自然経過は比較的良好なことが多い。学童期では，学校心臓病検診(小学校 1 年，中学校 1 年，高校 1 年，地域によっては小学校 4 年に施行)で発見される**無症候性不整脈**が圧倒的に多い。しかし，一部に危険な不整脈も存在し，

突然死の原因となる QT 延長症候群や，運動により不整脈が誘発されるカテコールアミン感受性多形性心室頻拍などの重篤な不整脈は，自覚症状に乏しく，運動能は正常のことも多いため，運動時の意識消失や心肺停止で発見されることもあり，注意が必要である。

先天性心疾患に▶
伴う不整脈
　先天性心疾患には特有な不整脈をみとめる。修正大血管転位症[1]，内臓錯位症候群[2]などでは完全房室ブロック，洞機能不全症候群[3]，エプスタイン奇形[4]では WPW 症候群をみとめる。

　先天性心疾患患者は，外科手術の進歩により生命予後が改善し，成人期に達するようになったが，術後不整脈は予後に重大な影響を与える要素である。先天性心疾患における術後不整脈の原因・メカニズムは，形態異常に基因する内在的不整脈基質による場合もあるが，後天的不整脈基質によるものが多い。手術未施行の場合は，慢性的血行動態異常やチアノーゼによる心筋病変が，修復手術後症例の場合は，遺残病変，心機能低下による心筋病変，手術瘢痕（はんこん）がおもな原因（不整脈源性基質）と考えられている。

　1960～1970 年代に手術を行った先天性心疾患術後患者は，不整脈を伴うことが多く，予後もあまりよくなかったが，手術方法の改善と，この 10 年の電気生理学の進歩により，予後は改善してきている。

診断・治療▶
　胎児期の不整脈は胎児心エコーにて診断される。新生児以降の不整脈は心電図にて診断され，さらに心腔内心電図，運動負荷心電図（トレッドミル，エルゴメーターなど），24 時間心電図（ホルター心電図）などで詳細な診断が行われる。最近では，頻脈性不整脈のなかでカテーテルによるアブレーション（原因伝導路を焼く）が有効な疾患があり，小児でもいくつかの施設で行われている。完全房室ブロックなどの徐脈性不整脈では心拍数によるが，外科的治療としてペースメーカー植込み術が適応となる場合もある。

⑤ 突然死

概念▶
　一般に発症してから 24 時間以内の内因死（事故など外因死以外）による急死を**突然死**という。蘇生術によって多少時間がのびても状況から突然死とされることもある。小児科領域でおもに問題となるのは，乳幼児突然死症候群

---

1) 修正大血管転位症：完全大血管転位症（▶202 ページ）のように右心室から大動脈が，左心室から肺動脈が起始しているのに加えて，右心房が左心室，左心房が右心室に接続しているため，血流が正常のように修正されている病態をいう。
2) 内臓錯位症候群：本来左右非対称に発達する胸腹部の臓器の左右分化の障害により，各臓器にさまざまな先天異常がおこる病態をいう。
3) 洞機能不全症候群：洞機能が低下し，それによって洞性徐脈，洞停止・洞休止，洞房ブロックなどがおこる病態をいう。
4) エプスタイン奇形：三尖弁のうち，中隔尖と後尖が本来の位置より右心室側に付着することで，右心室の拡大，右心室から右心房への血液逆流などがおこる病態をいう。

(SIDS)と学校管理下での突然死である。

● 乳幼児突然死症候群 sudden infant death syndrome(SIDS)

　乳幼児突然死症候群の定義は、「それまでの健康状態および既往歴からその死亡が予測できず、しかも死亡状況および剖検によってもその原因が不詳である、乳幼児に突然の死をもたらした症候群」とされる。出生1,000に対し0.31の割合で発生し、その主たる病態としては、睡眠時無呼吸からの覚醒反応の遅延がいわれているが、危険因子・治療・予防については不明な点が多い。死亡した乳幼児に死にいたらしめるような疾患がないかどうか、発見時の状況、虐待の有無、既往などが十分検討されたうえで診断されなければならない。

● 学校管理下における突然死

　学校管理下(家を出てから帰宅までの間)における死亡は、2002年度以降連続して減少傾向にあり、循環器系の疾患として心筋症、致死的不整脈がいわれている[1]。この原因の1つとして心室細動 ventricular fibrillation(VF)が考えられる。心室細動は、心臓突然死に最も一般的にみられる不整脈であり、心筋はバラバラに興奮し、ポンプとしての役目を果たさない(▶図8-15)。

　治療法として唯一の有効な手段は、発症早期に電気的除細動を行うことである。近年、早期除細動を目的とした自動体外式除細動器 automated external defibrillator(AED)が開発され、わが国でも2004年に一般人の使用が認められるようになった(▶図8-16)。最近では学校を含む多くの公共施設に配備され、AED使用による救命例が増加している(▶図8-17)。

⑥ 小児家族性高コレステロール血症

概念▶　家族性高コレステロール血症 familial hypercholesterolemia(FH)は遺伝性疾患であり、低密度リポタンパク質(LDL)受容体の変異により、多くは常染色体優性遺伝型式をとる。遺伝性代謝疾患のなかでFHは最も高頻度といわれ、日常診療でよくみられる疾患であるが、小児期におけるFHは無症状であるため、診断率はきわめて低いのが現状である。FHの頻度については、最近のわが国の調査で、FHヘテロ接合体が約200人に1人、FHホモ接合体が約16万人に1人と報告され、FHヘテロ接合体は200〜500人に1人程度存在すると考えられる。

　FHは小児期より徐々に粥状動脈硬化が進行し、動脈硬化の非常に高いリスクとなり、若年で狭心症や心筋梗塞を発症する可能性が高いため、できるだ

1) 吉永正夫：日本における小児心臓突然死の現状と対策．日本小児科学会雑誌113(9)：1357-1364，2009．

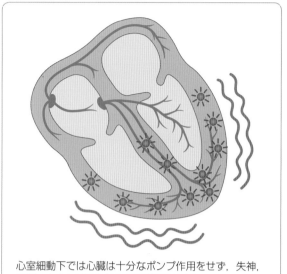

心室細動下では心臓は十分なポンプ作用をせず，失神，痙攣，ときには死にいたる不整脈である。

▶図 8-15　心室細動

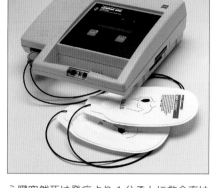

心臓突然死は発症より 1 分ごとに救命率は 10% ずつ低下するといわれる。心臓突然死に最もよくみとめる心室細動は除細動の適応となる。救命率向上のためには早期除細動が必要となる。

▶図 8-16　自動体外式除細動器（AED）

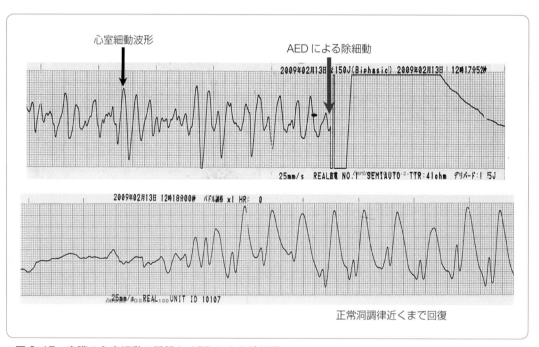

心室細動波形

AED による除細動

正常洞調律近くまで回復

▶図 8-17　実際の心室細動の記録と AED による除細動

け早期に診断することが望ましい。最近，診療ガイドが公表された[1]。

1）日本小児科学会・日本動脈硬化学会編：小児家族性高コレステロール血症診療ガイド 2017.（www.j-athero.org/publications/pdf/FH_G_P.pdf）（参照 2019-12-01）

▶表8-3　小児 FH の診断基準

> 1. 高 LDL-C 血症：未治療時の LDL-C≧140mg/dL
>   （総コレステロール値≧220mg/dL の場合は LDL-C を測定する）
> 2. FH あるいは早発性冠動脈疾患の家族歴（2 親等以内の血族）
> ● 続発性（二次性）高脂血症を除外し，2 項目があてはまる場合，FH と診断する。
> ● 成長期には LDL-C の変動があるため，注意深い経過観察が必要である。
> ● 小児の場合，腱黄色腫などの臨床症状に乏しいため，診断には家族 FH について診断
>   することが重要である。必要に応じて 2 親等をこえた家族調査の結果も参考にする。
> ● 早発性冠動脈疾患は男性 55 歳未満，女性 65 歳未満で発症した冠動脈疾患と定義する。
> ● 黄色腫がある場合，LDL-C は非常に高値であること（ホモ接合体）が疑われる。

（日本小児科学会・日本動脈硬化学会編：小児家族性高コレステロール血症診療ガイド 2017.
日本動脈硬化学会，2017 による）

診断▶　小児期に発見される FH は，FH ホモ接合体以外は無症状のため，血液検査で偶然発見される場合や，学童健診でコレステロール値を測定する地域に限定される。

　　　小児 FH の診断基準を示す（▶表8-3）。項目 1 のみの場合，続発性（二次性）高脂血症を除外する。小児の二次性高 LDL-C 血症は肥満によるものも多いため，患児に肥満があると単に肥満合併症とみなし，家族解析を行わず放置される例が多々みられる。しかし，体重と LDL-C≧140 mg/dL の間に有意な関連はないため，小児で LDL-C が 140 mg/dL 以上の場合は，肥満があっても必ず FH を疑い，2 親等をこえた家族調査を行うことが必要である。

治療▶　FH と診断されれば，できるだけ早期に生活習慣の指導を行い，家族を含めた動脈硬化のリスクの低減に努める必要がある。患児を含めた家族へ病態と継続医療が必要なことを説明し，生活習慣の改善による効果が十分でない場合には，10 歳を目安にスタチン製剤による薬物療法の開始を考慮する。

C 疾患をもった子どもの看護

① ファロー四徴症の子どもの看護

　　　ファロー四徴症は，心室中隔欠損・肺動脈狭窄・大動脈騎乗・右室肥大を四徴としたチアノーゼ性心疾患（▶202 ページ，図8-9）で，姑息手術前は無酸素発作を予防することが重要である。

1 姑息手術前

無酸素発作▶　ファロー四徴症に特有な症状として，無（低）酸素発作がある。起床時に最も多くみられるが，啼泣時，排便時の努責時，哺乳後，活動時などにもおこしやすい。発作時は，右室流出路狭窄が増悪し，大動脈への血液の流れに対する抵抗が下がることで右左短絡が増え，肺血流量が減少するために多呼吸となり，

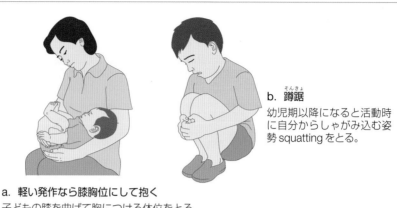

b. 蹲踞
幼児期以降になると活動時に自分からしゃがみ込む姿勢 squatting をとる。

a. 軽い発作なら膝胸位にして抱く
子どもの膝を曲げて胸につける体位をとる。

膝胸位や蹲踞の姿勢は，酸素飽和度の低い静脈血の還流を減らし，下肢を屈曲することで全身の血管抵抗が増加し，右左短絡を減らすことになり，肺血流量を増加させる。

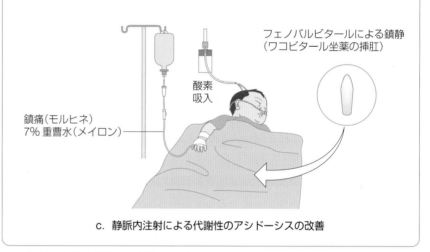

フェノバルビタールによる鎮静
（ワコビタール坐薬の挿肛）

酸素吸入

鎮痛（モルヒネ）
7%重曹水（メイロン）

c. 静脈内注射による代謝性のアシドーシスの改善

▶図8-18　無酸素発作時の対処と治療

チアノーゼが増強する。進行すると意識を失い，痙攣をおこしたり，脳血管障害を残したりする。発作時の対処と治療については図8-18に示す。

予防・治療▶　無酸素発作は，予防と治療が重要である。そのため，呼吸状態やチアノーゼの観察を行う。啼泣時は酸素消費量が増加し，チアノーゼが増強する。啼泣を伴う処置や発作時は，すぐに使用できるように酸素投与の準備をする。また，便秘に傾かないように排便をコントロールする。無酸素発作の予防のためにβ遮断薬や鉄剤の内服薬が処方されるため，確実に内服できていることの確認も重要である。

　チアノーゼが増強すると，多血症が進む。血液の粘稠度が高まって脳血栓による脳血管障害を合併することもあるので，赤血球数・ヘモグロビン・ヘマトクリット値が高くないか，検査データの把握が必要となる。

手術▶　鎖骨下動脈-肺動脈吻合手術（ブラロック-タウシッヒ手術）は，血行動態を変

化させず肺血流量を増加させるために，左房・左室への容量負荷となり心不全をきたしやすい。手術後は，心不全の管理やシャント部の血流の保持が大切である。

2 心内修復術後

● 心臓への負担軽減

心不全状態の観察▶ 手術後は，以下の理由から心不全症状を観察し，早期に対処していくことが重要となる。

(1) 右室流出路狭窄を解除するための右室切開の大きさや，肺動脈弁を温存したか切開したかが右心不全の程度に影響する。さらに，術後に右室流出路狭窄や肺動脈弁逆流が残存する場合は，右心不全が強くなる。

(2) 左室の低形成のため，肺血流量増加に伴って左室への容量負荷が増大する。

(3) 心室中隔欠損閉鎖や右室切開による刺激伝導系の損傷によって不整脈が出現する可能性もある。

心不全のコントロールができれば，ICUから一般病棟に転棟する。乳幼児は，状態を的確に訴えることができない。急性期を脱しても，術後の心不全が安定し，順調に回復するまでは，症状の観察と適切な対応が重要となる。観察のポイントについては図8-19に示す。

安静▶ 啼泣は酸素消費量を増加させる。排泄・空腹・睡眠前のぐずりなど，啼泣の原因をすばやく把握し，おむつ交換やミルクの時間に気をつけたり，抱っこをするなど適切に対応する。また，おしゃぶり，スウィングラック，音楽，好みのビデオなどを活用して安静にできるように工夫する(▶図8-20)。

水分管理▶ 術後は右心不全のために胸水が貯留しやすい。心不全が安定するまで水分制限が行われるため，経口摂取量，輸液量，利尿薬の反応，体重などから水分出納バランスを観察し，胸水の有無，CTR(心胸郭比)などの検査データを把握する。

確実な与薬と▶
効果・副作用の
早期発見
カテコールアミン製剤・強心薬(ジゴキシン)・利尿薬などが投与される。強心薬や利尿薬は体液バランスに影響を与えるため，低カリウム血症やジギタリス中毒に注意する。強心薬の血中濃度を把握し，ジギタリス中毒症状である食欲不振・吐きけ・嘔吐などの消化器症状や，不整脈・徐脈などを観察する。

保温▶ 手足が冷えると，末梢の血管が収縮して心臓に圧負荷がかかるため，掛け物・手袋・靴下・湯たんぽなどで保温する。

排便の▶
コントロール
循環不全や交感神経の緊張などから腸蠕動の低下，発汗，利尿薬の服薬，水分制限，活動量低下などのために便秘に傾きやすい。排便時の努責が心負荷を増強させ，便秘によるガスの発生が腹部を圧迫することで，呼吸状態に影響を及ぼす。便の性状や量を観察し，腹部マッサージ，緩下剤の投与や食事内容の

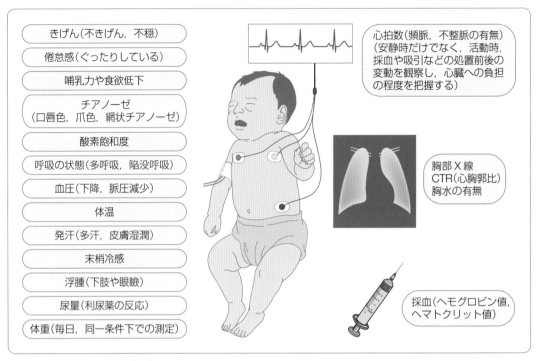

きげん(不きげん,不穏)

倦怠感(ぐったりしている)

哺乳力や食欲低下

チアノーゼ
(口唇色,爪色,網状チアノーゼ)

酸素飽和度

呼吸の状態(多呼吸,陥没呼吸)

血圧(下降,脈圧減少)

体温

発汗(多汗,皮膚湿潤)

末梢冷感

浮腫(下肢や眼瞼)

尿量(利尿薬の反応)

体重(毎日,同一条件下での測定)

心拍数(頻脈,不整脈の有無)
(安静時だけでなく,活動時,
採血や吸引などの処置前後の
変動を観察し,心臓への負担
の程度を把握する)

胸部X線
CTR(心胸郭比)
胸水の有無

採血(ヘモグロビン値,
ヘマトクリット値)

▶図 8-19 心不全状態の観察

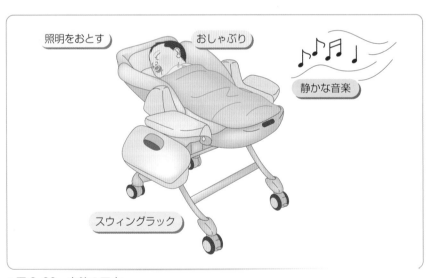

照明をおとす

おしゃぶり

静かな音楽

スウィングラック

▶図 8-20 安静の工夫

工夫などを行う。

● 呼吸困難の緩和

肺血流の増加によって多呼吸となり,気道内分泌物が増加したり,胸水が貯留しやすい。酸素飽和度・呼吸音・喘鳴・呼吸数を観察し,安楽な体位を工夫

する。分泌物を除去するために咳嗽を促し，去痰薬の吸入を行う。分泌物を吸引する場合は，心拍数の変動に注意しながら手ばやく行う。

● 安静(啼泣)の対応

乳児期の子どもにまったく泣かせないようにかかわるのではなく，泣く原因，泣いたときの顔色の変化などに注意し，泣きつづけることでの心負荷を予防しながら，子どもの反応に適した対応ができるように指導する。

● 与薬

乳幼児が薬剤の苦味などでいやがらず，安全かつ確実に服薬できるよう，哺乳や食事前後のタイミング，ゼリーの使用などを工夫する。子どもが薬に興味をもちはじめると，理解に合わせて内服の必要性などを説明し，子どものセルフケア能力が育つように家族と相談しながらかかわる。

● 心身の苦痛緩和

手術や検査が低年齢化しているため，発達が未熟な時期に治療を受けることが多くなっている。術後の水分制限による口渇，内服，体動制限，手術・処置，入院に伴う環境の変化，家族との分離などに関連した苦痛やストレスが考えられるため，子どもがなにを苦痛に感じているのかをアセスメントして支援する。一方，家族は手術前後で子どもに対してなにもしてやれない不全感をいだくこともある。そのため，その子なりに治療に参加できるように家族と計画したり，家族の思いを尊重して子どもにかかわれることを提案したりする。また，活動範囲内での遊びを考えて気分転換をはかる。

3 療養生活の指導

● 栄養

呼吸状態が哺乳力や体重増加に影響する。離乳食は，心負荷の軽減，不足しやすい鉄分の補給，感染に対する抵抗力，咀嚼・嚥下機能や味覚の発達のために重要である。健康な子どもと同じように，月齢に応じて離乳食を開始し，栄養バランスを考慮する。

● 感染予防

歯科治療(抜歯)のときは，感染性心内膜炎を合併しやすい。とくに，乳歯は齲歯になりやすいため，口腔内の清潔や齲歯の予防が重要である。歯みがき，含嗽や手洗いなどの必要性を説明し，日常生活習慣の一環として子どもに習慣づけ，歯科と連携して定期検診をすすめる。歯科治療を受けるときは主治医と相談し，抜歯時に抗菌薬を投与する。

また，肺うっ血があるときは呼吸器感染をおこしやすく，感染すると心負荷につながる。感染予防のために，混雑した場所への外出を控え，家族が感染しないように協力したり，感染時の対処方法を指導する。予防接種は原則的にふつうに行ってよいが，検査や手術時期との関連から，主治医と相談して時期を決めることが望ましい。

● 運動制限

鎖骨下動脈-肺動脈吻合手術（ブラロック-タウシッヒ手術）後，抗凝固薬を内服する場合は出血傾向になるため，採血後の止血を確認し，転倒や打撲などの事故防止に注意する。

心内修復後に，心室中隔欠損などの遺残病変，肺動脈狭窄や肺動脈弁閉鎖不全などの続発症，心筋障害による不整脈や心不全などが出現することがあるが，大部分は運動制限が軽いか不要である[1]。学校での運動については，学校生活管理指導表[2]（2020年度改訂）が活用されている。学校生活管理指導表には，幼稚園用，小学生用，中学・高校生用があり，主治医が記入して学校へ提出するものである。

子どもの状態について家族・主治医と，保育所・学校側の理解が異なることで，過剰な運動制限が行われてしまう場合もある。運動強度や運動量からより現実に即した指導が行われるためにも，家族，主治医，保育所・学校関係者（養護教諭・担任など）との連携を調整していく。

②川崎病の子どもの看護

川崎病は，乳幼児期に多い疾患であるため，乳幼児期の解剖生理や成長・発達の特徴に合わせた看護が必要となる。

1 急性期の看護

● 合併症・後遺症の早期発見

急性期では弁・心筋や心膜などの心臓すべての部位に炎症がおこるため，聴診による不整脈の有無，心電図のモニタリング，心エコー検査の所見を把握するとともに，激しい啼泣，嘔吐，胸痛，きげんなどに注意する。

安静を保ち，体力の消耗を防ぐために，必要以上に啼泣させないようにすることも必要である。また，胸部X線写真や血液検査の結果を把握するとともに，

1）立野滋：Fallot四徴．小児内科 43(9)：1490-1493，2011．
2）日本学校保健会ホームページ．(https://www.hokenkai.or.jp/kanri/kanri_kanri.html)（参照 2021-09-01）

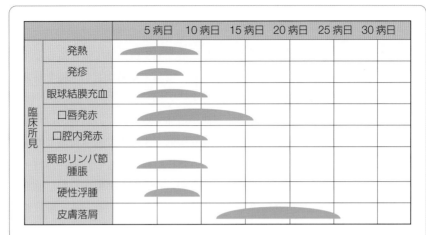

		5 病日	10 病日	15 病日	20 病日	25 病日	30 病日
臨床所見	発熱						
	発疹						
	眼球結膜充血						
	口唇発赤						
	口腔内発赤						
	頸部リンパ節腫脹						
	硬性浮腫						
	皮膚落屑						

（浅井利夫ほか：川崎病治療法 3 群プロスペクティブ・スタディのフォローアップ成績および臨床データの検討. 小児科 26：995-1004, 1985 より引用, 一部改変）
（上村茂ほか：川崎病の診断と必要な検査, 小児看護 24（2）：189-195, 2001 による）

▶図 8-21　川崎病の主要症状の平均的経過

全身状態を観察し（▶206 ページ・図 8-12, 図 8-21），合併症の早期発見に努める。

● 正確な与薬

　診断がつきしだい早期にγグロブリン大量療法が開始される。γグロブリンは血液製剤のため，静脈内から投与する。投与中は，副作用として悪寒や血圧低下に注意して，安全・確実に投与する。

　アスピリンは，抗炎症療法の目的でγグロブリンと併用して経口薬で投与する。口唇や口腔内が充血し，亀裂や出血を生じた状態での内服は苦痛を伴う。口腔の刺激を最小限にした服薬方法を工夫する。服薬中は，肝機能障害や出血傾向に注意する。

● 皮膚・粘膜の清潔と保護

　口唇は乾燥し，発赤・亀裂による出血を予防するためワセリン軟膏を塗布し，保湿・保護する。口腔内粘膜もびまん性に発赤するが，水疱やアフタなどは生じない。粘膜は傷つきやすい状態になっているため，やわらかめの歯ブラシを使用し，食後の含嗽に努め，口腔を清潔に保つ。

　乳幼児は新陳代謝が活発であるうえに，発熱による発汗のため全身の清潔が必要となる。解熱，CRP の低下や心臓の異常の有無によって入浴が許可される。それまでは，殿部浴を取り入れた清拭を行う。とくに，BCG の接種部位は限局して赤くなり，ときには化膿し，かさぶたができることがあるため，皮膚の保護と清潔に努めて感染を予防する。

● 発熱・脱水に対する看護

　川崎病による発熱は，解熱薬や抗菌薬で抑えることはできない。効果的に解熱をはかるために，寝衣・寝具・室温などの環境を整える。氷枕は，いやがれば無理に用いなくてもよい。

　発熱のため不感蒸泄が増加するうえに，口唇・口腔粘膜の亀裂やびまん性発赤，苺舌などのため食欲が低下するので脱水に陥りやすい。電解質のバランスや必要な水分を維持するために輸液が行われる。口唇・口腔の状態や，子どもの嗜好に合わせてやわらかい食べ物を準備するが，輸液が行われているときは，無理に経口摂取をすすめなくてもよい。むしろ，輸液管理を確実に行い，安全に正確に投与することが重要である。

● 苦痛の軽減

　急性期は，さまざまな検査・処置(採血，胸部X線，心エコーなど)，治療(輸液・服薬)が続くことから，子どもは恐怖を感じたり，発熱や痛みなど身体的に苦痛であるため不きげんなことも多い。子どもに外傷体験を与えずに，検査や治療を安全にスムーズに行うため，子どもの性格や特徴をアセスメントし，子どもから納得を得るための支援を行い，家族が検査や処置に付き添える環境を整える。

　入院は子どもを不安にし，硬性浮腫による指の運動制限やベッド上安静は子どもの自由な活動を奪う。安静が必要な状況にあっても，子どもの発達の機会を阻害しないように，子どもの発達や生活パターン，好きな遊び，ストレスなどをアセスメントし，面会や付き添いによる安全基地の確保，積極的なコミュニケーションや遊びを工夫する。

2 回復期の看護

● 心血管系合併症の対応

　冠動脈瘤の残存は，心筋梗塞を発症し，まれに突然死することもある。発作として安静時や睡眠時に多く，ショック・嘔吐・胸痛などがみられるが，乳幼児には特徴的な症状がみられない場合もある。心エコーの結果，心電図の変化や不整脈の有無に注意する。

● 皮膚剝離部位(手足の膜様落屑)の保護

　発病10〜15日後，解熱したころに，指先の爪と皮膚の境目から亀裂ができて皮がむけはじめる。手のひらや足の裏全体が大きく落屑することがあるが，それ以上は進展しない。感染予防のため，爪を短く切り，手指の清潔に努め，必要時は手袋などで保護する。

3 家族への看護

　　原因不明の疾患であるため，家族は病状や予後について不安や恐怖をいだきやすい。家族の会話，表情および子どもへの接し方などから，どのように病状を受けとめているかについて把握する。家族が医療者に納得できるまで気がかりなことを質問できるように調整する。また，家族は熱でぐったりし，不きげんなわが子を目の前にして，自分の責任で罹患させてしまったと考えてしまうこともある。そのため，家族に治療・処置・ケアの目的や方法を説明して実施するとともに，子どもの精神的安定のために，家族としてできることを一緒に考える姿勢が必要となる。また，入院治療に伴う家族の付き添いや面会のために，きょうだいへの影響や家族の役割が変化することがあるため，家族の状況をアセスメントして支援する。

　　解熱後，口唇・口腔内粘膜の乾燥・亀裂，眼の充血，口唇の発赤がなくなり，手指先からの膜様落屑がみられれば回復の目安となる。川崎病の予後について

川崎病急性期カード

氏　　　名：
性　　　別：　男　・　女
生 年 月 日：西暦　　　年　　　月　　　日
発　症　日：西暦　　　年　　　月　　　日
発症時年齢：　　　歳　　　月
入　院　日：西暦　　　年　　　月　　　日
退　院　日：西暦　　　年　　　月　　　日

　このカードには川崎病にかかった時の症状，治療内容，心臓合併症の有無など重要な医学的記録が記載されています。母子手帳などにはさみ，紛失しないよう保管していただき，必要なときにご利用ください。

医療機関名・住所・電話番号・主治医名など

記載日　　　年　　　月　　　日

日本川崎病学会監修

臨床症状
(1)発　熱　　　　　　　あり（　　日間）・なし
(2)両側眼球結膜の充血　あり・なし
(3)口唇の紅潮・苺舌　　あり・なし
(4)不定形発疹　　　　　あり・なし
(5)硬性浮腫，掌蹠の紅斑　あり・なし
　　指趾先からの膜様落屑　あり・なし
(6)頸部リンパ節腫脹　　あり・なし
その他の症状：

主な治療
(1)アスピリン　　　　　あり・なし
(2)免疫グロブリン　　　あり・なし
(3)副腎皮質ホルモン　　あり・なし
(4)その他の薬剤の使用：

冠動脈エコー所見(1)：退院時
　右冠動脈：異常なし・一過性拡大・拡大・瘤・巨大瘤
　左冠動脈：異常なし・一過性拡大・拡大・瘤・巨大瘤

冠動脈エコー所見(2)：発病1～2か月後
　右冠動脈：異常なし・一過性拡大・拡大・瘤・巨大瘤
　左冠動脈：異常なし・一過性拡大・拡大・瘤・巨大瘤

その他の心臓合併症：なし
　　　　　　　　　　あり（　　　　　　　　）

特記事項

（日本川崎病学会による）

▶図 8-22　川崎病急性期カード

はまだ不明な点が多いため，心臓の後遺症の有無にかかわらず，心エコー，心電図や胸部X線など，長期間にわたり定期的な経過観察が必要となる。心臓に後遺症が残ればアスピリンの内服を継続する。症状がないからといって自己判断で服薬や外来受診をやめたりしないように，治療や管理の必要性を理解してもらうことが重要である。

　急性期の臨床症状や治療内容などの医療情報を記録する川崎病急性期カードが作成され，医療現場での活用がすすめられている[1]（▶221ページ，図8-22）。予防接種は，生ワクチンと不活化ワクチンによって接種時期が異なるため，主治医と時期を相談するように指導する。

　冠動脈障害を合併しなかった場合，運動制限は必要ない。子どもに不必要な制限が行われないように，後遺症の経過や子どもの成長に合わせて，家族，保育所や学校関係者と連携をとり，心身両面から支援できる環境を整えることが必要である。

ゼミナール

復習と課題

❶ 胎児の血行動態と新生児の血行動態の違いを理解しよう。
❷ 心不全の治療として用いられる薬剤の効果と副作用について調べてみよう。
❸ 心不全症状のメカニズムと看護のポイントを理解しよう。
❹ 成人期への移行を考慮して，子どもや家族に対する指導について具体的に考えてみよう。

参考文献
1）井上武ほか：ドクターの目ナースの目どっちも知りたい！ 心臓手術と術後管理よくばりガイドファロー四徴症．ハートナーシング 22(7)：667-671，2009．
2）白石公：成人期を迎えた先天性心疾患患者の諸問題．治療 93(10)：2044-2050，2011．
3）津田悦子：血管疾患診療ガイドライン第18回「川崎病」．Vascular Lab 5(5)：468-472，2008．
4）宮田功一・三浦大：川崎病．小児科臨床 80(1)：83-90，2017．
5）森川和彦・三浦大：回復例にワクチンを適切に接種する．小児科臨床 78(3)：385-390，2015．

1）小川俊一ほか：2012年度合同研究班報告．川崎病心臓血管後遺症の診断と治療に関するガイドライン（2013年改訂版）．

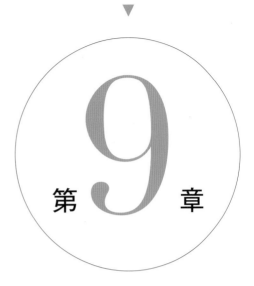

小児臨床看護各論

第9章

消化器疾患と看護

A 看護総論

1 消化器疾患による影響

消化器とは，口腔から肛門までの消化管と，消化液を分泌する肝臓や膵臓などをさし，食物の摂取・消化・吸収・代謝・排泄の機能を担っている。

身体面▶　これらの機能の障害による影響として，まず身体面では，嘔吐や下痢により脱水や電解質異常が生じ，とくに水分代謝の安全域の狭い新生児や乳児では，急速に症状が進行して全身状態の悪化につながりやすい。また，腹部膨満により横隔膜が挙上され，呼吸障害が生じうる。このようなことから，急性期の身体管理では，腹部症状のみならず，水・電解質バランスや呼吸状態のアセスメントが必要である。もちろん，小児期は急速な成長・発達のために十分なエネルギー量と栄養素を要する時期であり，栄養障害のある子どもに対しては身体発育についての継続的なアセスメントが必要である。さらに，慢性的な栄養不良は子どもの免疫機能を低下させることから，下痢によるおむつかぶれへの対応など，皮膚・粘膜の損傷や感染の予防も求められる。

生活行動▶　次に，身体機能と生活行動の発達についてみると，消化器の機能は摂食行動や排泄行動と直接結びついており，とくに乳幼児期はこれらにかかわる機能を獲得し，日常生活行動を自立させる時期にあたる。たとえば，「食べる」ということについて考えてみると，摂食行動は吸啜・咀嚼・嚥下機能の獲得により発達するが，消化器疾患によりこれらの機能が新生児期から乳児期にかけて妨げられるものがある。この場合，患部の治療が終了したあとに経口摂取のための訓練が必要となるが，すでに臨界期を過ぎている場合には機能の獲得に長い時間と労力が必要となるため，子どもと家族への長期的・継続的な支援が求められる。

心理・社会面▶　また，こうした生活行動の発達の妨げは，子どもの社会面・心理面にも多大な影響を及ぼしうる。たとえば，子どもにとっての摂食行動は，口から栄養をとるということ以外にも，「食べる」ことを通して社会生活上必要な食事のマナーやルールを学び，味覚の発達により嗜好が形成されるという意義をもち，さらに，家族や友人と楽しく「食べる」体験を通して，情緒の安定がもたらされる。消化器疾患により，長期間，摂食機能の障害や摂食行動の制限がある子どもに対しては，精神的ストレスや心理・社会的な影響を最小限にするための支援が必要である。

生活面▶　生活面とのかかわりを考えると，消化器機能の状態は，毎日の食生活や排泄習慣など，日々の生活状況との関連が深い。たとえば，慢性便秘のように子どもが慢性的な消化器症状を示す場合には，家族のライフスタイルや子どもへの養育の状況が影響していることが多いため，家族全体を視野に入れた日常生活

状況のアセスメントと支援が必要である。

2 先天性の形態異常をもつ子ども

子どもの消化器疾患は，先天性の形態異常により手術を要するものが多く，家族，とくに母親は，待ち望んでいたわが子が病気や障害をもって生まれてきたことへのショックや不安，そして治療のためとはいえ，わが子に大きな苦痛を与えることへのつらさや自責感をいだいている。このような母親の気持ちは，その後の育児や子どもへのかかわりに大きく影響することから，発症・診断の時期である新生児・乳児期の母親への看護は非常に重要な意味をもつ。とくに，出生後に長期入院となる場合には，母親の愛着形成や母子相互作用の促進とともに，子どもが家族の一員として迎えられるよう，家族全体を視野に入れた支援が求められる。

また，退院後も，在宅において人工肛門管理などの医療的ケアを要する場合では，母親の養育の負担は大きく，社会資源の紹介や，保健師や訪問看護ステーションをはじめ，他機関・他職種と連携した支援が必要である。

生涯にわたって医療的ケアや生活管理を要する場合，子ども本人のセルフケアと社会的自立に向けて，子どもが病気や障害を自分のこととして受けとめられるための支援が求められる。病気の説明や患児の意思表示と選択の機会の提供など，発達段階に応じた子どもへのかかわり方について，家族と話し合っていくことが大切である。

このように，先天性の形態異常では，疾患の受容や母子関係など先天性疾患としての問題と，消化器疾患としての身体面，心理・社会面，生活面にわたる問題がある。長期的な経過のなかで，家族とともに子どもの成長を支援していく継続的な看護が求められる。

B おもな疾患

① 口腔疾患

1 唇裂（口唇裂）cleft lip・口蓋裂 cleft palate

唇裂は，左右の前頭隆起と内側隆起の形成・融合不全で発症し，口蓋裂は，一次口蓋と左右の口蓋突起との融合不全による一次口蓋裂，口蓋突起間の融合不全による二次口蓋裂がある。唇裂・口蓋裂・唇顎口蓋裂に，左・右・両側，不完全・完全をつけて右不完全唇裂などと表現する（▶図0 1）。発生率は人種間で差があるが，日本人では高く，500〜600人に1人程度である。近年，出生前診断症例が増加している。

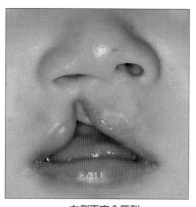

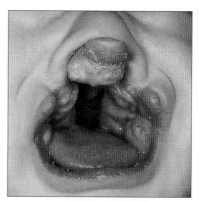

a. 右側不完全唇裂　　　　　　　b. 両側完全唇顎口蓋裂

（写真提供：あいち小児保健医療総合センター　加納欣徳氏）

▶図 9-1　唇裂・口蓋裂

　　唇裂は哺乳障害を伴うほかに，外見が与える精神的影響は大きい。口蓋裂では，口蓋裂部の筋機能異常により鼻咽腔閉鎖機能がなく，正常な言語を発することができない。

治療▶　ともに形成手術を行う。唇裂では乳児期早期に口唇形成術が施行される。口蓋裂に対しては，1〜2 歳で口蓋形成術が行われる。顎裂（唇裂・口蓋裂に伴い歯茎に割れ目がある状態）に対しては，8〜10 歳ごろに生理的咬合を得る目的で顎裂部骨移植が行われる。本疾患に伴う哺乳障害・音声言語障害・咬合異常・耳疾患（中耳炎・難聴）に対して，哺乳指導，言語訓練，歯科矯正治療，中耳炎や聴力機能に対する耳鼻科的治療，心理的サポートなどチーム医療が重要である。

2　舌の疾患

　[1]　**小舌症** microglossia　ピエール-ロバン Pierre Robin 症候群など小顎症に合併することがある（▶180 ページ，発展学習）。

　[2]　**巨舌症** macroglossia　ベックウィズ-ウィーデマン Beckwith-Wiedemann 症候群は，巨舌・臍帯ヘルニア・巨人症を 3 徴とする。ダウン症候群では，口腔内容積に対して舌が大きいことによる相対的巨舌症の合併率が高く，口蓋扁桃・アデノイド肥大なども伴うと睡眠時無呼吸症候群の要因となりうる。

　[3]　**舌小帯短縮症** ankyloglossia　舌下面正中の舌小帯がはって舌体部の分離が不十分となり，舌の運動が障害される疾患である（▶図 9-2）。舌を突き出そうとすると中央がくびれて出てこない。必ずしも治療を要しないが，手術をする場合は舌小帯を切離する。

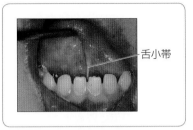

▶図 9-2 舌小帯短縮症

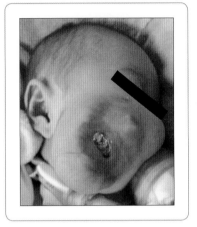

▶図 9-3 奇形腫（右の頸部）

▶表 9-1 おもな舌および口腔内腫瘍

疾患名	特徴
血管腫 hemoangioma	舌および口腔底に好発する。大きさや形態はまちまちである。
リンパ管腫 lymphangioma	頰から口腔底に好発する。
奇形腫（▶図 9-3） teratoma	頭頸部原発奇形腫の約 20％ は口腔に発生する。新生児期から症状を呈することが多い。
ガマ腫 ranula	舌下部の半球状の嚢胞。顎下腺開口部の2次的閉塞が原因とされ，内容は透明な粘液である。開窓術を行う。
粘液嚢腫 mucous cyst	（下）口唇・口腔粘膜に好発する小嚢胞で口腔粘膜下に存在する小唾液腺由来と考えられる。
悪性腫瘍 malignant tumor	横紋筋肉腫，平滑筋肉腫など。

3 舌および口腔内腫瘍

　表 9-1 に示す。腫瘍が咽頭や気道を圧迫すると喘鳴や呼吸障害をおこし，ときに緊急措置を要する。海綿状血管腫では増大に伴い，血小板消耗・出血傾向となるカサバッハ-メリット Kasabach-Merritt 症候群をきたすことがある（▶288 ページ）。

② 頸部嚢胞・瘻孔

1 正中頸嚢胞・瘻 median cervical cyst and fistula，甲状舌管遺残 thyroglossal duct remnant

　甲状腺の発生時に生じる甲状舌管が閉鎖せず，嚢胞や瘻孔を形成したもの。頸部正中の表面が平滑な小腫瘤であり，診断は容易である（▶図 9-4-a）。通常無症状だが，感染により増大と疼痛を伴う。甲状腺腫，異所性甲状腺，リンパ節，類皮嚢胞などとの鑑別を要する。

治療▶　手術的に切除する。嚢胞を含めて舌骨の一部と舌盲孔までの瘻管切除（シストランク Sistrunk 法，コアアウト core out 法）が再発防止に重要である。

2 側頸瘻・嚢胞 lateral cervical fistula and cyst

　　　　胎生期に耳介や頸部の発生にかかわる鰓裂組織の遺残により発生する瘻孔・嚢胞である。第一鰓裂性は顎下部から外耳道に，第二鰓裂性は頸部から扁桃窩にいたる（▶図9-4-b, c）。通常無症状で，炎症を契機に気がつかれることがある。治療は嚢胞・瘻孔の完全摘除が必要で，神経や血管の損傷に留意する。

3 梨状窩瘻 piriform sinus fistula

　　　　第3あるいは第4鰓嚢由来で，左側に多い。炎症をおこすと甲状腺部に疼痛を伴う腫脹が出現し，しばしば急性化膿性甲状腺炎と診断される。確定診断には咽頭食道造影，内視鏡検査，CT検査などが有用である。治療は瘻孔の完全摘出を要する。急性期では抗菌薬投与，切開排膿治療などで炎症を改善させてから摘出を行う。

4 （頸部）リンパ管腫 lymphangioma, cystic hygroma

　　　　小児で遭遇することの多い良性腫瘍性病変で，胎生6週ごろから始まるリンパ組織の発生過程で発生する（▶図9-5）。従来，リンパ管腫とよばれてきたが，腫瘍としての性質に乏しく，近年はリンパ管奇形に分類される。

症状▶　頸部から縦隔での発生頻度が高く，約半数を占める。多くは出生時に体表のやや辺縁不明瞭なやわらかい腫瘤として触れ，圧痛や発赤はない。形態学的には，嚢胞状・海綿状などを呈する。ときに巨大であり，咽頭・喉頭・縦隔に及ぶと呼吸困難をきたす。内部に出血や感染をおこすと，腫脹・発赤・疼痛をきたす。まれに四肢に発生すると患側肥大を呈する。また，ごくまれに骨，肝臓・脾臓，肺・縦隔，軟部組織など全身性に発生する。

診断▶　超音波検査で嚢胞状〜海綿状の隔壁と液体貯留をみとめる。性状・進展範囲の正確な把握にはMRI検査が有用である。

治療▶　[1] 硬化療法　薬液（OK-432）を注入して意図的に炎症をおこし，リンパ管腫内皮細胞を破壊して退縮させる方法で，とくに嚢胞状リンパ管腫が適応となる。注入後一過性に腫大・発熱・疼痛があるが，傷も残らず有効性も高いことから，手術よりも優先される。

　　　　[2] 手術　病変の全摘除を要する。頸部リンパ管腫は，ときに浸潤性に周囲の神経や血管を巻き込み完全摘出が困難で，術後リンパ漏をきたすことがある。

　　　　[3] 内科的治療　近年，わが国では漢方薬治療の有効例報告が増加している。

予後▶　放置した場合，腫瘍性に増大することはない一方で，自然消失もまれであるため，発生部位や大きさにより，整容性の問題や身体機能に障害をきたす。

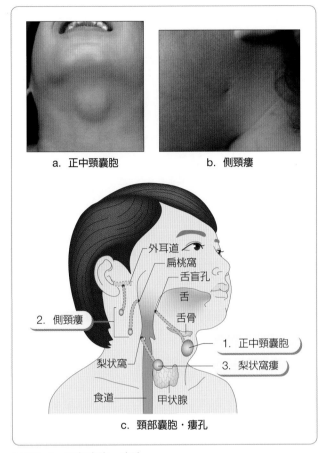

a. 正中頸嚢胞

b. 側頸瘻

c. 頸部嚢胞・瘻孔

外耳道
扁桃窩
舌盲孔
舌
舌骨
2. 側頸瘻
1. 正中頸嚢胞
梨状窩
3. 梨状窩瘻
食道
甲状腺

▶図 9-4 頸部嚢胞・瘻孔

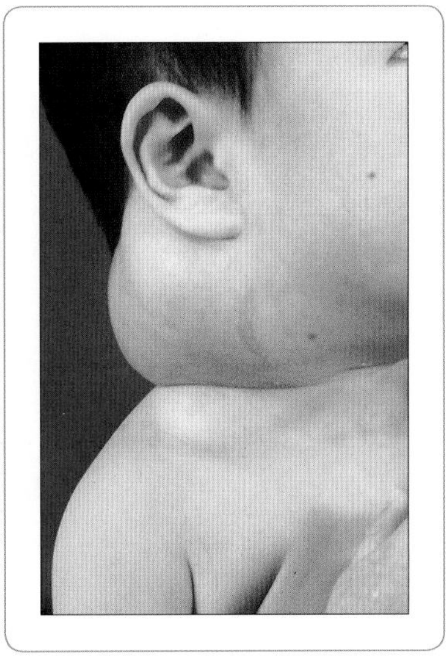

▶図 9-5 頸部リンパ管腫

③ 横隔膜の疾患

1 横隔膜挙上症 eventration of diaphragm

　　横隔膜挙上症は，先天的に横隔膜筋層の発達がわるいために，横隔膜が弛緩して挙上するものをいう。後天的，すなわち分娩外傷などの横隔神経麻痺によるものは，横隔膜弛緩症として別に扱うこともある。

症状▶　新生児期では重篤な呼吸障害を，乳幼児では反復性呼吸器感染・発育遅延・嘔吐を呈するものから，症状がなく胸部 X 線撮影で偶然発見されるものまでさまざまである(▶図 9-6)。

診断▶　透視検査で横隔膜の奇異運動(シーソー運動)がみられる。

治療▶　有症状例では横隔膜縫縮術を施行するが，近年では鏡視下手術例が増加している。

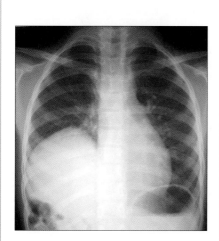

右横隔膜の挙上をみとめる。

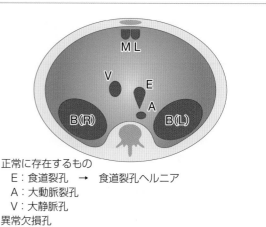

正常に存在するもの
　E：食道裂孔　→　食道裂孔ヘルニア
　A：大動脈裂孔
　V：大静脈孔
異常欠損孔
　B(L)・B(R)：左・右のボホダレク Bochdalek 裂孔
　　　　　　　→　ボホダレク孔ヘルニア
　M・L：胸骨後裂孔（総称）　→　モルガーニ孔ヘルニア
　（M：モルガーニ Morgagni 孔，L：ラリー Larry 孔）

▶図 9-6　横隔膜挙上症

▶図 9-7　横隔膜裂孔の模式図（下面から見た状態）

2 先天性横隔膜ヘルニア congenital diaphragmatic hernia

　　先天性横隔膜ヘルニアは，先天的な横隔膜欠損部から腹腔内臓器が胸腔に脱出する疾患である。発生部位により，ボホダレク孔ヘルニア，モルガーニ孔ヘルニア，食道裂孔ヘルニアに大別される（▶図9-7）。本項では頻度の高さと重症例の多さから，臨床的重要性が大きい**ボホダレク孔ヘルニア**について述べる。

　　ボホダレク孔ヘルニアの発生頻度は 2,000〜5,000 人に 1 人とされる。約 90％ は左側に発生し，そのうちヘルニア嚢をもたない無嚢性の例が約 85％ を占める。胎生 8 週ごろの胸腹裂孔閉鎖の異常で生じた欠損孔に，胎児期から全小腸・大腸・胃・脾臓・肝左葉・腎臓などが胸腔に脱出し，肺の発育が障害され肺低形成をきたす。合併奇形として，高率に腸回転異常をみとめるほか，約 30％ に心大血管奇形や染色体異常，多発奇形症候群などさまざまな合併奇形を伴う。

症状▶　ほとんどが新生児期に発症するが，発症時期が早いほど重症で，出生直後から呼吸困難とチアノーゼを呈する。軽症例では，呼吸器感染などで偶然に発見される例もみられる。視診で胸郭の膨隆（樽状胸）と腹部の陥凹（舟状腹）は特徴的である（▶図9-8-a）。聴診で呼吸音は減弱し，心音聴取位置が偏位する。循環器症状は，新生児遷延性肺高血圧症（PPHN，▶24 ページ）による低酸素血症，心不全である。

診断▶　上記症状や胸腹部 X 線撮影で胸腔内に胃や腸管のガス像をみとめ，縦郭が対側に偏位する所見により診断される（▶図9-8-b, c）。近年では，胎児超音波検査で出生前診断される例が多く，重症度判定も行われる。

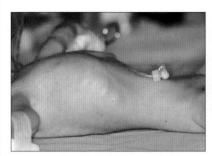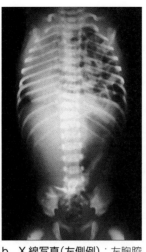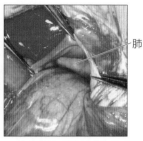

a．**外観**：腹部臓器の胸腔への脱出により胸郭は樽状に膨隆する一方，腹部は舟状の陥凹を呈する。

b．**X線写真（左側例）**：左胸腔内に腸管ガス像と縦隔の反対側への圧迫がみられる。

c．欠損部から胸腔内に肺の一部が見えている。

肺

▶**図 9-8 先天性横隔膜（ボホダレク孔）ヘルニア**

治療▶ 出生前診断例では，出生直後から集中治療が可能なチーム体制の整った施設で計画分娩を行う。重症例では，呼吸障害と肺高血圧の持続，心機能低下（心不全）に対する集中治療が必要となる。人工呼吸管理下に昇圧薬・心機能補助薬・肺血管拡張薬などを投与する。重症 PPHN では，一酸化窒素ガス吸入や体外式膜型人工肺（ECMO）治療（▶25 ページ，発展学習）が行われる。手術は裂孔修復術を要するが，全身呼吸・循環状態の安定後，すみやかに行うのが一般的である。

予後▶ 生後 24 時間以降発症の軽症例では，ほぼ 100% 救命される。生後 24 時間未満発症の重症例では救命率が低下し，呼吸器・循環器・消化器・精神運動発達などで後遺障害を呈しやすい。

3 食道裂孔ヘルニア esophageal hiatus hernia

横隔膜ヘルニアのなかで，食道裂孔（▶230 ページ，図 9-7）から腹部食道や胃が胸腔内に脱出したものをさす。脱出様式により，滑脱型・傍食道型・混合型に分類される。症状・診断・治療については「胃食道逆流症」の項も参照のこと（▶234 ページ）。

症状▶ 胃食道逆流防止機構がそこなわれるため，胃食道逆流症による諸症状を呈する。

診断▶ 上部消化管造影で胃の挙上と，しばしば胃食道逆流がみられる。

治療▶ 症状が軽度であれば保存的治療が可能であるが，一般的には逆流防止術を行う。

④ 食道の疾患

1 食道閉鎖症 esophageal atresia

食道と気管は前腸由来の器官で胎生 5〜7 週に分離するが，本症はこの過程の異常が原因で，先天的に食道閉鎖や食道気管瘻をきたす。発生頻度は 3,000〜4,500 人に 1 人程度である。

病型分類▶　グロス Gross 分類が一般的で，A 型から E 型まである（▶図 9-9）。頻度は C 型が約 90% と最も高く，ついで A 型の約 6〜9% である。食道以外に脊椎 vertebral，直腸肛門 anal，心臓 cardiac，気管 trachea，腎臓 renal，四肢 limb の合併奇形の頻度が 50〜70% と高く，合併奇形の英語表記頭文字をとって VATER 連合，VACTER 連合，あるいは VACTERL 連合とよばれる。とくに心大血管奇形は 30〜35% に合併し，予後に影響を及ぼす。

症状▶　生後からはじまる泡沫状唾液の流出や，哺乳開始時のむせがみられる。

診断▶　上記症状に経鼻胃管の挿入困難があれば本症を疑う。胸腹部単純 X 線撮影で，C 型では挿入した食道チューブ先端が食道盲端で反転したコイルアップ像と，気管から消化管に流入したガス像がみられる（▶図 9-10）。A 型では消化管ガスはみられない。半数近くが出生前診断される。

治療▶　**[1] 一期的[1]食道吻合術**　最も多い C 型に通常行われる手術で，食道気管瘻を切離し，上部・下部の食道吻合を行う。

　[2] 多段階手術　リスクが高い場合や，A 型でみられる上下食道の距離が長いロングギャップ long gap 症例で行う。初回は胃瘻造設や食道気管瘻への対処にとどめ，高リスク例では全身状態の安定後，ロングギャップに対しては食道

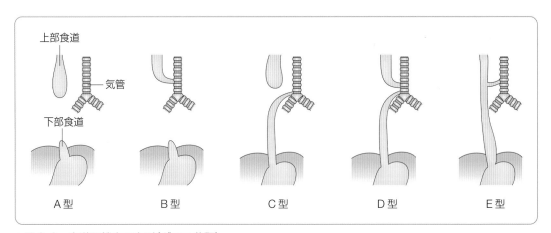

▶図 9-9　食道閉鎖症の病型（グロス分類）

---

1) 一期的手術：1 つの目的のために複数段階に分けて行う多段階手術に対応する言葉で，ある病態の根治術を一度（一段階）で行う手術をいう。

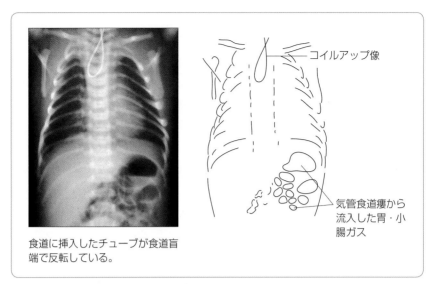

食道に挿入したチューブが食道盲端で反転している。

コイルアップ像

気管食道瘻から流入した胃・小腸ガス

▶図 9-10　食道閉鎖症の X 線写真（C 型）

ブジー，胸壁外牽引，胸壁内食道延長などで食道の延長をはかったあとに食道吻合を行う。

予後▶　重症心奇形・気管異常・極低出生体重・染色体異常の有無が予後に影響するが，これらがない場合の救命率は良好である。長期合併症には，胃食道逆流症・食道狭窄症・気管軟化症・呼吸器感染症・胸郭変形などがある。

2　先天性食道狭窄症　congenital esophageal stenosis

先天的要因により食道の一部に狭窄を示すまれな疾患である。食道閉鎖症やダウン症候群に合併することがある。

病型▶　病因により，①気管原基性狭窄，②筋線維性狭窄，③膜様狭窄に分類される。頻度は①と②がほぼ同程度で③は少ない。

症状▶　離乳・固形食摂取開始に伴って始まる嘔吐，食道異物，肺合併症，発育不良を呈する。

診断▶　食道造影で診断されるが，病型については内視鏡検査や食道超音波検査が有用である。胃食道逆流症や食道アカラシア，外因性狭窄（血管輪など）との鑑別を要する。

治療▶　膜様狭窄や範囲の短い筋線維性狭窄は，内視鏡下バルーン拡張法で治療可能である。その他では狭窄部切除手術を要する。

3　食道裂孔ヘルニア　esophageal hiatus hernia

詳細は「③横隔膜の疾患」を参照のこと（▶231 ページ）。

4 食道アカラシア esophageal achalasia

嚥下時の下部食道括約部の弛緩欠如による通過不良・食道拡張を示すまれな疾患で，神経系の異常によるとされるが，その原因は明らかでない。まれにダウン症候群との合併や，家族内発生例がある。

症状▶ 食道内貯留によるつかえ感や嘔吐，呼吸器感染，成長障害，夜間の口腔内逆流や喘息様発作を呈する。

診断▶ 食道造影で食道拡張を伴う下部食道狭窄，食道から胃への通過不良，食道運動欠如がみられる。食道内圧検査あるいは高解像度食道内圧検査で下部食道括約筋の弛緩不全(一般に基礎圧も高い)と食道蠕動波の有無を評価する。内視鏡検査も有用である。先天性食道狭窄症との鑑別が重要である。

治療▶ 薬物療法，バルーン拡張術，手術がある。小児ではバルーン拡張術が試みられることが多いが，苦痛を伴うので全身麻酔などの強力な鎮静が必要である。拡張術で効果が持続しない場合は手術が必要となるが，下部食道通過不良部の粘膜外食道筋層切開に胃食道逆流防止を付加したヘラー‒ドール Heller-Dor 手術が一般的である。近年，経口内視鏡的筋層切開術 per-oral endoscopic myotomy(POEM)施行例が散見される。

5 食道異物

消化管異物は日常診療でよく遭遇し，2〜3歳までの幼児に多い。X線非透過性異物では単純撮影で診断可能である。見落としのないように頸部から腹部を撮影する。胃に落下した異物はほとんどが自然排出されるが，食道異物は放置すると，食道潰瘍・穿孔，気管穿通などの合併症をおこすので迅速な処置を要する。摘出方法は，バルーンや磁石付チューブによる引き抜き，内視鏡による摘出などであるが，異物の種類・形状・大きさ，停滞部位，誤飲後の経過時間，食道穿孔の有無などにより適切な判断を要求される(▶477ページ)。

6 胃食道逆流症 gastroesophageal reflux disease(GERD)

胃内容の食道への逆流は，**胃食道逆流現象** gastroesophageal reflux(GER)といわれ，正常でも観察される。胃食道接合部には胃内容の逆流を防止する調節機能，すなわち下部食道括約筋 lower esophageal sphincter(LES)機能が存在す

発展学習▶▶▶

■コイン型リチウム電池による食道異物

コイン型リチウム電池は，従来のボタン型アルカリ電池に比べ，直径が大きく厚さが薄いため食道に停滞しやすい。また起電力が3Vと高いため，陰極側でのアルカリ産生による局所障害の進行が速く，誤飲後4時間で潰瘍性組織変化をきたすほか，食道穿孔や食道気管瘻の報告がある。誤飲後数時間で摘出困難となり，摘出後は産生されたアルカリによる腐食性食道狭窄の予防・治療を要する。

るが，この調節力が低下し，嘔吐や逆流性食道炎などさまざまな病的症状を呈すると，胃食道逆流症(GERD)として扱われる。

症状▶ 逆流防止機能が未熟な新生児・乳児期早期にみられる吐乳・溢乳（いつにゅう）が一般的であるが，逆流性食道炎による吐血・下血，胸焼け，呼吸器症状として喘鳴（ぜんめい）・新生児無呼吸，反復性呼吸器感染や喘息発作の誘因となる。慢性化すると，食思不振，栄養・成長障害，鉄欠乏性貧血などをきたす。また，乳幼児突然死症候群(SIDS)ないしは乳幼児突発性緊急事態 apnea or apparent life-threatening events(ALTE)[1] との関連も示唆されている。

診断▶ 上記症状から本症を疑うことが重要である。検査としては，24時間下部食道 pH モニタリングが最も信頼性が高いとされる。pH4 未満を胃酸逆流と判定するが，健常小児では酸逆流時間率(pH index)は 4.0％ 未満である。上部消化管造影は，胃食道逆流の程度や食道裂孔ヘルニアなどの形態的異常の評価に有用である。内視鏡検査は，逆流性食道炎や食道潰瘍などの診断・評価に重要である。食道内圧検査は，下部食道括約筋(LES)機能評価が可能である。

肥厚性幽門狭窄症（ゆうもん）などの器質的疾患や，ミルクアレルギー，脳圧亢進症状などによる二次的な嘔吐との鑑別を要する。

治療▶ 保存的治療が優先される。新生児・乳児では，少量頻回哺乳などの哺乳指導のみでも逆流防止機能の発達に伴って改善することが多い。その他の保存療法としては，ミルクにとろみをつけたり，消化管運動促進薬や H_2 受容体拮抗薬などの薬物療法を行う。

外科治療の適応は，保存的治療が無効で，食道狭窄・潰瘍，出血，逆流が誘因となる呼吸器症状が遷延する場合などである。その他，食道裂孔ヘルニアや精神運動発達遅延・脳性麻痺などの合併疾患も考慮する。手術は逆流防止術(噴門形成術)（ふんもん）を行う。ニッセン Nissen 法(▶図9-11)が最も一般的で，近年は腹腔鏡手術例が増加している。

⑤ 胃・十二指腸の疾患

1 肥厚性幽門狭窄症 hypertrophic pyloric stenosis

幽門筋の肥厚により，生後3週ごろ急に発症する吐乳を主訴とする疾患である。発生頻度は 0.1〜0.2％，男女比は 4〜5：1で，第1子に多い。

症状▶ 主訴は生後3週ごろに始まる非胆汁性嘔吐で，噴水状嘔吐が特徴的である。胃部は膨満し，胃蠕動亢進がみられる。嘔吐による脱水症状，体重増加不良・減少もみられる。

---

1) 乳幼児突発性緊急事態：乳児に生命をおびやかす症状が突然あらわれる事態をいう。原因は胃食道逆流症のほか，さまざまな疾患が考えられるが，特定できないことも多い。

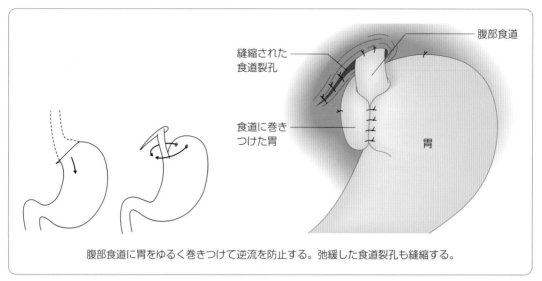

腹部食道に胃をゆるく巻きつけて逆流を防止する。弛緩した食道裂孔も縫縮する。

▶図9-11 胃食道逆流症の手術（ニッセン法）

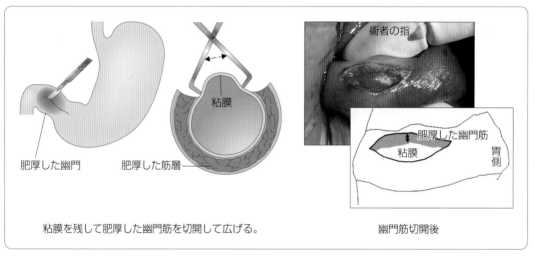

粘膜を残して肥厚した幽門筋を切開して広げる。　　　　幽門筋切開後

▶図9-12 ラムステッド手術

診断▶ 腹部超音波検査で，肥厚・延長した幽門筋と胃排出障害をみとめれば診断は確定する。触診では，肥厚した幽門部に一致して，オリーブ様の腫瘤を触知する。腹部単純X線撮影で拡張した胃と，それ以下の腸管ガスの減少がみられる。

治療▶ まず輸液により，脱水および胃液喪失による代謝性アルカローシスの補正を開始する。幽門筋肥厚に対しては，以前は外科的治療が行われていたが，近年は哺乳ごとに硫酸アトロピンを静注する保存的治療も有効とされる。手術は粘膜外幽門筋切開術（ラムステッド Ramstedt 手術）が行われる（▶図9-12）。術後数日で必要哺乳量の摂取が可能となる点で保存的治療にまさる。最近は，臍輪切開や腹腔鏡下手術により，整容性も向上している。本症の長期予後は，どちらの治療法においても良好である。

2 胃軸捻転症 gastric volvulus

胃が生理的範囲をこえて捻転し，嘔吐などの症状をきたす疾患である。胃を生理的に固定する組織の脆弱性がおもな要因であるが，遊走脾（腹腔内で脾臓の位置が移動すること）などの周囲臓器の異常により，二次性に発症することがある。臨床経過により，急性，慢性，反復性に分類される。

症状▶　新生児・乳児では胃食道逆流症様の嘔吐が主訴で，哺乳時の排気不良や腹部膨満，排ガス増加などがみられるが，ほとんどは生後6か月ごろまでに軽快する。急性胃軸捻転では突然の上腹部痛，上腹部膨満（胃拡張），強い吐きけがみられる。さらに，捻転が高度になると胃穿孔やショックをきたすこともある。

診断▶　発症時の腹部単純X線撮影や上部消化管造影で診断される。

治療▶　新生児・乳児期発症例は自然軽快が見込まれ，症状に応じて授乳指導と，腹部膨満に対しては経肛門的排ガスを行う。急性発症時には，経鼻胃管挿入などで拡張した胃の減圧を行う。慢性・反復性の治療抵抗例では，待機的に胃固定手術を行う。急性発症重症例では，緊急手術を要する。

3 胃・十二指腸潰瘍 gastric ulcer, duodenal ulcer

概要▶　新生児期および学童期以上で多い。新生児の場合は周産期のさまざまなストレスにより発症する。学童期以降では成人と同様に一次性潰瘍や，副腎皮質ステロイド薬および非ステロイド系抗炎症薬（NSAIDs）などによる薬剤性潰瘍が多くなる。また，ヘリコバクター–ピロリ（ピロリ菌）感染との関連もみとめられる（▶発展学習）。

症状▶　新生児では，突然の吐血・下血や穿孔症状を示して，急激な経過をとることが多い。年長児では，心窩部・右季肋部痛（とくに空腹時），吐きけ・胸焼けなどである。合併症として出血，狭窄，穿通・穿孔がある。

診断▶　診断には内視鏡検査が必要で，病変部位の特定・病期診断を行うとともに，ピロリ菌感染を疑えば胃粘膜生検を行う。

治療▶　保存的治療が原則である。H_2受容体拮抗薬やプロトンポンプ阻害薬をはじめとして，抗コリン薬・制酸薬・粘膜保護薬などの薬物療法や，ピロリ菌除菌

発展学習▶▶▶

■ピロリ菌感染症

　ピロリ菌はグラム陰性微好気性らせん桿菌で，胃内に存在する。感染経路は経口感染とくに小児では家族内感染と考えられている。わが国小児の感染率は減少傾向で2～5%と推定される。近年ピロリ菌の慢性持続性感染が胃・十二指腸潰瘍や慢性胃炎，治療抵抗性鉄欠乏性貧血，慢性血小板減少性紫斑病（ITP），成人期の胃がんなどの発生にかかわるとされ，小児期の感染予防は胃がん発生リスク低減に重要と考えられる。診断法には尿素呼気試験と便中抗原検査が非侵襲的で，精度も高い。内視鏡検査での生検組織培養検査は最も確実な診断法である。

　除菌治療として，プロトンポンプ阻害薬，抗菌薬のアモキシシリン，クラリスロマイシンの3剤を7～14日間投与する。

が有効である。出血に対しては内視鏡的止血術を行う。手術適応は，内視鏡的止血が無効な出血，穿孔性腹膜炎(軽症では保存的治療も可能)，瘢痕性狭窄などに限られる。

4 新生児胃破裂 gastric rupture・胃穿孔 gastric perforation

　　新生児胃破裂は，生後3〜5日ごろに発症し，腹膜炎や重篤なショックに陥る疾患であるが，近年は周産期医療の進歩により発生数・死亡率ともに減少している。成因には胃壁筋層の欠損・脆弱性，胃壁の血流障害，胃内圧上昇などがある。胃穿孔は，胃破裂よりも穿孔範囲が狭い例であり，消化性潰瘍が原因のことが多い。

症状▶　生後3〜5日ごろに哺乳不良・嘔吐に引き続き，急激な腹部膨満，腹壁の浮腫・発赤，腹部膨満による呼吸困難，ショック症状を呈する。

診断▶　腹部単純X線撮影で大量の腹腔内遊離ガスをみとめる。一部の特徴的な所見はフットボールサイン football sign あるいはサドルバッグサイン saddlebag sign とよばれる。

治療▶　脱水・代謝性アシドーシス・呼吸困難に対し，緊急的に集中治療を開始する。治療開始後数時間して利尿が得られたら，手術的に破裂部を縫合閉鎖して腹腔ドレーンを留置する。破裂部位は胃前壁大彎側のことが多い。治療時期を逃すと敗血症に伴うエンドトキシンショックから多臓器不全に進行する。

5 先天性十二指腸閉鎖・狭窄症 congenital duodenal atresia, -stenosis

　　先天性腸閉鎖・狭窄症の半数近くを占める。ほかの奇形の合併率が高く，約30% にダウン症候群を合併する。

成因▶　腸管の再疎通障害と血管障害などがあげられる。閉鎖形態により膜様型，索状型，離断型に分類される。

症状・診断▶　出生当日から嘔吐症状を呈する。腹部膨満は上腹部に限局する。立位腹部単純X線撮影で，拡張した胃と十二指腸によるダブルバブルサイン double bubble sign がみられる(▶図9-13-a)。

治療▶　全身状態の安定化と合併奇形の評価後に手術を行う。通常は十二指腸十二指腸吻合を行うが，膜様型では膜切除を行う。

⑥ 小腸・大腸の疾患

1 先天性腸閉鎖症・狭窄症 congenital intestinal atresia, -stenosis

成因▶　血管障害，胎内腸重積・捻転などの絞扼，腸管穿孔修復などの要因が考えられる。

部位▶　閉鎖部位は回腸が多く，空腸が続き，結腸は少ない。小腸閉鎖症の病型と頻

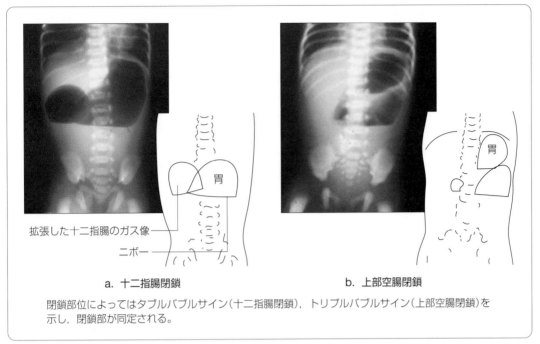

a. 十二指腸閉鎖　　　　　　b. 上部空腸閉鎖

拡張した十二指腸のガス像
ニボー

閉鎖部位によってはダブルバブルサイン（十二指腸閉鎖），トリプルバブルサイン（上部空腸閉鎖）を示し，閉鎖部が同定される。

▶図 9-13　先天性十二指腸閉鎖症・先天性上部空腸閉鎖症の腹部 X 線写真

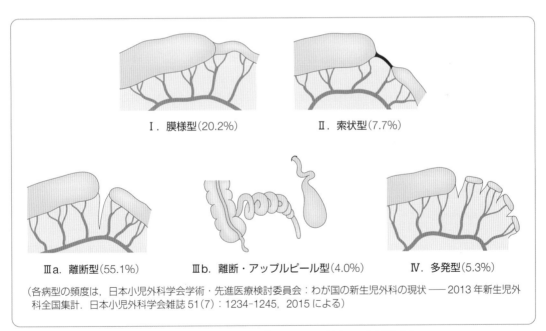

Ⅰ. 膜様型（20.2%）　　　　　Ⅱ. 索状型（7.7%）

Ⅲa. 離断型（55.1%）　　Ⅲb. 離断・アップルピール型（4.0%）　　Ⅳ. 多発型（5.3%）

（各病型の頻度は，日本小児外科学会学術・先進医療検討委員会：わが国の新生児外科の現状 ── 2013 年新生児外科全国集計．日本小児外科学会雑誌 51（7）：1234-1245，2015 による）

▶図 9-14　小腸閉鎖症の病型（ロウ Louw 分類，グロスフェルド Grosfeld 改変）

度を図 9-14 に示す。

症状・診断▶　出生後，腹部膨満と胆汁性嘔吐を呈する。腹部膨満は，上部空腸閉鎖では上腹部に限局し，閉鎖部位が下部になるほど著明となる。穿孔を合併すると腹膜

炎症状を呈する。立位腹部単純 X 線撮影で，閉鎖部より口側の腸管拡張と鏡面像(ニボー niveau)形成がみられる(▶239ページ，図9-13-b)。注腸造影では通過する腸内容量の減少により腸の口径が通常より細くなるマイクロコロン microcolon 像を呈することが多く，他疾患との鑑別に有用である。

治療▶　全身状態を安定させ，一期的腸管吻合を行う。口側腸管盲端部は拡張し，一方，肛門側は細いので，口側拡張部を切除するか，もしくは細く形成して吻合を行う。

2 腸閉塞症 intestinal obstruction，イレウス ileus

概念▶　腸管内容の通過が障害されて，腹痛や嘔吐などを示す状態である。

分類▶　器質的疾患の有無による分類が基本だが，着目する点により，ほかの分類がなされる。

[1] 器質的疾患の有無　機械性あるいは器質的要因の有無により機械性と機能性に分類される。

(1) 機械性(器質的)腸閉塞：先天性腸閉鎖症，鎖肛，腸重積，術後の腸管癒着など。

(2) 機能性イレウス[1]：腹膜炎，敗血症，副腎皮質機能不全，甲状腺機能低下症など。

[2] イレウス腸管の血行阻害の有無　血行阻害の有無で絞扼性と非絞扼性に分類される。絞扼性では，放置すると腸管壊死・穿孔・腹膜炎となるので緊急手術を要する。

症状・診断▶　症状は腹痛・嘔吐・腹部膨満・排便不良で，絞扼をおこすと腹痛が強くなり，血便がみられることもある。検査では，立位腹部単純 X 線撮影で，通過不良部腸管の拡張と腸液貯留によるニボー形成がみられる。腹部超音波検査では拡張して蠕動の低下した腸管や腹水がみられる。

治療▶　保存的治療と外科的治療がある。まず絞扼の有無を判定し，絞扼性の場合は緊急手術となる。器質的疾患が原因の場合は，原因疾患に対する(外科)治療を行う。それ以外では腸管通過障害に対して保存的治療と原因疾患の治療をあわせて行う。保存的治療は，絶食下点滴確保と，消化管の減圧のため経鼻胃管挿入・浣腸，必要により消化管運動改善薬投与やイレウス管留置を行う。絶食が長期になる例では中心静脈栄養を行う。

---

1) 『急性腹症診療ガイドライン 2015』(急性腹症診療ガイドライン出版委員会編)では，欧米の動向に準じて，イレウスという用語は従来の機能性イレウス(腸管麻痺)にのみ用い，従来の機械性イレウスを腸閉塞とよぶと定義している。たとえば，絞扼性イレウスではなく，絞扼性腸閉塞とよぶことになる。

3 腸回転異常症 malrotation

　図9-15-a に示したように，中腸（上腸間膜動脈で栄養される十二指腸から横行結腸中部までをさす）は胎生12週までに上腸間膜動脈を軸にして回転・固定される。**腸回転異常症**はこの過程に異常が生じておこる（▶図9-15-b）。

症状▶　十二指腸の通過障害と，中腸軸捻転の症状を呈する（▶図9-15-b）。新生児期の発症が多く，胆汁性嘔吐や，中腸軸捻転で絞扼性腸閉塞となり腸管阻血や壊

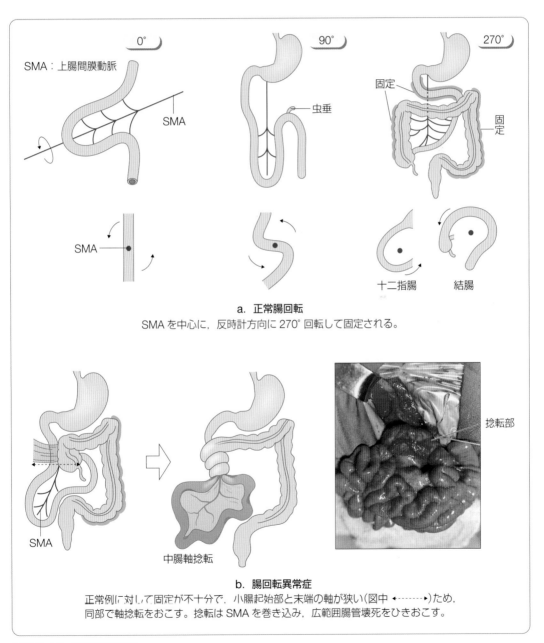

SMA：上腸間膜動脈

0°　　　　　　　90°　　　　　　　270°

SMA

虫垂

固定

固定

SMA

十二指腸　　結腸

a. 正常腸回転
SMA を中心に，反時計方向に 270°回転して固定される。

SMA

中腸軸捻転

捻転部

b. 腸回転異常症
正常例に対して固定が不十分で，小腸起始部と末端の軸が狭い（図中 ◀┄┄┄▶）ため，同部で軸捻転をおこす。捻転は SMA を巻き込み，広範囲腸管壊死をひきおこす。

▶**図9-15　腸回転異常症**

死をおこすと血性嘔吐や血便がみられる。軽症例ではミルクアレルギーとの鑑別を要する。年長児では反復性の嘔吐・腹痛，成長障害などを呈する。

診断▶　腹部単純X線撮影所見は十二指腸通過障害の程度，腸閉塞の程度，絞扼の有無でさまざまである。上部消化管造影では，十二指腸の通過不良や走行異常・捻転像を呈する。十二指腸通過不良が強いとダブルバブルサイン様所見を呈することがある。注腸造影では横行結腸での停滞や盲腸位置異常がみとめられる。超音波検査では上腸間膜動静脈の渦巻き像 whirlpool sign が参考となる。

治療▶　腸軸捻転を伴う場合は，緊急手術を要する。術式の要点は軸捻転の解除と，十二指腸基部の剥離操作で，基部を広くして軸捻転の再発を予防することである。中腸軸捻転は血行障害から広範囲腸管壊死・穿孔をきたしやすく，腸切除が必要な場合は，救命しても短腸症となり，腸管不全をきたし長期の静脈栄養管理が必要となることがある。

④ ヒルシュスプルング病 Hirschsprung's disease，腸管無神経節症 intestinal aganglionosis

概念・定義▶　ヒトの腸管壁内神経節細胞の形成は，神経堤細胞が胎生5〜10週にかけて食道から肛門側に遊走して筋間神経叢（アウエルバッハ Auerbach 神経叢）が形成され，その後胎生12週までに粘膜下神経叢（マイスナー Meissner 神経叢）が形成される過程を経て完成する。これらの神経叢は消化管蠕動運動および消化腺の分泌に関与する。ヒルシュスプルング病は，この遊走過程が途中で停止し，それよりも肛門側の腸管壁内神経節細胞が欠如することで発症する。

発生頻度は5,500人に1人程度である。男女比は3：1で男児に多いが，病変部（無神経節）腸管が長い例では女児の割合が増加する。家族内発生は6.0%である。

分類▶　病変部（無神経節）腸管の範囲により分類されるが，病変部がS状結腸以下の例が80%近くを占める。頻度は低いが，病変部が小腸に及ぶことがある

発展学習▶▶▶

■壊死性腸炎 necrotizing enterocolitis（NEC）（▶34ページ）

未熟な腸管において，腸管の虚血や循環不全を背景に細菌や授乳による腸粘膜損傷が加わり，腸管出血や壊死をきたす疾患である。低出生体重児に好発し，進行例では死亡率が高い。

■胎便性腹膜炎 meconium peritonitis

胎生期での消化管穿孔による無菌的・化学的腹膜炎である。胎児は胎生3か月から羊水の嚥下を始め，胎生4か月以降に消化管穿孔がおこると胎便が腹腔内に逸脱する。原因としては，腸閉鎖・腸軸捻転・腸重積・内ヘルニア・血行障害・メコニウムイレウスなどがある。腹膜炎の形態から，線維性癒着型，嚢胞型，汎発型に分類される。

■胎便関連性腸閉塞症 meconium related intestinal obstruction

新生児，とくに低出生体重児において胎便による腸閉塞をきたす疾患群で，ヒルシュスプルング病などの器質的疾患との鑑別を要する。一般に以下のように分類される。

(1) メコニウムイレウス meconium ileus：嚢胞性線維症 cystic fibrosis によるもの（わが国ではまれ）。

(2) 胎便栓症候群 meconium plug syndrome：おもに下部結腸に胎便が詰まっておこる機能的腸閉塞症。

(3) 胎便関連性イレウス meconium related ileus（メコニウム病 meconium disease）：低出生体重児で腸管の機能的未熟性により回腸末端に胎便が詰まりおこるもので，穿孔をきたしうる。

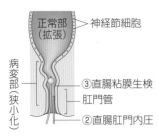
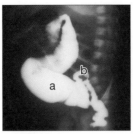
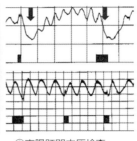
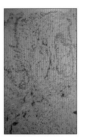

①注腸造影
a. 正常部，b. 病変部（狭小化）

②直腸肛門内圧検査
上段：正常，下段：本症
矢印：直腸肛門反射

③直腸粘膜生検
AChE 陽性神経
線維（茶色）
上が粘膜面

①注腸造影：正常部 a は拡張し，病変部 b との移行部で急に細くなる（キャリバーチェンジ）。
②直腸肛門内圧検査：本症では直腸バルーン拡張刺激による肛門管圧の下降（直腸肛門反射）が欠如する。
③直腸粘膜生検：アセチルコリンエステラーゼ（AChE）陽性神経線維が増生する。マイスナー神経叢がみ
　られない。
なお，最終的に病変部の全層標本で壁内神経節細胞の欠如を証明できれば最終的に確定するが，近年は上
記検査（とくに直腸粘膜生検）でほぼ診断が確定する。

▶図 9-16　ヒルシュスプルング病の診断

（extensive aganglionosis）。

症状▶　病変部（無神経節）腸管の通過不良による症状を呈する。新生児期には胎便排
泄遅延，腸閉塞症，排便不良，腹部膨満などがある。乳幼児では習慣性便秘，
腹部膨満，腸炎などである。合併奇形は 21.2％ にみられ，心奇形（8.5％），ダ
ウン症候群（8.2％）が多い[1]。

診断▶　臨床症状から本症を疑い，諸検査を行って診断する（▶図 9-16）が，最終診断
は腸管壁内神経叢の欠如で確定される。診断時期は生後 1 か月までに約半数が，
1 歳までにほとんどの例が診断される。

治療▶　治療は病変部（無神経節）腸管を切除して肛門と吻合する手術を要する。大半

発展学習▶▶▶

■ヒルシュスプルング病類縁疾患
　ヒルシュスプルング病と異なり，直腸まで腸管壁内
神経細胞がみられるが，壁内神経未熟症 immature
ganglionosis や壁内神経減少症 hypoganglionosis，慢
性特発性偽性腸閉塞症 chronic idiopathic pseudo-ob-
struction（CIIP）などを呈する原因不明の疾患群であ
る。ヒルシュスプルング病に類似した消化管運動機能
異常・症状を示すが，診断や治療に難渋するという
点で重要である。治療は小腸瘻造設や中心静脈栄養を
要することが多く，腸管機能改善が見込めない症例で
は長期的な予後は不良で，小腸移植の発展が待たれる。

1)　水田祥代：Hirschsprung 病の診断と治療の変遷——30 年間の全国調査より．日本周産
　　期・新生児医学会雑誌 40（4）：666-673，2004．

の症例では，浣腸や洗腸などで排便管理を行い，乳児期に手術を行う。病変部位が長い場合などで排便管理が困難なときは，新生児期に人工肛門を造設する。根治術式はスウェンソン Swenson 法，デュハメル Duhamel 法，ソアベ Soave 法があるが，近年は経肛門的に病変腸管を引き出し，切除して肛門と吻合する経肛門手術(＋腹腔鏡補助)施行例が増加している。病変部位が小腸に及ぶ例(extensive aganglionosis)では，下痢による成長不良に対して根治術前に結腸張り合わせ手術(木村法)を行うことがある。

予後▶　大きな支障なく社会生活を送ることが可能である。ただし，extensive aganglionosis 例では，便性不良・身体発育障害・貧血などがみられることがある。死亡率は全体で約3% である。死因は腸炎に起因する腹膜炎や敗血症，あるいは合併奇形に関連している。

5 鎖肛 atresia ani, imperforate anus, 直腸肛門奇形 anorectal malformation

　　鎖肛(きこう)は，胎生4週から12週における直腸・肛門の発生異常により，正常の肛門が形成されない先天性疾患である。発生率は5,000人に1人程度で，男児にやや多い。

　　合併奇形が約半数の症例でみられ，泌尿生殖器疾患・脊椎異常・心奇形・神経筋疾患・染色体異常などである。ダウン症候群が5% に合併する。尿路・生殖器・脊髄・腹壁形成の異常を合併する総排泄腔遺残症や総排泄腔外反症(膀胱(ぼうこう)破裂)も鎖肛を有する疾患である。

分類▶　本症は多くの病型を呈することが特徴で，まず直腸下端と排便筋群の位置関係により低位型・中間位型・高位型の3病型に大別される(▶図9-17)。3病型はさらに細分化される。低位型が多く，半数以上を占める。

診断▶　本症の診断は，肛門がなければ容易であるが，頻度の高い低位型では，外瘻孔から胎便排出があるので，肛門(瘻孔)の位置や形状の異常から本症と診断する(▶図9-17)。

　　各病型の判別は直腸下端の位置で行うが，肛門がない場合は倒立位X線撮影で，外瘻孔がある場合は瘻孔造影で判別する。

　　また，合併奇形の有無は治療方針にかかわるため，早期に検索を行う。

治療▶　肛門形成を必要とする。低位型では新生児〜乳児期に会陰(えいん)式肛門形成を行う。中間位・高位型では新生児期に人工肛門を造設したあとに，乳児期に後方矢状切開法(▶図9-18)，(腹)仙骨会陰式手術により肛門形成を行う。近年，腹腔鏡補助下肛門形成術も行われている。

予後▶　生命予後は，重篤な合併症がなければ良好である。術後の排便機能は低位型では良好であるが，高位型では便秘・失禁・汚染などが問題となりうる。良好な排便機能獲得には，長期の排便管理・指導が重要である。

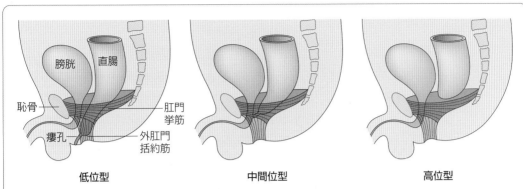

低位型   中間位型   高位型

直腸下端と排便にかかわる筋群の位置関係が重要で，肛門挙筋群の上で直腸が終わっていると高位型，肛門挙筋群を通過してその肛門側で直腸が終わっていると低位型，その間が中間位型となる。低位型では前方の皮膚や腟前庭部に瘻孔として開口していることが多い。男児中間位型・高位型では直腸尿道瘻（直腸下端と尿道が瘻孔で交通）となっていることが多い。

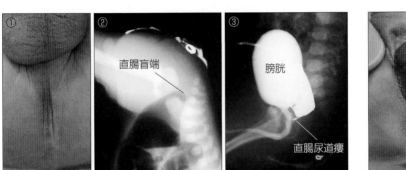

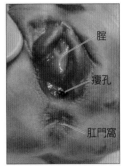

男児の高位鎖肛
①会陰部外観，②倒立位X線撮影，③膀胱尿道・直腸造影
倒立位撮影で直腸盲端は高位であり，造影で直腸尿道瘻を呈する。

女児の低位鎖肛
肛門は閉鎖し，その前方，腟の後方に瘻孔があり，胎便が付着している。

▶図9-17　鎖肛の分類

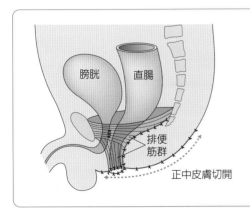

直腸下端と尿道に交通がある。うつぶせとし尾骨から肛門窩の前方まで正中で切開する（後方矢状切開）。筋群も正中で切開する。直腸と尿道との交通を処理し，直腸・肛門と排便にかかわる筋群（肛門括約筋・挙筋）との位置関係を本来の形にする。

▶図9-18　鎖肛の手術模式図（後方矢状切開法）

6 腸重積症 intussusception

　　腸重積症とは，口側腸管が肛門側腸管に引き込まれ，腸管壁が重なり合った状態により生じる腸閉塞症である。絞扼性腸閉塞（▶240ページ，「腸閉塞症，イレウス」）を伴うため，小児腹部救急疾患として代表的なものである。早期診断例では手術をせずに整復治癒しうる一方で，診断の遅れなどから重症化すると生命にかかわる疾患でもある。好発年齢は生後3か月から2歳で，1歳未満が半数以上を占める。原因に器質的疾患を合併することが少ない点が特徴的である。重積起始部は回腸末端や回盲部が多く，そこが重積先進部となり結腸に陥入する（回腸結腸型）。誘因として，年齢的要素（腸管固定不良，回盲部リンパ組織発達）と，ウイルス感染による回腸パイエル板肥厚などがあげられる。

症状▶　　腸管の陥入（嵌頓）による絞扼性腸閉塞であり，腹痛・不きげん・嘔吐・血便が高率にみられる。しばしば感冒症状や下痢の先行・合併がある。腹痛・不きげんは突然に始まり，数十分間隔の間欠性腹痛である。嘔吐は腹膜刺激症状（腹痛）によるもので非胆汁性であるが，時間が経過して腸閉塞が進行すれば胆汁性となる。血便は時間経過とともに増加し，量・性状はまちまちであるが，イチゴゼリー様血便は特徴的とされる。その他，先進部に腫瘤を触知したり，右下腹部に腸管が触れず腹部が空虚となるダンス Dance 徴候がある。

診断▶　　好発年齢と特徴的な症状があれば本症を考える。腹部超音波検査で先進部腫瘤が横断像で的状に見えるターゲットサイン target sign（▶図9-19）や，縦断像で腎臓様に見えるシュードキドニーサイン pseudokidney sign が特徴的である。注腸造影で嵌入腸管によるカニ爪様の陰影欠損（▶図9-20）があれば診断は確定する。

治療▶　　ショックなどの重症例や腸管壊死・穿孔，腹膜炎をみとめれば観血的整復（緊急手術）を行う。通常は非観血的整復が可能で，わが国ではX線透視下に

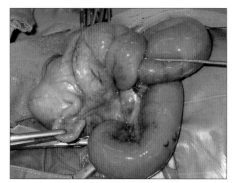

a. 術中写真
ゾンデ（右上方）で重積部位をさしている。

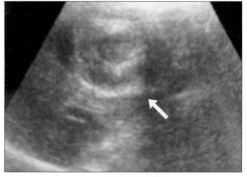

b. 腹部超音波像
ターゲットサイン（矢印）

▶図9-19　腸重積症

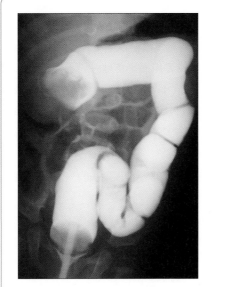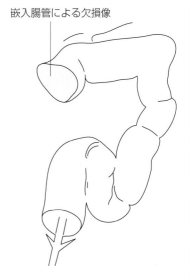

嵌入腸管による欠損像

▶図9-20　腸重積症の注腸造影

アミドトリゾ酸ナトリウムメグルミン(ガストログラフィン®)液の6倍希釈液を100〜120 cm の高さから注腸し，その静水圧を利用して嵌入腸管を整復する方法が一般的である。その他，空気整復法や超音波下整復法がある。整復率は約90% である。観血的整復術では，重積腸管を用手整復(ハッチンソンHutchinson 手技)する。整復困難例や腸管壊死をみとめる場合は腸切除を要する。

器質的疾患の合併▶　1歳以下では5% 前後で，年齢とともに高くなり，5歳以上では半数以上となる。器質的疾患としては，腸管重複症やメッケル憩室，年長児ではポリープ(ポリポーシス)，学童期以降は悪性リンパ腫などの悪性疾患が多くなる。また，小腸どうしが重積する(小腸小腸型)腸重積症は，ポイツ-ジェガース症候群(▶251 ページ，発展学習)や血管性紫斑病に合併する。

予後▶　好発年齢以降の再発はまれであり，長期的な予後は良好である。

7 急性虫垂炎 acute appendicitis

小児の急性虫垂炎は学童期以降に比較的多くみられる。小児の腹痛をきたす疾患として最も一般的なものだが，小児では進行が速く穿孔をきたしやすい。

病型▶　病理学的所見から，カタル性，蜂窩織炎性，壊疽性に分類する。臨床的には非穿孔性と穿孔性，腹膜炎は限局性と汎発性に分類される。

症状▶　数日の経過で進行する右下腹部痛，発熱などである。年長児では成人同様に前駆症状として吐きけ・嘔吐や，上腹部痛・臍周囲痛がみられることがある。

診断▶　マックバーニー McBurney 圧痛点(臍と右上前腸骨棘を結ぶ線の右寄 1/3

の点)に代表される右下腹部に圧痛があり，筋性防御やブルンベルグ Blumberg 徴候(腹部を圧迫したときより離したときに痛みが強い，腹膜炎の存在を示す)がみられる。血液検査所見では白血球増多($>$10,000/mm³)や炎症反応高値がみとめられる。腹部単純 X 線撮影では，局所的の炎症による腸管麻痺像や，腹膜炎が進行すると麻痺性イレウス像を示す。腹部超音波検査では，腫大した虫垂や壁構造の変化，糞石の観察，周囲の観察が行え，診断に有用であり，まず行うべき検査である。CT 検査も診断に有用だが，診断に苦慮する場合に行われる。

急性腸炎・腸間膜リンパ節炎・尿路感染・その他腹部に炎症をおこす多くの疾患や，ときに肺炎などとの鑑別を要する。

治療▶　脱水に対する輸液療法などの全身管理，抗菌薬投与下に虫垂切除術を行うのが原則である。軽症例(カタル性)では手術せずに治癒可能である。一方，すでに穿孔をきたし大きな膿瘍を形成した例では緊急手術後の合併症をきたしやすく，これを避けるために抗菌薬投与などで保存的に治療し，数か月後に待機的虫垂切除術を行うこともある。近年，小児では腹腔鏡下虫垂切除術が一般的となりつつある。

予後▶　術後合併症は，創感染・腹腔内遺残膿瘍，長期的には癒着性腸閉塞などであるが，発生頻度は低い。

8　反復性腹痛 recurrent abdominal pain

小児の反復性腹痛あるいは遷延する腹痛はまれではなく，年齢が上がるにつれて頻度も増加する。表9-2 の疾患を考慮しながら，詳細な病歴聴取と診察を行う。

緊急性に乏しい場合は，血液一般検査・腹部単純 X 線撮影・腹部超音波検査・CT 検査・MRI 検査・消化管や尿路の造影検査・内視鏡検査などを症状に応じて選択施行する。腹部超音波検査は，低侵襲で反復して施行でき，情報量も多いことから，スクリーニングとして有用である。症状が不定で明らかな器質的疾患がない例では，狭義の反復性腹痛や過敏性腸症候群である可能性が高い(▶253 ページ)。

▶表9-2　反復性腹痛の原因疾患

●胃炎	●便秘
●メッケル憩室炎	●胆道拡張症
●大腸憩室炎	●膵炎
●クローン病・潰瘍性大腸炎などの炎症性腸疾患	●結石(胆道系・泌尿器系)
●胃・十二指腸潰瘍	●間欠性腎盂尿管移行部狭窄
●過敏性腸症候群	●腸回転異常などの腸軸捻転・内ヘルニア
●アレルギー性紫斑病	●腸間膜嚢腫・卵巣嚢腫などの腫瘤捻転
●ポリポーシスなどによる腸重積	●心因性など

9 潰瘍性大腸炎 ulcerative colitis

炎症性腸疾患 inflammatory bowel disease(IBD)とは，慢性あるいは寛解・再燃を繰り返す腸管の炎症性疾患の総称で，**潰瘍性大腸炎**と**クローン病**をさすことが多い。6歳未満で発症する IBD は超早期発症炎症性腸疾患 very early-onset inflammatory bowel disease(VEO-IBD)と定義される。

定義▶ 潰瘍性大腸炎は大腸の原因不明のびまん性非特異性炎症である。主として粘膜を障害し，びらん(糜爛)や潰瘍を形成する。

症状▶ 持続性あるいは反復性の粘血便・血便などである。発症年齢のピークは20歳代で，性差はない。

診断▶ 上記症状などで本症が疑われたら理学所見・病歴・血液検査・細菌培養などで除外診断を行うとともに，大腸内視鏡でびまん性粘膜病変や注腸 X 線検査で粘膜変化や多発潰瘍，粘膜生検組織学検査でリンパ球や形質細胞浸潤，陰窩膿瘍，杯細胞減少などの所見をみとめることが主たる診断基準となる。病変の範囲により，直腸炎型・左側大腸炎型・全大腸炎型・右側あるいは区域性大腸炎の病型に分類される。臨床的重症度として，便回数・顕血便・発熱・頻脈・貧血・赤沈亢進の程度で，軽症・中等症・重症に分類される。また，活動期と寛解期に大別される。

治療▶ 早期の寛解導入とその後の寛解維持を目ざす。小児では二次性徴を含めた正常な身体発育と精神面の発達を達成することが重要である。治療方針は重症度や病変範囲と小児用活動指標(pediatric ulcerative colitis activity index, PUCAI)に基づいて指針を参考に決定する。軽症例では5-アミノサリチル酸製剤(5-ASA)経口(局所)で開始するが，不応例や中等症・重症例では副腎皮質ステロイド薬の経口・静注投与が行われる。難治例に対しては血球成分除去療法や免疫抑制薬，免疫調整薬，生物学的製剤のなかから選択使用されるが，難治例の治療は経験豊富な施設で行うことが望ましい。寛解維持には 5-ASA 製剤のほかに免疫調整薬が使用される。

外科治療は，大腸穿孔や大量出血あるいは中毒性巨大結腸症，あるいは強力な内科的治療無効例や重度の副作用が発生するときなどが適応となる。小児では短期間に進展・重症化しやすく(準)緊急的な手術適応判断を要することがある。また，成長障害に対しては，思春期発来前，または骨端線閉鎖前の手術が推奨される。

予後▶ しばしば寛解と再燃を繰り返し，一部は難治性である。全大腸の炎症が長期化すると悪性化の傾向がある。思春期患児に対するカウンセリングを含めた心理的サポートや，成人診療科への移行を見すえた早期からの移行支援プログラム実施が望ましい。

10 クローン病 Crohn's disease

概念▶ 免疫反応の異常などが考えられる原因不明の肉芽腫性炎症性疾患で，小腸・大腸を中心に全消化管で潰瘍や狭窄・瘻孔など特徴的な病態を呈する。好発年齢は 10 代後半から 20 代で男性に多い。病状は再発・再燃を繰り返し，腸管合併症を形成しながら進行する。

症状▶ 腹痛・下痢・発熱・体重減少などである。肛門病変(裂肛・潰瘍・痔瘻)や発熱，関節炎などで発症することもある。貧血，虹彩炎・口内アフタなどの腸管外合併症による症状も呈する。

診断▶ 上記症状などで本症が疑われたら理学所見(肛門所見など)・病歴・血液検査・細菌培養を行う。消化管内視鏡や造影(上部消化管・大腸・小腸)検査での縦走潰瘍と敷石像(コブルストーン cobble stone)，生検組織では非乾酪性類上皮細胞肉芽腫や全層性炎症像が診断基準となる主要所見である。その他消化管の広範囲にみられる潰瘍，特徴的な肛門病変や胃・十二指腸病変も参考となる。

治療▶ 根本的な治療法はない。腸管炎症による消化器症状の改善，合併症や手術の回避，二次性徴を含めた正常な身体発育と精神面の発達の達成が目標となる。小児では寛解導入の第一選択は完全経腸栄養療法でこれに 5-ASA 製剤や副腎皮質ステロイド薬(経口，静注)を重篤度に応じて併用する。なかでもハイリスク患者(小腸広範囲病変，大腸重度潰瘍病変，成長障害，重度の肛門病変，ステロイド抵抗性/依存性，重篤な腸管外合併症)では早期に生物学的製剤を導入する。寛解期にも部分経腸栄養療法が望ましく，これに 5-ASA 製剤や免疫調整薬や生物学的製剤を必要により併用する。

外科治療は根本的ではなく，目的は内科的治療に抵抗する合併症の除去となる。術式は安易な腸切除を避けて形成術を行い短腸症を予防するなど，長期的な QOL の維持を考慮して選択する。大量出血，穿孔，膿瘍，イレウスでは(準)緊急手術を要する。

予後▶ 慢性疾患であり，再発・再燃を繰り返し腸管合併症や腸管外合併症を呈しながら進行する。思春期患児に対するカウンセリングを含めた心理的サポートや，成人診療科への移行を見すえた早期からの移行支援プログラム実施が望ましい。

発展学習▶▶▶

小児にみられるその他の腸の疾患に次のものがある。
■タンパク漏出性胃腸症 protein losing gastroenteropathy
タンパク漏出性胃腸症は，毛細血管透過性亢進・リンパ管異常や，消化管の腫瘍性・炎症性疾患などのさまざまな原因により，腸管内に異常に血漿タンパク質が漏出し，低タンパク質血症によるさまざまな症状をおこす。

症状は，低タンパク質血症・浮腫，低カルシウム血症によるテタニー，続発性免疫不全，成長障害，下痢・吐きけ・嘔吐などである。診断は，血液検査，内視鏡検査，α_1 アンチトリプシン漏出試験，^{99m}Tc-HSA-D シンチグラフィーなどである。原疾患の治療が重要となるが，低タンパク質血症には栄養療法・補充療法などを行う。

11 消化管ポリープ・ポリポーシス gastrointestinal polyp, -polyposis

消化管ポリープは腸管粘膜表面の隆起性病変の総称であり，ポリープが多発したものをポリポーシスという。

若年性ポリープ juvenile polyp は，小児で最も一般的なポリープ性疾患である。2〜5歳ごろに好発する。通常は単発性・有茎性に発生する。症状は出血による血便や下血が多く，ときに肛門外脱出をおこすことがある。好発年齢における血便，直腸指診，注腸造影，内視鏡検査などから診断する。治療は内視鏡的にポリープを切除(ポリペクトミー)すれば再発は少なく，予後は良好である。

12 乳児痔瘻，肛門周囲膿瘍，裂肛，痔核

いずれも小児外来診療ではしばしばみられる一般的な疾患である(▶図9-21)。

痔瘻・▶
肛門周囲膿瘍

痔瘻 anal fistula は乳児期早期の発症が多く(**乳児痔瘻**)，ほとんどが男児である。原因は肛門陰窩から侵入した細菌が肛門腺に感染をおこすためであるが，小児ではしばしば**肛門周囲膿瘍** perianal abscess を初発症状とする。肛門の3時あるいは9時方向にできることが多いが，ときに多発する。浅い病型(低位型)が多い。乳児痔瘻は1歳すぎまでに治癒することが多いが，その後も治癒傾向がない場合は，瘻管開放術，瘻管切除あるいは瘻管結紮療法を行う。年長

発展学習▶▶▶

その他の消化管腫瘍性病変に次のものがある。

■若年性ポリポーシス症候群

若年性ポリープとは原因が異なり，発症年齢は高く，大腸がん発生リスクも高い。

■ポイツ-ジェガース Peutz-Jeghers 症候群

常染色体性優性遺伝を示す疾患で，口唇などの色素斑，胃から大腸までの消化管ポリポーシスを特徴とする。

●症状：口唇・口腔粘膜・手足の指の小色素斑，一過性腸重積症による反復性腹痛，消化管出血がある。

●治療：ポリープは内視鏡的に切除する。ポリープは増加・増大する可能性があり，腸重積で緊急手術となる場合も腸管切除はできるだけ避ける。長期的には消化管や膵臓，卵巣，乳房などにがん発生のリスクが高いので，成人に移行後もフォローを継続する必要がある。

■家族性大腸腺腫症 familial adenomatous polyposis(FAP)

5番染色体長腕に存在する APC 遺伝子の変異でおこる常染色体性優性遺伝を示す疾患で，臨床的には家族歴の有無にかかわらず大腸に100個以上の腺腫を発生する疾患とされる。放置すると60歳ごろまでにほぼ全例で大腸がんが発生する。

●症状：下痢，血便，腹痛。随伴病変として，胃・十二指腸腺腫，デスモイド腫瘍，皮下軟部腫瘍・骨腫や歯牙異常などがある。腺腫に骨腫・歯牙異常・軟部腫瘍・デスモイド腫瘍などを合併するとガードナー Gardner 症候群とよばれたが，病因は同じである。

●診断：臨床的診断基準または遺伝子検査により診断される。遺伝子検査では APC 遺伝子変異により診断する。大腸外随伴病変も補助診断となる。

●治療：大腸がん発症前，一般的には20代に予防的大腸切除手術を要する。家族歴を聴取し，第一度近親者(親・子・きょうだい)のスクリーニング検査を行う。また，専門家による遺伝カウンセリングを行うことが望ましい。

■リンパ濾胞過形成 lymphoid hyperplasia

乳児・幼児前期における血便の原因としてしばしばみられる。結腸とくに下部結腸にみられる一過性のリンパ濾胞過形成である。主症状は血便である。

ほとんどが自然軽快することから特別な治療を必要としない。乳児では消化管アレルギーの可能性に留意する。

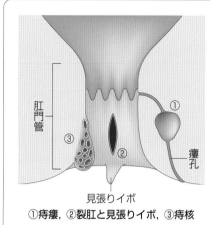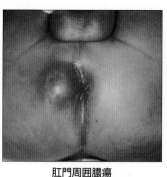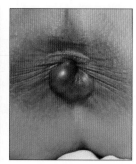

肛門管

①
瘻孔
③
②
見張りイボ
①痔瘻，②裂肛と見張りイボ，③痔核

肛門周囲膿瘍
しばしば乳児痔瘻の初発症状となる。

痔核

▶図 9-21　痔瘻・肛門周囲膿瘍・裂肛・痔核

児の痔瘻はクローン病や白血病などの全身性疾患の合併に注意する。

裂肛▶　**裂肛** anal fissure は歯状線下部の肛門管上皮に生じた裂創で，小児では便秘に伴うかたい便が原因となることが多い。肛門の 12 時および 6 時方向に多く，慢性化すると手前の皮膚がくちばし状に突出する（見張りイボ）。症状は排便時痛・出血がみられる。肛門部視診で診断可能である。治療は，局所治療および便秘や硬便に対しては緩下剤を投与する。

痔核▶　**痔核** hemorrhoid は肛門部静脈の血行障害による静脈瘤様の病変で，幼児・学童にみられる。排便習慣（努責や長時間排便）はリスク因子とされる。小児では，内痔核・外痔核では外痔核が，重症度は軽症例（ゴリガー Goligher 分類〔Ⅳが最重症〕でⅠ～Ⅱ）が多く，脱出は排便後は自然に還納する。症状は排便時の肛門外突出で発見されることが多く，成人にみられる出血・疼痛・瘙痒感は少ない。治療は生活習慣や排便習慣の指導や坐薬・軟膏使用などで保存的治療を行うが，長期に治療を要することが多い。

13 慢性便秘症 chronic constipation

小児の慢性便秘症は，外来患児の 3% 以上を占める。大部分の症例は一般的な治療で改善するが，慢性重症化すると便腫瘤・便汚染・便失禁・遺糞症などの症状を示し，患児・家族の QOL を低下させる。長期にわたる専門的な治療を要することがある。

定義▶　小児慢性便秘症の明確な定義はないが，慢性的に便排出が不十分なために，さまざまな症状を呈し，治療・処置を要するものと考えられる。排便回数は週 1～2 回以下のことが多い。また，便秘の原因となりうる器質的要因の有無により，器質性便秘症と機能性便秘症に分類される。小児ではほとんどが慢性機能性便秘症である。

▶表9-3　小児慢性便秘症をきたすおもな基礎疾患・器質的疾患

1. 直腸肛門奇形：瘻孔を有する低位鎖肛
2. ヒルシュスプルング病，類縁疾患(慢性特発性偽性腸閉塞症〔CIIP〕など)
3. 脊髄神経系疾患：二分脊椎(脊髄髄膜瘤，脊髄脂肪腫，脊髄繋留症など)
4. 骨盤内病変による圧迫：仙骨前奇形腫，卵巣腫瘍・嚢胞
5. 内分泌・代謝疾患：甲状腺機能低下症
6. 神経・精神疾患：重症心身障害，精神発達遅滞，自閉症やうつ病などの精神疾患
7. 薬剤性：抗コリン薬，制酸薬，麻薬，抗うつ薬

症状▶　排便回数の減少，腹部膨満・腹痛，排便時痛・出血，便失禁，遺糞，さらに貯留した便の周囲から泥状便がもれると便汚染を呈する。その他，腹部腫瘍，食思不振や体重減少，活動性の低下などもみられる。

診断▶　発症からの排便状態や治療歴など，詳細な病歴聴取と診察を行う。まずはじめに，便秘をきたす基礎疾患や異常(▶表9-3)が疑われれば，器質性便秘としてその疾患や異常の診断を進める。それ以外の場合は慢性機能性便秘症とする。

治療▶　まずはじめに，貯留した便(塊)を確実に除去することが重要であるが，治療開始にあたっては，家族への病態の説明と，肛門操作による心的損傷を与えないように注意が必要である。その後は，薬物治療や生活・排便・食事指導により，規則的な排便を維持し，再発の予防に努める。治療中は排便ノートを有効活用する。治療の終了時期は，経過や患児の年齢などを考慮する。

予後▶　初期の便貯留(便塊)除去を確実に行い，患児や家族の理解が得られれば，通常治療に対する反応は良好であるが，患児・家族の協力が得られないと治療に難渋することがある。また，小児の機能性便秘症は，慢性化すると治療が長期化しやすく，再発が多くなるため，早期の診断と適切な治療開始が重要となる。

14 過敏性腸症候群 irritable bowel syndrome(IBS)

概念▶　**過敏性腸症候群**(IBS)は，腹痛・下痢・便秘などを訴えるものの，器質的な原因がない消化管機能異常症functional gastrointestinal disorders(FGIDs)である。近年，小児でも日常的に遭遇する疾患である。

病因▶　腸管運動の異常や内臓知覚過敏があり，これに病的・心理的要因，ストレスなどが加わって発症すると考えられる。また，急性胃腸炎罹患後に発症することがある。学童期以降に好発し，女性に多い。

症状・診断▶　反復する腹痛，便秘，下痢，下痢・便秘交替などのほか，頭痛，めまい，易疲労感などの全身症状や，抑うつ，不安，意欲低下などの精神症状を呈し，QOLを低下させる。腹部膨満感や腹鳴・放屁などがみられることもある。不登校などが前面に出て医療機関を受診しないことも多い。

IBSの診断には上記症状から本症を疑い，便秘症や炎症性腸疾患(▶249ページ)，好酸球性胃腸炎(▶266ページ，発展学習)などを除外する必要がある。炎症

▶表9-4 小児における過敏性腸症候群の診断基準(Rome Ⅳ, 2016)

少なくとも診断前の2か月間は下記の基準を満たしていること。
1. a～cに関連した腹痛が月に4日以上ある
   a. 排便に関係する　　b. 排便回数の変化　　c. 便形状(外観)の変化
2. 便秘の小児では、便秘の改善によって腹痛が改善しない
   (改善する場合は機能性便秘であり過敏性腸症候群ではない)
3. 適切な評価を行っても、他の疾患等では症状を十分に説明できない

▶表9-5 腹膜炎の分類

原発性(一次性) 腹膜炎	腹腔内に明らかな感染病巣がない。腸管壁・気道・尿路・女性生殖器などの炎症が波及しておこると考えられている。
続発性(二次性) 腹膜炎[1]	1. 腹腔内臓器の炎症、穿孔、壊死、虚血性病変などによるもの ● 消化管:新生児胃破裂・胃穿孔、胃・十二指腸潰瘍穿孔、胎便性腹膜炎、絞扼性腸閉塞(捻転)、腸回転異常、新生児壊死性腸炎(NEC)、急性虫垂炎、憩室炎、炎症性腸疾患 ● 消化器:胆嚢炎、膵炎、肝膿瘍 ● 女性生殖器:卵管炎、卵巣腫瘤捻転 2. 外傷性 3. 腫瘍性:悪性腫瘍、腫瘍破裂 4. 手術後:縫合不全、腹腔内汚染

1)続発性腹膜炎の分類に一定の決まりはない。小児におけるおもな原因疾患を例示した。

性腸疾患との鑑別には便中カルプロテクチンが有効とされる。Rome Ⅳ診断基準も参考とする(▶表9-4)。

治療▶　患者と良好な信頼関係を構築して不安の軽減をはかり、家族にも病態を理解させて協力を得ることが重要である。そのうえで主症状の軽減をはかる。対症的に便秘には緩下剤、下痢には止痢剤・整腸剤、その他抗コリン薬や漢方薬などを投与する。同時に心理的要因の改善をはかることも重要で、心身症・神経症としての対応も要する。不安が強い場合は、児童精神科医による診療下に抗うつ薬や抗不安薬投与も考慮される。食事指導(療法)やプロバイオティクス投与も有効とされる。なお、治療中に炎症性腸疾患への移行があるとされており、注意を要する。

⑦ 腹膜・腹壁の疾患

1 腹膜炎 peritonitis

概念▶　腹膜炎は、腹壁および腹腔臓器をおおっている腹膜に生じた炎症であるが、通常は腹腔内あるいは腹腔内臓器の炎症が波及しておこる。腹腔内の感染巣が不明な原発性(一次性)と、ほかの疾患に続発する続発性(二次性)に分類される(▶表9-5)。

　そのほか、発生経過により急性と慢性に、細菌の関与により細菌性と非細菌

性に，広がりにより限局性と汎発性に分けられ，これらの分類を組み合わせて表現する。たとえば急性虫垂炎の穿孔による下腹部に限局した腹膜炎は，続発性・急性・細菌性・限局性である。

症状▶　腹膜炎の症状は多彩で，各病因により異なる。おもな症状としては，腹痛，嘔吐，体温異常をはじめ，循環血液量減少からくる脱水・ショック症状，腹部ではイレウス，腹部膨満・発赤，腹水貯留，圧痛・筋性防御などがみられる。進行して敗血症，ショック，播種性血管内凝固症候群（DIC，▶287 ページ），多臓器不全を併発すると重篤である。

治療▶　輸液による脱水・循環不全の改善，原因の除去（手術），ドレナージ，抗菌薬投与，合併症の予防・治療を中心に全身管理を行う。

2 臍帯ヘルニア omphalocele

　　　　胎生 3～4 週に生じる腹壁の形成障害あるいは胎生 12 週ごろに終了する生理的ヘルニアの腹腔内への還納障害により，ヘルニアを形成する。脱出臓器は羊膜のヘルニア囊に包まれる。欠損部位により，臍上型，臍部型，臍下型に病型分類される（▶図 9-22-a～c）。また，臍輪から脱出するものを臍帯内ヘルニア hernia into the umbilical cord とよぶ（▶図 9-22-d）。合併奇形・疾患や染色体異常を伴うことが多い。

症状・診断▶　診断は外見から容易である。近年は出生前診断されることが多くなっている。脱出臓器は腸管および肝臓などで，臍上型では心奇形，心囊および胸骨下部欠損，横隔膜ヘルニア，カントレル Cantrell 症候群などが，臍下型では膀胱外反・膀胱腸裂・鎖肛などが合併する。そのほかに，ベックウィズ-ヴィーデマン症候群（▶226 ページ），13・18・21 トリソミーなどの染色体異常の合併が知られている。

治療▶　脱出臓器の還納が容易であれば，一期的腹壁閉鎖が第一選択である。一期的

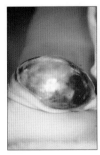
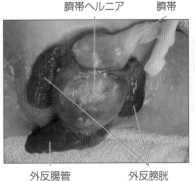
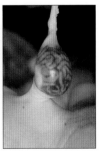

臍帯ヘルニア　　臍帯

外反腸管　　　　外反膀胱

a. 臍上型　　b. 臍部型　　c. 臍下型　　d. 臍帯内ヘルニア

▶図 9-22　臍帯ヘルニア

腹壁閉鎖で脱出臓器を無理に還納すると，循環障害・腎不全・換気不全・腸閉塞などの危険性がある。そのような場合は，多段階法として皮膚で閉鎖したのちに筋膜を閉鎖する方法や，ヘルニア門（腹壁）から人工膜によりサイロ（▶257ページ，図9-24左写真）をつくり，過度な腹圧上昇をまねくことなく，1週間程度で自然還納を促す術式（アレン-レン Allen-Wrenn 法，中條法）がある。最近は一期的手術を避け，後者を選択することが多い。

予後▶　染色体奇形や重症合併症を伴うと予後不良であり，死亡率は15.1%である[1]。

3 腹壁破裂 gastroschisis

腹壁形成不全により先天的に小さな腹壁欠損があり，腹腔内臓器が直接脱出する疾患である（▶図9-23）。低出生体重児に多い。

診断▶　臍帯わきの小裂孔（通常右側）からヘルニア嚢をもたず，直接腸管が脱出していることで診断は容易である。出生前診断例が多い。

治療▶　緊急手術を要する。術式は臍帯ヘルニアと同様である。サイロを利用した多段階法では腹部に術創を残すことなく治療が可能である（▶図9-24）。ほぼ全例で腸回転異常が，腸閉塞・狭窄が10～20%でみられるものの，ほかの合併奇形はまれであり，臍帯ヘルニアと異なり予後は良好である。

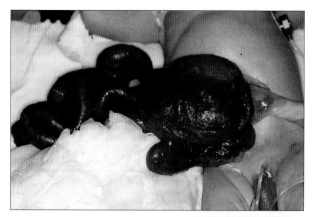

臍帯右側の欠損孔から腸管が脱出している。腸管は羊水中にあったため肥厚している。小腸のほかに，胃・膀胱・子宮付属器が脱出することがある。

▶図9-23　腹壁破裂

1）日本小児外科学会学術・先進医療検討委員会：わが国の新生児外科の現状——2013年新生児外科全国集計．日本小児外科学会雑誌51(7)：1234-1245，2015．

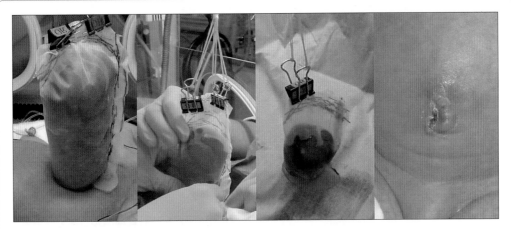

左から：臍部に人工膜でサイロを形成して，脱出臓器をおさめる。1週間ほどで自然に腹腔内に還納され，腹壁形成を行う。臍が形成され，術創は残らない。

▶図 9-24　腹壁破裂（多段階手術）

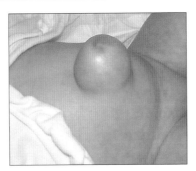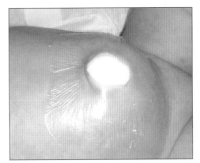

臍輪がヘルニア門となり，皮下に腸が脱出して大きく膨隆する。右は圧迫固定療法を行ったところで，ときどきはりかえて自然治癒を促進するとともに，余剰皮膚による形状不良の軽減をはかる。

▶図 9-25　臍ヘルニア

4 臍ヘルニア umbilical hernia

　　　出生直後の臍輪の閉鎖不全によりおこる。わが国での発生頻度はおよそ 5％ で，よく遭遇する疾患であり，低出生体重児で多い。

症状▶　生後 2〜3 週すぎに，啼泣など腹圧上昇時に臍部が膨隆することで気づかれる（▶図 9-25 左写真）。初期はヘルニア門（臍輪）が大きく，腸が脱出して球形に大きくふくらむ。その後，ヘルニア門（臍輪）は徐々に小さくなり，1 歳までに約 80％，2 歳までに約 90％ が自然治癒する。嵌頓はまれである。

治療▶　自然治癒率が高いので，経過観察が可能である。近年，乳児期早期に治癒促進効果や臍形状保持を期待して，圧迫固定療法が実施されることがある（▶図

9-25右写真)。2歳を過ぎ治癒傾向がとまり症状が固定した場合や，まれではあるが嵌頓例では手術適応となる。また，ヘルニア治癒後の余剰皮膚による臍形状不良も手術適応となりうる。手術は臍内切開でヘルニア囊を処理したあとにヘルニア門を縫合閉鎖し，閉創時に臍形状を整える。

5 臍感染症

　　詳細は第2章を参照のこと(▶29ページ)。治療抵抗性の臍炎や臍肉芽では，尿膜管遺残や臍腸管遺残との鑑別を要する(▶259ページ，発展学習)。

6 外鼠径ヘルニア　external inguinal hernia

概念▶ 　小児の鼠径部にみられるヘルニアのほとんどは**外鼠径ヘルニア**で，小児の外科的疾患で最も頻度の高い疾患であり，その発生率は小児の数%にのぼる。小児の外鼠径ヘルニアは，胎生期における腹膜の鼠径管内への囊状突出，すなわち腹膜鞘状突起が開存したままでヘルニア囊となり，おもに腸管などの腹腔内臓器がヘルニアをおこす(▶図9-26，27-a，b)。発症年齢は1歳以下が多く，男児にやや多い。

症状▶ 　患側の鼠径部が膨隆を繰り返すことが特徴的で，とくに腹圧がかかるときや，夕方になると膨隆がみられる。右側がやや多く，10%は両側性に発生する。脱出臓器には腸管が多く，ほかに大網や卵巣などである。脱出臓器を腹腔内に整復できないものを非還納性，さらに血行障害を伴うと**嵌頓ヘルニア**という。嵌頓は乳児期に多い。嵌頓がおこると痛みを伴い，不きげんや嘔吐がみられ，局所はかたく腫脹して圧痛を伴う。

診断▶ 　症状と視診で鼠径部の膨隆を確認するか，腹部を圧迫して膨隆を誘発できれば診断は容易である。同様な部位が膨隆する内鼠径ヘルニアや大腿ヘルニアとの鑑別を要する。嵌頓ヘルニアは，精巣捻転や鼠径リンパ節炎，精索水瘤との

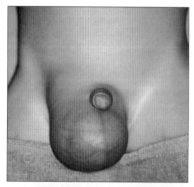
a.　男児の右鼠径ヘルニア(嵌頓例)

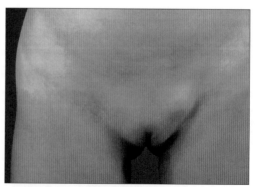
b.　女児の左鼠径ヘルニア

▶図9-26　外鼠径ヘルニア

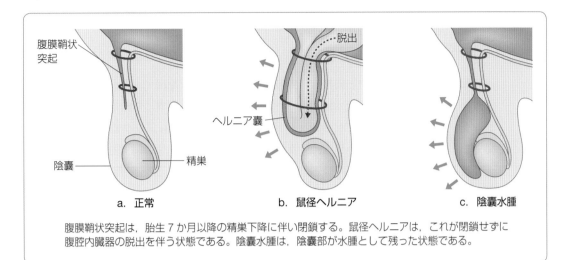

a. 正常　　　　　　　b. 鼠径ヘルニア　　　　　　c. 陰嚢水腫

腹膜鞘状突起は，胎生 7 か月以降の精巣下降に伴い閉鎖する。鼠径ヘルニアは，これが閉鎖せずに腹腔内臓器の脱出を伴う状態である。陰嚢水腫は，陰嚢部が水腫として残った状態である。

▶図 9-27　外鼠径ヘルニアと水腫

鑑別を要する。

治療▶　自然治癒もみとめられるがごく一部であり，手術を要する。術式としてはポッツ Potts 法やルーカス-シャンピオニエール Lucas-Championiere 法が一般的であるが，近年わが国では腹腔鏡下経皮的腹膜外修復術も行われる。手術の要点はヘルニア嚢を根部すなわち腹腔内との境界で結紮(高位結紮)することである。術中，男児では精巣動静脈および輸精管の愛護的な剝離を要し，女児では卵巣・卵管の滑脱があれば対処する。嵌頓ヘルニアは徒手整復が可能なことが多く，整復後に早期予定手術とする。

予後▶　手術後の予後は良好で，再発もまれである。男児では術後の精巣挙上や精巣萎縮をきたしうる。

発展学習▶▶▶

　腹膜・腹壁のその他の疾患に次のものがある。どちらも治療抵抗性の臍炎・臍肉芽では考慮すべき疾患である。

■尿膜管遺残 urachal remnant

　尿膜管は，胎生 10 週ごろに閉鎖して索状物となり，臍から膀胱頂部につらなる正中臍索となるが，この過程が不完全で遺残したものである。

●病型・症状

(1) 尿膜管開存：新生児期に臍部から尿が漏出する。

(2) 尿膜管洞・囊胞：一部が残存したものである。前者は反復性・難治性臍炎の症状を，後者は腫瘤形成や臍炎・膿尿を呈する。

●治療：遺残組織の摘出を行う。予後は良好である。

■臍腸管遺残 omphalomesenteric duct remnant

　臍腸管は，胎生 7 週ごろに消失する。この過程が不完全で遺残するとさまざまな症状を呈する。

●病型・症状

(1) 臍腸管開存：新生児期に臍部から腸液が漏出する。

(2) 臍腸管洞：慢性・反復性に臍の湿潤・炎症を示す。

(3) 臍腸管囊胞・索：臍腸管索は回腸と連続する索状物で，腸閉塞の原因となる。

(4) メッケル憩室 Meckel diverticulum：臍腸管の回腸側が憩室として残存したものである。2% 程度の発生率とされるが，ほとんどは無症状に経過する。症状としては，異所性胃粘膜による潰瘍形成が下血や腹痛の原因となるほか，腸閉塞や腸重積，憩室炎・穿孔などがある。

7 陰嚢水腫 hydrocele testicle，精索水腫 hydrocele funiculi spermatici，ヌック管水腫 Nuck's hydrocele

概念▶ 鼠径ヘルニアと同様に，腹膜鞘状突起の遺残が原因である。男児では水腫が陰嚢にあれば**陰嚢水腫**（▶259ページ，図9-27-c），精索にあれば**精索水腫**と，女児では腹膜鞘状突起をヌックNuck管とよぶことから**ヌック管水腫**とよばれる。

症状・診断▶ 男児では陰嚢や精索に，女児では鼠径部上に無痛性の腫瘤をみとめる。ヘルニアと異なり，通常は還納不能で，透光性をみとめる。超音波検査が診断に必須である。

治療・予後▶ 乳児例や発症後まもない例では自然治癒傾向があり，合併症もないので，発症後しばらくは経過観察とする。非消失例に対する治療は手術が基本で，術後の予後は良好である。内溶液の穿刺吸引は，小児では根治性の低さと輸精管損傷などの危険性もあり行わない。

⑧ 肝臓・胆道の疾患

1 体質性黄疸 constitutional jaundice

体質性黄疸は，肝臓でのビリルビンの抱合や排泄障害により生じる遺伝性の高ビリルビン血症で，ビリルビンの抱合障害により生じる非抱合型（間接型）と，抱合後のビリルビン転送障害により生じた抱合型（直接型）に分類される。ジルベールGilbert症候群以外は，まれな疾患である。

● 非抱合型（間接型）高ビリルビン血症

クリグラー–ナジャー（ル）Crigler-Najjar症候群Ⅰ型，同Ⅱ型，ジルベール症候群に分類されていたが，いずれもビリルビンUDP-グルクロン酸転移酵素（UGT1A1）の変異による酵素活性の欠損・低下が原因と判明している。溶血性貧血との鑑別が重要である。

ジルベール症候群は，UGT1A1活性低下が軽度の軽症型で，人口の3〜7%にみられ最も頻度が高い。血清ビリルビン値は1〜5mg/dLで，ストレスや感染，低カロリーで黄疸が悪化することで診断される。

中等症のクリグラー–ナジャー（ル）症候群Ⅱ型は，UGT1A1活性が10%以下に低下し，中等度の高ビリルビン血症を呈する。これら2疾患は，フェノバルビタール投与が減黄に有効で，新生児期を脱すれば以後は無治療となる。

重症のクリグラー–ナジャー（ル）症候群Ⅰ型は，UGT1A1活性が欠損し，重度の高ビリルビン血症により核黄疸をおこす。肝移植の適応である。

● 抱合型（直接型）高ビリルビン血症

ドゥビン-ジョンソン Dubin-Johnson 症候群およびローター Rotor 症候群がある。どちらも軽度の直接型高ビリルビン血症を呈するが，治療を要しない。

2 胆道閉鎖症 biliary atresia

胆道閉鎖症は，出生前あるいは出生直後になんらかの要因で肝外・肝内胆管が閉塞して閉塞性黄疸をきたしたものである。未治療の場合は胆汁うっ滞性肝硬変から肝不全に陥る予後不良の疾患であり，早期診断と治療が必須である。発生頻度は1万人に1人程度で，性別では女児にやや多い。

分類▶ 基本分類は肝外胆管の閉塞部位（総胆管・肝管・肝門部）でⅠ～Ⅲ型に，閉塞部以下の胆管の形態でa～d型に，肝門部の形態でα～o型に分ける。Ⅲ・b1・ν型（肝門部閉塞・総胆管索状閉塞・肝門部結合織塊）が最も多い（▶図9-28）。

症状▶ おもな初期症状は，生理的黄疸が終わる生後10日～2週ののちも続く黄疸，淡黄色～灰白色便（▶図9-29），濃黄色尿，肝腫大である。ときに閉塞性黄疸による脂溶性ビタミン吸収阻害の結果，ビタミンD欠乏によるくる病や，ビタミンK欠乏症による頭蓋内出血や消化管出血をきたす。生後2か月以降はこれらの症状が顕在化し，徐々に栄養障害が進行し，腹水貯留などもみとめるようになる。肝臓はさまざまな程度の線維化を呈し，未治療では肝硬変・肝不全となり，2～3歳で生命予後不良となる。

診断▶ 早期治療が重要であり，生後2週以降，上記症状があれば積極的に本症を疑う。当初は黄疸も顕著ではなく，便色も完全な白色ではなく淡黄色・レモン

発展学習▶▶▶

胆道閉鎖症との鑑別を要する新生児・乳児の肝・胆道疾患には，次のものがある。

■**新生児肝炎（新生児肝炎症候群，特発性新生児肝炎 idiopathic neonatal hepatitis）**

周産期異常などの複合要素で発症するとされ，肝細胞の巨細胞化が特徴とされる。多くは生後6か月以内に黄疸は改善し，肝機能も正常化する予後良好な疾患である。

■**アラジール Alagille 症候群**

肝内胆管減少，その他の特徴的な徴候を伴う常染色体優性の遺伝性疾患で，本症の多くで20番染色体短腕に *JAG1* 遺伝子変異がみとめられる。

主要5症状は，①慢性胆汁うっ滞，②特異顔貌（前額部突出，眼球陥凹，小オトガイ），③末梢性肺動脈狭窄などの心血管異常・心奇形，④椎骨異常，⑤眼球異常（後部胎生環）である。治療は内科的治療が主体で

ある。胆汁うっ滞は乳児期以降改善傾向であるが，約半数で肝移植の適応となる。

■**シトリン欠損症による新生児肝内胆汁うっ滞 neonatal intrahepatic cholestatis caused by citrin deficiency（NICCD）**

遺伝子異常による先天性代謝疾患で，遷延性黄疸，低タンパク質血症，成長障害などの症状を呈する。一部は新生児マススクリーニングを契機に発見されるが，それ以外の症例では，生後1か月ごろに胆道閉鎖症と同様の症状を呈する。確定診断には遺伝子診断が必要である。ほとんどの症例では生後6か月～1歳で見かけ上改善する。幼児期以降は適応・代償期とされるが，高タンパク質・高脂肪食を好み，低血糖症状や膵炎症状をきたすことがある。いずれ成人発症Ⅱ型シトルリン血症（CTLN2）に移行する。

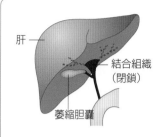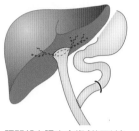

肝

結合組織
（閉鎖）

萎縮胆嚢

最も多いⅢb1ν型を示す。
胆嚢以外の胆道は閉鎖している。
本症では肝内胆管もみられない。

肝門部空腸吻合術（葛西法）。
閉鎖した胆管を切除し，腸管
を肝門部吻合して肝臓からの
胆汁分泌を誘導する。

▶図9-28　胆道閉鎖症

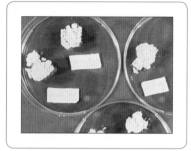

▶図9-29　胆道閉鎖症の灰白色便

色のことが多い。2012年度から母子健康手帳に**便色カラーカード**が組み込まれた。血液検査では直接型ビリルビン高値，AST・ALT・アルカリホスファターゼ・γGTP上昇，リポプロテインX陽性，尿検査では尿中ビリルビン陽性などがみられる。腹部超音波検査で胆嚢の萎縮や肝門部の結合組織塊がみられる。一方，十二指腸液採取や肝胆道シンチグラフィーで胆汁排泄がみられれば，本症は否定される。胆道拡張症，アラジール症候群，肝炎ウイルスやサイトメガロウイルスおよびその他の感染症，代謝性疾患や体質性黄疸，新生児肝炎など，新生児・乳児黄疸をきたす疾患との鑑別が重要となる（▶261ページ，発展学習）。確定診断に難渋することもしばしばであるため，そのときは手術時期を遅らせないよう試験開腹を行い，直接確認と胆道造影で診断する。

治療・予後▶　できるだけ早期（生後60日以内）に肝門部空腸吻合手術（葛西手術）を行う（▶図9-28）。早期手術により過半数の例では黄疸消失が期待できる。術後は黄疸消失の有無にかかわらず，胆管炎，肝硬変の進行・門脈圧亢進症，栄養障害，続発性肺血行異常などがあれば，加療しつつ自己肝生存をめざす。成人に移行後も，妊娠・出産などを契機に肝病態の悪化があるため，適切な移行フォローアップ体制を要する。肝硬変の進行や各種合併症，あるいはQOLの著しい低下などがあれば，肝移植の適応となる。

　本症は小児肝移植手術数の大半を占めており，そのほとんどが血縁者からの臓器提供による生体肝移植である。本症の長期予後は，肝移植の導入により大きく向上した。胆道閉鎖症全国登録2019年集計結果[1]によると，25年経過時の全生存率は85.4%，自己肝生存率は40.1%である。肝移植登録総数は1,502例で登録時生存率は92.3%である。

1）日本胆道閉鎖症研究会・胆道閉鎖症全国登録事務局：胆道閉鎖症全国登録2019年集計結果．日本小児外科学会雑誌57(3)：707-713，2019．

3 先天性胆道拡張症 congenital biliary dilatation, choledochal cyst

総胆管を含む肝外胆管が限局性に拡張する先天性の形成異常で，膵・胆管合流異常を合併するものをいう。ただし，肝内胆管の拡張を伴う例もある。発生頻度は女性が男性の約3倍であり，20代までの若年女性に多い。

分類▶ 以前はアロンソ-レイ Alonso-Lej の3病型分類が用いられたが，近年これをⅠ〜Ⅴの5病型にした戸谷分類がおもに用いられる。肝内と肝外胆管が拡張するⅣ-A型が多い。総胆管の拡張形態から嚢腫型(のうしゅ)・紡錘型(ぼうすい)とよばれることもある。

症状▶ 新生児や乳児では拡張した総胆管が嚢腫状に拡張している症例が多く(▶図9-30)，腹部腫瘤・閉塞性黄疸・嘔吐などである。年長児では総胆管の拡張は軽度で紡錘状の症例が多く，反復性上腹部痛・嘔吐・黄疸・発熱・白色便・膵炎症状(高アミラーゼ血症)を呈することが多い。まれに胆道穿孔を契機に発見されることがある。

診断▶ 上記症状があるときに本症を疑い，腹部超音波検査を行うと拡張した胆管をみとめ，診断は比較的容易である。MRI検査による胆管・膵管描出(MRCP)は，非侵襲的に胆道系全体や膵・胆管合流異常の描出が可能である。より詳細な合流異常の形態を把握するには，内視鏡的逆行性胆管膵管造影(ERCP)が有用である。

治療▶ 放置すれば症状の再燃や発がんリスクが高く，診断後は早期に手術を行う。術式は，拡張した肝外胆管を胆囊も含め切除する。再建法は総肝管と空腸をルーワイ Roux-en-Y 吻合する分流術式が推奨される。

予後▶ 放置すると将来的には胆囊・胆管がんを高率に発症する。手術症例では通常予後は良好で，ほぼ健常児の発育とかわらない。ただし，肝内胆管拡張・狭窄

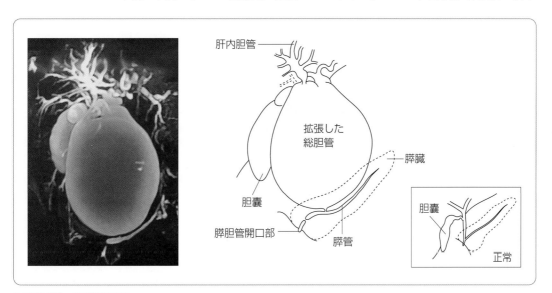

肝内胆管
拡張した総胆管
膵臓
胆囊
膵胆管開口部
膵管
胆囊
正常

▶図9-30 胆道拡張症

があると胆管炎や肝内結石の原因となる。また，胆管・膵管合流異常の状況によっては術後慢性膵炎を呈することがある。長期的には，胆管炎，肝内結石，膵炎・膵石，遺残胆道がんなどのリスクがあるので，生涯にわたる切れ目のない経過観察が重要である。

4 ウイルス肝炎 viral hepatitis

肝炎ウイルスは肝細胞と親和性が高く，その中で増殖し，その過程で産生されるタンパク質が肝細胞の抗原性を変化させることで，宿主の免疫学的標的となり肝炎を引きおこす。おもな肝炎ウイルスはA, B, C, D, E型があるが，D型はまれである。A型とE型はウイルス性食中毒の原因にもなる。A, B, C各肝炎の特徴を表9-6に示す。

症状・診断▶　急性肝炎の重症度は，血液凝固機能(プロトロンビン時間)や意識障害の程度により，通常型，重症肝炎，劇症肝炎に分類される。また，経過により，急性肝炎，慢性肝炎，劇症肝炎などに分類される。急性肝炎の潜伏期は通常3〜8週程度で，下痢や嘔吐・発熱などの急性胃腸炎症状が先行し，その後に元気がない，倦怠感，眼球結膜や皮膚の黄染(黄疸)などで発見されることが多い。血液検査でALT・ASTやビリルビン値の上昇がみられる。

治療▶　急性肝炎の一般的治療は，安静臥床，補液，ビタミン製剤・肝庇護薬・利胆薬投与などである。劇症肝炎あるいは急性肝不全は，肝障害とそれに続く凝固障害と脳症が3徴候である。治療は厳重な全身管理のもと，有害代謝産物の

▶表9-6　各種肝炎の特徴

肝炎の型	A型肝炎	B型肝炎	C型肝炎
ウイルス(種類)	HAV(RNA)	HBV(DNA)	HCV(RNA)
感染経路	経口感染(汚染食品・水)	体液・血液，母子感染	母子感染，血液
症状・経過	急性肝炎	母子感染の多くは感染したまま無症状(無症候性キャリア化)急性肝炎	症状は軽微
劇症化	まれ	あり	なし
慢性化	なし	キャリアは将来的に慢性肝炎，肝硬変(肝がん)となる可能性がある	多い加齢で肝硬変(肝がん)に進行
診断・病期(検査)	IgM-HA抗体	IgM-HBc抗体，HBs・HBe抗原・抗体，HBV-DNA量，肝生検	HCV抗原・抗体，HCV-RNA量
治療	急性期一般治療	慢性肝炎：インターフェロン，抗ウイルス薬(核酸アナログ)	慢性肝炎：インターフェロン，抗ウイルス薬
予防	HAワクチン	一般的予防：HBワクチン母子感染予防：免疫グロブリン(HBIG)とHBワクチン	輸血の回避

除去と肝再生促進を行う。すなわち脳圧亢進治療・血漿交換・持続血液濾過透析・肝移植などである。慢性肝炎では，肝炎の活動性抑制，肝線維化進行による肝硬変や肝がんの予防，日常生活の質の維持を目ざす。慢性肝炎治療にはインターフェロン療法・核酸アナログ投与などがあるが，慢性化した小児B型・C型肝炎の治療適応の有無や治療開始時期の判断，実際の治療法・副作用などについては専門性を要する。

予防▶ A型肝炎およびB型肝炎はワクチン接種による予防が可能である。とくにB型肝炎は重症化や，無症候性キャリア化して将来再燃の可能性があること，少数ながら小児での水平感染や集団感染の事例があることなどから，乳児期にHBワクチンの定期接種が開始された(2016年10月)。

B型肝炎ウイルス▶
母子感染の予防
母子感染による児のキャリア化を予防することを目的とする。HBs抗原陽性の妊婦からの出生児が母子感染予防の対象となる。プログラムにそって出生直後から免疫グロブリン(HBIG)注射とHBワクチン接種を開始し，生後9〜12か月にHBs抗原・抗体検査で判定する。わが国では1985年の母子感染防止事業開始により，近年母子感染による小児B型肝炎キャリアは激減した。

⑨ 急性膵炎 acute pancreatitis

急性膵炎は膵酵素の逸脱・活性化による自己消化で惹起される急性炎症で，重症化すると死亡率が高まるため早期診断が重要である。

原因▶ 特発性のほか，自転車などのハンドルによる腹部打撲，薬剤，先天性胆道拡張症・胆道結石，ウイルス感染などが原因となる。薬剤としては，副腎皮質ステロイド薬や，アスパラギナーゼ，6-メルカプトプリン，ビンクリスチンなどの抗がん薬や，アザチオプリン，バルプロ酸ナトリウム，サリチル酸など，ウイルス性疾患では流行性耳下腺炎・麻疹などが原因となる。

症状▶ 上腹部の激痛・吐きけ・嘔吐などである。重症例ではショック・神経症状・重症感染・出血傾向などから多臓器不全(MOF)をきたすことがある。

診断▶ ①上腹部の急性腹痛発作と圧痛，②血中・尿中・腹水中の膵酵素(アミラー

発展学習▶▶▶

■肝硬変症 cirrhosis

慢性肝疾患の末期像である。小児では，胆道閉鎖症や肝内胆管減少症などの胆汁性肝硬変，慢性肝炎，ウィルソン病などの先天性代謝異常が原因となる。

●症状

(1) 肝機能低下：胆汁分泌・糖代謝・脂質代謝・タンパク質合成能の低下，黄疸，耐糖能低下，高アンモニア血症，低タンパク質血症，出血傾向，感染。

(2) 循環障害：門脈圧亢進症，肺内動静脈シャント，

胃食道静脈瘤，呼吸障害，腹水貯留，肝性脳症。食道静脈瘤はしばしば吐血・下血症状を呈する。

(3) 低栄養・発育障害：発育停止。

●治療

対症療法とともに原疾患の治療を行い，肝臓の再生をはかる。一般的な治療としては，肝庇護薬・利胆薬の投与，栄養管理，脂溶性ビタミンの補給，利尿薬投与，感染予防などがある。改善がない非代償性肝硬変に対して，最近では肝移植が生存率を高めるとされる。

ゼ・リパーゼ)の上昇，③腹部超音波検査や CT 検査または MRI 検査で膵腫大や周囲の浮腫・滲出液貯留所見がおもな診断項目である。

治療▶　診断後はただちに重症度を判定し，48 時間まで繰り返し評価し，重症度に応じたモニタリングと治療を行う。十分な輸液・疼痛対策・栄養管理が基本である。重症例では集中治療を要するが，感染予防策としてできるだけ早期に経腸栄養を開始する。感染性膵壊死や膿瘍(小児ではまれ)・仮性囊胞に対しては，内視鏡的治療，壊死部切除やドレナージ手術が行われる。

予後▶　通常は改善が見込まれるが，重症膵炎では死亡例がある。

⑩ 急性乳幼児下痢症 acute infantile diarrhea，急性胃腸炎 acute gastroenteritis

　　急性乳幼児下痢症・急性胃腸炎は，ウイルス感染などのさまざまな原因により消化管が障害を受けて症状を示す。通常は腹痛・嘔吐・下痢・発熱が前面に出るため，急性胃腸炎の診断名であるが，2 歳ごろまでの乳幼児では重症化しやすいため，乳幼児下痢症として総括することがある。乳児難治性下痢症は，「生後 3 か月以内に発症し，2 週間以上の下痢が続き，原因不明なもの(Avery)」と定義されてきたが，近年は「経静脈栄養管理を要するような 2 週間以上持続する下痢症」とされることが多い。

　　それぞれ原因(▶表9-7)が特定されれば独立した疾患として扱われる。近年，乳幼児のみならず新生児の消化管アレルギー例が増加している(▶発展学習)。

症状▶　嘔吐，発熱，下痢，腹痛などである。乳幼児下痢症では重症に陥りやすく，

発展学習▶▶▶

■消化管アレルギーとその関連疾患

　近年，わが国における小児消化管アレルギーの分類が整理されつつある。広義の消化管アレルギーは IgE 型と非 IgE 型に大別される。IgE 型はいわゆる食物アレルギー(即時型)である(▶110 ページ，「食物アレルギー」)。非 IgE 型には新生児・乳児消化管アレルギー(非 IgE 依存性食物蛋白誘発胃腸炎)，好酸球性消化管疾患(好酸球性食道炎および胃腸炎)，セリアック Celiac 病(グルテン過敏性腸症)が含まれる。

(1) 新生児・乳児消化管アレルギー(非 IgE 依存性食物蛋白誘発胃腸症)：近年報告数が急増している。新生児・乳児で，ミルクまたは母乳を開始したあとに発症し，嘔吐(ときに血性)や下痢・血便，哺乳力低下などを呈する。重症・慢性化するとイレウス・消化管穿孔・成長障害などをきたすので，上記症状からまず本症を疑う必要がある。次に諸検査で他疾患を除外する。本症では血中・便中・消化管組織で基準を満たす好酸球増加所見がみら

れる。次に治療乳・成分栄養剤・中心静脈栄養への変更など症状に応じた治療を行う。多くは早期に症状が改善する。予後は良好で 1〜2 歳で耐性を得ることが多い。

(2) 好酸球性消化管疾患：消化管に好酸球が異常に集積し炎症を惹起することで消化管組織・機能が障害をきたす疾患の総称である。
　好酸球性食道炎は，嚥下障害やつかえ感を呈し，治療はプロトンポンプ阻害薬が有効なことが多い。
　好酸球性胃腸炎は，腹痛・下痢・嘔吐などの症状を呈し，胃・小腸・大腸の生検で粘膜に好酸球主体の炎症があり，ほかの炎症性疾患を除外できること，末梢血中好酸球増多などで診断する。治療はステロイド療法・原因食物除去などである。全国調査では 5〜17 歳の小児期発症患者の 75% が持続型で，その 70% で日常生活に制限がみられ重症度が高いと報告されている。

▶表 9-7　急性乳児下痢症・急性胃腸炎の原因となるおもな疾患

1. 感染症
   ① 細菌性：カンピロバクター，サルモネラ，腸炎ビブリオ，病原性大腸菌，黄色ブドウ球菌，ウエルシュ菌，細菌性赤痢
   ② ウイルス性：ロタウイルス，アデノウイルス，ノロウイルス
   ③ 寄生虫：アメーバ
2. 炎症性腸疾患：潰瘍性大腸炎，クローン病，限局性腸炎，乳児非特異性腸炎
3. 食物アレルギー：牛乳，卵白，ダイズタンパク
4. 解剖学的・機械的要因：短腸症，盲管症候群，ヒルシュスプルング病
5. 肝・膵臓疾患：肝硬変，肝炎，慢性膵炎，膵嚢胞性線維症
6. 生化学的要因：セリアック病，二糖類分解酵素欠損症，グルコース・ガラクトース吸収不全，先天性クロール下痢症，ナトリウム下痢症，無・低βリポタンパク血症
7. 免疫不全：先天性免疫不全症
8. 新生物：消化管がん性疾患，神経芽腫，ポリポーシス
9. 神経性・機能異常：心因性，過敏性腸症候群
10. 薬物・中毒性：抗菌薬，重金属，有機リン

循環障害や痙攣などの中枢神経障害を呈する。下痢はウイルス性腸炎では水様性頻回の下痢から，軟便で数回とさまざまであるが，血便はまれである。細菌性腸炎では便性は泥状で粘膿性，ときに腐敗臭，血便を伴う。

診断▶　便検査，血液・尿検査，画像検査・大腸内視鏡検査など，原因疾患により選択する。ロタウイルス・アデノウイルス・ノロウイルスは抗原検査で迅速診断が可能である。細菌性胃腸炎では便培養検査を行う。カンピロバクターでは便の直接塗抹検査での診断が可能である。

治療▶　症状に応じた対症療法と，原因に対する治療を行う。軽症では経口補液を行う。重症例では脱水・低栄養・循環障害・中枢神経障害・アシドーシス・腎障害・電解質異常に対する厳重な治療を行う。栄養法としては，加水分解乳・成分栄養・経静脈栄養を症状や原因により選択する。

1 ロタウイルス感染症 rotavirus enteritis

　乳幼児急性胃腸炎の原因として最も一般的な疾患で，感染性胃腸炎患者の約半数を占めるとの推計がある。ロタウイルスはレオウイルス科に属し，ヒトの胃腸炎の大部分はA群による。経口感染で，少ないウイルス量で感染し，学校・施設・病院での集団感染を引きおこす。

　潜伏期は2〜4日，主症状は下痢，嘔吐，発熱，腹痛であり，嘔吐・発熱に続き水様便を呈する。症状は通常1週間程度で軽快する。症状が強いのは乳幼児であり，年長児以降は不顕性である。合併症として，痙攣，肝機能異常，急性腎不全，脳症，心筋炎などがおこることがある。診断は糞便のウイルス抗原迅速診断キットで可能である。2011年・2012年に2種類のワクチン接種（任意）が認可され，2020年10月からは定期接種となった。

2 ノロウイルス感染症 norovirus enteritis

　　急性胃腸炎の原因となる。12月から2月に流行する。感染者による調理や，糞便・吐物からの経口二次感染が多い。汚染した貝類や水も原因となる。

　　1〜2日の潜伏期のあと，突発的に吐きけ・嘔吐から下痢を発症し，発熱を伴うこともある。症状は1〜2日で軽快する。診断は糞便中のウイルスを検出することだが，迅速診断キットで可能である。きわめて少ないウイルス量で感染するのが特徴である。

3 腸管出血性大腸菌感染症 enterohemorrhagic *Escherichia coli*（EHEC）infection

　　感染経路は，牛肉や汚染された食材などからの経口感染で，低温や胃酸に強いため，少ない菌数で感染する。熱に弱く70℃の加熱で死滅し，消毒薬が有効である。詳細は第6章を参照のこと（▶160ページ）。

4 食中毒（細菌性，ウイルス性）

　　食中毒は細菌およびウイルスによるものが大半を占める。おもな原因微生物を表9-8に示す。年間患者数（成人を含む）はノロウイルスによる食中毒が最も多く，ほぼ半数を占める[1]。細菌性食中毒患者数は年により違いがあるが，カンピロバクターによるものが多く，ほかにウエルシュ菌・サルモネラ属菌・黄色ブドウ球菌・病原性大腸菌などである。

C 疾患をもった子どもの看護

① 形態異常のある疾患の子どもの看護

1 唇裂・口蓋裂の子どもの看護

　　唇裂・口蓋裂は，出生直後またはまもない時期に明らかになるが，手術時期は子どもの発育を待って計画される。手術前後を通して，哺乳への対応，誤嚥による呼吸障害や感染の予防が重要であり，手術の待機中は家庭での養育となるため，家族への十分な指導が必要である。また，唇裂は，外見上明らかな形態異常であり，家族，とくに母親への心理的援助が求められる。

1）厚生労働省：食中毒統計資料──平成25年〜29年（2013〜2017年）食中毒発生状況．

▶表9-8　食中毒の原因となる微生物

種類		微生物名	感染経路	特徴
細菌	感染型[1]	カンピロバクター属菌	鶏肉，鶏レバー，食肉，水	●細菌性で最も多い ●少菌量で発症，潜伏期が長い(1〜7日)
		サルモネラ属菌	鶏卵，食肉(とくに鶏肉)	●わずかな菌量で発症，潜伏期は6〜72時間 ●ペット・ペットに触れた食品
		腸炎ビブリオ*	魚介類(とくに生食)	●好塩水(真水に弱い) ●夏に多い
		病原性大腸菌(一部*)	さまざまな食品，牛肉(腸管出血性大腸菌)	●一部重症化(▶160ページ)
		ウエルシュ菌*	食肉	●動物(人)腸管，土壌・下水に生息 ●耐熱性芽胞形成，嫌気性 ●下痢・腹痛，大規模中毒
		頻度の低いもの：エルシニア属菌，赤痢菌，チフス菌，コレラ菌など		
	毒素型[2]	ブドウ球菌	汚染手指・調理器具による食品汚染	●菌は環境中に広く分布し，毒素(エンテロトキシン)は熱に強い ●短時間で発症(〜3時間)
		ボツリヌス菌	はちみつ，不明例も多い	●耐熱性芽胞形成，神経毒，嫌気性 ●乳児ボツリヌス症(脱力，哺乳量低下，便秘，傾眠傾向)
		セレウス菌(嘔吐型・下痢型)	穀物加工品：炒飯・パスタ・菓子パンなど	●土壌細菌 ●耐熱性芽胞形成，嘔吐型が多い
ウイルス		ノロウイルス：細菌性含め年間患者数は最も多い(▶268ページ)，その他(まれ)		

1) 感染型：細菌に感染した食品の摂取後体内で増殖した細菌の病原性により発症する(＊：腸管内で毒素を産生する)。
2) 毒素型：細菌が産生した毒素を含む食品を摂取したことにより発症する。

● 術前の看護

　授乳においては，摂食にかかわる筋肉や顎の発達，母子関係の促進の点から，可能な限り経口哺乳がすすめられる。しかし，唇裂・口蓋裂児では，口腔内が陰圧になりにくいため吸啜力が弱く，さらに口蓋裂児の場合には，ミルクや唾液の逆流による誤嚥から生じる呼吸障害や上気道感染，滲出性中耳炎などがお

発展学習▶▶▶

■唇裂・口蓋裂児の哺乳物品
　唇裂・口蓋裂児の経口哺乳用として，乳首の捕捉力・吸啜力が弱くても哺乳できるよう，逆流防止弁のある乳首などが市販されている。口蓋裂児では，吸啜と乳首の圧迫をたすり，上顎の矯正効果をもつ口蓋床を装着する。口蓋床を使用する場合には，口腔粘膜の損傷を防ぐため，口腔内の発赤・潰瘍の有無などを観察する。

■口蓋裂児の長期的な援助
　口蓋裂では，根治術後も言語治療や歯列矯正が必要な場合があり，子どもと家族が治療や訓練の必要性を理解し，受診を継続していけるよう，他職種と連携して継続したかかわりが必要である。

こりやすいため，注意が必要である。

　授乳時には，誤嚥やミルク・唾液の逆流予防のため，上体挙上または立て抱きとし，哺乳時の咳やむせ，鼻腔からのミルクの流出，チアノーゼ，SpO_2の低下，授乳後の呼吸音や努力呼吸の有無などを観察し，適宜分泌物を吸引する。子どもの状態に合わせて，口蓋床や特殊乳首など，唇裂・口蓋裂専用の哺乳用品を使用し，1回の哺乳量や哺乳時間，1日哺乳量，乳首への吸着状況，体重増加などをみながら，授乳方法を検討する。哺乳に時間がかかったり，子どもの疲労が強く十分な哺乳量が得られない場合には，経管栄養やスポイト授乳などの受動的な栄養法も用いられるが，その場合にも子どもを抱っこし，子どもに話しかけるなど，哺乳に近い状況で行う。

　自宅での養育に備えて，家族にこれらのケアについて説明し，とくに授乳については不安が少なく実施できるよう，十分に話し合う。手術待機中の外来通院時には，子どもの栄養状態の評価とともに，授乳時の状況と患児の様子について情報収集し，家族の疑問や不安について話し合う。

● 術後の看護

　術後には，創部の保護と安静，創感染の予防，分泌物による呼吸障害の予防がポイントとなる。

　術直後には，気道確保と呼吸器合併症予防のため，加湿・吸引などにより気道内分泌物の除去に努める。吸引は，口唇または口蓋の創部を刺激しないように行い，創出血や分泌物の性状を観察する。

　創部の安静保持のため，子どもが口唇を触れたり，口腔内に指や異物を入れないよう，抑制が必要となるが，子どもの動きの特徴に基づき必要最小限の範囲とし，家族の同意を得たうえで行う。面会時や看護師の付き添う時間など，安全を確保したうえで，抑制を解除する時間を必ずつくる（▶「小児看護学①」小児臨床看護総論第6章C「③抑制」）。啼泣により創部に負担がかかり，鼻腔・口腔内の分泌物も増加することから，なるべく泣かずにきげんよく過ごせるよう，子どもの安楽をはかり，ストレス緩和に努める。

　術後の食事は，経管栄養から流動食，低残渣食へと変化するが，経口摂取が開始されてからも，医師の指示があるまでストローや乳首の使用は禁じる。口腔内の清潔保持のため，食後には経口で白湯を与える。

　家族への退院指導では，医師の許可があるまで抑制が必要であることと，その方法と注意点，異物を口に入れたり創部をぶつけたりすることがないよう，家庭内の環境整備や遊ばせ方について話し合う。口蓋裂児では上気道感染により中耳炎が誘発されやすいため，かぜ予防についても伝える。

● 家族への援助

　唇裂は顔面の形態異常であり，はじめてわが子を目にしたときの家族，とく

に母親の驚きやショックは大きいと予測される。母親への説明や，説明時の母親の反応について父親や家族と話し合い，母親の心理状況に配慮しながらも，できる限り面会をすすめ，まず子どもに視線を合わせたり触れたりすることから始め，あやしたり抱っこしたりといったかかわりを促していく。

　母親に「人目につきたくない」という思いが強いと，退院後には周囲の目から隠そうとし，孤立して支援が得られにくい場合もある。家族，とくに父親の協力がどの程度得られるか，親戚や友人などに母親の理解者，協力者となれる人がいるかどうか，情報を得てはたらきかける。必要時，患者会などのサポートグループを紹介する。

2 食道閉鎖症の子どもの看護

　食道閉鎖症では，口腔内・咽頭部の分泌物の貯留や誤嚥による呼吸器合併症の予防，および新生児期特有の身体管理が必要である。出生直後の長期入院となることから，面会やケア参加などの家族への支援が求められる。さらに，A型など一期的に根治手術を行えない場合には，根治術後の経口摂取機能の獲得が課題となる。

● 術前の看護

　食道閉鎖症は，胃チューブの挿入不可能，口の周囲の泡沫様唾液，口・鼻からのミルクの流出，哺乳時のむせやチアノーゼにより，出生直後から1日目にかけて発見されることが多いが，病型によっては，新生児期を過ぎてから誤

発展学習▶▶▶

■食道閉鎖症の子どもの胃瘻管理

　吻合術が一期的に実施されない場合などでは，経口摂取の開始までの長期間，胃瘻による栄養補給が必要となる。胃瘻では，胃液など胃内容物の酸度が高く，もれにより皮膚障害が生じやすく，治りにくいので，スキンケアや胃液のもれの予防が重要である。胃瘻周囲は清潔と乾燥が大切であり，温湯をひたしたガーゼでこすらずにふいたあと，乾いたガーゼで水分をふき取り，よく乾燥させる。胃瘻周囲のガーゼは少しでもよごれたら，すぐ交換する。チューブ固定のテープによる刺激も皮膚障害の原因となるため，皮膚症状に注意する。胃チューブの固定は腹壁に対して垂直にする。

■食道閉鎖症の子どもの経口摂取訓練

　新生児期以降，長期間経口摂取を開始できない場合，経口開始に向けて，捕食・咀嚼・嚥下など摂食機能獲得のための訓練が必要となる。経口摂取訓練は，正常な摂食行動の発達にそって行われる。

　吻合術後の経口訓練に備え，摂食機能を高めるため，術前から口唇周囲を刺激したり，経管栄養時に空乳首を与える。

　経口摂取訓練では，吸啜や嚥下の状況，摂取量や時間，むせや咳込みなど，子どもの反応を観察しながら，あわてず少量ずつゆっくり進める。また，子どもが食べることに関心や興味をもてるよう，楽しくリラックスした雰囲気のなかで行う。

　家族は「早く食べられるようにさせたい」という強い願いから，無理に進めようとすることがあるので，あせらず徐々に進めていけるようはたらきかける。

■食道閉鎖症の子どもの長期的な援助

　術後には，食道気管瘻の再開通や食道狭窄，逆流性食道炎などの合併症が出現する可能性があり，外来での経過観察が必要である。また，術後も哺乳時のゼロゼロ感やチアノーゼの出現，頻回の上気道感染，体重増加不良により育児に手間どりやすいため，外来通院時の家族への支援が重要である。

嚥性肺炎などにより気づかれる場合もあり，注意を要する。また，心奇形や鎖肛など合併疾患の有無についても観察する。

　発見後には絶食とし，状態により人工呼吸器管理となる。分泌物の誤嚥防止と減圧のため，上体挙上とし，食道チューブによる上部食道盲端の低圧持続吸引を行いながら，定期的に鼻・口腔内吸引を行う。分泌物の貯留による上気道閉塞や，貯留した分泌物の誤嚥による肺炎の予防が重要であり，呼吸状態として多呼吸や努力呼吸，肺音，SpO_2などを観察する。分泌物の持続吸引や絶食であることから，電解質バランスの変調や脱水をきたしやすいため，水分出納や血液検査データに注意する。低体温予防，褥瘡やテープ類による皮膚剝離の予防にも注意する。

● 食道吻合術の術後管理

　術後の身体管理では，肺合併症予防と，創(吻合部)の縫合不全や狭窄などの予防が重要である。挿管されたまま帰室し，人工呼吸器管理となる。呼吸状態を観察し，気管内分泌物の除去と誤嚥防止のため，咽頭部からの低圧持続吸引，鼻・口腔内吸引，および気管内吸引を十分に行う。定期的に体位交換を行い，分泌物が粘稠なため，超音波ネブライザーで加湿を行う。創の安静のために，頸部の後屈やねじれのないようにする。吸引時には，縫合部を吸引カテーテルにより刺激しないよう，挿入するカテーテルの長さに気をつけて慎重に行う。

　胸腔ドレーンが留置され，低圧持続吸引が行われる。チューブ・ドレーンなどの計画外抜去を防止するために，抑制が必要となるが，子どもの動きの特徴に基づき必要最小限の範囲とし，家族の同意を得たうえで行う。面会時や看護師の付き添う時間など，安全を確保したうえで，抑制を解除する時間を必ずつくる(▶「小児看護学①」小児臨床看護総論第6章C「③抑制」)。

　胃瘻チューブは減圧のため開放とし，適宜吸引を行う。腹部緊満や腸蠕動などの腹部症状，嘔吐の有無，胃瘻チューブや胸腔ドレーンからの排液量と性状を観察するとともに，チューブやドレーンの固定状況にも注意する。

　術後，食道の吻合部に異常がなければ経口摂取が開始される。哺乳は少量ずつ様子をみながら行い，哺乳中のむせこみや嘔吐に注意する。なお，A型では退院に向けて，家庭での食事内容への配慮や，経口練習についての指導が必要である。

3 肥厚性幽門狭窄症の子どもの看護

　肥厚性幽門狭窄症では，頻回に出現する嘔吐の予防や嘔吐時の対応，脱水・代謝性アルカローシスの予防・改善のための輸液および水分出納管理が重要である。予後良好な疾患であるが，新生児期の疾患であり，母親が育児への自信をなくしやすいため，家族へのかかわりが求められる。

● 術前の看護

術前には絶飲食となり，胃チューブが挿入される。嘔吐予防のため，胃チューブは定時的に吸引し，吸引時以外は自然開放とする。輸液内容は脱水や電解質異常の程度により細かく変更されるため，輸液管理を正確に実施し，輸液量と，胃チューブからの排液，尿量による水分出納量の正確な把握とともに，脱水の程度，電解質バランス，腹部症状について観察する。

子どもは絶飲食のため不きげんで啼泣しやすいため，抱っこなどによりストレスの緩和をはかる。

● 術後の看護

術後の看護は，一般的な開腹手術に準じて，創部や腹部症状を中心に観察する。術後も数日間は嘔吐がみられることがあるので，嘔吐や嘔吐時の誤嚥の防止が重要である。授乳中は抱っことし，授乳前後には十分に排気する。

生後まもない時期の頻回の嘔吐であるため，母親は授乳の不安から神経質になりやすい。術後の嘔吐は数日間で消失することを説明し，安心をはかる。一方，子どもの哺乳力が旺盛なことから，家族は指示量よりも多すぎる量を授乳して嘔吐を誘発させることもあるため，適切な授乳方法についても伝える。

4 鎖肛の子どもの看護

鎖肛では，腸閉塞による腹部症状や，それに伴う呼吸障害，水・電解質異常などへの対応が必要である。出生直後の長期入院となることから，面会やケア参加など家族ケアへの支援が求められる。さらに，中間位型と高位型では，根治術後の排便機能の獲得と排泄の自立が課題である。

● 術前の看護

鎖肛では，まず出生時の肛門の有無や位置の確認，胎便排泄の有無，腹部膨満について観察する。胎便排泄がない，肛門体温計が挿入できないなどにより発見されることが多いが，瘻孔をもつ低位型では，胎便の会陰部の付着や尿への混入，胎便排泄の遅れや便秘により気づかれることも多い。腎・泌尿器系の異常，心疾患，食道閉鎖症などの合併症についても観察する。

発展学習 ▶▶▶

■肥厚性幽門狭窄症の子どもの硫酸アトロピン療法の看護

硫酸アトロピン投与時には心拍数をモニタリングし，顔面潮紅・瞳孔散大・頻脈など副作用の有無を観察する。投与量の増減や，静注療法から経口療法への変更は症状に合わせて行われ，無効な場合には手術が必要となるため，嘔吐の量・回数や体重増加量を十分に把握する。とくに授乳時には嘔吐による誤嚥の防止が重要である。

胎便排泄のない場合や腹部の緊満・嘔吐を伴う場合には絶食となり，消化管の減圧のために胃チューブが挿入される。腸蠕動などの腹部症状の観察とともに，腹部膨満に伴う呼吸抑制のおそれがあることから，バイタルサインや呼吸状態について注意する。胃チューブからの排液状況とともに，脱水や電解質異常について情報収集する。低体温予防，褥瘡やテープ類による皮膚剝離の予防にも注意する。瘻孔のある場合には，排ガスの有無や排便の量，哺乳量や嘔吐の有無，瘻孔周囲の皮膚の発赤やびらんについて観察する。

瘻孔をもつ低位型では，家庭で瘻孔ブジーを実施し，浣腸などによる排便管理を行いながら乳児期まで手術を待機する場合もあり，瘻孔ブジーの方法や子どもの状態の観察ポイントを家族に指導する。

● 肛門形成術の術後看護

術後の身体管理として，排便障害および消化吸収異常に伴う合併症，新肛門である創部の感染や縫合不全などの異常，肛門周囲の皮膚障害の予防が求められる。

腹部症状のほか，便の量・性状・回数，失禁の有無などの排便状況の観察と，浣腸・坐薬または止痢薬・整腸薬などによる便通の調整を行う。哺乳または経口摂取状況の観察，体重測定，水分出納などにより，栄養状態や脱水，電解質異常について情報収集する。形成された肛門部周囲の発赤・腫脹・出血，および粘膜脱の有無について観察し，排便後には必ず創の消毒・洗浄により清潔を保持し，感染を予防する。創部の保護のため，下肢を大きく広げないよう，抱っこはやさしく横抱きとする。

形成された新肛門には，拡張ブジーが行われる。ブジーは食後を避け，必ず2人以上で行う。介助者は，子どもの股関節・膝関節を十分に固定・開排し，挿入者は，ヘガールブジーまたは指にキシロカイン®ゼリーを塗布し，腸の走行に沿ってゆっくり挿入する。挿入時の肛門のきつさや挿入しやすさ，挿入中や挿入後の出血の有無や排便状態を観察する。子どもに対しては，実施時には

発展学習 ▶ ▶ ▶

■鎖肛の子どもの人工肛門管理と家族へのケア

中間位・高位型では，根治術までの間，家庭において人工肛門管理が必要となる。家庭での人工肛門管理は母親によって行われることが多いが，母親が人工肛門に拒否的な感情を示す場合もあるため，母親の気持ちを受けとめながら，鎖肛での人工肛門管理は一時的なものであることを伝え，子どもがよい状態で根治術を受けられることを目標に励ます。また，母親だけでなく父親にも指導し，両親が協力して子どもの養育にあたれるようにする。

人工肛門造設後には，人工肛門の粘膜色・出血・陥没・浮腫を観察し，装具交換時に人工肛門径を計測する。また，排便の量と性状，腹部症状を観察する。皮膚保護剤の穴がきつすぎると循環不全をおこすので注意する。周囲の皮膚の感染予防と清潔保持のため，人工肛門装具は，定期的な交換のほか，便もれがみられたときにもすぐに交換する。交換時には微温湯で洗浄し，乾いたガーゼやタオルで水気を十分にふきとる。人工肛門への圧迫を防ぐため，袋はガス抜きし，衣服は腹部まわりに余裕のあるものとし，また，人工肛門の脱出を防ぐため，啼泣時はあやし，子どもがなるべくきげんよく過ごせるよう工夫する。

できるだけリラックスさせるようにする。非常に苦痛が強い処置なので，励ましの姿勢や言葉かけを行い，処置後はよくほめ，抱きしめるなど安心感を与える。

● 退院後の長期的看護

日常生活上の排便管理として，排便状況の観察，浣腸や坐薬の使用，食事内容の配慮，規則正しい生活リズムなどについて，家族が必要性を理解し，患児に適した生活の調整に取り組めるようかかわる。家族によっては，術前の期待と異なり，術後にも排便管理が必要なことから落胆を感じる場合があり，情緒的サポートも重要である。

便失禁などの排泄障害が続くものでは，学校などでの便失禁時の対応に悩みをもつ者も少なくなく，入園や就学を控えた時期に，家族はあせりや不安を感じやすい。学校生活のなかでも周囲から理解や協力が得られるよう，学校関係者と連携した支援を行いながら，家族が患児に適した目標をもって排便管理が行えるようはたらきかける。

鎖肛では，子どもへの疾患の説明について家族が悩むことも多く，はっきりと伝えられていない場合もあり，子どもが疾患を受容し，適切な排便管理を行える方向で子どもへの説明について家族と十分話し合い，支援していく必要がある。

5 胆道閉鎖症の子どもの看護

胆道閉鎖症では，肝硬変の進行を防ぐため，早期発見・早期手術が重要となる。術後も，合併症・続発症による病状悪化のおそれがあり，長期的にみると，全体の約3分の1では経過良好であるが，それ以外のものでは黄疸や食道静脈瘤などなんらかの症状がみられ，いずれは肝移植の適応になるとされ，移植を視野に入れた看護も必要となる。

● 診断時および術前の看護

胆道閉鎖症は，新生児期から乳児期に灰白色便，黄疸，肝腫大などにより発

発展学習▶▶▶

■胆道閉鎖症の子どもの肝移植

術後にも持続性の黄疸，繰り返す胆管炎，門脈圧亢進症，著しい成長障害などがみられる子どもは，肝移植の適応となる。肝移植には生体肝移植と脳死肝移植があるが，脳死移植はドナー不足の問題が大きく，わが国では生体部分肝移植が主流である。

子どもの生体肝移植では親がドナーとなることが多い。ドナー手術にも身体的リスクや，入院・休職などの社会的制限が存在し，親がドナーとなることに悩んだり，葛藤する場合もある。とくにインフォームドコンセントでは，家族背景や家族の思いを理解し，尊重しながら進める必要がある。

なお，ドナーとなった親には，移植後もドナーとしての健康問題に，わが子の経過への不安，面会，子どもの世話による負担が重なりやすいため，身体的な健康への配慮が必要である。

見され，乳児肝炎などほかの疾患との鑑別がつきしだい，すみやかに手術に向かえるよう準備する。黄疸の進行状況や出血傾向を観察する。

　胆道閉鎖症では発見時期が予後に影響するが，黄疸や灰白色便などの初発症状は気づかれにくいものであり，家族は「自分の発見が遅れたのではないか」という自責感をもちやすい。また，手術が必要であることや，治癒のむずかしい疾患であることから，医師からの説明時に動揺や不安が大きい。家族が子どもの手術に向けて前向きな気持ちをもてるようなかかわりが必要である。

● 術後の看護

　術後は，胆汁排泄の停止および上行性胆管炎の予防が重要である。便の色，黄疸，発熱，ドレーンからの排液と性状，創部の発赤，腫脹，滲出液について観察し，利胆薬や抗菌薬を確実に投与する。術後イレウスによる上行性胆管炎の予防のため，排便状況，腸蠕動音，腹部膨満，胃管からの排液の流出状況，吐きけ・嘔吐に注意する。

　胆管炎やイレウスの徴候により絶食となった場合には，遊びや気分転換によりストレスの緩和をはかる。胆汁排泄が不良な重症例では，黄疸による瘙痒感が強く，同時に易感染状態でもあるので，皮膚を清潔に保ち，なるべくかきこわしをつくらないようにする。また，出血傾向があるため，創出血やドレーンからの排液の性状に注意する。栄養障害がおきやすいため，体重や哺乳状況に注意し，必要時にはMCTミルク[1]などを用いる。

● 退院後の長期的看護

　退院後の生活については，利胆薬や抗菌薬の内服，倦怠感や黄疸などの異常徴候の観察と安静について説明する。また，病状悪化の大きな要因となる上行性胆管炎は，上気道感染や疲労をきっかけとすることも多いので，かぜの予防や規則正しい生活習慣，過労を避けることも大切である。門脈圧亢進症を有するものなどでは，病状に応じて運動が制限される。

　肝機能障害には特異的な療養法がなく，日常生活管理についても一律な基準がないため，子どもと家族の病状悪化への不安は大きい。検査結果と症状を合わせて，子どもにとって適切な生活管理の方法を家族と話し合う。また年長児では，創瘢痕や黄疸などの病気による外見の変化や，将来の進路について悩みを感じる者も少なくない。子ども自身の不安や悩みを聞きながら，子どもに合った生活についてともに考えていく。

1）MCTミルク：エネルギー源として吸収のよい中鎖脂肪酸(MCT)を含むミルク。

② その他の消化器疾患の子どもの看護

1 腸重積症の子どもの看護

腸重積症は，健康な乳幼児に突然発症する。症状の進行により全身状態が急激に悪化するため，異常を早期に発見し，治療につなげることが重要である。また，突然の発症による家族の動揺と不安の緩和が重要である。

● 診断時の看護

腸重積症が疑われた場合には，腹痛または激しい啼泣の程度と間隔，嘔吐や粘血便の量や性状について観察する。顔面蒼白や元気がなくぐったりしているなどのショック状態を示す場合もあり，全身状態やきげんについても把握する。バイタルサイン，脱水症状，活気などについて把握し，輸液管理を確実に行う。

受診から処置，入院にいたる流れが非常に速く，家族は混乱しやすいため，緊急処置のわずかな時間のなかでも，家族の不安を受けとめ，今後の見通しについて家族が理解しやすいかたちで説明し，質問にていねいに答えていく。また，全治が期待できる予後良好な疾患であることを伝え，家族が処置や入院を前向きに受けとめられるようかかわる。

● 注腸整復時の看護

注腸造影中は，脈拍や呼吸，顔色などに注意して観察しながら介助する。注腸整復後数時間は絶飲食となる。経口摂取開始後にも腹痛，嘔吐，不きげんの出現に注意する。とくに，注腸整復後48時間以内は再発の可能性が高いので，再発徴候に注意する。

● 腸管切除術後の看護

腸管切除術後の看護は，一般的な開腹手術の術後看護と共通する。腸蠕動の開始までは禁乳であり，輸液療法を確実に実施する。胃管からの吸引物の量と性状を正確に記録し，必要時は医師の指示のもとに輸液による電解質補正を行う。

腸管切除術後も再発の可能性があるため，退院時には，再発の症状や便秘・食欲低下がみられたら，早めに受診するよう家族に指導する。

2 急性胃腸炎の子どもの看護

急性胃腸炎の乳幼児では，脱水や電解質異常に陥りやすいため，補液が重要である。多くのものは軽症であり，家庭で様子をみながら2～3日で回復できるため，経口摂取の進め方や清潔ケアについて，家族への指導が必要となる。重症の脱水，2か月未満の場合などには，輸液療法が主体となり入院治療を要

▶表9-9　急性胃腸炎の症状悪化における危険信号

1. 見た目に調子がわるそう，もしくはだんだん調子がわるくなる	10. 糖尿病，腎不全，代謝性疾患などの基礎疾患がある
2. ちょっとした刺激に過敏に反応する，反応性に乏しいなどの反応性の変化	11. 生後2か月未満
3. 目が落ちくぼんでいる	12. 生後3か月未満の38℃以上の発熱
4. 頻脈	13. 黄色や緑色の胆汁性嘔吐，もしくは血性嘔吐
5. 多呼吸	14. 反復する嘔吐の既往
6. ツルゴールの低下	15. 間歇的腹痛
7. 手足が冷たい，もしくは網状チアノーゼ	16. くの字に体を折り曲げる，痛みで泣き叫ぶ，もしくは歩くと響くなどの強い腹痛
8. 持続する嘔吐	17. 右下腹部痛，とくに心窩部から右下腹部に異動する痛み
9. 大量の排便	18. 血便もしくは黒色便

（日本小児救急医学会診療ガイドライン作成委員会編：エビデンスに基づいた子どもの腹部救急診療ガイドライン2017.
　p. 11，2017による）

する。

● 観察

　体重の変化や症状による脱水の重症度の正しい評価が重要である（▶「小児看護学①」小児臨床看護総論第5章「⑬脱水」）。発熱，下痢や嘔吐の回数・性状・程度とともに，経口摂取内容，家族内での発症の有無について情報を得る。

　なお，重症の脱水の場合，または表9-9の徴候がみられた場合には，すみやかに医療機関を受診する。

● 補液と栄養補給

　脱水がない，または軽症から中等度の脱水の場合には，経口的に水分補給を進める。下痢や嘔吐，発汗による脱水では低ナトリウム血症に陥りやすいため，水分補給には低浸透圧であり十分なナトリウム濃度である，経口補水液 oral rehydration salts（ORS）が最も適している。国内で入手できるおもなORSとその組成を表9-10に示す。

　嘔吐がみられる子どもの場合，嘔吐が頻回でなく，表9-9の徴候がみられなければ，少量ずつ水分を与えてよい。約5mL（ティースプーン1杯程度）を，様子をみながら5分間隔で与える。

　ORSは味がややまずく，子どもが飲みたがらないこともある。その場合，脱水症状がなければ，塩分を含んだ重湯や野菜スープ，チキンスープ，みそ汁を2分の1から3分の1にうすめたもので代用してもよい。炭酸飲料や市販の果物ジュース，甘いお茶，コーヒーは避ける。母乳を禁止する必要はない。

　子どもの脱水症状が改善して食欲が出てきたら，脂肪の多い食事は避け，まずはおかゆや煮込みうどん，つぶしたジャガイモなどの消化のよいデンプン食から摂取を始めるとよい。

　家族は，栄養状態を改善しようと急に多量に与えたり，糖分の多いものを与

▶表9-10 ガイドライン等により推奨されている ORS の組成とわが国で入手可能な ORS の組成

		Na$^+$ (mEq/L)	Cl$^-$ (mEq/L)	K$^+$ (mEq/L)	グルコース (%)	浸透圧 (mOsm/L)
ガイドライン等推奨の ORS	WHO	75	65	20	1.35	245
	ESPGHAN	60	60	20	1.3〜2.0	200〜250
	AAP	40〜60	—	20	2.0〜2.5	—
わが国で入手可能なおもな ORS	OS-1	50	50	20	1.8	260
	アクアライト®ORS	35	30	20	—	200
	ソリタ®-T 配合顆粒 2号	60	50	20	1.8	249
	ソリタ®-T 配合顆粒 3号	35	30	20	1.7	200

WHO: World Health Organization, ESPGHAN: European Society for Paediatric Gastroenterology, Hepatology and Nutrition, AAP: American Academy of Pediatrics
（日本小児救急医学会診療ガイドライン作成委員会編：エビデンスに基づいた子どもの腹部救急診療ガイドライン 2017. p.8, 2017 をもとに作成）

えたりすることもあるので，あせらずに進めるよう助言する。

● 清潔ケアと感染予防ほか

　とくに乳幼児では，胃腸炎による体力減退や抵抗力の低下が著しいため，上気道感染や口唇周囲炎予防のための口腔内・口唇周囲皮膚の清潔，おむつかぶれの予防に努める。肛門周囲や口腔には原因菌が存在するため，手指消毒や感染物品の消毒・処理などにより，感染の拡大を防ぐ。

　ロタウイルスによる胃腸炎では，痙攣を誘発する場合もあるが，この場合の痙攣の多くは良性であり，家族にもそのことを伝えて安心をはかる。

ゼミナール
復習と課題

❶ 嘔吐を繰り返す乳児の看護上の問題と看護援助について考えてみよう。

❷ 乳児下痢症の子どもの看護上の問題と看護援助について考えてみよう。

❸ 先天性の形態異常をもつ子どもの家族への心理的援助について考えてみよう。

❹ 家庭において人工肛門管理が必要となる子どもと家族への，入院中および外来通院中の看護援助について考えてみよう。

❺ 新生児期に外科治療が必要となる疾患はなにか考えてみよう。

❻ 繰り返す腹痛の原因となる疾患について考えてみよう。

❼ 長期の通院を要する小児消化器疾患をあげてみよう。それらの疾患について成長とともに生じる問題をあげてみよう。また，成人施設への移行について考えてみよう。

参考文献

1)大関武彦・近藤直実総編集：小児科学，第3版．医学書院，2008．
2)急性腹症診療ガイドライン出版委員会編：急性腹症診療ガイドライン2015．医学書院，2015．
3)厚生労働科学研究費補助金難治性疾患政策研究事業「難治性炎症性腸肝障害に関する調査研究」（久松班）：潰瘍性大腸炎・クローン病 診断基準・治療指針 令和4年度改訂版．2023．
4)厚生労働省好酸球性消化管疾患研究班ほか：新生児・乳児食物蛋白誘発胃腸症Minds準拠診療ガイドライン（実用版）．2018．
5)新生児先天性横隔膜ヘルニア研究グループ編：新生児先天性横隔膜ヘルニア（CDH）診療ガイドライン．メジカルビュー社，2016．
6)大腸癌研究会編：遺伝性大腸癌診療ガイドライン2016年版．金原出版，2016．
7)高松英夫・福澤正洋監修：標準小児外科学，第7版．医学書院，2017．
8)竹内徹訳：親と子のきずなはどうつくられるか．医学書院，2001．
9)「難治性血管腫・血管奇形・リンパ管腫・リンパ管腫症および関連疾患についての調査研究」班：血管腫・血管奇形・リンパ管奇形診療ガイドライン2017，第2版．2017．
10)日本消化器病学会編：機能性消化管疾患診療ガイドライン2014——過敏性腸症候群（IBS）．南江堂，2014．
11)日本小児栄養消化器肝臓学会・日本小児消化管機能研究会編：小児慢性期機能性便秘症診療ガイドライン．診断と治療社，2013．
12)日本小児救急医学会監修：エビデンスに基づいた小児腸重積症の診療ガイドライン．へるす出版，2012．
13)日本小児救急医学会診療ガイドライン作成委員会編：エビデンスに基づいた子どもの腹部救急診療ガイドライン2017．2017．
14)日本小児外科学会学術・先進医療検討委員会：わが国の新生児外科の現状．日本小児外科学会雑誌51(7)：1234-1245，2013．
15)日本小児心身医学会編：くり返す子どもの痛みの理解と対応ガイドライン．2009．
16)日本膵・胆管合流異常研究会 日本膵・胆管合流異常研究会診断基準検討委員会：先天性胆道拡張症の診断基準2015．胆道29(5)：870-873，2015．
17)日本膵・胆管合流異常研究会・日本胆道学会編：膵・胆管合流異常の診療ガイドライン．医学図書出版，2012．
18)日本胆道閉鎖症研究会：新・胆道閉鎖症のすべて，第4版．胆道閉鎖症の子どもを守る会，2013．
19)福澤正洋ほか監修：系統小児外科学，第3版．永井書店，2013．
20)Yamamoto, M. et al.: Comparison of Nonesophageal Eosinophilic Gastrointestinal Disorders with Eosinophilic Esophagitis: A Nationwide Survey. *The Journal of Allergy and Clinical Immunology: In Practice*, 9(9)：3339-3349, 2021．

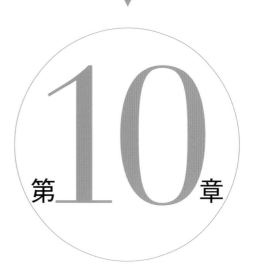

第10章

血液・造血器疾患と看護

A｜看護総論

　血液は赤血球・白血球・血小板の血球と血漿（けっしょう）に大別され，これらの成分が複雑に関連し合って生理的機能を保っている。そのため，血液・造血器疾患をもつ子どもで，血液の重症な機能障害や量的不足がある場合は，生命をおびやかすことがあり，中等度の機能不全であっても，全身的な影響が生じうる。

　血液・造血器疾患をもつ子どもの看護では，正常な血液や，それぞれの疾患の病態生理，生じうる症状の特徴に関する知識を備えることが求められる。それぞれの疾患により症状や日常生活上の注意点は異なるが，ほかの疾患同様，子どもを対象とする看護師は，それらが子どもの成長・発達や日常生活に及ぼす影響を最小限にするよう努めなければならない。

B｜おもな疾患

① 貧血 anemia

定義▶　**貧血**とは，血液中のヘモグロビン濃度が低下した状態である。貧血が強くなると，末梢組織に酸素が十分運ばれなくなる。ヘモグロビン濃度は年齢によって異なるが，おおむね 11 g/dL 以下を貧血とすることが多い。

種類▶　貧血は成因により，① 造血物質の欠乏，② 骨髄機能不全(造血の低下)，③ 赤血球破壊の亢進(溶血性貧血)，④ 失血，の 4 つに分類できる。

1 鉄欠乏性貧血 iron deficiency anemia

定義▶　ヘモグロビンの構成成分である鉄の欠乏でおこる貧血である。

原因▶　鉄摂取量の不足，鉄需要の増大，鉄の喪失が発症の要因である。年齢的には乳幼児期と思春期の 2 つのピークがあり，いずれの時期も，急速な成長による鉄需要の増大に見合う鉄摂取が行われないと**鉄欠乏性貧血**となる。女性の思春期の場合，月経出血による鉄喪失も影響する。また，低出生体重児では生後 3〜4 か月で鉄欠乏をきたしやすい。

症状・診断▶　症状は顔色不良，易疲労，息切れ，動悸，集中力低下などである。徐々に貧血が進行した場合は自覚症状に乏しいことがある。検査では小球性低色素性貧血を呈し，血清鉄は低下，総鉄結合能は増加する。

治療▶　[1] **食事療法**　乳児の場合は適切な離乳食を与えるように指導する。肉や魚など動物性食品中の鉄は，植物性食品中の鉄よりも吸収されやすい。

　[2] **鉄剤**　乳幼児にはシロップ剤，年長児には錠剤を用いる。確実に内服でき

るよう工夫する。

2 再生不良性貧血 aplastic anemia

定義▶ 末梢血における赤血球・白血球・血小板の減少(**汎血球減少**)と骨髄の低形成を特徴とする症候群である。造血幹細胞の持続的な減少がその本質と考えられている。赤血球系のみの産生障害を**赤芽球癆**という。

原因▶ 先天性のものが約10%，後天性のものが約90%(80%が原因不明の特発性，10%が薬剤性や肝炎後)である。先天性の再生不良性貧血は**ファンコニ Fanconi 貧血**，赤芽球癆は**ダイアモンドブラックファン Diamond-Blackfan 貧血**とよぶ。

症状▶ ①顔色不良・息切れ・動悸などの貧血症状，②皮下出血・粘膜出血などの出血症状，③白血球(とくに好中球)減少による易感染性を示す。血小板1万〜2万/μL以下では，頭蓋内出血などの重症出血のリスクが高まる。好中球200/μL以下では，細菌や真菌による敗血症などの重症感染症にかかりやすい。

治療▶ 血球減少の程度により，軽症・中等症・重症に分類する。軽症では経過観察を行う。中等症・重症では，免疫抑制療法(抗胸腺グロブリン〔ATG〕・シクロスポリン・副腎皮質ステロイド薬)や同種造血幹細胞移植が行われる。治療の進歩により，いずれの治療法でも80〜90%の5年生存率が得られている。

対症療法として，赤血球輸血・血小板輸血を行う。好中球減少症に対しては，G-CSF(顆粒球コロニー刺激因子)を投与するほか，好中球200/μL以下では清潔隔離を行う。

3 溶血性貧血 hemolytic anemia

定義▶ **溶血性貧血**とは，血管の内外で赤血球が破壊され(溶血)，赤血球の寿命が短縮するためにおこる貧血である。

分類▶ 先天性と後天性，原因が赤血球自体にあるものと赤血球外にあるものに分類できる。赤血球に原因があるものは，発作性夜間血色素尿症を除き先天性である(▶表10-1)。

原因▶ 先天性溶血性貧血の場合，赤血球膜・赤血球酵素・ヘモグロビン異常によっ

▶表10-1　溶血性貧血の分類

1. 先天性溶血性貧血
   (1) 赤血球膜異常症：遺伝性球状赤血球症など
   (2) 赤血球酵素異常症：グルコース 6-リン酸脱水素酵素(G6PD)異常症など
   (3) ヘモグロビン異常症
2. 後天性溶血性貧血
   (1) 抗体によるもの
     ①自己抗体：自己免疫性溶血性貧血など
     ②同種抗体：不適合輸血，新生児溶血性疾患
   (2) 赤血球膜異常：発作性夜間血色素尿症
   (3) 血管障害：赤血球破砕症候群，血栓性血小板減少性紫斑病など
   (4) 化学的障害

て，変形能低下・血球寿命の短縮をきたす。後天性溶血性貧血では，免疫的機序(抗体・補体)や物理化学的刺激により赤血球が破壊される。

症状・検査所見▶　① 顔色不良や易疲労などの貧血症状，② 黄疸，③ 軽度の脾腫，④ 胆石症などの症状を呈する。検査所見では，① 貧血，② 網状赤血球増加，③ 間接ビリルビン増加，④ 血清 LD・AST 増加，ハプトグロビン低下などがみとめられる。自己免疫性溶血性貧血では直接クームス試験が陽性になる。

治療▶　溶血の原因によって異なる。貧血が強い場合，輸血が必要になる。慢性の溶血性貧血では，脾臓の摘出も行われる。

[1] **遺伝性球状赤血球症**　先天性溶血性貧血の 70〜80% を占める。常染色体性優性遺伝である。赤血球の膜タンパク質の異常により，赤血球が小球状化して変形能が低下し，脾臓で破壊される。治療は脾臓の摘出を行う。

[2] **自己免疫性溶血性貧血**　自己免疫性溶血性貧血は，赤血球に対する自己抗体により，赤血球が破壊されておこる。自己抗体の種類により，① 温式抗体[1]によるもの，② 冷式抗体[2]によるものに分類される。治療には副腎皮質ステロイド薬を用いる。

4 失血性貧血 bleeding anemia

出血に基づく貧血を**失血性貧血**という。外傷や大量の消化管出血による急激な失血では，循環血液量が減少し，出血性ショックなど全身状態悪化をまねくので，循環血液量の 15〜20% をこえる出血の場合には赤血球輸血を行う。少量ずつ慢性に失血した場合には，鉄欠乏性貧血を呈する。

慢性失血の場合，原因検索と原因に応じた治療が重要である。慢性失血の原因としては，消化管出血(胃十二指腸潰瘍，メッケル憩室など)・月経異常・頻回大量の鼻出血などがあげられる。

② 出血性疾患

1 止血のしくみとその異常

生体内では，止血・線溶機構がバランスよくはたらいている。止血にはたらく要素には，凝固因子・血小板・血管の 3 つがあり，これらの量的または質的異常があると**出血傾向**を示す。どの要素に異常があるかによって臨床症状は異なる(▶表 10-2)。

止血には，血小板・フォンウィルブランド因子(vWF)・血管壁がかかわる**一次止血**と，ここに凝固因子が加わって恒久的止血栓を形成する**二次止血**があ

---

1) 温式抗体：抗原との結合が 37℃ 付近で最も強い反応を示す抗体をいう。
2) 冷式抗体：抗原との結合が 37℃ よりも低温でより強い反応を示す抗体をいう。

▶表 10-2　出血性疾患の種類と特徴

原因	凝固因子欠乏	血小板減少	血管障害
代表的疾患	血友病 A，B	血小板減少性紫斑病	血管性紫斑病
出血部位	深部（関節・筋肉内）	皮膚・粘膜	下肢皮膚
出血の特徴	血腫	点状・斑状出血	丘疹を伴う出血斑

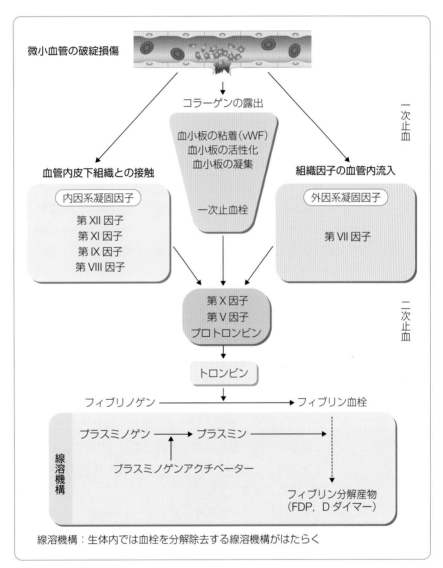

線溶機構：生体内では血栓を分解除去する線溶機構がはたらく

▶図 10-1　凝固機構

る。凝固因子と止血機構については**図 10-1** を参照のこと。

2　先天性血液凝固異常

● 血友病 hemophilia

定義▶　**血友病 A** は第Ⅷ因子，**血友病 B** は第Ⅸ因子の量的あるいは質的異常でおこる先天性凝固異常症である。いずれも X 連鎖劣性遺伝を示すため，通常は男性のみに発症する。男性人口 10 万人あたり 6.4 人の有病率で，血友病 A の患者数は血友病 B の約 5 倍である。

重症度分類▶　凝固因子活性(健常人の活性を 100% とする)により，重症(活性<1%)・中等症(1〜5%)・軽症(5〜40%)に分類される。

症状▶　重症例では，乳児期より皮下出血・口腔内出血などで発症し，歩行開始に伴い足関節や膝関節などの関節内出血を呈する。関節内出血を反復すると，変形や可動域制限をきたす(血友病性関節症)。また，筋肉内出血(とくに腸腰筋血腫)もみとめられる。

　　軽〜中等症では出血症状の初発年齢は高く，抜歯や手術後の止血困難や，術前検査値の異常をきっかけとして診断されることが多い。

検査所見▶　活性化部分トロンボプラスチン時間(APTT)の延長，第Ⅷ因子または第Ⅸ因子の活性低下をみとめる。

治療▶　欠乏している凝固因子を静脈内投与して補充する。現在では，遺伝子組換え技術によりつくられた凝固因子(リコンビナント製剤)や，さらにその半減期を延長させた製剤が使われている。重症度や出血の程度により，補充の量や回数は異なる。軽度の関節内出血の場合は 20〜30%，外科手術や頭蓋内出血の場合は 80〜100% の活性を目標とする。本人や家族が在宅で注射を行う家庭輸注療法や，中等症〜重症例を対象として出血症状がなくても補充を行い，出血の回数や程度の軽減をはかる定期補充療法も行われている。近年，血友病 A に対して，皮下投与可能な非因子製剤(第Ⅷ因子そのものではなく，第Ⅸ因子と第Ⅹ因子を適切な位置関係に保つ第Ⅷ因子のはたらきを代替する薬剤)も使用されるようになった。

　　生涯にわたって出血のコントロールが必要であり，心理的問題や在宅療法のサポートを含め，医療従事者が連携をとり，包括的な医療を進める必要がある。

● フォンウィルブランド病 von Willebrand disease

定義▶　フォンウィルブランド因子(vWF)の低下や異常でおこる先天性出血性疾患である。常染色体遺伝(多くは優性遺伝)を示す。vWF は血管が傷害を受けたとき，血管内皮や周辺組織に血小板が粘着するのに必要であり，また血中で第Ⅷ因子と結合して安定化させるはたらきがある。

症状▶　皮膚や粘膜からの出血，とくに鼻出血や抜歯後の止血困難，性器出血が多く，深部出血はまれである。

検査所見▶　出血時間の延長，APTT 延長，vWF 抗原量および活性の低下をみとめる。

治療▶　軽症例では積極的な補充療法は必要なく，止血処置を徹底する。vWF の量的異常であるタイプ 1 には，血管内皮細胞からの vWF 放出を刺激する合成抗利尿ホルモン（DDAVP）の静注が有効である。

3　後天性血液凝固障害

● ビタミン K 欠乏症 vitamin K deficiency

ビタミン K とは▶　ビタミン K は肝臓でつくられる第 II・VII・IX・X 因子の合成に必要な脂溶性ビタミンであり，欠乏すると出血傾向をきたす。ビタミン K は胆汁と膵液の存在下で小腸から吸収される。また，腸内細菌にもビタミン K をつくるはたらきがある。

原因▶　低栄養や摂取不足，胆道閉鎖症による胆汁分泌低下，下痢，抗菌薬の長期投与による腸内細菌叢の乱れは，いずれもビタミン K 欠乏の原因となる。特殊なビタミン K 欠乏症として，新生児メレナと乳児ビタミン K 欠乏性出血症がある。

　新生児メレナは，新生児期の生理的ビタミン K 欠乏と肝臓の未熟性による（▶25 ページ）。乳児ビタミン K 欠乏性出血症は，母乳栄養の生後 1〜3 か月の乳児にみられ，母乳のビタミン K が少ないことが原因である。

症状▶　頭蓋内出血，注射部位の止血困難，消化管出血などが多い。

検査所見▶　プロトロンビン時間（PT）・APTT の延長をみとめ，PIVKA-II [1] 陽性となる。

治療・予防▶　治療はビタミン K の静注を行う。乳児ビタミン K 欠乏性出血症は，ビタミン K の経口投与で予防する。

● 播種性血管内凝固症候群 disseminated intravascular coagulation（DIC）

概念▶　さまざまな疾患を原因として凝固が亢進し，微小血管内にフィブリン（線維素）血栓が形成され，血小板と凝固因子が消費されるため出血傾向を呈し，さらに二次的線維素溶解（線溶）も亢進するため，出血傾向がより一層強まるもの。

原因▶　外傷，熱傷，低体温，白血病，悪性腫瘍，敗血症などの重症感染症，自己免疫性疾患，急性循環不全などがある。新生児期には分娩合併症・重症感染症・呼吸障害などが原因として多い。

症状▶　基礎疾患により凝固と線溶のバランスが異なり，症状や病態に差がある。白血病などでは線溶亢進があるため出血症状が主体であるが，重症感染症では線溶が抑制されるため，血栓による虚血に基づく症状があらわれやすい。出血症

---

1) PIVKA-II：protein induced by vitamin K absence or antagonist-II の略。第 II 因子（プロトロンビン）の前駆物質であり，ビタミン K が欠乏すると出現する。「ピブカ」と読まれることが多い。

状は共通してみられ，皮膚や粘膜の出血，採血部位の止血困難のほか，頭蓋内出血，肺出血，消化管出血もしばしばみとめられる。虚血症状としては，意識レベルの低下・呼吸不全・腎不全・肝機能障害などがあり，多臓器不全にいたることもある。

検査所見▶　血小板減少，PT・APTT 延長，フィブリノゲン低下，フィブリン分解産物（FDP，D ダイマー）の増加などをみとめる。

治療▶　DIC の治療とともに，基礎疾患の治療が非常に重要である。DIC の治療としては，ヘパリン・アンチトロンビン・タンパク質分解酵素阻害薬・トロンボモジュリンの投与，血小板濃厚液や新鮮凍結血漿による補充療法が行われる。

4 血小板の量的・質的異常

● 特発性血小板減少性紫斑病 idiopathic thrombocytopenic purpura(ITP)，免疫性血小板減少症 immune thrombocytopenia(ITP)

概念▶　血小板産生は正常にもかかわらず，末梢血中の血小板が減少する後天性血小板減少症で，多くは免疫性血小板減少である。

分類▶　6 か月以内で血小板が正常化する急性型（小児の場合 80〜90％）と，6 か月以上にわたり血小板減少が続く慢性型（10〜20％）に分けられる。急性型はウイルス感染後に発症することが多く，2〜4 歳での発症が多い。

症状▶　出血症状は血小板減少の程度による。皮膚の点状出血・斑状出血は，血小板 2 万/μL 以下で出現する。このほか，鼻出血・口腔内出血・血尿・月経過多・下血をみることもある。頭蓋内出血の頻度は 0.5％ 未満である。

治療▶　急性期（発症時）に，血小板が 2 万/μL 未満か，2 万〜3 万/μL で臓器や粘膜の出血を伴う場合は，積極的に血小板を増やす治療を行う。治療には免疫グロブリン大量療法や副腎皮質ステロイド薬投与が行われる。慢性型の場合，出血症状が軽微であれば外傷とくに頭部外傷に注意し，血小板機能を低下させる薬剤（鎮痛解熱薬など）の投与を避けて経過をみる。

● その他の血小板減少症

先天性▶　先天性の血小板減少症として，次のものがある。

［1］ウィスコット-オルドリッチ Wiskott-Aldrich 症候群　男児にみられる，小型血小板を呈する血小板減少症，細胞性免疫不全，湿疹を三主徴とする症候群である。

［2］ベルナール-スーリエ Bernard-Soulier 症候群　血小板膜糖タンパク質 Ib/IX/V 複合体の異常により，巨大血小板を伴う血小板減少症，血小板機能異常を呈する。

［3］カサバッハ-メリット Kasabach-Merritt 症候群　皮膚の巨大血管腫と消費性血小板減少を呈する。

後天性▶ 後天性の血小板減少症として、骨髄機能低下や腫瘍の骨髄浸潤によるものが頻度が高いが、血管内皮障害に基づき発生する血小板減少症として次のものがある。

[1] **血栓性血小板減少性紫斑病（TTP）** vWF マルチマー切断酵素の活性低下により、微小血管内で血栓が形成され、溶血性貧血・血小板減少・中枢神経障害・発熱・腎障害を呈する。

[2] **溶血性尿毒症症候群（HUS）** ベロ毒素などの毒素のはたらきにより、腎臓を主体とする微小血管で血小板血栓が形成される。溶血性貧血・血小板減少・腎障害をみとめる（▶354 ページ）。

● 血小板無力症 thrombasthenia

先天性血小板機能異常症の 1 つである。血小板膜糖タンパク質 IIb/IIIa の量的質的異常により、血小板凝集能が著しく低下あるいは欠如する。鼻出血・口腔内出血・月経過多などの粘膜出血をおこしやすい。治療は血小板輸血を行う。

● 血管性紫斑病 vascular purpura

概念▶ アレルギー性紫斑病、アナフィラクトイド紫斑病、ヘノッホ-シェーンライン紫斑病ともよばれる。全身性免疫反応が関与した血管炎（IgA 血管炎）がその本態である。

症状▶ 3〜7 歳の小児に好発し、約 60% で扁桃咽頭炎などの先行感染をみとめる。

[1] **皮膚症状** 紅斑様丘疹から斑状出血斑に変化する。紫斑は下肢伸側、膝、足に左右対称にあらわれる。

[2] **関節症状** 足関節と膝関節の関節痛と腫脹をみとめる。

[3] **腹部症状** 腹痛・嘔吐・血便・下血、ときに腸重積合併をみとめる。

[4] **腎症状** 紫斑の 2〜3 週後に 20〜60% の症例で血尿・タンパク尿をみとめる。ごく一部に腎不全にいたる例もある。

検査所見▶ 血小板数・凝固系とも正常である。

治療▶ 1 か月以内に自然軽快する例が多く、対症療法が中心となる。腹部症状や強度の関節症状には副腎皮質ステロイド薬を投与する。

③ 好中球の量的・質的異常

1 好中球減少症

好中球数 500/μL 未満では、歯肉炎・皮膚感染症・リンパ節炎・肺炎・中耳炎・敗血症などの感染症がおこりやすくなる。実際には、白血病細胞による骨髄の占拠、薬剤による造血機能低下などの後天的な原因による好中球減少症が多い。

新たな感染を防ぐため清潔隔離を行い，治療法として顆粒球コロニー刺激因子(G-CSF)を投与する。感染症をおこしている場合には，抗菌薬を投与する。

コストマン Kostman **症候群**は重症先天性好中球減少症ともよばれ，好中球エラスターゼ遺伝子や *HAX-1* 遺伝子などの異常により，乳児期早期から発症する重篤な好中球減少症である。同種造血幹細胞移植が行われる。

2 好中球機能異常症

慢性肉芽腫症は，細胞内殺菌に必要な活性酸素の生成が障害されている先天性免疫不全症である(▶119ページ)。好中球数は正常であるが，乳児期早期から全身諸臓器の反復性難治性感染症をみとめる。根治療法は同種造血幹細胞移植である。

C 疾患をもった子どもの看護

① 貧血のある子どもの看護

詳細は，「小児看護学①」を参照のこと(▶「小児看護学①」小児臨床看護総論第5章「⑯貧血」)。

② 出血傾向のある子どもの看護

出血傾向とは，一般的には出血をおこさない程度の原因で容易に出血し，ひとたび出血が生じると止血しづらい状態をいう。出血傾向は，血液凝固機構のうち，血管，血小板，凝固・線溶因子のいずれかの異常，あるいは複合した要因により生じる。

出血傾向にある子どもでは，原疾患に対する治療や止血への対応を行うとともに，出血を予防することが重要である。子どもは活動が盛んであり，擦過傷や打撲などの外傷を受ける機会が多い。子どもが望む日常生活を送ることができるように，子ども自身や家族の受けとめ方や気持ちを話し合いながら，出血予防について一緒に考え，子ども自身あるいは家族によるセルフケアを支えることが必要となる。

1 出血傾向に関連する情報収集と観察・アセスメント

原疾患▶ 原疾患・既往歴に関する情報収集を行い，凝固機構のどの部分が障害されているのかを知る(▶285ページ, 図10-1)。

検査データの把握▶ 血小板数・出血時間・PT・APTT・TT・FDPなどの出血傾向に関連する血液データのほか，凝固因子に関するデータを把握する。

▶表10-3　出血部位の特徴・観察ポイント

出血部位	特徴・観察ポイント
皮下	特徴：血管・血小板の異常でみとめることが多い。打撲しやすい部位や，圧迫されやすい部位に生じやすい。 観察ポイント ①出血部位・範囲，程度 ②皮下出血の特徴：出血斑：鮮紅色→暗赤色→紫褐色→黄色→退色 　　　　　　　　　　大きさ：点状出血，溢血斑 ③疼痛の有無
鼻	特徴：キーゼルバッハ部位からの出血が多い。どの原因の出血傾向でも生じうる。 観察ポイント ①出血の原因：くしゃみ，鼻いじり，外傷の有無，明らかな原因のない突然の出血 ②出血の程度：出血量，咽頭への流出の有無，持続時間
歯肉・口腔粘膜	特徴：じわじわと出血する。血小板の減少がある場合，歯みがきなどの刺激で出血しうる。 観察ポイント ①出血の原因：歯みがき後，歯科治療後など ②出血の程度：出血量，出血部位，持続時間
筋肉・関節	特徴：凝固・線溶系因子の異常がある場合に特徴的にみとめる。出血部位に痛み・腫脹・熱感を伴い，可動域の制限を伴う。出血（血腫）による筋肉と神経圧迫のため運動障害・神経麻痺を伴うことがある。 観察ポイント ①出血部位：足関節・膝関節・肘関節で多くみとめる 　　　　　　大腿筋群，腸腰筋の場合，画像検査を要する ②随伴症状：痛み，腫脹，熱感，可動域制限，運動障害，麻痺の有無 　　　　　　腸腰筋出血では，筋性防御があり虫垂炎と間違われやすいので注意する
内臓器	特徴：どの原因の出血傾向でもみとめる。 観察ポイント ①出血の程度：出血量，出血部位，持続時間 ②出血の性状（色調）：吐血→鮮紅色，コーヒー残渣様，潜血 　　　　　　　　　　　下血→鮮紅色，便への血液混入，タール便，潜血 　　　　　　　　　　　血尿→褐色，コーラ色など肉眼的血尿，潜血 ③随伴症状：吐きけ・嘔吐，腹部膨満，腹痛，排尿時痛，側腹部痛，腰痛，ショック症状
頭蓋内	特徴：外力が加わった際以外にも，突然出血を生じうる。 観察ポイント ①バイタルサイン ②意識障害（JCS，乳児の意識レベル点数評価法），顔色，麻痺・痙攣の有無など ③随伴症状：頭痛，吐きけ・嘔吐など

出血部位▶　原疾患や血液データから，どのような部位で，どのような出血が生じやすいかを理解して観察を行う（▶表10-3）。また，軽減・増悪がアセスメントできるように，観察した内容を正確に記録する。全身図を利用すると視覚的に評価できる。

2 出血の予防

事故防止・▶
環境整備

外傷などによる出血を避けるため，事故や転倒・転落の防止，環境の整備に努める。ベッド柵を利用する，ベッド周囲やテーブルのかどをやわらかい素材で保護する，鋭利なおもちゃに注意するなどの具体的な対策について，家族と看護師で話し合いをもつ（▶表10-4）。また，子どもの意見を聞きながら，日常

▶表 10-4　事故防止

入院中の子ども	● ベッドや処置台などに子どもがいる場合，そばを離れる際は必ずベッドや処置台の柵をし，転落防止・打撲防止に努める。 ● ケアや処置などの際でも，子どもに手を添えて子どもの動きがわかるようにする，あるいはほかの看護師にみてもらうなど，子どもから目を離さない。 ● 必要に応じて，ベッド柵をスポンジなどで保護する。 ● ベッド上に鋭利なおもちゃやはさみなどを置いたままにしないよう心がける。 ● 点滴中の場合，点滴刺入部やラインの接続部位がゆるんだり，はずれて出血を引きおこさないように注意する。 ● 子どもが歩行する際には，点滴スタンドに足をぶつけないように看護師が注意したり，点滴スタンドの台部を保護する。
家庭にいる子ども	● 乳幼児でベッドを使用している場合は，入院中の子どもと同様にベッドからの転落に注意するよう家族と話し合う。 ● 寝返りがうてる乳児では，ベッドのみでなく，高さがあるソファなど家具からの転落にも気をつける必要がある。 ● 家族と家庭内での事故防止について話し合う機会を設ける。

生活のなかで出血予防のために取り組めることを一緒に考えていくことが必要である。

清潔ケア▶　血小板減少がある子どもの場合（とくに $8×10^4/\mu$L 以下）では，やわらかい素材のものを用いてケアを行う。全身清拭や入浴時には，強くこすりすぎないように気をつける。爪は短く切っておく。

処置時の注意点▶　処置を行う前には，検査データを必ず再確認する。血圧測定時には，子どものふだんの血圧値を把握して，過度に加圧せず，すみやかに行う。また，採血・静脈確保時の駆血は，衣服やガーゼの上から行い，短時間ですませるようにし，圧迫や駆血による皮下出血をおこさないように注意する。採血などの検査後の止血は，伸縮性のあるテープやバンドなどを利用し，確実に行う。

食事▶　消化管出血直後の子どもでは，消化管の安静をはかるため絶飲食となるが，それ以外の場合はとくに食事上の制限はない。良質のタンパク質やビタミンを多く含む食事で，栄養バランス，全身の栄養状態をよくすることが必要である。

3　出血時の看護

詳細は，「小児看護学①」を参照のこと（▶「小児看護学①」小児臨床看護総論第 5 章「⑮出血」）。

4　行動制限のある子どもへのケア

出血傾向のある子どもでは，集団生活のなかで，体育や遠足での長距離歩行など，運動や活動の制限が必要な場合がある。行動制限がある集団生活のなかでも，子ども自身の工夫や取り組んでいること，できていることを話し合い，子どもが孤独感を感じたり，自信喪失とならないようにかかわる。子ども自身

の行動や受けとめ方，気持ちに関する情報を得ながら，「これくらいは動きたい」「これならできる」など，子どもが自分の生活を考えられるように話し合う。そして，子どもが自分の状態に応じた運動や活動の方法を選択できるように，自身の身体や疾患，治療に関する情報を共有する。

5 家族への看護

出血傾向にある子どもをもつ家族は，いつ，どのようなときに出血するか，出血をおこした場合どのようにすればよいかなど，不安や心配をかかえていることが多い。出血を予防するため，家族が子どもの運動や活動を過度に制限してしまう場合がある。看護師は，家族がいつでも安心して看護師に相談できるよう，家族の不安な気持ちを受けとめることが大切である。家族の子どもの状態に対する受けとめや気持ち，病態に関する知識や事故防止，出血時の対応などに関する情報を得ながら，看護師がもつ知識，事故防止上の注意点，出血時の対応を伝え，子どもにとってよい方法を一緒に考えるように取り組む。

③ 輸血療法を必要とする子どもの看護

輸血は血液中の赤血球や血小板などの各成分が低下したとき，すなわち貧血状態・出血傾向・出血時などに行われる血液成分の補充療法である。輸血療法はリスクを伴う治療であることから，十分な説明と同意が必要である。看護師は，子どもの全身状態の把握とともに，輸血療法による副作用や合併症に関する知識を習得し，それらの早期発見，対応を行わなければならない。

1 準備

輸血の準備と実施に関して，表10-5に示す。

2 輸血療法を受ける子どもの看護の実際

観察▶　輸血開始前後にバイタルサインを測定し，開始後5分間は子どものそばを離れず，副作用症状の出現の有無を観察する。15～30分間は観察を密に行い，異常の早期発見に努める。

輸血開始後15分程度経過した時点で，再度バイタルサインの測定と，子どもの状態の観察を行う。その後も，副作用症状が出現する可能性があるので，適宜観察を続け，子どものそばを離れる際には，子どもや家族に，発疹や呼吸苦，気分不快などが生じた場合は，ただちに看護師を呼ぶように伝える。表10-6には，輸血の副作用と観察ポイントを示した。

緊急時の対応▶　輸血療法中は，酸素吸入・緊急薬などを準備して，緊急時に備える。バイタルサインの変化(血圧の低下など)，悪寒・吐きけ・発疹・発熱・呼吸困難などの症状を呈した場合は，ただちに輸血を中止し，医師に連絡し，対応する。

▶表10-5　輸血の準備と実施

説明と同意	子どもの家族に，輸血療法の必要性，使用する血液製剤の種類と使用量，輸血に伴うリスク，副作用などについて，医師が書面を用いて説明し，同意書を取り交わす。輸血療法前には，同意書を確認する。
輸血製剤の保存	①赤血球：2〜6℃で保存 ②血小板：20〜24℃で保存，保存中は振盪を要する ③新鮮凍結血漿(FFP)：−20℃以下で保存，使用前には恒温槽やFFP融解装置を用いて融解する。装置がなく温湯で融解する場合には，温度計を使用し，適宜温湯を加えて30〜37℃に保った状態で融解する。直接バッグに温湯をかけてはならない。融解後は，ただちに使用する
輸血関連の検査 輸血製剤の確認	①患者氏名，患者ID，血液型 ②輸血関連の検査：血液型，交差適合試験・不規則抗体検査結果 ③輸血指示箋をもとに，血液製剤名，血液製造番号，使用単位数，製剤有効期限，放射線照射の有無などをダブルチェックする
必要物品の準備	指示された輸血製剤，輸血用血液輸液セット，点滴スタンド，消毒物品，輸液用ポンプなど ＊末梢静脈持続点滴のための血管確保を行う場合には，それに伴う物品を用意する
輸血の実施	1)セットされた輸血製剤を子どものベッドサイドに持参する 2)輸血開始前には，バイタルサインを測定する 3)輸血指示箋をもとに，再度，子どもの氏名・血液型などを確認し，指示された輸血速度に設定し，輸血を開始する 4)輸血開始直後，5分程度は子どものそばを離れず，副作用出現の有無を観察する。投与時から5分，15分，終了後の状態・副作用の有無を観察し，記録する

④ 再生不良性貧血の子どもの看護

　　再生不良性貧血は，末梢血における赤血球・白血球・血小板の血球減少と骨髄低形成が特徴であり，貧血・易感染状態・出血傾向をきたす。そのため，これらの症状，治療による副作用の早期発見，対症看護が重要となる。

　　また，重症度により治療法が異なるため，子どもと家族が納得して治療にのぞみ，治療が継続されるように，子どもとその家族への精神的なケアと生活上の注意に関するケアが必要となる。

1 診断時の看護

検査を受ける▶
子どもの看護
　　再生不良性貧血が疑われる子どもでは，確定診断のために採血のほか，骨髄穿刺・骨髄生検が行われる。これらの検査は子どもにとって痛みを伴い，苦痛が多いものであるため，子どもが納得して検査にのぞめるように，十分な説明を行う。また，検査に伴う苦痛ができるだけ軽減されるように，採血や穿刺前にリドカインテープの貼付や，経静脈的に鎮静・鎮痛薬の使用について，医師と相談する(▶「小児看護学①」小児臨床看護総論第6章C-④「骨髄穿刺」)。

家族への看護▶
　　家族は，「結果がわるいものではないか」「もっと早く気づけばよかった」など，不安や自責の念をいだいていることが多い。看護師は医師からの疾患や検査内容の説明に補足をしたり，専門用語を理解しやすい用語におきかえて，家族が理解して納得できるように支援する。また，家族が感情を表出できるようにそばに寄り添い，家族の不安な気持ちを受けとめる。

▶表 10-6 輸血療法の副作用と観察ポイント

	副作用・合併症	観察ポイント
即時型反応	溶血反応 (血液型不適合など)	1. バイタルサインの測定 　① 発熱の有無 　② 血圧低下→ショック症状 　③ 呼吸数, 呼吸パターン, 呼吸困難 　④ 脈拍数(頻脈), 脈の強さ 2. 全身状態の観察 　① 悪寒戦慄, 静脈穿刺部の痛み, 静脈の熱感 　② 胸腔内苦悶, 胸痛 　③ 意識レベル 　④ 吐きけ・嘔吐, 頭痛, 疝痛 　⑤ ヘモグロビン尿(赤/黒色尿) 　⑥ 乏尿, 無尿→急性腎不全
	アレルギー反応 (アナフィラキシー)	1. バイタルサインの測定 　① 発熱の有無 　② 血圧低下→ショック症状 　③ 呼吸状態:喘鳴の有無→喉頭浮腫 　④ 脈拍数 2. 全身状態の観察 　① 顔面, 全身紅潮, 網状チアノーゼ 　② 蕁麻疹, 瘙痒感, 発赤, 浮腫 　③ 意識レベル
	心不全, 肺水腫 (循環過負荷:急速輸血, 大量輸血)	① 顔色不良 ② 呼吸困難, 喘鳴, チアノーゼの出現 ③ 乏尿など心不全症状
遅発型反応	輸血後肝炎 輸血後移植片対宿主病 輸血後感染(HBV, HCV, CMV, HIVなど) 輸血後鉄症	1. 検査データの把握 　① 肝機能 　② 肝炎抗原 　③ 血清鉄, フェリチンなど 2. 全身状態の観察 　① 全身倦怠感, 発熱, 黄疸 　② 下痢など消化器症状

2 治療を受ける子どもの看護

　　再生不良性貧血は, 中等症・重症例では免疫抑制療法やときに造血幹細胞移植が行われるため, 再生不良性貧血の子どもの看護は, 化学療法を受けている白血病の子どもの看護に準ずるところが多い。

　　しかし, 軽症や中等症で外来通院をしながら治療を受けている子どももおり, 学校生活や日常生活を送りながら, 治療が継続されるように支援することが必要となる(▶「小児看護学①」小児臨床看護総論第5章「⑯貧血」)。

検査データの把握▶　外来受診で実施された採血による検査データ(白血球数, 好中球数, 赤血球数, ヘモグロビン, 血小板など)を把握する。

感染の予防▶　好中球減少をみとめたり, また免疫抑制療法を受けている子どもでは, 易感染状態にあり, 感染症にかかると重症化しやすいため, **感染予防**は重要である。外来では発熱や感冒に罹患した子どもが多く通院しているため, シクロスポリ

ン，メチルプレドニゾロンを内服している場合は，逆隔離(清潔隔離)を行う。

　保育園や学校に通っている子どもでは，うがい・手洗いを励行し，さらに，麻疹・水痘・感冒などの流行に関する情報が早期に，すみやかに家族に伝わるように，家族を通して保育園や学校の担任・養護教諭に連絡する必要がある。

出血の予防▶　採血や検査後は，伸縮性のあるテープやバンドで止血を確実に行う。保育園や学校での活動は検査データを考慮し，医師と相談のうえ必要な制限を考える。

安静▶　貧血・出血傾向が強くみとめられる場合は活動を制限し，安静を保つ必要がある。外来通院中の子どもでは，子どもの受けとめ方や気持ちを確認しながら，通園や通学の負担軽減，体育などの見学時の対応などについて具体的に話し合うことが必要となる。慢性に貧血状態が続いている子どもでは，検査データ(赤血球数，ヘモグロビン)が低いにもかかわらず，自覚症状として感じにくいことがある。子ども自身の活動状況や症状について感じている感覚などの情報を得ながら，データを共有し，具体的な注意点について話し合う機会をもつとよい。

内服治療▶　再生不良性貧血をもつ子どもでは，免疫抑制薬(シクロスポリン・副腎皮質ステロイド薬)の内服治療を行う場合がある。それぞれの治療薬が間違いなく，継続して内服できるよう，子どもと家族へのケアが必要である。

　内服治療を始めるにあたっては，どのような生活を送ることを望んでいるかを話し合い，子ども自身，そして家族が生活のなかに治療を含めていけるように支援する。ときに思春期では，副作用を懸念し，内服治療をいやがることがある。看護師は子どもの気持ちを受けとめるとともに，子どもの関心事にそった副作用の説明を行い，子どもが送りたい生活を過ごせるように，内服治療を支えることが大切である。

治療選択▶　シクロスポリンなどの内服治療による効果がみとめられない場合，造血幹細胞移植が選択されることがある。造血幹細胞移植は，子どもにとって苦痛を伴う治療の1つである。治療を受けることによってどのようなことが生じるか，また，治療後にはどのような生活を送れるようになるのかを，子ども自身あるいは家族が感じ，考えて，治療の選択が主体的に行えるように，話し合うことが大切である。そのため，看護師は子どもや家族の受けとめや気持ちに関する情報を，ほかの医療者とも共有し，子どもや家族が求める情報が得られるように調整することが必要となる。

　また，移植治療に先だち，治療に伴い必要となるセルフケアや副作用に対する対処など，子どもと看護師が一緒に考える機会をもつことが大切である。

**子どもへの▶
精神的ケア**　長期にわたる治療や学校生活での行動制限は，子どもにとってストレスになることが多い。子どもが「仲間と違う」と感じることはわるいことではなく，そこから子ども自身がどのような自分でいたいか，どのような生活を送りたいかについて，考えていけるようになるかが重要である。看護師は，制限のある生活のなかでも子どもが楽しいと感じている体験を共有し，ともに喜ぶことを

通して，子どもの受けとめ方や気持ちを話し合うことが大切である。

　対象が思春期にある場合では，疾患や治療による副作用・予後を心配し，進路や将来の職業選択について悩んでいることがある。そのため看護師は，日常的に子どもと考えや気持ち，治療に対する受けとめ方について話す機会をもつことを通じて，子どもの関心に合わせた疾患や治療に関する情報提供を行い，子ども自身が治療や日常生活の過ごし方について選択できるように支援する。

家族へのケア▶　再生不良性貧血の子どもをもつ家族では，疾患の進行，治療法の選択や予後に対する不安をかかえていることが多い。看護師は医師の疾患や治療の説明の際には同席し，家族が気持ちや治療選択への考えを表出できるような環境づくりに配慮し，静かな場所と時間がとれるように準備する。家族が疑問や心配事をいつでも表出できるように，家族との信頼関係を築くことが重要である。

⑤ 血友病をもつ子どもの看護

　血友病は，凝固第Ⅷ因子(血友病 A)，凝固第Ⅸ因子(血友病 B)の量的あるいは質的異常により生じる先天性凝固異常症である。血友病は凝固因子の活性の程度により，重症・中等症・軽症と分類され，凝固因子の補充も重症度により量や頻度が異なる。血友病をもつ子どもは，凝固因子製剤の補充療法を中心とし，日常生活のなかでの出血予防および出血に対する早期対応を行うことで，ふつうの社会生活を送ることができる。

　血友病をもつ子どもは，生涯にわたり補充療法や出血予防を行わなければならず，看護師には子どもの成長・発達に合わせてセルフケアが行えるように支援し，家族への精神的ケアが求められる。

1 検査データの把握

　血小板数・出血時間・PT・APTT・TT・凝固第Ⅷ因子・凝固第Ⅸ因子などの血液凝固系に関連したデータを把握し，出血傾向をアセスメントするために子どもの重症度を理解する。

発展学習▶▶▶

■血友病のある子どもの出血予防

　必要に応じて理学療法士と連携し，装具を導入したり，リハビリテーションを実施したりすることがある。口腔内の出血は，転倒や食事中の舌の損傷，けがのほか，齲歯の治療，抜歯により生じる。看護師は子どもと家族がふだんから正しい歯みがきを実施し，齲歯を予防するように歯科医と連携する。また，齲歯治療や抜歯の際には，凝固因子の補充が必要となる。

■凝固因子に対するインヒビター

　凝固因子製剤を繰り返し使用している場合，凝固因子に対するインヒビター(同種抗体)が発生することがある。インヒビターが出現した場合，通常の凝固因子製剤の補充では止血効果を得ることがむずかしくなる。インヒビターが出現した場合，インヒビターの値，反応性，出血の重症度を考慮し，治療薬が選択される。

2 出血予防

中等症・重症例では，出血症状の有無にかかわらず不足している凝固因子の定期補充が必要である。その他，外傷による出血を予防するため，家庭環境においては転倒・打撲などがないように，家具の配置などを家族とともに考える。

鼻出血や口腔内出血のような外出血に加え，頭蓋内・関節内や筋肉内の出血を予防し，**慢性血友病性関節症**にならないように努めなければならない。そのため，年齢に応じた適度な運動を行い，筋肉をつけ，関節支持組織を強くすることが重要となる。

激しい接触を伴う遊びやスポーツ(ボクシング・ラグビー・柔道など)は，出血を引きおこす可能性が高いため，避けたほうがよいことを子どもと家族に話す。子どもが無理のない範囲で楽しめる遊びやスポーツをみずから選択できるように支援することが大切である。

3 出血への対応

出血の早期発見▶　血友病の子どもが出血しやすい部位と，早期発見のための観察ポイントは，**表10-3**(▶291ページ)を参照されたい。血友病では，外力がかかった場合だけでなく，原因がはっきりしない出血もある。そのため，外出血だけでなく，子どもや家族に対して，関節や筋肉内出血の徴候として，痛みや熱感・腫脹などの症状に注意するように伝える。

子どもがスポーツや遊びのなかで出血をきたした場合，子どもをせめたり，注意するのではなく，まずは「よく教えてくれたね，サッカーするとぶつかることが多いかな」など，出血する可能性のある行動やスポーツについてふり返り，一緒に考える機会をもつ。そして，子ども自身が体験から出血予防の大切さに気づき，取り組んでいけるようなかかわりが大切である。

発展学習 ▶▶▶

■血友病のある子どもと家族を取り巻く多職種連携

血友病のある子どもと家族には，血液学的な治療を行う血液専門医と看護師のほか，関節内出血や慢性の血友病性関節症の治療を行う整形外科医，リハビリテーション専門医，理学療法士，歯科治療を行う歯科医，歯科衛生士，遺伝相談を行うカウンセラー，医療費の相談を受けるソーシャルワーカー，ときに産婦人科医によるチーム医療が必要である。そのなかで看護師は，子どもと家族の最も近いところで，予測される問題に対して事前に情報共有し，子どもと家族のかかえる問題を早期にとらえ，必要な専門家の介入をコーディネートする役割を担う必要がある。

また，医療者だけでなく，子どもの生活の大半を占める地域での多職種連携が重要である。保育園や学校などの集団生活を行う際には，子どもが遠足や旅行を楽しめるように，子ども，家族，そして担任や養護教員と対応について事前に話し合っておくようにする。子ども自身や家族が，病名を家族以外に話すことに不安やとまどいを感じることがあるため，看護師は話すことのメリット，話さないことのデメリットを考慮し，誰にどのような内容を話すことがよいかを家族と一緒に考える。血友病の症状，応急処置，体育など制限を要する運動などについて，情報を共有し，子どもが楽しいと思える体験ができるように支えることは，子どもの自信につながり，成長・発達においても重要である。

頭蓋内出血は生命の危険を伴うことがあるため，頭部打撲があった場合には医師とも連携し，早期に処置や治療が行えるようにする。

止血，出血への▶
対応

出血をきたした場合は，出血部位の止血と凝固因子の補充が必要となる。出血時の凝固因子の補充については，重症度や部位によって異なるため，ガイドラインを参照する。また，関節内や筋肉内出血の場合には，安静が重要となるため，車椅子の利用やベッド上での安楽な体位の工夫が必要となる。

痛みへの対応▶

出血がある場合，痛みを伴うことが多い。子どもが体験する痛みを小児の行動，生理学的反応，フェイススケールなどを利用した子どものセルフレポートにより評価することが必要となる。出血部位はシーネなどを用いて固定し，安静にするとともに冷却を行う（▶「小児看護学①」小児臨床看護総論第5章「③痛み」）。

4 家庭輸注療法

凝固因子の家庭輸注療法は，①1か月に数回以上出血（とくに関節内出血）がある，②子どもや家族が家庭輸注を望んでいる，③血管が出ていて静脈に針を刺し，注射することがむずかしくない，④製剤に対するアレルギーがないなど，いくつかの基準を満たした場合，導入されることになる。凝固因子の補充頻度や投与量は，子どもの生活パターン・活動性，出血の頻度，関節障害の程度などにより異なり，個々の子どもの状況に応じて選択される。

家族の技術習得▶
へのケア

家庭輸注療法は，医療者不在の環境での取り組みとなることから，子どもと家族が血友病や治療方法，静脈内注射の方法，器具や薬剤の取り扱いなどに関する知識と技術を十分にもつことが必要である。家族が技術を練習する過程では，最初は医療者が輸注を実施する場面を見学し，凝固因子製剤の保存法・溶解法，注射部位の選択，穿刺方法などを段階を追って進めていく。家族の実施のプロセスや気持ち，受けとめ方に関する情報を共有しながら，家族と進め方について相談する。

わが子に針を刺すということは不安であり，恐怖を感じ，家族にとってはストレスになる。そのため，家族の気持ちに寄り添い，けっしてあせらせず，子どもそして家族がよりよい日常生活を送ることの大切さを共有しながら，穿刺することに対する受けとめや気持ちを支えていくことが重要である。

家庭での輸注療法は，家族の意向を確認しながら，両親が実施できるように支援する。それは，家族全体で子どものケアを見まもっていくために必要なことである。また，訪問看護の導入など地域の医療資源の活用を考慮するとよい。

子ども自身の技術▶
習得へのケア

血友病をもつ子どもがみずから静脈を穿刺し，製剤投与が行えるようになるのは，学童期以降であることが多い。子ども自身が，製剤補充を行うことで活動に参加できるなど，自分にとってよいことがあることを感じ，補充療法を生活のなかに取り入れていけるようにするには，年少のころからの継続したかかわりが重要である。

家族が中心で行う補充療法においても，子どもが受けとめられる言葉で，行

っていることや目的を説明したり，穿刺部位の選択，キャップを開けるなど製剤の準備をはじめ，子ども自身が実施できることをみつけて，補充療法に取り組めるようなかかわりをする。そのようなかかわりのなかで，子ども自身の自己注射への関心や動機づけ，技術的な成熟度を家族とともにとらえ，本人が取り組む機会や技術を増やしていくとよい。また，血友病の子どもを対象としたサマーキャンプなどの機会で，同じ疾患をもつ子どもたちとのかかわりを通して，自己注射の技術を練習することもある。

5 家族へのケア

　血友病は遺伝性の疾患であるために，家族が自責の念を強く感じることがある。また，出血をおそれ，子どもの安全をまもるために，日常生活や運動を過剰に制限することがあるかもしれない。看護師は家族の心配な気持ちを受けとめるとともに，子どもと家族が毎日の生活を楽しく過ごすことの大切さを話し合い，子どもらしい生活が送れるように支援する。

　第 1 子が血友病であった場合，第 2 子をもうけることへの不安が強くなったり，子ども自身が将来子どもをもつことについて，家族が心配をしていることもある。ときに，遺伝相談やカウンセリングが行えるように，多職種との連携が必要となる。

ゼミナール
復習と課題

❶ 乳幼児期の貧血のおもな原因について理解しよう。
❷ 出血傾向のある子どもとその家族に対する看護のポイントを考えてみよう。
❸ 家庭輸注療法を行う子どものセルフケア自立に向け，発達段階ごとの看護を考えてみよう。

参考文献　1）吉川喜美枝・小野織江編：特集 小児における血友病看護. 小児看護 32(12), 2009.
2）Bets, C. J. et al.: *Family-centered nursing care of children* (Chapter 34: Altered hematologic function), 2nd ed. W. B. Saunders, 1994.
3）Hockenberry, M. J. and Wilson, D.: *Wong's nursing care of infants and children* (Chapter 35: The child with hematologic or immunologic dysfunction), 9th ed. Mosby, 2010.

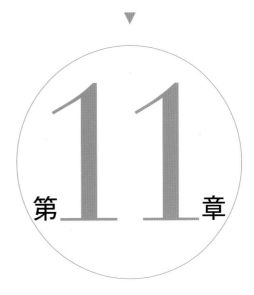

第11章

悪性新生物と看護

A｜看護総論

　悪性新生物（がん）とは，病的細胞の異常増殖による全身性疾患の総称である。小児がんの治療では，抗がん薬を用いた化学療法や手術療法・放射線療法を組み合わせた集学的治療が行われることが多い。集学的治療は小児がんの治療成績の向上に貢献し，また近年は分子標的療法の研究が進み，一部の難治性のがんをもつ子どもの生存率が改善してきている。長期寛解や治癒をみとめられている子どもも増え，現在では小児がんは慢性疾患として位置づけられている。

　がんをもつ子どもは，治療や検査による身体的な苦痛だけでなく，長期入院によるストレス，治療による晩期合併症，退院後の社会生活復帰への不安など，心理・社会的問題を経験することが多い。また，家族とくに両親は，子どもの生命予後や治療に対する不安，きょうだいの世話など，とまどいや混乱のなかで，わが子の療養生活を支えなければならない。

　そのため看護師は，疾患や治療に伴う苦痛の緩和と安楽の保持に努め，治療が有効かつ継続されるように子どもをケアするとともに，子どもと両親・家族の心理・社会的問題に対して寄り添うことが大切である。そして，子どもの人生が退院後も続くという長期的な視点をもち，入院や治療中であっても，1人ひとりの子どもが自分らしく毎日を過ごし，成長・発達していけるように，多職種と協働しながら取り組まなければならない。

① 診断時の看護

1 症状のアセスメントと身体的苦痛の緩和

　がんが疑われる子どもは，それぞれのがんの種類によるさまざまな症状を呈している。脳腫瘍では頭痛，嘔吐，痙攣，歩行障害などを，白血病など血液系のがんでは発熱の持続，貧血，出血傾向，関節痛などを伴うことが多い。そのなかで，子どもは確定診断のための検査や処置を受けなければならず，心理面のみならず安全面の確保や身体的苦痛の緩和は重要である。看護師は，医師の診察とともに，子どもの症状をアセスメントし，症状への適切な看護を提供しなければならない（▶「小児看護学①」小児臨床看護総論第5章）。

2 診断的検査を受ける子どもの看護

　がんが疑われる子どもの診断的検査は，痛みを伴うものや，見慣れない器具を使用し，複数の種類が行われ，子どもにとって身体的・心理的苦痛が大きい。またこれらの検査は，治療過程において治療効果の判定などのため，繰り返し

実施されることが多い。そのため看護師は，子どもの診断的検査の体験が少しでも苦痛の少ないものとなるようにケアする必要がある。

　骨髄穿刺のような痛みを伴う検査では，鎮静薬・鎮痛薬が適切に使用されるように医師と協働する。また，検査の目的，検査時に子どもの体験する感覚，検査終了時間などについて，チャイルドライフスペシャリストなどと協働し，視覚的資料やメディカルプレイを用いた子どもへのプレパレーション（心理的準備）を行う（▶「小児看護学①」小児臨床看護総論第6章）。

3　子どもへの病気説明

説明の目的▶　がんをもつ子どもへの病気の説明の目的は，子どもが自分の身におきていることについて，それぞれの成長・発達に応じて受けとめ，治療や入院生活に対して見通しをもち，子ども自身が目ざす生活を送ることができるようになるために治療に取り組むことである。また，家族や医療者とのコミュニケーションが円滑になることなども含まれる。

　そのためには，言葉や数字の理解など，認知発達に関連することに加え，子どものこれまでの病気体験や関心事などの個人的体験に関する情報をもとに，疾患や病態，治療に関する説明を行う。説明することが目的ではなく，子ども自身が病気の体験をどのように受けとめていくのかが看護においては重要である。そのため，説明後のかかわりだけでなく，日々の治療やケア場面などで，子どものとらえ方や感じていることなどを子どもと語り合うことを通して，子どもの治療への取り組みを支えることが大切である。

家族への説明▶　ときに，家族はさまざまな理由により子ども自身に病名を伝え，説明することにとまどいを感じることがある。このような家族に対しては，説明する必要性や利点を強調して伝えることよりも，わが子ががんと診断されたことへの不安・恐怖・混乱に対して寄り添い，まず家族の心理的なケアを行うことが大切である。そのうえで，子どもにとって最善の方法を一緒に考える姿勢が看護師には求められる。

4　家族への看護

　がんを疑われている子どもは，確定診断がつくまでに時間を要することがあり，家族は不安，恐怖，悲しみ，「もっと早く気づいていれば」など，自責の念をいだいている場合も少なくない。看護師は，受診時から子どもと家族のそばに寄り添い，気持ちを受けとめるかかわりが必要である。

　わが子ががんの診断を受けた親の衝撃は，はかり知れないものがある。家族への最初の説明時には，必ず看護師も同席する。家族の反応や理解の程度を知ることは，その後の家族への看護を判断するうえで重要な情報となる。説明後にも，家族が自分の気持ちを十分に表出できるような環境に配慮し，静かな場所と十分な時間を準備する。感情を表出しながら考えや思いを整理することは，

その後，家族が家族らしく過ごしていけるためにも重要である。

　最初に行われた説明の内容は，診断の衝撃や悲しみから家族の記憶に残らないことも多い。そのため，一度の説明では十分に受けとめきれず，同じことを繰り返して質問することがある。看護師は，わからないことや心配事をたずねやすいような雰囲気をつくり，家族が求める情報を提供するように心がける。

5 入院生活の適応への支援

子どもに対して▶　がんの治療のため，数日の外泊を繰り返しながらも数か月におよぶ入院生活が必要となる。そのため，家族や友だちとの突然の別離や，これまで通っていた幼稚園・保育園や学校教育の中断により，子どもの多くは，入院生活そのものに対するストレスを感じる。

　看護師は，入院後に子どもが少しでも楽しく，その子らしく生活できるように，環境を整える。まず，ケア場面などを通じて，子どもと語り合い，子ども自身が大切にしているものはなにかに関する情報を得て，可能な限り入院中も継続できるように配慮する。また，入院中の子どもどうしが友だち関係を築いていけるように，間に入って調整することも必要である。学童以上の子どもでは，教育が継続されるよう，院内学級や養護学校への転入を考慮する。院内学級などの教員と協働しながら，子どもらしい時間がもてるよう体調を整えることが看護師の役割である。

家族に対して▶　家族が入院中の子どもに対して付き添いまたは毎日の面会を行うためには，日常生活や仕事との調整が必要となる。入院後に予測される具体的な問題を家族とともに考え，家族が認識する家族内外のサポートが利用できるように支援する。また，入院中のほかの家族とサポート関係が築けるように支援し，家族会やサポートグループを紹介する。

　家族はがんの診断を受けた子どもに考えが集中してしまうことも多い。きょうだいがいる場合は，きょうだいの存在に配慮し，親とともにきょうだいへのかかわりを話し合いながら，家族全体への看護を行う。

② 治療を受ける子どもの看護

　小児がんの化学療法は，数種類の薬を数日間にわたって集中的に投与したのち，副作用から回復する3〜4週後に再び投与する。このような周期で長期にわたって投与するスケジュールをプロトコールといい，がんの種類によって異なる。放射線療法や手術と組み合わされることもある。近年はより侵襲の少ない治療方法（分子標的薬など）が増えてきているものの，全身に及ぶ副作用や，嘔吐・脱毛・倦怠感など生活面・心理社会面への影響が大きい副作用もある。治療期間は，がんの種類や治療方法によって異なるが，入退院を繰り返しながら長期に及ぶ。副作用などへの対処行動を身につけるとともに，治療に対して

前向きに取り組む意欲がもてるよう，成長・発達段階に見合ったその子らしい生活を保つことが重要である。

時間が経過して生じる副作用を晩期合併症（▶発展学習）とよび，全身臓器にわたる影響が明らかになってきた。これらの副作用の予防方法は不明のものが多いため，食事・運動・メンタルヘルス・禁煙など生活全般にわたり健康を維持・促進するためのセルフケア能力を育成することが重要となる。晩期合併症の早期発見・早期治療のためには，発生リスクに応じた検査を定期的に受ける必要があるが，病識や本人の心理的準備を整えながら，段階的に理解できるように支援する。

1 化学療法を受ける子どもの看護

がん細胞は正常細胞より増殖速度が速い。そのため正常細胞よりも多く抗がん薬を取り込み，死滅する。抗がん薬の副作用は，増殖速度の速い骨髄・粘膜・毛根細胞などにおこる。

● 輸液，髄腔内注射に対する看護

化学療法に使用される薬剤は，がん細胞の DNA・RNA の合成を阻害するなどして死滅させる作用があり，主として点滴静注によって投与される。薬剤によっては腎不全・アナフィラキシーショックなど重篤な副作用があるため，個々の薬剤の副作用に十分注意し，異常の早期発見に努める。

抗がん薬は輸液もれによって血管外に漏出すると，難治性潰瘍をおこすので輸液管理が重要となる。髄腔内注射による抗がん薬の投与を行う場合は，腰椎穿刺の看護に準ずる。薬剤の副作用に注意するとともに，薬剤の効果を高めるために処置後は頭を低くする。

● 副作用別の看護

治療直後から約 1 か月の間に発生する副作用は多様であるが，なかには生命の危機に直結するものも含まれる。症状が重篤な時期の子どもにとっては，看護師と会話をすることも億劫であるため，使用する化学療法や時期などから，

発展学習▶▶▶

治療を受ける子どもには次のような副作用がある。

■腫瘍崩壊症候群 tumor lysis syndrome

とくに寛解導入時や腫瘍が大きい場合に，化学療法で腫瘍細胞が大量に崩壊することによっておきる，高尿酸血症・高カリウム血症・高リン血症をさす。バイタルサイン・水分出納・電解質バランスの観察が重要となる（▶307 ページ，表 11-1）。

■晩期合併症 long-term effect

化学療法や頭蓋放射線照射治療の副作用のなかには，治療終了後数か月から数年後にあらわれる障害がある。これを晩期合併症という。長期にわたる経過観察が必要となるため，治療が終了しても継続的に通院する。二次がんの発症には喫煙などが関係するといわれているため，喫煙を避けるなど健康的な生活習慣を身につけることが必要である。

アセスメントする副作用の優先順位を判断し，系統的な観察を行うことが重要となる。また，副作用軽減のための薬物投与や輸血などの支持療法が適切になされるためにも，本人の訴えや観察した情報を医療チームと共有することが求められる（▶表11-1）。

2 放射線療法を受ける子どもの看護

放射線照射後は著しい骨髄抑制がみられる。骨髄抑制への対症看護を行う。放射線照射によって，照射部位の皮膚炎や色素沈着がおきることがある。保清時には照射部位を摩擦しないようにするとともに，ぬるま湯を用いて行い，温度刺激を避ける。また，色素沈着部はびらんすることもあるため，軟膏を塗り，ガーゼで保護する。放射線照射部位を明確にするため，マーキングが行われるが，保清などで薄れてしまわないようにする。

照射中は身体的苦痛が少ないが，照射時間内は静かに臥床する必要があるため，年少児では催眠薬を使用することがある。連日催眠薬が必要な子どもには，催眠によって食事や清潔ケアが妨げられないように，活動スケジュールを調整する。また，覚醒後の経口摂取は誤嚥がないことを確認してから開始する。覚醒したまま行う場合は，十分な心理的準備を行うとともにモニター室から見まもっていることを伝え，音楽をかけるなど，心細さや孤独感の軽減をはかる。

3 手術を受ける子どもの看護

腫瘍を摘出する目的で行われる。術前に化学療法を行い，腫瘍を小さくしてから行うため，術前の全身管理が重要となる。摘出後も肉眼的に確認できない腫瘍細胞が残存している可能性があるため，術中に放射線照射を行ったり，術後に化学療法を行う場合がある。一般的な全身麻酔の手術に準ずる看護を行う。

放射線照射・化学療法を併用するため，これらの身体的影響を観察し，異常の早期発見と苦痛の緩和に努める。低栄養や放射線による組織障害によって，手術創の治癒が遅くなることがある。感染を予防し，栄養状態を良好に保つよう，術前からの準備が重要となる。

手術に伴って，転棟や術後に集中治療室に入室することがあらかじめ決まっている場合は，子ども・家族ともに不安が大きくなる。転棟先などの看護師らへ子どもの生活や好みなどについて情報提供を行い，環境の変化に適応できる

発展学習 ▶▶▶

■きょうだいがドナーの場合

造血幹細胞提供者（ドナー）が，子どものきょうだいである場合，倫理的な課題について十分に検討することが重要となる。家族は，移植を受ける子どもと造血幹細胞を提供するきょうだい双方への心配をかかえて

いる。看護師は，きょうだいにどのように病名や治療を説明するかなどを家族・多職種とともに考え，また，家族の話を傾聴して共感的にかかわるとともに，家族の求める情報を提供することが必要である。

▶表 11-1　化学療法の副作用と看護

副作用	症状	治療と看護
骨髄抑制	白血球減少による易感染 　常在菌による感染 　　細菌感染→緑膿菌 　リンパ球減少による易感染 　　ウイルス感染→水痘・帯 　　状疱疹は致命的 　　真菌感染→カンジダ感染 　　症	1. 無菌室，加熱食など感染源を減らす環境 　あらゆる処置やケア時の手洗い，無菌操作，患児専用の血圧計・体温計の病室内保管，面会者（ウイルス未感染者）の把握・制限，創部，IVH や採血部位，骨髄・腰椎穿刺後の処置，点滴ルートなど感染経路となりうる部分の清潔管理 2. 感染予防 　口腔粘膜：口腔ケア，歯ブラシの選択，口唇の乾燥防止 　上気道：うがい，予防的抗菌薬の吸入・内服 　尿路：手洗い，排泄後の清潔ケア 　消化管：予防的抗菌薬の内服，食事の食べ残しの処理，加熱食，口にもっていく玩具などの消毒 　陰部：手洗い，排泄後の清潔ケア 3. 感染徴候の早期発見（発熱の有無，感冒症状） 4. 顆粒球コロニー刺激因子（G-CSF）投与
	赤血球減少による貧血	1. 貧血の程度の把握（結膜・爪，易疲労性など） 　患児の活気で判断しないよう注意する（訴えられないことが多い） 2. 貧血の対症看護 　安静：静かに遊ぶ工夫，昼寝などの休息時間の確保 　保温：室温，末梢冷感に注意する 　食事：良質なタンパク質，鉄分の多い食事 3. 輸血（濃厚赤血球） 4. 疲労によるセルフケアの障害を最小にする
	血小板減少による出血傾向	1. 出血傾向の把握 　検査など：マンシェット部位の紫斑や腫脹（しゅちょう）の有無，採血部位，骨髄・腰椎穿刺部 　生活：鼻いじり・爪かみなどの癖，歯みがきの方法，玩具やベッドまわりの環境 　排泄：便秘の有無，排尿時痛の有無 　発達：乳歯ー永久歯の把握，月経周期の確認 2. 出血の対症看護 　検査など，圧迫止血，環境整備と外傷予防，全身の栄養状態の改善，口腔ケアなど 3. 輸血（血小板） 4. 消化管・頭蓋内出血に注意する
粘膜障害	口腔粘膜障害による口内炎	1. 潰瘍化，感染，出血の防止 2. 痛みによる食欲低下やコミュニケーションの障害の予防
	上部消化管粘膜障害による吐きけ・嘔吐 悪化すれば食道炎・胃潰瘍→低栄養（頻回嘔吐による頭蓋内圧亢進の可能性あり）	1. 程度によって制吐薬の使用 2. 反復する吐きけ・嘔吐による活動性の低下，睡眠障害など二次的な障害を最小にする 3. 精神的抑うつ，予期的嘔吐を最小にする 4. 栄養状態の改善
	下部消化管粘膜障害による下痢・便秘 頻回の下痢による肛門部の潰瘍やびらんは感染潰瘍化の可能性あり	1. 腹痛，腹部の不快感をやわらげる 2. 水分・電解質バランスのモニター（脱水・低ナトリウム血症・腎機能低下の予防） 3. 排便コントロール 4. 肛門部周囲の皮膚の清潔を保つ
	陰部粘膜障害による炎症・出血・感染	1. 陰部の清潔保持（感染予防） 2. 炎症の対症看護 3. 炎症悪化による出血，感染を最小限にする
脱毛	体毛・頭髪の脱毛	1. 事前の説明と可逆的で必ずはえてくることを強調 2. ボディイメージの変容に対する援助 3. 清潔の保持・頭皮の保護
代謝障害（腫瘍細胞の崩壊）	高尿酸血症→腎障害 高カリウム血症による不整脈→心停止 高リン血症による代謝性アシドーシス，低カルシウム血症	1. バイタルサインの観察 2. 水分・電解質バランスの補正と観察

よう工夫する。

4　造血幹細胞移植を受ける子どもの看護

　造血幹細胞移植(以下, 移植)は, なんらかの原因によって正常にはたらかなくなった造血細胞を, 造血幹細胞とよばれる細胞を移植することで, 正常な機能を有する造血細胞に入れかえる治療法である。

　移植を受ける子どもは, 移植前に行われる大量抗がん薬治療や全身放射線治療, 移植片対宿主病 graft versus host disease(GVHD), 移植により生じうるさまざまな合併症による身体的苦痛と, 感染予防のために隔離された環境での生活や, 予測がつきにくくコントロールできない状況への心理的苦痛を強くいだいている。また, 移植は難治性白血病や再発例などの治療として実施されることが多く, 子どもだけでなく家族も強い不安のなか, 治療の選択を行わなければならない。

● 治療選択への看護

　移植治療の選択は, 家族, ときに子ども自身と医療者の双方向的なコミュニケーションを通して, 十分なインフォームドコンセントが行われるように調整する。医師からの説明では, 移植とほかの治療法との比較, 前処置, 短期・長期的合併症などの移植に関連した問題, ドナーの問題が含まれる。子ども自身が移植を自分のこととしてとらえ, 主体的に取り組むためには, 子ども自身が治療選択の中心となれることが大切である。移植を受けることで自分に生じることを子どもなりに理解することで, 移植治療, 移植後に生じる合併症などにも, 子どもがみずから取り組んでいけるように支える。

　そのためには, ふだんの治療場面から, 病気や入院生活の子どもの受けとめ方, 大切にしていること, 治療選択の参加に対する意向について情報をとらえ, 移植治療の選択について一緒に考えていくことが必要である。さらに, 子どもの発達段階に応じ, どのように子ども自身が治療選択の過程に参加するかに関する家族の意向, そして, 子どもと家族のコミュニケーションパターンに関する情報を得ながら, 移植に関連する家族間のコミュニケーションが促進するように支えることが重要である。

● 移植前〜移植後の看護

　各期の子どもの観察ポイントとケアのポイントを表 11-2 にまとめた。

③ 入院から退院, 自宅での生活への移行時期の看護

　治療終了から外来通院が開始され, 自宅での生活が中心となる時期には, 子どもと家族は, 退院に対する喜びと不安の混在を体験している。看護師は喜び

▶表 11-2　移植を受ける子どもの観察ポイントとケアのポイント

	観察ポイント	ケアのポイント
移植決定～前処置開始	●感染巣の有無（口腔内，上気道，耳など） ●バイタルサイン測定，感染徴候の観察 ●子ども本人の移植に対する受けとめ，認識，気持ち，主体性，不安の強さ，移植のイメージ，過去の痛み体験と対処行動など	●感染源の除去 　腸管内殺菌（抗菌薬の内服），吸入，点眼など，中心静脈ラインの管理，各種培養検査，関連診療科の受診 ●オリエンテーション（視覚資料利用），（希望に応じて）移植体験者との面会，無菌病室の体験ツアー，無菌室での生活指導 ●移植に対する気持ちを語れるようにかかわる ●過去の痛みの経験を確認し，一緒に痛み緩和ケアについて考える ●ドナーがきょうだいの場合：ドナーへのインフォームドコンセント／アセント
前処置中（おもな前処置内容）	●副作用の有無，異常の早期発見 ●疼痛その他不快な症状の有無についての定期的なアセスメント	●身体的苦痛を最小限にする：苦痛のマネジメント ●内因性感染予防（腸管内殺菌の継続，口腔内の清潔保持など） ●外因性感染予防（無菌管理，手洗い・マスクなど）
	シクロホスファミド（CPA） ●おもな副作用：出血性膀胱炎，抗利尿作用，心筋障害 ●尿量，尿潜血・血尿の有無，尿性状，尿pH，浮腫の有無，体重増加，水分出納バランス，各種検査データ	●輸液管理：水分負荷 ●医師の指示による出血性膀胱炎の予防薬（メスナ），利尿薬の利用 ●心電図モニタ装着によるモニタリング ●（必要時）膀胱留置カテーテル管理
	ブスルファン（BUS） ●おもな副作用：静脈閉塞性肝疾患，感染症，痙攣，胃腸障害，口内炎，舌炎，吐きけ・嘔吐，食欲不振，下痢，軟便，腹部膨満，浮腫，黄疸，腹水，体重増加など	●抗痙攣薬の予防内服 ●体重・腹囲測定
	メルファラン（L-PAM） ●おもな副作用：腎毒性，粘膜障害，催吐性 ●尿量，タンパク尿，水分出納バランス，口内炎，嚥下障害，吐きけ・嘔吐，吐物の性状，潜血反応，食事摂取量，肛門周囲炎	●含嗽・口腔内清拭 ●医師の指示による鎮痛薬・制吐薬の使用 ●吐物のすみやかな処理，嘔吐後の含嗽 ●食事形態の変更，中心静脈栄養への変更 ●内服形態の変更，内服への支援 ●肛門周囲の保清，微温湯での洗浄，軟膏塗布
	全身照射（TBI） ●おもな副作用：急性放射線障害（全身倦怠感など），粘膜障害	●照射中の安楽な体位の工夫，気分転換 ●治療室への移動中の感染予防
移植中	●バイタルサイン測定：血圧，脈拍，呼吸状態 ●ショック症状，チアノーゼの有無，尿性状	●心電図モニタの装着 ●酸素吸入，吸引物品の準備
移植後～移植後100日	●前処置の副作用症状 ●急性移植片対宿主病（GVHD） ・消化器症状：吐きけ・嘔吐，食欲不振，大量の下痢（ときに出血を伴う），腹痛，便の性状確認（水様，粘液性，色など），下痢による肛門周囲炎 ・皮膚症状：皮疹，表皮剥離など ・肝障害：黄疸症状，活気，検査データ ●血栓性微小血管障害 ●類洞閉塞症候群（肝中心静脈閉塞症） ●生着症候群（移植後2～3週間） 　CRPの上昇，感染症状を伴わない発熱，体液貯留，皮疹など	●前処置中のケアに準ずる ●症状出現の観察 ●苦痛の緩和 ●中心静脈栄養管理 ●医師の指示による鎮痛薬の投与 ●皮膚のケア：乾燥予防，軟膏塗布，擦過傷予防，ドレッシング剤による皮膚保護 ●安楽な体位の工夫，気分転換

をともにするとともに，少しでも退院後の不安が軽減するようにかかわる。

退院後にも続くケアや生じうる問題にどのように取り組んでいくかは，退院間近に行うのではなく，子どもと家族が退院後の生活をイメージできるように，外泊の前後など，入院中の治療経過のなかで取り組んでいくことが大切である。

1 子どもと家族の退院後の生活に向けた看護

退院後は，感染徴候などの観察，内服の管理やこの時期に合わせた食事制限などを家族が主体となって行う。定期的な外来受診もあるため，家族にかかる負担が軽減されるように支援する。また長期に入院していた場合には，退院後にきょうだい間の葛藤が生じることも少なくない。

看護師は，きょうだいや親など，1人ひとりの家族が子どもの疾患や入院について感じていること，とらえ方について，入院中から話し合う機会をもつことが必要である。そして，家族内外のサポートの有無や，家族内の役割の変化，家族のコミュニケーションパターンをアセスメントし，子どもを含むそれぞれの家族員が，退院後にもかわらず「家族」と感じられるように支援する。入院中から子どもと家族の意向を確かめたり，外来看護師と情報交換を行い，学校などを含めた支援体制を整えるようにするとよい。

2 学校・社会生活への適応への看護

治療による易感染状態の問題や，長期の友だちとの分離，学業の遅れ，治療によるボディイメージの変化などから，子ども自身が復園・就学・復学に不安をかかえていることがある。退院前や退院直後の移行期には，どのような生活を送りたいと考えているかについて語り合いながら，子どもや家族のかかえている不安や問題などの情報を得て，学校生活や社会生活のなかでできること，取り組むことを少しずつ目標として，子ども・家族と共有することが必要である。

また，子どもや家族同様，受け入れる側の園や学校も，不安を感じている場合が多い。具体的に調整が必要となる事項は，子どもと家族の意向を確認しながらすすめていくことが望ましい。

④ 再燃・再発時の看護

近年，小児がんの寛解率は増加しているが，なかには，再燃・再発が生じることもある。再燃・再発を経験する子どもと家族は，初発時以上に，治療や予後に対する恐怖や，死に関する予期的不安をいだき，その後の治療選択もむずかしくなることが多い。子どもの再燃・再発による症状，検査や治療に伴う苦痛の軽減，安楽に努めるとともに，子ども・家族への精神的ケアが非常に重要となる。

⑤ 長期フォローアップにおける看護

　小児がんの多くが長期寛解や治癒する時代となった。長期フォローアップ外来では，抗がん薬治療などによる晩期合併症を早期に予防・対応することに加えて，子どもがひとりの人として自立した生活を送ることができるよう，乳幼児期・学童期から思春期・青年期へと成長していく子どもに対して，長期にわたる看護の介入が必要である。退院後の受診時には，定期的に子どもの病気や治療の受けとめや理解を把握し，成長・発達段階に応じた情報の提供や，将来の健康をまもるためのセルフケア支援を行う。

B｜おもな疾患

① 総論

1 疫学

　小児悪性新生物(がん)は，医学の進歩により 70〜80% の患児で治癒可能となっているが，いまでも幼児期以降の小児の疾患による死亡原因第 1 位である。小児がんは，小児の 1 万〜1.3 万人に 1 人に発生するまれな疾患で，わが国の発生数は年間約 2,100 人と推定され，白血病やリンパ腫のような造血器腫瘍，脳腫瘍，その他の固形腫瘍に大きく分類される。白血病が 3 分の 1，脳腫瘍が 7 分の 1，リンパ腫以下のその他の固形腫瘍がそれぞれ 2〜8% 前後を占めている(▶図 11-1)。

発展学習▶▶▶

■がんの再燃・再発時の子どもに対するケア
　初発時同様に，子どもの気持ちや治療・入院に対する受けとめ・理解について語ることを通して，子どもが治療に納得してのぞめるようにする。治療が選択可能な場合，年齢と理解力，子どもの治療選択への意向に応じて，子ども自身も治療選択できると感じられるように環境を整え，子どもと話し合いながら，希望や目標を短期・中期・長期にわたり子どもとともに考えることが必要である。

■がんの再燃・再発時の家族に対するケア
　家族，とくに親は，子どもの再燃・再発に対して，治療に期待しつつも，予後に対する不安を強く感じている。親は，医師や看護師からの保証を求めたり，積極的に情報収集を行ったり，反対に疾患や治療に関する情報を避けるなど，それぞれに反応が異なる。看護師は，どのような家族の取り組みであっても，それは「子どもをまもりたい」という親であるからこその反応であると，そのままを受けとめることが必要である。
　看護師は，親が感じていること，病気に対する受けとめなど，親のいだく感覚を親自身が感じられるように，混乱のなかにある親のそばに寄り添い，子どもの様子や気持ちなどを語り合えるような存在となることが求められる。親が看護師や医師と情報を共有し，語り合うことを通して，自分自身の気持ちや受けとめなど，自分の感覚に気づき，少しずつ現実を受けとめていけるように支援する。また，治療を選択することに焦点をあてるのではなく，親と医療者が十分な話し合いを行うなかで，「子どもにとってよいこと」，そしてそれが「親としてもよいこと」と感じられるようにすることが看護の大きな役割である。

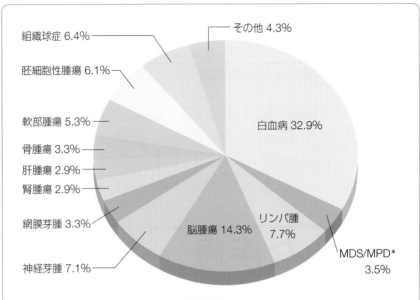

*MDS/MPD：骨髄異形成症候群/骨髄増殖性疾患
白血病やリンパ腫のような造血器腫瘍，脳腫瘍，その他の固形腫瘍に大きく分類され，
白血病が3分の1，脳腫瘍が7分の1，リンパ腫以下のその他の固形腫瘍がそれぞれ
数%を占めている。

（日本小児血液・がん学会疾患登録委員会：小児がん学会全数把握登録事業・小児血液学
会血液疾患疫学調査研究──2009年から2011年診断例の2012年度集計．日本小児血
液がん学会雑誌50(3)：462-478，2013から抽出した5,962症例の集計結果を引用し
て作成）

▶図11-1　小児がんの種類とその頻度

　好発年齢は，図11-2のように4つのパターンに分けて考えるとわかりやすい。最も多い急性リンパ性白血病(ALL)は，3〜4歳にピークとなる特徴的な分布を示す。急性骨髄性白血病(AML)やリンパ腫，脳腫瘍などは小児期にまんべんなく発症がみられ，神経芽腫・ウィルムス腫瘍(腎芽腫)などをはじめとする「芽腫」とよばれる胎児組織由来の腫瘍のほとんどは5歳未満に発症する。骨腫瘍・卵巣腫瘍は，第二次性徴期である思春期に多いという特徴がある。

　小児がんの原因は多くの場合不明であるが，がんを好発する基礎疾患が知られている（▶表11-3）。

2　診断と予後予測

　小児がんの臨床症状としては，健診などで偶然発見される場合から，発熱の原因がわからず不明熱が続く場合，入浴時に腹部膨満や腫瘤に気づく場合，からだのどこかのはれや痛みで受診する場合など，多種多様である。小児がん自体がまれであるために，ふつうの小児科外来で小児がんをすぐに疑われることは少なく，一般的に初発症状から診断までに時間がかかることが多い。

　診断確定に先だち，血液・尿検査や，X線写真・超音波などの画像診断が行

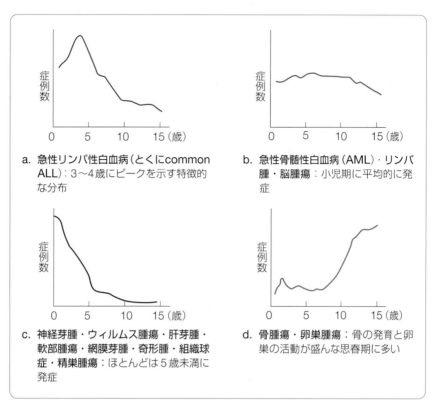

a. 急性リンパ性白血病 (とくにcommon ALL)：3～4歳にピークを示す特徴的な分布

b. 急性骨髄性白血病 (AML)・リンパ腫・脳腫瘍：小児期に平均的に発症

c. 神経芽腫・ウィルムス腫瘍・肝芽腫・軟部腫瘍・網膜芽腫・奇形腫・組織球症・精巣腫瘍：ほとんどは5歳未満に発症

d. 骨腫瘍・卵巣腫瘍：骨の発育と卵巣の活動が盛んな思春期に多い

▶図 11-2　おもな小児がんの発症年齢分布

▶表 11-3　小児がんを好発する基礎疾患

基礎疾患	好発する小児がんの種類
ダウン症候群	急性白血病
色素性乾皮症	皮膚がん
毛細血管拡張運動失調症 Ataxia-telangiectasia，ブルーム Bloom 症候群，ファンコニ Fanconi 貧血などの DNA 修復異常	白血病，リンパ腫
片側肥大症，無虹彩症，ベックウィズ-ウィーデマン Beckwith-Wiedemann 症候群	ウィルムス腫瘍
重症複合免疫不全やウィスコット-オルドリッチ Wiskott-Aldrich 症候群などの免疫不全症	リンパ腫，白血病

われる。のちの治療方針を決定するにあたって最も基本的なことは，腫瘍生検や骨髄検査などで病理・細胞学的な診断を確定するとともに，予後予測に役だつがん細胞の生物学的特徴を特定することである。

　白血病では，さまざまな特殊染色を併用した形態分類と表面マーカー分類を行う。固形腫瘍では，未熟ながん細胞のことが多いため，通常のヘマトキシリン-エオジン (HE)染色のみでは病理診断は困難であることが少なくない。そのため，免疫染色や染色体・遺伝子検査を駆使して確定診断をするとともに，予

後を含めてどのくらい強力な治療が必要かということを予測し，治療法の選択と層別化（治療の強弱を決める）を行う。また，**腫瘍マーカー**物質を産生する疾患では，その上昇が診断に役だつだけでなく，治療経過観察上も腫瘍マーカーの定期的な測定が重要である。

がん細胞は遺伝子の異常でおこり，同じ染色体異常や遺伝子異常をもつ症例ではよく似た臨床経過をたどることがわかっている。代表的な染色体異常・遺伝子変化と臨床的特徴の関連を**表 11-4**に示す。造血器腫瘍でも固形腫瘍でも，染色体転座や遺伝子異常が特定の腫瘍と密接に関係していることが示されている。

3 治療の原則と支持療法

成人のがんは上皮・粘膜から発生することが多く，局所にとどまる段階で早期に診断されると，手術のみでも治癒することがあるのに対して，小児がんは非上皮性（血液・筋肉・骨・神経などから由来）のものがほとんどで，微小なものを含めると診断時にすでに約 8 割は転移が存在するといわれている。

しかしながら小児がん細胞の多くは，抗がん薬や放射線療法に感受性が高く，成人よりも強力な治療をすることで転移巣を含めて治癒させることが可能である。その意味で，小児がんの治療は，一般に外科手術のみではなく，多剤併用化学療法（抗がん薬を組み合わせた治療），放射線療法，症例によっては造血幹細胞移植や分子標的療法・免疫療法などを組み合わせた，いわゆる集学的治療が行われる。それぞれの治療には，**表 11-5**にあげた長所と短所があるため，各治療法の特長をいかしつつ，小児外科などの外科医，放射線治療医，小児血液腫瘍医などが綿密な連携のもとに治療スケジュールをたてる必要がある。

現在の治療選択は，多施設共同研究の成果をふまえて行われ，関連学会から診療ガイドラインも出版されている。ここでは小児がんで最も多い ALL を例にとって治療経過を概念図で示す（▶図 11-3）。1 個の細胞が白血病化して，それが 1 兆個くらいになると症状が出現し，診断が可能になる。診断がつくと前述のような検査をしたうえで寛解導入療法が開始され，白血病細胞数が数億個レベルくらいになると**完全寛解**とよばれる。完全寛解の状態でも，体中には

発展学習▶▶▶

■腫瘍マーカー

腫瘍マーカーとして有名なものに，神経芽腫における尿中カテコールアミン代謝産物である**バニリルマンデル酸（VMA）**，**ホモバニリン酸（HVA）**がある。

そのほかに α-フェトプロテイン（AFP）は胎児期の重要な血清タンパクアルブミンで，初期は卵黄嚢で，後期には肝臓・胃・腸管で産生され，胎生 12～15 週で最高値 300 万 ng/mL に達する。生後 24 時間以内

に急激に減少し，生後 6 か月までに成人のレベルに減少する。半減期は 5.5～7.7 日で，卵黄嚢がん・胎児性がん・肝芽腫・肝がんで上昇する。

ヒト絨毛性ゴナドトロピン（HCG）-β は胎盤由来の糖タンパク質で，受精卵の正常な着床に関係する。半減期は 45 分で，腫瘍の消長を鋭敏にモニターできる。絨毛がんと合胞体栄養細胞で強く反応する。

▶表 11-4 小児がんの代表的な染色体と遺伝子異常

病型	染色体異常*	遺伝子異常	頻度と臨床的特徴
急性リンパ性白血病 (ALL)	高二倍体	染色体＞50 本	ALL の約 25％，予後良好
	t(12;21)	TEL-AML1	ALL の約 20％，予後良好
	t(9;22)	BCR-ABL	ALL の約 5％ 以下，予後不良
	11q23 転座	MLL 関連キメラ遺伝子	ALL の 5％ 以下（乳児 ALL では約 70％），予後不良
急性骨髄性白血病 (AML)	t(8;21)	AML1-ETO	AML の約 10％，FAB 分類の M2，予後良好
	t(15;17)	PML-RARα	AML の 5〜8％，M3 と関連
	inv(16)	CBFβ-MYH11	AML の約 10％，M4Eo
バーキットリンパ腫	t(8;14)	MYC-IgH	強力な治療で予後良好
網膜芽細胞腫	13q の異常	RB1 遺伝子変異	遺伝性（家族性），全体の約 40％
神経芽腫	染色体 11q 欠失	MYCN 増幅	予後はきわめて不良
ウィルムス腫瘍	（11 番染色体）	WT1 変異，WT2 変異	WAGR 症候群，デニス-ドラッシュ症候群，ベックウィズ-ウィーデマン症候群
横紋筋肉腫	t(2;13)，t(1;13)	PAX3-FKHR, PAX7-FKHR	胞巣型に関連，予後不良
ユーイング肉腫	t(11;22)，t(21;22)	EWS-FL11, EWS-ERG	ユーイング肉腫ファミリーに特異的

*t：転座，inv：逆位を示す。

▶表 11-5 各治療法の長所と短所

各治療法	長所	短所	おもな適応
手術	● 一挙にがん細胞を除去 ● 耐性細胞の心配がない	● 腫瘍が限局性でないと完全な除去は不可能 ● 部位によっては変形や機能障害を残すため手術不能のことあり	ほとんどの固形腫瘍，とくに脳腫瘍・肝芽腫・ウィルムス腫瘍・骨肉腫では重要
化学療法	● 限局してなくても可能（微小残存病変にも効果） ● 大きい変形がおこらない ● 再発の予防効果がある	● 全身的な副作用が強い ● 耐性細胞がある ● 晩期合併症が少なからずある（不妊や二次がん）	ほとんど全小児がん
放射線療法	● 障害は局所に限定 ● 侵襲は比較的少ない	● 腫瘍が限局性でないと効果が少ない ● 治療後耐性細胞あり ● 晩期合併症が多い（発育障害・変形や二次がん）	ほとんどの固形腫瘍，とくに脳腫瘍・横紋筋肉腫・ユーイング肉腫など 造血器腫瘍では移植時全身照射，髄外浸潤に対して
造血幹細胞移植	● 感受性があれば効果最大 ● 同種移植の場合には免疫効果（宿主対腫瘍効果）	● 治療合併症が最も多い ● 晩期合併症が多い（発育障害・不妊や二次がん）	再発・難治性白血病，神経芽腫，脳腫瘍
分子標的療法	● 特異性が高く，副作用が少ない可能性がある	● 有効な特異的標的をもつものが少ない	急性前骨髄球性白血病，慢性骨髄性白血病，一部の固形腫瘍，B 細胞型リンパ腫
免疫療法	● 侵襲が少ない（一部は侵襲的なものもある） ● 効果が特異的	● 保険適応がないものが多く，高価で入手しにくい	進行神経芽腫，再発・難治性急性リンパ性白血病，難治性固形腫瘍

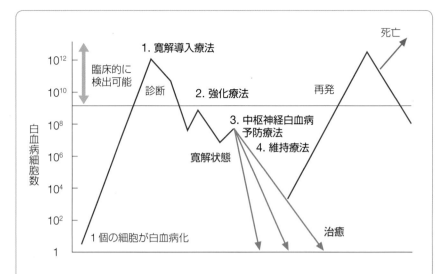

横軸が時間（月〜年），縦軸が白血病細胞の数である。診断時に10^{12}の白血病細胞が寛解導入療法で 1,000 分の 1 の数億個レベルくらいになると完全寛解に入る。完全寛解の状態では，通常の検査では白血病細胞はみとめられず，正常な造血機能が回復しているが，からだのなかにはまだ 1 億をこえる数の白血病細胞が残っている。早期強化療法でさらに減らし，中枢神経白血病予防療法・維持療法を継続して，約 2 年で白血病細胞をほぼ 0 にもっていき，治癒を目ざす。

▶図 11-3　小児がん（ALL）の治療経過

　まだ 1 億をこえる数の白血病細胞が残っていることになる。それを強化療法で減らし，抗がん薬の行き渡りにくい聖域（中枢神経や性腺）に対する予防療法を十分に行い，維持療法で治療終了時に白血病細胞がほぼ 0 になっていれば**治癒**ということになる。

　これまでは，完全寛解に入ってはいるがそれが 0 に近いレベルなのか，もう少し再発に近いレベルなのかという判断ができず，治療自体が手さぐりの時代であった。最近では，分子生物学的な手法や，特別な表面マーカー解析によって，多くの症例で微小残存病変 minimal residual disease（MRD）のレベルが検出できるようになり，再発の危険性を早期に予想できることがある。現在では治療に対する反応性を正確に評価することが，その後の再発率を予測し，治療を強化するうえでもきわめて重要である。

　また，強力な化学療法を行うためには，さまざまな支持療法が不可欠である。抗がん薬治療を連日行うことは，患児にとってたいへん苦痛なことであるが，吐きけ・嘔吐対策が向上してかなり苦痛が軽減し，栄養補給の方法も多様化した。感染症対策も，抗菌薬・抗真菌薬の充実とともに，顆粒球コロニー刺激因子（G-CSF）の併用で，好中球減少期間の短縮が可能になった。献血制度と血液センターのおかげで，ほぼ安全に必要な輸血血液が入手可能であり，毎日の採血についても，中心静脈カテーテルを使うことによって患児の苦痛は軽減している。これらの支持療法の進歩によって治療成績がよくなるとともに，治療

中の患者・家族の QOL 向上に寄与している。

4 造血幹細胞移植，分子標的療法，免疫療法

赤血球・顆粒球・単球・血小板などのすべての血液細胞を産生するのが造血幹細胞で，幹細胞は現時点で骨髄・末梢血・臍帯血から採取することが可能である。造血幹細胞移植という場合，これらの 3 種類のソースから幹細胞を採取して移植をする骨髄移植，末梢血幹細胞移植，臍帯血移植が存在し，それぞれきょうだいなどの血縁者と，バンクを利用した非血縁者がドナーになりうる。固形腫瘍では，自家骨髄移植・自家末梢血幹細胞移植も適応される。

最近の進歩として，① 前処置に伴う合併症を減らし，晩期合併症を予防する目的で，骨髄非破壊的前処置が広く行われるようになったこと，② ヒト白血球抗原(HLA)が半分しか合わない親や家族からの HLA 半合致移植の安全性が向上したこと，③ バンク移植で末梢血幹細胞移植が可能になったことなどがある。

すでに確立した分子標的療法として，急性前骨髄球性白血病の白血病細胞を分化誘導して増殖力を失わせるビタミン A の誘導体であるレチノイン酸 all trans retinoic acid(ATRA)による治療がある。それ以外に，これまで治癒に結びつく抗がん薬がなかった慢性骨髄性白血病(CML)やフィラデルフィア染色体陽性の白血病に対してチロシンキナーゼ阻害薬(イマチニブ・ニロチニブ・ダサチニブなど)が著効することが示され，CD20 陽性のリンパ腫にはリツキシマブの有効性が確認されている。CML に対しては，良好な分子生物学的寛解を示した症例で，チロシンキナーゼ阻害薬を中止できる症例もある。Precision Medicine として成人難治性がんで発展してきた「がんゲノム医療」では遺伝子パネル検査が保険収載されている。小児がんでは，がんの遺伝情報が分子標的薬の診療応用に結びつくだけでなく，正確な診断や予後予測にきわめて重要であると認識されており，小児がん向けの遺伝子パネル検査が開発されている。

免疫療法は，これまで臨床効果が不明確でエビデンスに乏しい治療とされてきたが，最近では再発・難治性 B 細胞性 ALL に対する CD19-CD3 抗体(ブリナツモマブ)療法，進行神経芽腫における GD2 抗体療法，難治性急性リンパ性白血病(ALL)に対するキメラ抗原受容体 chimeric antigen receptor 遺伝子改変 T 細胞(CAR-T)療法などがつぎつぎと保険収載され，大きな成果を上げている。

5 晩期合併症と長期フォローアップ

近年の小児がんの治療成績の進歩は著しい。その反面，治療終了後にさまざまな身体的晩期合併症や，心理的・社会的適応不全を呈する患児が目だつようになっている。一般に，診断後数年以上を経過して無治療で寛解を継続してい

▶表 11-6　おもな身体的晩期合併症

臓器系統	晩期合併症の例	臓器系統	晩期合併症の例
心理/行動学的	不安，抑うつ，リスク行為	消化器	食道狭窄，肝静脈閉塞症，消化管閉塞，瘻孔，狭窄
神経認知	集中力低下，実行機能障害，学習障害	泌尿器	腎機能低下，出血性膀胱炎，膀胱線維化
聴覚	難聴	筋骨格	骨塩量低下，骨粗鬆症，側彎症/後彎症，脚長差，低形成
視覚	白内障，眼球乾燥症，網膜症，視神経障害	神経	末梢性ニューロパチー，脳卒中，白質脳症
口腔/歯科	歯牙歯根無形成，狭小歯，口腔乾燥，骨壊死	生殖	性腺機能低下，不妊
皮膚	線維化，色素異常	内分泌/代謝	過体重/肥満，成長ホルモン分泌不全，甲状腺機能低下，思春期早発症，糖尿病
心血管	心筋症，冠動脈疾患，心外膜炎	免疫	機能的脾機能低下，慢性感染症
呼吸器	肺線維症，間質性肺炎	二次がん	治療関連白血病，皮膚がん，脳腫瘍，甲状腺がん，乳がん，大腸がん，直腸がん

(Landier, W. et al.: Surveillance for Late Effects in Childhood Cancer Survivors. *Journal of Clinical Oncology*, 36(21): 2216-2222, 2018 の Table1 を和訳)

る患児を小児がん経験者とよんでいる。約 70% の小児がんが治癒すると仮定すると，20 歳以上の成人の 500〜1,000 人に 1 人が小児がん経験者となり，全国には約 10 万人の小児がん経験者が生活していることになり，すでに成人期を迎えている小児がん経験者も 5 万人以上に及ぶと予想される。

　小児がんでみられるおもな身体的晩期合併症を表 11-6 にまとめた。最近では妊孕性温存の問題が注目され，2017 年にガイドラインが出版された[1]。表にあげたもの以外に，心的外傷後ストレス障害(PTSD)，学校や就職先での不適応，生命保険加入の問題など，心理・社会的な問題もまれではない。

　小児がんの場合には，治療終了後にも 40〜50 年にわたる長期の生命予後が期待され，復学・社会復帰・就労・結婚・出産など自立支援を含めた長期フォローアップの重要性が高まっている。

② 造血器腫瘍

　造血器腫瘍のうち，白血病は大きく急性と慢性に分けられ，急性白血病はさらに急性リンパ性白血病(ALL)と，急性骨髄性白血病(AML)に分類される。慢性型は小児では慢性骨髄性白血病(CML)だけであり，白血病近縁の疾患と

1) 日本癌治療学会編：小児，思春期・若年がん患者の妊孕性温存に関する診療ガイドライン 2017 年版．金原出版，2017.

して若年型慢性骨髄性白血病をはじめとする**骨髄異形成症候群**（MDS）があるが，小児での頻度はまれである。小児では ALL が 70〜75％，AML が約 20％，CML が数％ の頻度である。

1 急性リンパ性白血病 acute lymphoblastic leukemia（ALL）

病態生理・症状▶　正常な細胞は分裂可能な回数が定められているが，白血病細胞は死なずに永遠に増殖しつづける。したがって，骨髄は白血病細胞で満たされ，ほかの正常造血細胞の増殖分化の場を占拠してしまう。それによって正常血液細胞が産生できなくなり，顔色不良・貧血（赤血球の不足），持続する発熱・易感染傾向（白血球の不足）や，紫斑・鼻出血・出血傾向（血小板の不足）が出現する。その他，白血病細胞の浸潤症状である骨痛や臓器の腫大（肝脾腫・リンパ節腫大）もきたす。

診断▶　骨髄検査が必須であり，骨髄標本で形態的分類を行い，さらに白血病細胞の免疫学的マーカー，染色体・遺伝子異常の有無を検索し，治療法を決定する。以前から初診時の白血球数，年齢が，予後を予測する因子として最も重要とされ，白血球数が 10 万以上，年齢が 1 歳未満あるいは 10 歳以上の場合に，再発するリスクが高いことが知られている。これらの因子をもっていた場合は，より強力な抗がん薬を投与する。最近では，上記以外に層別化に重要な項目として，白血病細胞の表面マーカーと，染色体・遺伝子解析結果と治療反応性がある。

治療▶　まず寛解導入療法，早期強化療法，中枢神経白血病予防療法を経て維持療法に移る。

　[1] **導入療法から中枢神経白血病予防療法まで**　寛解導入療法は，まずビンクリスチン，ステロイド薬，L-アスパラギナーゼと，アントラサイクリン系薬剤を加えた 4 剤で行うというのが一般的で，この 4 剤で小児の ALL の約 98％ 以上で寛解導入に成功する。

　その後は，導入療法で使用した 4 剤とは違う系統の薬剤を使用し，早期強化療法を行う。中枢神経白血病予防療法としては，予防的に頭蓋照射を行い，中枢神経白血病の発生を 5％ 以下に抑える方法が長く行われてきたが，のちに晩期合併症の問題が出てきたため，最近ではメトトレキサート大量療法や，頻回の髄注療法（脊髄液中に抗がん薬を注入する方法）を中心とした治療に移り，頭蓋照射は原則避ける。

　[2] **維持療法**　「治療を強化することで維持療法を 1 年以内に縮められるのではないか」という研究を行った結果，標準危険群でも 30〜40％ の再発がおこったことから，治療強度は弱いながら長期間（トータルで約 2 年）継続する維持法には非常に重要な意味があることが再認識された。現在，ALL に対しては約 2 年の治療が適当と考えられている。

治療成績▶　現在，予後不良因子をもたない患児の 5 年無病生存率は 90〜95％ に達して

いる。しかし予後不良因子をもつ場合は，70〜80% と低下している。治療成績の向上とともに，治療による晩期合併症がみとめられるようになってきた。頭蓋照射による脳腫瘍の発生，低身長・甲状腺機能低下症，抗がん薬(アントラサイクリン系)による心筋障害，ステロイド薬投与による骨粗鬆症・大腿骨頭壊死（えし）・肥満などである。

2 急性骨髄性白血病 acute myeloid leukemia(AML)

AML は骨髄球系白血球が腫瘍化したもので，形態学的に骨髄芽球性，前骨髄球性，単球性，赤芽球性，巨核芽球性などに区別される。

症状・診断▶ 初発時の症状は ALL とほぼ同じである。貧血・感染による発熱・出血などが多いが，自覚症状が乏しい場合もある。また新生児期の白血病では皮膚浸潤が多い。その他，肝脾腫，リンパ節腫大，腫瘤形成（がんか）(眼窩・軟部組織・骨など)もある。診断は骨髄検査で行われ，形態診断と表面マーカー，染色体・遺伝子検査で ALL と鑑別する。

治療▶ 通常，寛解導入療法とその後の強化療法からなり，ALL とは違い，維持療法は行わない。寛解導入療法は，シタラビン，アントラサイクリン系，エトポシドを中心とした多剤併用で強力に行われ，白血球減少も急性リンパ性白血病より強くおこり，しばしば重症感染症を併発する。しかし，この強力な治療で治癒率も向上している。

AML では，まずダウン症候群が基礎にある場合と前骨髄球性は別治療とする。一定の寛解導入療法を行いながら，染色体の結果と治療反応性を評価する。寛解導入に成功し，t(8;21)あるいは inv(16)など（▶315 ページ，表 11-4）の予後良好染色体異常をもつ場合は，低リスク群として化学療法だけで約 80% 以上は治癒が期待できる。最初の寛解導入療法で寛解に入らなかった症例や，予後不良の染色体異常(モノソミー 7, 5q−など)がある場合は，高リスク群としてなんらかの造血幹細胞移植を選択する。それ以外の中間リスク群は強化した化学療法を原則として，治療反応性によっては移植を行うことも考慮する。

治療成績▶ 寛解導入率は 90% 前後と高いが，5 年生存率はやや低下して 60〜80% である。しかし前述のように急性前骨髄球性白血病には，ATRA や三酸化ヒ素を抗がん薬と併用することで，約 90% の長期生存が得られている。

3 リンパ腫 lymphoma

病理学的にホジキンリンパ腫と非ホジキンリンパ腫に大別される。欧米では約半々であるが，わが国をはじめとするアジアでは，ホジキンリンパ腫は約 10% と少ない。

[1] ホジキンリンパ腫 Hodgkin lymphoma　表在リンパ節腫脹(とくに頸部や鎖骨上窩)が最も多い症状で，リンパ節は痛みがなく，大きさ自体も変化することが多く，診断までに時間がかかることが多い。縦隔腫瘤も半数でみられる。

発熱や寝汗，体重減少などの全身症状（B症状とよぶ）を伴うこともある。診断や病期の決定のために，CT・MRI・ガリウムシンチグラフィ・PET-CTなどを行う。

放射線感受性が高いのでこれまでは治療に高線量照射が用いられてきたが，晩期合併症（発育障害や二次がん）を考慮して，最近では多剤併用化学療法単独か，低線量照射と化学療法を併用するのが一般的で，5年無病生存率は90％以上と良好である。

[2] 非ホジキンリンパ腫 non-Hodgkin lymphoma　表在リンパ節腫脹，縦隔や腹部腫瘤として発症する。頭頸部原発が多く（38％），ついで縦隔（24％），腹部（24％），その他（11％）である。T細胞型では縦隔腫瘤を伴うことが多く，気道を圧迫して喘鳴や呼吸困難，チアノーゼをおこしたり，B細胞型では腹部腫瘤が腸重積をおこしたりすることもある。骨髄・中枢神経系への浸潤をしばしばみとめ，病期決定が予後を左右するので，胸腹部X線・CT・MRI・PET-CT・ガリウムシンチグラフィ・骨シンチグラフィ・骨髄検査や髄液検査が必要である。

本症は急速に進展する症例が多く，局所初発であっても全身性の悪性腫瘍と考えて，全身への強力な化学療法を行う必要がある。抗がん薬の感受性が高いので，治療の主役は化学療法である。T細胞型かB細胞型かでプロトコールと治療戦略が異なり，T細胞型では前述したALLに近い約2年間の治療を必要とするのに対して，B細胞型では強力な化学療法を数か月から半年にわたり繰り返すことで治癒率を向上させることができる。しかし，治療に伴っておこる合併症も多く，ラスブリカーゼ（尿酸分解酵素製剤）などを適切に使用して腫瘍崩壊症候群（▶305ページ，発展学習）を予防し，いかに合併症なく治療するかが重要な課題である。現在80〜90％の治癒が期待されている。

③ 脳腫瘍 brain tumors

脳腫瘍は小児がんのなかで白血病についで多く，固形腫瘍では最も高頻度の腫瘍である。小児白血病の治癒成績の向上に比較して，生存率の改善が緩慢であったため，現在では小児がんのなかで死亡の最大の要因となっている。小児脳腫瘍の特徴としては，次のものがあげられる。

(1) 症状として嘔吐が多い。吐きけは少なく，早朝や体位変換時に噴射状に嘔吐する。最初頻回の嘔吐で受診して，感冒や自家中毒と誤診されることが多い。

(2) その他の症状として，頭痛，歩行時にふらつくなどの失調症状，斜視，体温上昇，易興奮性や傾眠傾向などの行動異常がある。内分泌症状として，食欲異常，思春期早発や尿崩症にみられる多飲多尿がある。精神神経症状として，学業成績不振や痙攣がある。

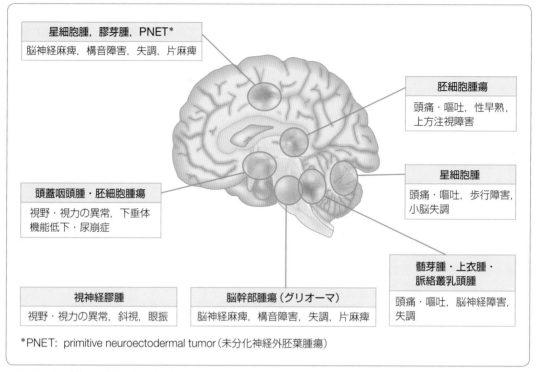

星細胞腫，膠芽腫，PNET*
脳神経麻痺，構音障害，失調，片麻痺

胚細胞腫瘍
頭痛・嘔吐，性早熟，
上方注視障害

頭蓋咽頭腫・胚細胞腫瘍
視野・視力の異常，下垂体
機能低下・尿崩症

星細胞腫
頭痛・嘔吐，歩行障害，
小脳失調

視神経膠腫
視野・視力の異常，斜視，眼振

脳幹部腫瘍（グリオーマ）
脳神経麻痺，構音障害，失調，片麻痺

髄芽腫・上衣腫・
脈絡叢乳頭腫
頭痛・嘔吐，脳神経障害，
失調

*PNET: primitive neuroectodermal tumor（未分化神経外胚葉腫瘍）

▶図 11-4　小児脳腫瘍の好発部位と特徴的な臨床症状

(3) 6 歳以下の乳幼児では頭囲拡大をおこす。

(4) 一般に症状の進行が速い。

(5) 頭蓋内圧亢進の結果，外転神経麻痺症状として斜視をおこすこともある。

(6) 大脳と小脳との間は膜状のもので隔てられており，これをテント（天幕）と
　　よぶが，小児脳腫瘍はテント下に多く発生し（約 6 割），なかでも正中部
　　分に多い。

(7) 組織学的にはグリオーマの比率が高く（60〜70％），成人で多い髄膜腫・
　　神経鞘腫・下垂体腺腫などが少ない。ただし組織自体は良性であっても，
　　脳幹部などの脳深部に発生すると手術不能で予後がきわめて不良である。
　　小児脳腫瘍の好発部位と特徴的な臨床症状を図 11-4 に示す。

1　小脳腫瘍

小脳腫瘍には，おもに髄芽腫と星細胞腫がみられる。

[1] 髄芽腫 medulloblastoma　10 歳以下（5〜9 歳が発症のピーク）に多く，小
脳腫瘍の 40％ を占め，典型例は小脳虫部という小脳の中心部より発生し，
第四脳室を圧迫して脳圧亢進，閉塞性水頭症を呈する。小児脳腫瘍で最も多く，
代表的なものであり，頭痛・嘔吐のほかに歩行障害などの小脳性失調症状がみ
られる。診断時より全中枢神経系に微小な転移が存在（約 40％ で播種がある）
すると考えられ，まれに中枢神経外の転移がみられる。

　以上のように播種傾向が強いため，治療としては脳外科的摘出手術（全摘出が可能な場合も多い）のみでなく，多剤併用化学療法と，全脳・全脊髄と腫瘍床への放射線照射の併用が基本である。これらの集学的治療により，5年生存率が60〜80%と成績向上がみられている。また最近では，分子遺伝学的に4つのタイプに分類し，治療を層別化する傾向がある。

　[2] 星細胞腫 astrocytoma　10歳以下に多く，囊胞を伴う小脳腫瘍として発症する。治療の基本は手術で，完全摘出されれば90%以上の無病生存が期待される。

2　脳幹部腫瘍 brain stem glioma

　延髄・橋・中脳・小脳脚などの脳幹部から発症し，斜視・嚥下困難・構音障害・顔面神経麻痺などの脳神経障害症状や，失調・片麻痺をきたす。脳幹部は生命維持に必要な機能を担っているので，外科的完全摘出は不可能である。

　放射線治療により，一過性の症状緩和は可能であるが，抗がん薬の効果はほとんど期待できず，約半年の短期間で腫瘍は再増大し，神経症状の悪化を伴い，死にいたることが多い。分子遺伝学的な研究は進んでいるが，生存期間の中央値は1年以内で，現時点でも予後の改善がみられない小児がんの代表である。

3　上衣腫 ependymoma

　脳室系の上衣細胞から発生する腫瘍で，第四脳室の床側（脳幹側）から発生することが最も多い。ここに腫瘍が発生すると，多くは髄液の流れを障害して頭蓋内圧亢進症状を呈する。摘出が原則で，放射線治療も再発予防効果が期待される。その他，第四脳室腫瘍として脈絡叢乳頭腫がある。これは全摘出による根治が可能である。

4　頭蓋内胚細胞性腫瘍 germ cell tumors

　大きく胚腫（ジャーミノーマ）と，それ以外（卵黄囊腫・胎児性がん・混合胚細胞腫瘍・成熟奇形腫など）に分けられる。人種差が大きく，わが国を含むアジアで頻度が高く，10〜20歳に多い。松果体部の胚腫は男子に多く，中脳水道閉鎖をおこし，頭蓋内圧亢進症状（頭痛・嘔吐），あるいは頭囲拡大をおこす。全脳照射や拡大局所照射が行われてきたが，照射による脳機能の低下や下垂体機能低下が問題になっており，現在では化学療法を先行させ，照射範囲を縮小させる方法もとられている。

　頭蓋内圧亢進症状以外に，トルコ鞍上部では視野や視力の低下，下垂体機能低下・尿崩症，基底核では片麻痺，思春期発現異常などがみられる。悪性度の高いものでは腫瘍マーカー（▶314ページ，発展学習）の上昇がみられ，診断・治療経過・再発のフォローなどに役だつ。

5 頭蓋咽頭腫 craniopharyngioma

視床下部に多い先天性良性腫瘍である。5〜9歳ごろの発症が多い。最も多い症状は視野異常である。これは腫瘍が発達して視神経交叉部を圧迫するためにおこる。視床下部からトルコ鞍部は下垂体に関連したホルモンの分泌を制御しているが，成長ホルモン分泌低下による低身長や，甲状腺機能低下症・尿崩症を呈する。その他，頭蓋内圧亢進症状，傾眠傾向，体温調節障害なども呈する。

全摘出を行えれば予後はよい。しかし，ホルモン分泌低下は残ることが多く，その場合は補充療法が必要である。

6 大脳半球腫瘍

小児の大脳半球の腫瘍として最も多いのは星細胞腫で，その他，退形成性(悪性)星細胞腫，膠芽腫，毛様細胞性星細胞腫，上衣芽腫がある。星細胞腫はゆっくり増殖する低悪性度のものが多いが，浸潤能は失っていない。腫瘍の広範囲切除が基本である。上衣芽腫は悪性で髄膜播種もおこすので，術後照射のほかに化学療法も併用される。

④ その他の固形腫瘍

脳腫瘍以外のおもな固形腫瘍の特徴を以下に示す(▶表11-7)。

1 網膜芽細胞腫 retinoblastoma

5歳までに95％が発症し，遺伝例はがん抑制遺伝子 *RB* 遺伝子の生まれつきの変異によっておこり，両眼性のことが多く，ほとんど1歳までに診断される。非遺伝例は片眼性のことが多く，2〜3歳に診断されるものが多い。腫瘍がある程度大きくなって，瞳孔が猫の目のように白く光って見えるいわゆる白色瞳孔が最も多い初発症状である。

眼底検査と同時に，超音波・CT・MRI検査などで腫瘍の広がりを診断する。眼球外浸潤が疑われる場合には，骨髄穿刺・脊髄検査・脳CTなども必要になる。眼球内腫瘍の段階で発見された場合には，手術のみでも良好な生命予後が達成されており，今後の課題は眼球あるいは視機能の温存と晩期合併症の軽減である。放射線外照射が標準的な眼球温存として用いられてきたが，眼窩骨の発育障害による顔面変形，二次がん，白内障などの問題から，全身・局所化学療法や局所治療などを駆使して，眼球の温存が試みられている。

2 原発性肝悪性腫瘍(おもに肝芽腫 hepatoblastoma)

小児の原発性肝悪性腫瘍は，肝芽腫と成人型肝がんがほとんどであるが，4

▶表11-7　おもな固形腫瘍の特徴（脳腫瘍以外）

	疫学	臨床症状	検査・診断	分類・予後因子	代表的な治療法
網膜芽細胞腫	2歳以下が70%，遺伝性-常染色体優性，両眼性が25〜30%，家族性が約40%	白色瞳孔70%，斜視13%，結角膜異常6%	眼底所見，全身骨X線，骨髄・髄液検査，血清NSE	Reese-Ellisworth分類，国際分類　予後因子：遺伝性，両眼性，病期	眼球摘出，多剤・局所化学療法，局所療法（レーザーなど），局所放射線
肝芽腫	3歳以下が50%，未熟児に多い	無痛性腹部腫瘤，腹痛，発熱，体重減少，黄疸，貧血	腹部エコー，腹部CT・MRI，胸部X線・CT，血清AFP	PRETEXT分類　予後因子：全摘出の有無，組織型	JPLT（Japan Pediatric Liver Tumor）プロトコール
神経芽腫	乳児期と3〜4歳の二峰性であり，5歳未満が88%，マススクリーニング休止後発見数は半減	腹部膨満，発熱・貧血・体重減少・不きげんなどの全身症状，骨・関節痛，歩行障害，咳，呼吸困難	腹部エコー，腹部CT・MRI，腎盂造影，尿中VMA・HVA，血清NSE	国際分類（INSS）予後因子：発症年齢，原発部位，*MYCN*遺伝子増幅，染色体異常の有無，病理Shimada分類	JNBG（Japan Neuroblastoma Group）プロトコールまたはCOG（Children's Oncology Group）プロトコール
ウィルムス腫瘍（腎芽腫）	1〜3歳がピーク，5歳以下が80%，両側性約5%	腹部腫瘤88%，血尿18%，胃腸症状13%	腹部エコー，腹部CT・MRI，腎盂造影，胸部X線・CT	NWTS分類　予後因子：病理-退形成の有無，腎明細胞肉腫（CCSK），腎横紋筋肉腫様腫瘍	JWiTS（Japan Wilms Tumor Study）またはNWTS（National Wilms Tumor Study）プロトコール
横紋筋肉腫	男女比1.4：1，発症ピークは1〜2歳	原発部位でさまざま（頭頸部35%，泌尿生殖器25%，四肢20%，体幹10%，その他10%）	腫瘤エコー，腫瘤CT・MRI，全身骨X線，骨髄・髄液検査，胸部X線・CT	国際分類，IRS分類　予後因子：胎児型に比べて胞巣型は予後不良，原発部位，病期，年齢	JRG（Japan Rhabdomyosarcoma Study Group）またはIRS（Intergroup Rhabdomyosarcoma Study）プロトコール

歳未満では**肝芽腫**が約90%を占める。出生体重1,500g（とくに1,000g）未満の低出生体重児は，肝芽腫の高リスク群である。症状としては，腹部膨満あるいは上腹部腫瘤で気づかれることが多い。血清AFP（α-フェトプロテイン，▶314ページ，発展学習）が異常高値を示すことが多く，診断に有用である。またAFP値は，化学療法や手術などの治療経過を追う場合にも用いられる。治癒は肝腫瘍を完全に切除できるかどうかで左右される。抗がん薬投与も効果的で，全身化学療法，経動脈的抗がん薬塞栓療法などで完全切除可能な状況にもち込み，手術を行う。術後の化学療法も重要である。

　1歳未満では，発見時進行例が少ないため予後良好である。手術のみでは腫瘍摘出不能な例に対しては，部分生体肝移植も行われる。

3 神経芽腫 neuroblastoma

　　神経芽腫は小児期に発症する悪性腫瘍のなかで，固形腫瘍では脳腫瘍につい

▶表11-7 （続き）

	疫学	臨床症状	検査・診断	分類・予後因子	代表的な治療法
骨肉腫	半数以上が10代，男女比3：2，大腿骨遠位端・頸骨近位端・上腕骨	局所骨痛・腫脹，可動域の制限	全身骨X線，腫瘍CT・MRI，胸部X線・CT，血清ALP	TNM分類 予後因子：治療反応性が重要	NECO（Neoadjuvant Chemotherapy for Osteosarcoma in Japan）プロトコールまたはJCOGグループプロトコール
ユーイング肉腫	10代に好発，男女比2：1，骨盤・大腿骨・頸骨・上腕骨	局所骨痛・腫脹，熱感，可動域の制限	全身骨X線，腫瘍CT・MRI，胸部X線・CT，血清LDH・CRP	TNM分類 予後因子：原発部位，年齢，腫瘍の体積，病期	JESS（Japan Ewing Sarcoma Study Group）プロトコール
胚細胞性腫瘍	卵巣：年長児に発生（多くは奇形腫，未分化），精巣は二峰性（3歳以下-卵黄嚢腫瘍が多いと思春期-胎児性がん） 仙尾部：乳児期発症が大部分，奇形腫70%，卵黄嚢がん30%	下腹部腫瘤，急性腹症，嘔吐，貧血，無痛性精巣腫大，仙尾部腫瘤	腫瘍部エコー，腫瘍CT・MRI，胸部X線・CT，AFP，HCG-β	日本病理学会小児腫瘍分類，日本小児外科学会分類，FIGO分類 予後因子：組織型と病期	PEB療法（ブレオマイシン＋エトポシド＋シスプラチン） JEB療法（カルボプラチン＋エトポシド＋ブレオマイシン）
ランゲルハンス細胞組織球症	多臓器多発型：乳児期に発症 単一臓器多発型：2〜5歳の幼児期に発症 単一臓器限局型：年長児	出血性の小丘疹，脂漏性湿疹様，皮下軟部腫脹，骨の痛みと腫脹，肝脾腫，呼吸促迫	全身骨X線，骨シンチグラフィ，頭部・胸部CT，腹部エコー・CT・MRIなど	分類：単発性か多発性か，浸潤が多臓器かでSS型，SM型，MM型に分ける 予後因子：初発年齢と病型	JPLSG（Japan Pediatric Leukemia/Lymphoma Study Group）のLCH-12プロトコール

で頻度の高い疾患である。神経冠細胞が交感神経節や副腎髄質などに分化する過程で発生する腫瘍であり，後腹膜（副腎が最多）や後縦隔を好発部位とする。

　発症年齢は，1歳以前と3〜4歳の二峰性であり，5歳未満が88%を占め，10歳以上の発症は4%とまれである。わが国では神経芽腫マススクリーニングの導入により，1歳以前に発見される症例が増加し，全体の約3分の2を占めるように発生数が倍増していたが，進行期症例や死亡例を減らすエビデンスが不十分であるという理由のため，2004年から全国での実施は休止されている。

　臨床症状は発見時年齢・病期で異なるのが特徴である。新生児や早期乳児期は，多発性肝転移による腹部膨満と，横隔膜が押し上げられることによる呼吸困難，皮下への転移性結節，貧血がみられる。4か月以降1歳までの乳児期は無症状で，健診やマススクリーニングで偶然発見されることが多かった（現在

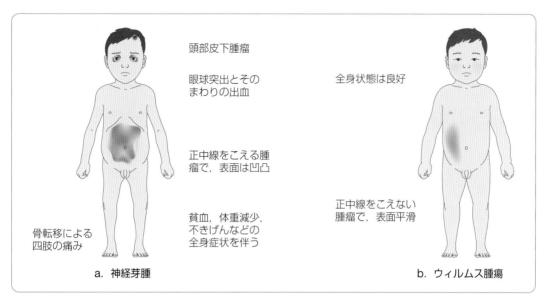

図中のラベル:

頭部皮下腫瘤

眼球突出とその
まわりの出血

正中線をこえる腫
瘤で，表面は凹凸

骨転移による
四肢の痛み

貧血，体重減少，
不きげんなどの
全身症状を伴う

a. 神経芽腫

全身状態は良好

正中線をこえない
腫瘍で，表面平滑

b. ウィルムス腫瘍

▶図 11-5　神経芽腫とウィルムス腫瘍との違い

は実施していない地区が多い）。幼児期以降は，再び進行例が多くなり，発熱，貧血，体重減少，不きげんなどの全身症状を伴い，骨・骨髄転移による，骨・関節痛や歩行障害を示すこともある。さらに転移による眼瞼腫脹や眼球突出，皮下腫瘤，リンパ節腫大，肝腫大などの症状が前面に出てくることも多い（▶図 11-5-a）。縦隔原発では，咳と呼吸困難をおこす。脊椎管内への進展がある場合は，脊髄を圧迫し，両側下肢麻痺が出現することがある。

　診断は，腹部の触診で移動性のない表面凹凸な腫瘍が触れること，さらに超音波・CT・MRI で腫瘍が確認され，尿中 VMA・HVA が増加していれば確実である。

　乳児期発症例の予後は良好で，97% の生存率であり，転移例でも 76% の生存率である。これに対して，1 歳以上の進行例の予後は不良である。生検により病理組織像と *MYCN* などの遺伝子を検索することは，治療法選択のために必須である。予後因子として重要なのは，発症年齢，病期（INRG と INSS 分類），*MYCN* 遺伝子の増幅の有無，染色体本数，病理組織像（INPC 分類，Shimada 分類）などである。

　治療としては，病期の進んだ IDRF[1]（画像で明らかにされたリスク因子）陽性症例に対しては，術前化学療法で腫瘍の縮小をはかり，腫瘍摘出を行うことがすすめられる。一般に神経芽腫は放射線に対して感受性があり，局所療法として化学療法に追加するかたちで行われる。化学療法としては，シスプラチ

1）IDRF：image defined risk factors の略。

ン・ピラルビシン・シクロホスファミド・エトポシドを中心とした多剤併用治療と自家造血幹細胞移植の併用により，欧米と遜色のない成績が得られているが，依然として難治症例の予後はきびしい。予後不良の進行神経芽腫に対しては，抗GD2抗体やレチノイドによる追加治療が有効とされている。

4 ウィルムス腫瘍 Wilms tumor (腎芽腫 nephroblastoma)

胎児期の腎組織の遺残から発生する腎臓腫瘍で，**腎芽腫**の別名がある。入浴時などに，家族が偶然腹部腫瘤に気づき，受診することが多い。同じような幼児の腹部腫瘍でも進行性神経芽腫ほど全身症状が強く出ることはない。腫瘤は境界明瞭で表面は平滑である(▶327ページ, 図11-5-b)。転移は肺・肝臓が多い。特殊型として，無虹彩症・外性器異常・知的障害(WAGR症候群)，性分化疾患・腎疾患(デニス-ドラッシュ症候群)，巨舌症・半側肥大・臍帯ヘルニア(ベックウィズ-ウィーデマン症候群)などを伴うことがあり，両側に発生することもある。

手術・放射線照射・化学療法を駆使して治療を行い，現在では5年生存率が80〜90%以上に達している。しかし同じ腎腫瘍でも，病理組織でウィルムス腫瘍とは異なる腎明細胞肉腫，腎横紋筋肉腫様腫瘍と診断された場合は難治性で，別プロトコールの治療が必要となる。

5 横紋筋肉腫 rhabdomyosarcoma およびその他の軟部組織腫瘍

軟部組織とは，皮下組織・筋肉などをさすが，悪性腫瘍としては**横紋筋肉腫**が最も多い。横紋筋肉腫は，横紋筋に分化する間葉系細胞から発生する悪性腫瘍であり，全身のあらゆる部位から原発し，小児軟部組織腫瘍の約半分を占める。胞巣型は**表11-4**(▶315ページ)に示したキメラ遺伝子を特徴とし，予後は不良である。

腫瘤を触知して発見されることが多いが，発生部位によって症状はさまざまである。たとえば眼窩原発では，眼球突出・眼瞼下垂・眼瞼浮腫を呈し，鼻咽頭原発では，鼻出血・気道閉塞・嚥下困難が生じる。泌尿生殖器原発では，血尿・尿閉・性器出血を生じる。四肢や体幹の場合は腫瘤の触知と腫脹が多い。

治療は，抗がん薬投与，放射線治療による腫瘍の縮小とともに，機能温存をはかった手術が行われる。予後は，腫瘍の進展度合い，組織型，初発部位，初期治療への反応によって異なるが，遠隔転移のある例や周囲への浸潤が強い例の予後はわるい。

6 骨の悪性腫瘍

原発性骨悪性腫瘍には，**骨肉腫**と**ユーイング肉腫**がある。両者とも10代に好発する腫瘍である。骨肉腫は骨形成もしくは類骨産生を伴った多形細胞肉腫で骨幹端に好発するが，ユーイング肉腫は骨(とくに骨幹)と軟部組織から発生

し，ときに神経分化の特徴をもつ小円形細胞腫瘍であり，病理学的には両者はまったく異なる腫瘍である。

[1] **骨肉腫** osteosarcoma　発生部位は下肢の大腿骨遠位端・脛骨近位端(いわゆる膝付近)原発が多く，全体の 65% を占めている。症状は，局所の骨痛，腫脹，熱感，可動域の制限で，初期は間欠的疼痛であるが，しだいに持続的になり，激しくなる。典型的な場合には，単純骨 X 線でも診断可能であるが，CT・MRI などで病変の広がりを確認し，生検で確定診断する。

　早期に肺転移が生じるので，初期から微小肺転移を前提として強力な治療を行う必要がある。通常は全身的な化学療法を先行させ，手術で広範囲切除(正常組織を包み込むように腫瘍を一塊として切除)を行う。以前は患肢切断術が多かったが，現在では 80% 以上の患者で患肢温存が行われ，限局型四肢原発

発展学習▶▶▶

■胚細胞性腫瘍 germ cell tumors

　原始生殖細胞が胎生期に出現し，成熟した胚細胞(配偶子)になるまでの時期に発生した腫瘍の総称で，多くの腫瘍を含む胚細胞腫瘍群(奇形腫瘍群)と称される。これらはからだの正中線上にみとめられるのが特徴で，性腺以外からも発生し，仙尾部，縦隔，後腹膜，頭蓋内(松果体付近)などの頻度が高い。

　発生部位と組織型との関連が深く，発症年齢と予後とも密接に関係する。性腺および仙尾部で全体の 80% を占める(その 80% は奇形腫)。精巣原発の悪性新生物としては胚細胞性腫瘍が多く，卵黄嚢がんとよばれている。乳幼児に多く，おむつ交換時に無痛性の精巣腫大として早期に気づかれるため，予後はよい。

　卵巣腫瘍は，精巣腫瘍と異なり好発年齢は思春期にあり，奇形腫・未分化胚細胞腫が多い。卵巣腫瘍では，年齢の増加とともに悪性の占める割合は低下する。下腹部腫瘤，茎捻転や腫瘍破裂による激烈な腹痛，嘔吐，貧血を呈することもある。腹腔内転移による血性腹水をきたすこともある。一側性の場合は摘出を行う。胚細胞性腫瘍のうち悪性度の高いものでは，腫瘍マーカーの AFP や HCG-β が産生されることが特徴である。治療成績はきわめて良好で，5 年生存率は性腺原発のものは 90% 以上，性腺外のものでも 80% が期待できる。

■組織球増殖症 histiocytosis

1) ランゲルハンス細胞組織球症 Langerhans cell histiocytosis

　リンパ球に抗原提示する樹状組織球の 1 つであるランゲルハンス細胞の腫瘍性増殖疾患で，わが国での年間発症数は約 40 例である。

●症状

　皮膚症状やリンパ節腫大，骨(骨の痛みと腫脹，多

くは無症状)などに限局するタイプは予後良好であるが，リスク臓器(肝臓，脾臓，肺，骨髄)への浸潤を伴うタイプは予後不良である。症状は多彩で，上記のように浸潤する部位・臓器で異なる。その他の合併症として，尿崩症・骨折・失調性歩行・嚥下困難がある。

●治療

　単発性か多発性か，浸潤が多臓器にわたっているかどうかで異なるが，基本はプレドニゾロン・ビンブラスチンなどの抗がん薬投与である。予後は，年齢，診断時の臓器浸潤の程度，治療に対する反応で異なる。

1. 多臓器多発型(MM 型)：最も重症で乳児期に好発し，多臓器に浸潤するタイプである。脂漏性湿疹・リンパ節腫脹・肝脾腫などを特徴とする。
2. 多臓器単発型(MS 型)：リスク臓器浸潤の有無で分ける。皮膚と骨病変の頻度が高い。
3. 単一臓器単発型(SS 型)：80% が骨に限局した浸潤を示し，年長児に発症する。単発ないし多発性の骨融解像が主要所見である。好発部位は頭蓋骨・肋骨・骨盤・肩甲骨である。皮膚やリンパ節単独もまれにある。

2) 血球貪食症候群 hemophagocytic syndrome

　マクロファージ由来の組織球増殖でおきるもので，遺伝的な背景をもつ一次性のものと，後天的な要因(EB ウイルスが多い)による二次的なものに分けられる。いずれも発熱と肝脾腫，汎血球減少，肝機能障害，播種性血管内凝固症候群(DIC)などを呈し，治療が奏効しない場合には多臓器不全に陥り，致死的になりうる疾患である。高サイトカイン血症を可及的すみやかに収束させることが治療の基本で，一次性のものでは最終的に造血幹細胞移植が必須となる。

症例では10年生存率も60%をこえている。

[2] **ユーイング肉腫** Ewing sarcoma　表11-4(▶315ページ)に示したキメラ遺伝子を特徴とし，四肢や骨盤，肋骨に多く発生し，また症状も骨肉腫と同様に局所の疼痛で始まることが多い。骨肉腫と違い，白血球増多やCRP高値など炎症所見を伴うことが多く，骨髄炎と鑑別することが重要である。骨肉腫ともう1つ違う点としては，放射線感受性であることで，多剤併用化学療法と手術以外に局所照射が重要になる。

集学的な治療により，現在では5年生存率は70%に達している。診断時に遠隔転移のある症例に対しては，造血幹細胞移植を導入した大量化学療法が行われ，30%前後の5年生存率に達している。

⑤ トータルケア

小児がんは，病気になった子どもの身体だけでなく，精神心理面，家族関係，学校・幼稚園などの日常活動に多くの影響を与える。また小児がん患児だけでなく，両親やきょうだい，祖父母を含めた家族に与える影響も大きく，小児がんの発症を機に，周囲のすべてのものになんらかの変化がおこるといっても過言ではない。

まず小児がんの診断がつき，治療を開始するころには，本人への病名告知の問題がある。また，きょうだいを含めて家族メンバーそれぞれの日常生活の変化があり，幼稚園や学校の友人関係の問題が生じる。治療が進むにつれて復学の問題，日常生活復帰における体力の問題などが出てくる。そのため小児がん治療が順調に進んで治癒するとしても，院内の医師・看護師・薬剤師・院内学級教師・保育士・チャイルドライフスペシャリスト・臨床心理士(公認心理師)・ソーシャルワーカー・作業療法士や原籍校の教師・特殊教育支援教諭・スクールカウンセラーなどの多職種がかかわる**トータルケア**が必要である(▶図11-6)。治癒が望めないようなターミナル期を迎える場合はなおさらである。

また最近では，小児がんが治癒したのちにも，さまざまな身体的・心理・社会的晩期合併症を有することもあり，復学・社会復帰・就労・結婚・出産などを含めた数多くのイベントを疾患克服後にはじめて経験することから，小児関係の医療者だけでなく，家庭医・産婦人科医・泌尿器科医・精神科医を含めた成人診療科医による支援が必要と考えられている(**移行** transition)。

⑥ 日本小児がん研究グループ Japan Children's Cancer Group(JCCG)

小児がんの治療成績の向上は，臨床研究グループを中心とした多施設共同研究の積み重ねで支えられており，わが国でも2014年12月に血液腫瘍と固形腫瘍のグループが一体となり，日本小児がん研究グループ(JCCG)が結成され

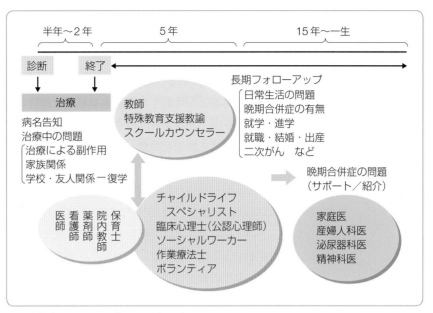

▶図 11-6　チーム医療によるトータルケア

た。日本小児血液・がん学会とともに，小児がんの治療成績向上に寄与することが期待される。

C 疾患をもった子どもの看護

① 白血病の子どもの看護

白血病という言葉から受ける一般的なイメージから，確定診断後の家族・患児のショックは大きい。また診断後はただちに強力な化学療法が開始され，治療も長期にわたるなど，身体的苦痛も大きい。繰り返し行われる化学療法，骨髄穿刺・腰椎穿刺などの検査に対して，できるだけ前向きに対処していく力をつけるよう援助していくことが重要である。

発展学習▶▶▶

■化学療法によるボディイメージの変化

化学療法の影響によって，患児は著しい身体変化を体験する。脱毛に対しては，あらかじめ家族がどのように対応するかを医療者と話し合って決めておく。脱毛は徐々に抜ける場合や，ある日大量に抜けることもあり，個人差がある。

抜け落ちた毛髪は除去し，頭部は脱毛が目だたないようにバンダナなどでおおう。子どもが脱毛を受け入れられないうちから，バンダナなどに対して「かわいい」「かっこいい」と励ますと，子どもはより落ち込んでしまう。子どもの反応をみながら対応することが重要となる。

1　確定診断から治療開始

[1] **身体面**　骨髄内の白血病細胞の増殖によって，骨髄不全症状（感染・貧血・出血傾向）や疼痛がある。第1回目の化学療法では，抗がん薬に対する生体反応が未知であることに加えて，感染などをおこしていることも多い。症状を注意深く観察して，それぞれに対する対症看護を十分に行う。

[2] **治療などに関する説明と同意・意思決定支援**　子どもは自分の状況，病気の原因，入院する理由，治療とそれによる身体変化について知識をもち，はじめて体験する治療や検査など，闘病生活について心理的・物理的準備を行うことが重要である。知識・情報については，子どものニーズや家族の意向を尊重しながらその子に合った方法で提供する。意思決定については，子どもの望むレベルで参加できるように十分に意向をくみとっていく。

[3] **子ども・家族のショック**　どんなに年少であっても，子どもはさまざまな苦痛や身体変化，入院によって家族から離れ，学校・社会生活が中断されることにショックを受ける。家族とともに悲しみを共有し，そのなかから適応する方向性を見いだすには時間が必要である。とくに入院初期は，日々の身体変化が大きい時期であることをふまえて，まずは苦痛を緩和し，安楽を保てるようにする。また，入院環境に適応できるよう細かなニーズにこたえていく。

[4] **生活調整**　治療が長期にわたるため，社会資源の活用や家族の支援体制，また，きょうだいにも目を向けることが必要である。学童以上の場合は，訪問学習や院内学級を利用するなどして，学習が中断しないように調整する。

[5] **精神面**　この時期は死ぬのではないかという恐怖や，先がみえないことへの不安が大きい。一度に理解することを期待せず，そのときどきに必要な情報をみきわめて説明する。個室などの入院環境によって，患児・家族は自分たちだけがみじめな思いをしているように感じやすい。同じ病気の子どももいることを伝え，患児・家族がサポート関係を築けるようにきっかけをつくる。

2　初期寛解から治療終了

[1] **身体面**　治療をプロトコールで決められたとおりに安全・確実に行うとともに，引きつづき化学療法の副作用に関する対症看護が重要となる。

発展学習▶▶▶

■小児がん経験者の晩期合併症対策

　白血病をはじめとする小児がん患者の生存率は上昇しつづけており，成人期以降のさまざまな長期的影響が報告されている。これらの影響は使用した抗がん薬の種類や放射線の量などにより異なることがわかってきた。成人となっても定期的に受診し，適切な治療を受けるには複数科の受診が必要となることもある。諸外国では小児科での治療終了後にナースプラクティショナーなどの看護師が，本人用の治療サマリーを作成し，治療によるリスクを考慮した二次がんなどのスクリーニングスケジュールや定期健診の受診項目の立案，喫煙予防などの健康教育を行っている。

[2] **セルフケア**　化学療法が繰り返されるうちに，化学療法中は「気持ちがわるくなるから，うがいをしない」などの行動パターンが形成されることもある。望ましくない行動が形成されないよう，食事・保清・感染予防に関する行動の必要性を説明し，できるだけ苦痛がなく行えるようにする。子どもなりに病気や治療を理解し，主体的に取り組むようにすることが精神的苦痛の軽減にもつながる。

[3] **検査・治療**　繰り返し行われる検査・治療の苦痛を体験し，子どもなりの対処行動がつくりあげられてくる時期である。髄腔内注射や骨髄穿刺などを受ける際には，もう知っているから，できるからという態度ではなく，そのときどきの子どもの身体・精神状況に合わせて対応していく。

また，繰り返されるうちに，子どもは子どもなりに自分がどうしたいかという意思が生まれてくる。このような意思をくみ取り，それを対処行動に取り入れるようにする。

[4] **入院生活**　感染予防を主として生活習慣を整え，また身体状況がゆるす限り遊びや学習など，ふだんに近い日常生活が送れるようにする。遊び相手や友人の存在だけでなく，退院後の学校・社会生活のなかに自分の居場所や友人がいることがなによりも闘病意欲につながる。

[5] **家族**　子どもがつらい治療に耐える状況を見て，過保護になったり年齢相応のかかわりができなくなってしまうことがある。長期にわたる治療生活のなかで，できるだけふだんどおりに接する必要性や，子どもの成長・発達に見合ったかかわりができるように支援していく。

3 入院治療終了，外来通院開始から成人期へ

[1] **精神面**　治療が終了し，子ども・家族ともに喜びを感じると同時に，退院後の生活についての不安が生まれる。とくにきびしい治療によって体力が衰えていたり，脱毛やるい痩などボディイメージの変化がある場合，退院後の生活についての不安はより大きくなる。また，治ったという喜びと同時にいつ再発するかわからない，といった不安ももっている。子ども・家族の不安を詳細にアセスメントし，1つひとつていねいに対応する。

[2] **退院後の生活の調整**　とくに幼稚園・保育園・学校生活を再開する場合，さまざまな問題を生じる。患児・家族は健康な子どもと同様に接してほしいという気持ちの一方で，長期に入院していたことを考慮してほしいという気持ちももつ。病名などをどのように，どこまで関係者に伝えるかなどを決め，退院時の病状に見合った集団生活が行えるようにすることや，学童や思春期の場合，脱毛についてバンダナやかつらを使用すること，学業の遅れや進学・進路について子どもと家族が望むような対応がされるように求めていくことが必要となる。

このような調整には，医療者と家族，学校側の話し合いが重要であるが，患

児本人が自分の希望やニーズを伝え，調整する力も必要となる。白血病児のなかには，入院生活や治療によって集団生活のなかで消極的になったり，家族に対して依存的になったりする者もいる。患児が主体的に健康を維持し，生活を調整できるように，あらためて病気や外来通院の必要性，感染予防や服薬などの療養生活上の注意点について説明する。

[3] **治療終了から成人期へ**　治療が完全に終了したあとは，後遺症や合併症などの種類により，小児科以外での治療も必要となる。また，これらの問題がなくても年に1回は，原病の再発や二次がん・全身臓器に関する長期的影響について必要な検査を定期的に受ける長期フォローアップが重要となる。定期受診を欠かさないよう適切な病識をもちながら，その人らしい生活が送れるように調整していく。

4　再燃・再発

　完全寛解するケースは増加しているものの，一部には再発する場合もある。再発時は，再発による身体症状の出現，検査・治療を再び受けることに対するショックも大きい。子どもも家族も希望を失い，苦痛に対する不安や，死ぬかもしれないという恐怖感をもっている。予後に関する情報共有は慎重に行うべきである。

　また，再度治療に納得して参加できるように援助する。身体症状に対する対症看護により苦痛の軽減をはかるとともに，生活のなかで現実的な目標を設定し，できる限り入院前の生活を維持できるように工夫することで精神の安定をはかっていく。

② 神経芽腫の子どもの看護

　神経芽腫の症状・治療・予後は，発生部位や病期によって異なる。治療も化学療法・腫瘍摘出術・放射線療法の組み合わせ，または単独治療や，造血幹細胞移植を化学療法と組み合わせたものもある。個々の状況に合わせた看護が必要となる。また，乳児・年少幼児が多いため，成長・発達への援助がとくに重要となる。できるだけ遊びを取り入れ，ストレス軽減をはかるとともに，発達年齢に見合った社会性，排泄の自立などの生活習慣を獲得できるように援助する。

[1] **観察**　無症状から発生部位によるさまざまな症状があらわれる。非特異的な症状とともに，発生部位による症状に注意する。

[2] **検査**　入院後は血液・髄液検査，エコーなどの検査が連続して行われる。これらの検査1つひとつについて，家族へていねいに説明し，協力を得る。乳幼児は，家族から離れて見知らぬ環境へ来たことだけでも精神的に不安定になっていることをふまえ，検査時に押さえつけるなどして恐怖心をあおってはな

らない。また，子どもの気持ちに合わせて進めることができるように，できるだけゆったりとしたスケジュールで行うことが望ましい。

VMA・HVA検査のために採尿が必要となる。バニラアイスクリームなどのカテコールアミン代謝物と類似の物質が含まれているものを摂取すると誤差を生じるため，家族にオリエンテーションを十分に行い，持ち込み食を制限する。採尿時に採尿バッグを使用する場合は，かぶれなどの皮膚トラブルを避けるため，1回で採尿できるように工夫する。また，感染予防のため，陰部の清潔を保つ。

[3] **手術療法**　手術直後は，開腹術後の腸管の露出や，腹腔内洗浄の影響で低体温になることがある。術後の発熱は脱水・感染の可能性があり，注意を要する。乳幼児は手術による身体変化を理解できないため，強いストレスから無表情・無反応になることがある。痛みなどへの対症療法を十分に行うとともに，家族の面会を積極的に導入し，回復をはかる。また，家族の不安・緊張を全身で感じとるため，家族へのケアを十分に行う。

[4] **適応状況**　乳幼児には一定した安心できる環境で生活することがなによりも求められる。検査・治療により日常生活リズムを一定に保つことはむずかしいが，ケアのスケジュールはできるだけ一定にし，安定したかかわりをする。さまざまなストレスによって，泣くだけでなく，発語が少なくなったり，排泄などの自立していた生活習慣が退行することもある。これらにあらわされたものをくみとり，対応していく。

[5] **家族**　どうして気づけなかったのか，早ければもっとなんとかなったのではなどと，責任を感じている。どうしたらよいか混乱している家族は，病気だけでなく，手術・化学療法・放射線療法などについて理解するだけでもむずかしい。家族の理解の程度をみながら，段階的に根気よく説明していく。

とくに第一子の乳幼児の場合，家族にとっては子育てそのものがはじめての体験である。治療中は，子どもの成長・発達に見合った育児やかかわりができるように，看護師がケアの方法を示したり，遊びの様子を細かに伝えていく。

家族は手術などの苦痛の大きな治療の際には，患児のケアに集中し，親としての役割を果たしたいと思っている。しかし，ほかのきょうだいの世話，家族の生活の調整など，さまざまな支援が必要である。家族と子どもにとって自分たちらしい生活ができるように支援することが重要となる。

ゼミナール
復習と課題

❶ 診断時の子どもへのケアについて，身体面・心理面の双方から考えてみよう。また，家族へのケアについて考えてみよう。
❷ 化学療法を受ける子どもへの看護を身体面・心理・社会面から考えてみよう。
❸ がんをもつ子どもへの病気や治療の説明について考えてみよう。

❹ 小児がん治療終了後の子どもの身体面，認知機能・心理面，学校社会面の長期的な問題について調べてみよう。

❺ 小児がんの子どもと家族および小児がん経験者に関するNPO団体やサポートグループの活動について調べてみよう。

参考文献

1) 竹之内直子：子どもと家族に寄り添うコミュニケーションスキル　バッドニュースを伝える状況において．小児看護40(8)：1000-1007，2017．
2) 中谷扶美：小児がんチームのベストプラクティス．小児看護44(7)：800-806，2021．
3) 日本癌治療学会編：小児，思春期・若年がん患者の妊孕性温存に関する診療ガイドライン2017年版．金原出版，2017．
4) 日本小児血液・がん学会編：小児がん診療ガイドライン2016年版．金原出版，2016．
5) 日本小児血液・がん学会編：小児血液・腫瘍学．診断と治療社，2015．
6) 日本小児血液・がん学会編：小児白血病・リンパ腫診療ガイドライン2016年版．金原出版，2016．
7) 日本造血細胞移植学会監修：チーム医療のための造血細胞移植ガイドブック．医薬ジャーナル社，2018．
8) 平田美佳：小児がんの子どもの症状マネジメントの基本．小児看護44(12)：1490-1495，2021．
9) 堀江昭史：小児・若年がん患者に対する妊孕性温存療法の実際(Q&A)．産婦人科の進歩71(1)：60-61，2019．
10) 前田尚子・堀部敬三：小児がん経験者の晩期合併症．小児科58(2)：171-178，2017．
11) 水谷修紀監修：よくわかる臨床研究——小児がん．医薬ジャーナル社，2016．

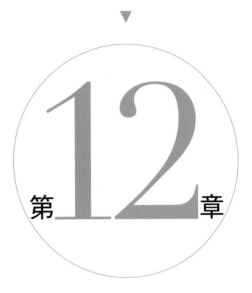

第12章

腎・泌尿器
および生殖器
疾患と看護

A 看護総論

　子どもの腎疾患は，感染などが先行して発症し，短期間の治療で完治する予後のよいものから，慢性に経過し，透析や移植の必要なものまでさまざまである。ここでは急性期と慢性期に分けて，おもな看護について述べる。

① 腎疾患の急性期の看護

1　一般状態の把握

　腎臓は，排泄機能，体液の恒常性の調節，内分泌・代謝機能など，生命維持にかかわる重要な器官である。そのため，身体症状とバイタルサインの測定などの一般状態の把握とともに，腎機能と全身状態の関連性をみることが必要である。また，子どもの腎疾患のおもな症状は尿の性状の異常(血尿・タンパク尿・膿尿・細菌尿・糖尿)，尿比重や尿量の異常(乏尿・多尿)，高血圧・浮腫であり，これらを観察することが重要となる。

2　検査

　病状や治療方針を決定するうえで，観察のほかにさまざまな検査が必要となる。腎機能を把握するために尿検査はとくに重要で，検体採取方法(無菌尿・早朝尿・随時尿)に留意して，正確に行う。腎機能が低下している場合は，尿の 1 回量が少なく回数が多いため，正確に測定する。腎機能検査・薬剤負荷試験では食事が延期されるため，空腹による気分不快などに注意し，準備は迅速に行う。

3　治療および症状の緩和

　急性期は，高度な浮腫や高血圧などによって身体的ストレスが大きい。倦怠感が強く，活気もない。治療処方を正確に行いながら，適切な対症看護によって症状緩和に努めることが重要である。また，同室児・面会者・医療者からの感染に十分留意する。保清を行い，手洗い・うがいなども徹底する。

　年少児に限らず，安静が保てるように病室環境を整えることが重要となる。照明が明るすぎないようにしたり，リラックスできるような静かな音楽を流してもよい。この時期は，処置や診察などがあるうえに，ADL 全般に介助も必要となる。1 日のケアスケジュールに配慮し，疲労感を増さないように気をつける。とくに幼児では，ぐったりとして活気がない状態でなければ，安静を保つために気分転換も必要である。読み聞かせなどの安静を保ちながら行える遊

びを取り入れたり，スキンシップをはかる。

4 ストレスの緩和

急性期はきびしい身体症状があるだけでも気持ちに大きな影響があるが，採血・採尿，食事・飲水制限，安静さらに輸液など，生活面からもストレスを感じている。繰り返し行う採血は，痛みを伴うものだけに苦痛が大きい。また思春期では，採尿などには羞恥心（しゅうち）を覚えることもある。必要な検査・治療について，まず十分な説明を行うことが重要である。

成長・発達の著しい子どもにとってストレスが大きいものは，水分制限と治療食である。飲水は生活スケジュールに合わせて1回の摂取量を決めるなどして，自然なかたちで制限量をまもることができるように調整する。飲み物は凍らせたり，氷をなめたりして満足感を得られるようにする。

急性期で食欲が低下している場合は，塩分制限やタンパク質制限のある食事では食べようという気持ちさえ奪い，情緒・心理面への影響が大きい。必要摂取量の低下から症状を悪化させることもある。これらの必要性が理解できるよう説明したうえで，できる限り本人の希望を取り入れながら行う。面会者や家族にも理解を促し，持ち込みの食事などは医療者と相談したり，制限食の範囲で行えるように調整が必要となる。

5 家族への援助

腎疾患は，学校検尿で異常を指摘されることも多いが，感染症などが先行して受診することもある。長期にわたる治療や入院生活が必要とされる場合は，子どもや親にとって思いがけないできごととなり，受け入れることはむずかしい。発症時期の親は，発症の原因をあれこれと思いめぐらし，罪悪感にさいなまれている。また，医学書などさまざまなメディアから，入院・治療や予後についての知識を得ることに必死になっている。しかし，病状には当然個人差があり，再発などの確率や治療法も一般的な情報があてはまらないこともある。家族の精神面への支援とともに，その親らしくかかわれるように具体的なアドバイスが必要である。

いたずらに悲観的になったり，遠い将来の再発などについて過剰な心配をいだいたりするのではなく，現在の子どもの状態や治療についての理解を促し，身体的につらい時期である子どものニーズなどに目が向けられるように援助していく。

6 慢性化する疾患への初期教育

腎機能を障害する代表的な疾患として，ネフローゼ症候群・慢性腎炎・腎不全などがある。これらの疾患は慢性に経過することから，病初期から正しい病識をもつことが重要である。

自覚的な身体症状のある時期は，病気や治療の説明を比較的理解しやすい。病気の理解度を確認するとともに，知りたいというこの時期を逃さず，本人のニーズを見ながら段階的に説明していく。尿検査や血圧測定の意味，日常生活で必要な制限や方法，治療内容など具体的で生活に必要な説明を十分に行う。はじめから予後などの確かでない情報を与えて，不要な不安をあおらないようにする。

② 腎疾患の慢性期の看護

1 ステロイド薬による治療

慢性に経過する腎疾患のなかには，ステロイド薬を長期に内服しなくてはならないものがある。ステロイド薬は副腎皮質ホルモン製剤の一種であり，副作用は多方面にわたる。増量・減量に伴う副作用にも留意する。

つねに注意が必要なものは，易感染性である。感染をきっかけに再発や症状が増悪するので，継続的な感染予防が必要である。外出などで活動性が増してくる時期であり，うがい・手洗いを確実に行うこと，規則正しい基本的な生活習慣を整えることが大切である。水痘などの小児感染症は重症化するので，流行を知り，感染予防をはかる。

2 服薬管理

慢性期の治療は，輸液から内服となるものがほとんどである。治療薬は長期にわたる服用が必要であるが，尿検査値がただちに改善するなどの即効性のみられるものは少ない。また，とくに学童後期から思春期では，ステロイド薬の副作用で容貌に変化がおきることから，自己判断で服用回数を調節していたり，服用を中止してしまう子どももいる。

ステロイド薬は突然の中止によってショックなどの重篤な合併症がおこりうることも含め，内服薬の作用と副作用について十分に説明する。服薬を継続するには，子どもが納得したうえで行うことが必要である。さらに，薬の管理方法や，忘れずに，また主体的に内服できるように段階的に援助していく。

3 症状の観察と症状に見合った生活の調整

慢性期には身体症状の大きな変化はないが，再発などの徴候を知ることや，症状に見合うように生活を調整する必要がある。入院が長期にわたると，実際に退院後の学校・社会生活のなかでの調整方法をイメージしにくい。できるだけ家庭や学校での生活に関する情報を得て，早期から退院後も継続できるような方法を工夫する。食事療法が必要な場合，家族の協力が不可欠であるが，学童後期であれば，間食や買い食いなどの機会があるため，自分自身で食べ物を

選択する力が必要である。

　運動・活動制限がある場合は，学校の理解・協力も必要となる。再発や増悪を恐れて運動に対して過度に消極的になったり，逆に友人と同じことをしたい，孤立したくないとの思いから制限をまもれないこともある。子どもの気持ちを受けとめ，体育行事などにどのようなかたちで参加できるのか具体的に話し合うことが必要となる。学校生活管理指導表を用いて，運動の目安を具体的に示すことが重要である。

4 慢性状態の影響

　疾患が慢性化し，長期的な治療が必要となる場合は，さまざまな問題が生じる。幼児では，生活習慣の自立が妨げられたり，社会性や対人関係などの発達に遅れがみられたりする。学童期では，学習の遅れなどから消極的になったり劣等感を感じたりすることも多い。できる限り学校・社会生活が維持できるように調整する必要がある。

5 ストレスへの援助

　急性期を過ぎると急速に身体症状は消失する。安静や食事制限などの生活規制が持続することもあるが，自覚症状が消失しているため治療と病状を結びつけて考えにくい。このような生活制限については，その必要性がわかるように十分な説明を行い，患児が納得できるように援助していく。

　ステロイド薬の副作用による満月様顔貌(ムーンフェイス)・多毛・中心性肥満などによっておこるボディイメージの変容は，幼児であっても嫌悪感や羞恥心を覚える。学童の患児ではさらに，「みんなと違う」自分に対して自信がもてなくなったり，思春期では自暴自棄になる場合もある。

　治療が長期に及ぶと，病状や治療について理解もでき，生活制限を長期にわたってよくまもっている子どもでも，心の奥にうつうつとした気持ちをいだきつづけることがある。このような精神的ストレスをかかえていても，気持ちを受けとめてもらったり，がんばっている自分を認めてもらうことで前向きになれることがある。患児の気持ちを理解し，長期の療養生活を適切に維持することができるように援助することが必要である。

発展学習▶▶▶

■慢性腎疾患患児の成人期移行の問題

　腎疾患患児には，20歳以降も継続的な治療が必要な者も存在する。病状によって治療は異なり，定期的な検診程度から，腎不全により移植や透析の適応となる場合もある。原疾患の治療に加え，長期合併症の管理とともに，成人期にみられる疾患や生殖医療には複数科の受診が必要となる。転科・転院に伴う医療機関からの脱落，ノンアドヒアランスを予防することが重要である。そのためには，病識やセルフケアの自立に加え，医療機関どうしの連携やサポート体制が重要となる。

③ 泌尿器疾患総論

　　　尿の排泄機能の障害となる原因疾患は，さまざまである。その治療も内科的なものから，手術が必要なもの，またそれらを組み合わせた治療もある。

1　症状の観察・ケア

　　　排泄機能に障害がある場合，観察項目として重要なものは，尿量・尿性状・1 回尿の尿量・尿意などであり，尿に関係するもの全般に注意する。残尿は細菌が繁殖するため，排泄のたびに残尿がないようにする。また，膀胱留置カテーテルや腎瘻など，排泄機能を維持するためにさまざまな処置がなされる。いずれも清潔操作に留意し，事故抜去を予防する。

2　家族への看護

　　　先天性疾患で尿道下裂などの奇形を生じている場合は，家族の罪悪感も大きい。生下時より手術や治療法について説明し，感染症の予防などの手術への準備を行う。排泄機能の障害によってさまざまな合併症を生じている場合には，日常生活上の注意やケア方法について十分習得できるように援助する。

　　　また，排泄機能の障害があっても，正常な成長・発達が妨げられてはならない。家族は日常生活のなかでケアや処置に追われたり，手術に伴う不安や気がかりなどから，子どもの正常な発達上のニーズが視野に入らなくなってしまう。これらのことを念頭において，その子どもなりの成長・発達に見合った生活ができるよう援助していく。長期的な障害が残ったり，継続的な医療処置を必要とする場合は，成長・発達に従って子どもが自立して行えるように援助していく。

3　苦痛体験に対する看護

　　　[1] **不安・恐怖**　性器などの生殖器に関する処置や，痛みを伴う体験は子どもにとって大きな恐怖となる。とくに幼児期の男児にとって，生殖器周辺の外科的治療処置は去勢と混同してとらえられることがある。一度，性器の痛みを伴う体験をした子どもは，侵襲的処置のみならず医師の視診などにも強い恐怖感をもつ。言動を細かに観察し，不安を取り除く。

　　　[2] **プレパレーションの必要性**　泌尿器疾患の手術後には，カテーテルの留置や消毒・包帯交換など，性器に直接触れたり，痛みを伴う処置を体験する。また，違和感や瘙痒感，疼痛も持続する。このような苦痛に子どもが耐えていくには，子どもなりに理解し，納得して手術を受けることが重要となる。ほかの子どもの同意が得られれば，実際に術後の様子などを子どもに見てもらうなど，具体的な術前オリエンテーションも有効である。カテーテル留置やフラッシュなどの管理方法，ドレッシング，清潔ケアに加えて，尿量を増やすための飲水

の必要性や腹圧軽減のための浣腸などについても説明しておく。

[3] **処置などへの不安軽減**　尿道下裂などの目に見える障害は，年少児でも説明すれば治すことについて理解することができる。また，処置やケアに関しては，知らないこと，未知の体験に対する恐怖をできる限り軽減することで，子どもの対処能力は高くなる。1つひとつの処置前に，目的や方法について十分な説明を行い，恐怖心を緩和しながら処置を行うことが重要である。

B｜おもな疾患

① 先天性腎尿路異常
congenital anomalies of the kidney and urinary tract(CAKUT)

1 総論

概念▶　先天性腎尿路異常(CAKUT)は，腎尿路形成異常を包括してあらわす言葉である。腎無形成，腎低形成・異形成，多囊胞性異形成腎 multicystic dysplastic kidney(MCDK)などの腎形成異常，腎盂尿管移行部閉塞(水腎症)，尿管膀胱移行部閉塞(水尿管症)などの上部尿路通過障害，後部尿道弁，異所性尿管 瘤などの下部尿路通過障害を引きおこす可能性のあるもの，膀胱尿管逆流，重複尿管などを含み，単独でまたは複合的にみとめられる。

疫学▶　出生 1,000 人に 3〜6 人の高頻度で発生する先天奇形で，小児の慢性腎不全の原因で最も多い。

2 各論

● 腎臓の異常

腎臓の数の異常では腎無形成や過剰腎など，形の異常では馬蹄腎や交差性癒合腎など，位置の異常では骨盤腎や胸部腎などがある。いずれもほかの腎尿路異常を伴いやすい。

● 腎低形成 renal hypoplasia，異形成 renal dysplasia

概念▶　低形成腎と異形成腎は，腎臓の発生と分化の異常が原因であり，本来は異なる疾患であるが，鑑別には組織学的検討が必要であるため，臨床的には便宜的に一括して**腎低形成・異形成**とよばれる。腎臓がまったく発生しなかった場合は**腎無形成** renal aplasia とよばれる。両側腎無形成の場合は，羊水過少から肺低形成となり，生存が困難である(ポッター Potter 症候群)。

● CAKUT を伴う奇形症候群

奇形症候群[1]のなかで，CAKUT を合併する代表的な疾患をあげる。

[1] 鰓弓耳腎 branchio-oto-renal(BOR)症候群　① 頸瘻・耳瘻孔・外耳奇形など鰓弓の異常，② 難聴，③ 腎尿路奇形を三主徴とする常染色体性優性遺伝の症候群で，*EYA1* 遺伝子や *SIX1* 遺伝子の異常である。

[2] 腎コロボーマ症候群　視神経奇形によるコロボーマ[2]と腎低形成などの腎尿路奇形を特徴とする常染色体性優性遺伝の症候群で，*PAX2* 遺伝子の異常である。

● 尿路奇形

[1] 尿路の閉塞性疾患　腎臓から膀胱への尿の流れがわるい**上部尿路閉塞**と，膀胱から外尿道口までの尿の流れがわるい**下部尿路閉塞**とがある。

原因▶　先天的な上部尿路閉塞は，**腎盂尿管移行部通過障害**が最も多く，**尿管膀胱移行部通過障害**が続く。中部尿管閉塞は多くない。尿管異所開口や尿管瘤でも閉塞を生じる。先天的な下部尿路閉塞としては，後部尿道弁と前部尿道弁があげられる。

症状▶　閉塞している部位によって，水腎症または水腎水尿管症を示す(▶次項)。有熱性尿路感染(▶364 ページ)や痛みなどの症状で発見される。近年は，胎児期の超音波検査で発見される無症状例も多い。

治療▶　閉塞の原因によって異なるが，腎機能低下をおこす例や，症状のある症例は，手術治療の対象となる。

[2] 水腎症 hydronephrosis　腎盂・腎杯が拡張している状態を**水腎症**という(▶図 12-1-a, b)。高度のものは腎実質が圧迫されて，腎機能が低下する。

原因▶　上部・下部尿路の通過障害や膀胱尿管逆流など，原因はいろいろで，原因によっては水尿管症(▶図 12-1-a, c)を伴う。尿管拡張のない水腎症の原因としては，腎盂尿管移行部通過障害が最も多い(狭義の水腎症)。

症状▶　腎盂尿管移行部通過障害による水腎症は，有熱性尿路感染，腹部腫瘤，腹部膨満，痛み，血尿などの症状で発見される。胎児期の超音波検査で発見される症例は無症状のものが多い。

治療▶　腎機能低下をおこす例や，症状のある症例が腎盂形成術の対象となる。成人同様に鏡視下手術も普及しつつある。なんらかの原因で両側性の閉塞が急に増悪すると急性腎不全に陥り，緊急に腎瘻造設が必要となる。胃腸炎に伴って尿

---

1) 奇形症候群：共通するパターンの複数の臓器形成異常をもっていることで識別される先天性の疾患をいう。染色体異常，遺伝子異常，発生時の障害などが奇形症候群の原因となる。遺伝子研究が盛んとなり，最近になって原因が判明したものも多い。
2) コロボーマ：眼球組織の一部が欠損する先天異常をいう。

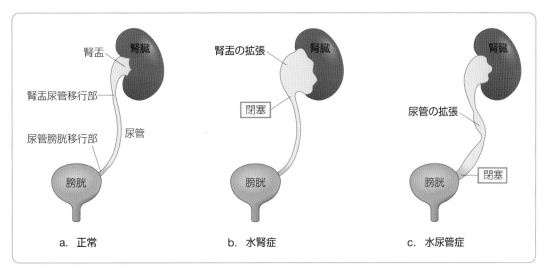

▶図 12-1 水腎症と水尿管症

量が極端に減少し, 結晶が腎盂尿管移行部を閉塞して急性両側性水腎症になるものがその代表である。

[3] **膀胱尿管逆流** vesicoureteral reflux(VUR)　尿管下端には逆流防止機構があり, いったん尿管から膀胱におりた尿は戻らない。尿管膀胱移行部に異常があったり(原発性), 下部尿路閉塞や膀胱機能障害のために膀胱内圧が異常に高かったり(二次性)すると, 膀胱内の尿が尿管・腎臓へ逆流することがあり, これを**膀胱尿管逆流(VUR)**とよぶ。程度の軽い原発性 VUR は, 膀胱の発育に伴って自然治癒する。逆流性腎症とよばれる腎機能障害を引きおこすことがある。

症状▶　有熱性尿路感染で発見されることが最も多い。年少児では発熱のみのことが多く, 下痢や嘔吐・不きげんといった一見無関係の症状を伴うこともある。年長児では腹痛・背部痛, 排尿痛や頻尿などの膀胱炎症状がみられることもある。

診断▶　排尿時膀胱尿道造影で診断し, 国際分類により, 尿管のみに逆流するⅠ度から腎臓まで高度に逆流するⅤ度までに分ける。

治療▶　尿路感染の再発と腎実質障害を予防することが目的で, 軽度 VUR では治療の必要がないことも多いが, 高度 VUR の保存的治療では VUR が自然消失するまで尿路感染の予防のために抗菌薬を予防内服する。高度 VUR が改善しない症例や有熱性尿路感染を反復する症例, 腎機能低下が進行する症例は逆流防止術の対象となる。従来の尿管膀胱新吻合術に加えて, 内視鏡的注入療法や鏡視下手術など, 手術治療の選択肢が広がっている。

② 糸球体疾患

1 総論

　　　ネフロンを構成するのは糸球体と尿細管で，**糸球体**は主として濾過を行って原尿をつくり，**尿細管**は再吸収や分泌によって原尿から排泄するべき尿を完成させる。

分類▶　糸球体障害の発症機序は免疫学的機序と非免疫学的機序に分類される。

免疫学的機序▶　免疫学的機序は，多くの**糸球体腎炎**（糸球体に炎症がみとめられるもの）のおもな発症機序と考えられている。腎外でおこった免疫反応により形成された免疫複合体（抗原抗体複合体）が糸球体に沈着し，補体をはじめとする炎症メディエーターが作動して糸球体障害がおこる。補体カスケードは最終的に MAC（membrane attack complex）を形成して細胞膜を傷害する。好中球，マクロファージやリンパ球は糸球体内に浸潤し，これらの白血球細胞は，サイトカインや活性酸素などを放出して糸球体を傷害する。また特殊ではあるが，グッドパスチャー Goodpasture 症候群は糸球体基底膜に対する自己抗体によっておこる。ANCA（anti-neutrophil cytoplasmic antibody）関連腎炎は，自己抗体により好中球を活性化して血管内皮細胞を傷害しておこる血管炎である。

非免疫学的機序▶　非免疫学的機序の1つは遺伝性のものであり，代表的なものはⅣ型コラーゲンの遺伝子異常によるアルポート症候群（▶350ページ）や，フィンランド型先天性ネフローゼ症候群（▶349ページ）などスリット膜[1]関連遺伝子の異常によっておこる一部の薬剤不応性ネフローゼ症候群がある。過剰濾過や糸球体高血圧がおこるような病態は，糸球体硬化の重要な原因の1つと考えられている。高血糖，脂質異常症，高タンパク質食，そしてチアノーゼは糸球体障害を引きおこすことが知られている。

2 各論

　　　糸球体腎炎のうち，糸球体原発のものを**一次性糸球体腎炎**，全身性疾患や代謝性疾患に伴うものを**二次性糸球体腎炎**という。

● 一次性糸球体腎炎

［1］溶レン菌感染後急性糸球体腎炎 poststreptococcal acute glomerulonephritis（PSAGN）

原因・症状▶　本症の頻度は低下してきているが，小児の急性腎炎症候群のなかで最も頻度が高い。好発年齢は5〜10歳で男児に多く，2歳以下はまれである。A群β溶

1）スリット膜：糸球体上皮細胞の細胞間にある構造をさし，血液を濾過する際に重要な役割を担う。

血性レンサ球菌(▶158ページ)による急性扁桃炎，咽頭炎や皮膚化膿症などの先行感染罹患後1〜3週の潜伏期をおいて，血尿・浮腫・高血圧を主症状に急性発症する。免疫複合体病であり，糸球体血管内皮細胞の腫大が病態である。血尿は肉眼的血尿であることも多く，消失までに数か月を要する。タンパク尿はみられても一過性のことが多い。乏尿の原因は，内皮細胞腫大による腎血漿流量の低下にあり，それを正常化させようとするホメオスタシスの結果である。そのためにおこった血管内を中心とした溢水(水分が過剰に貯留している状態)が高血圧の原因である。

診断▶ 急性糸球体腎炎の診断には低補体血症(C3，CH_{50}の低下)が必須であり，先行する溶レン菌感染が証明(培養にてA群β溶レン菌の検出またはASO値の上昇)されればPSAGNと診断される。尿の異常がみられず，ほかのPSAGNの臨床症状がみられる場合を，腎外症候性急性糸球体腎炎という。

治療▶ 対症療法を行う。溢水のある急性期のみ安静が必要で，水分・塩分・カリウムも必要に応じて制限する。高カリウム血症・溢水による心不全・高血圧性脳症は，急性期におこる生命に危険のある合併症であり，注意が必要である。利尿が得られ，浮腫・高血圧の改善があれば，水分・食事制限は解除し，安静も解除する。予後は良好でほとんど治癒する。ただし，低補体血症が持続する場合は，膜性増殖性糸球体腎炎やループス腎炎を疑い，腎生検を行う。

[2] 急速進行性糸球体腎炎 rapidly progressive glomerulonephritis(RPGN)

概念▶ WHOにより，「急性あるいは潜在性に発症する肉眼的血尿，タンパク尿，貧血，急速に進行する腎不全症候群」と定義されている。多数の糸球体に半月体の形成をみとめる壊死性半月体形成性糸球体腎炎が典型像である。

診断・治療▶ 急速な腎機能の悪化を放置すれば末期腎不全まで進行するので，早期に腎生検で確定診断を行い，ステロイドパルス療法やシクロホスファミド大量療法などの積極的な治療を行う。

原因▶ 組織の免疫染色を行ってもほとんど免疫成分が染色されないANCA関連腎炎，グッドパスチャー症候群，免疫複合体型半月体形成性糸球体腎炎(ループス腎炎，紫斑病性腎炎，およびIgA腎症などの一部)が原因となる。

予後▶ 予後はよくないものが多い。

[3] IgA腎症 IgA nephropathy

診断▶ わが国では，成人・小児とも慢性糸球体腎炎で最も高頻度である。学校検尿などの尿スクリーニングで無症候性血尿・タンパク尿として発見されることが多い。腎生検により診断される。病理組織所見は**メサンギウム増殖性腎炎**で，免疫蛍光抗体法でメサンギウム領域[1]にIgAが最も強く陽性となる。

---

1) メサンギウム領域：結合組織と細胞成分からなる糸球体の中心部分に広がる領域をいい，糸球体毛細血管を束ねて支持するメサンギウム基質と，収縮能による血流調節・サイトカインの分泌・基質の産生や分解など多くの機能をもつメサンギウム細胞からなり，腎疾患の病態に大きな影響を与えている。

治療▶　早期に診断し，中等症以上のものについては早期のカクテル療法(ステロイド薬，免疫抑制薬，抗凝固薬，および抗血小板薬)の有効性が証明されており，学校検尿の導入により予後が改善した疾患と考えられる。また，扁桃腺炎や副鼻腔炎などが病巣感染である可能性が高く，その治療も重要である。

［4］膜性増殖性糸球体腎炎 membranoproliferative glomerulonephritis(MPGN)

分類▶　糸球体血管係蹄壁の肥厚とメサンギウムの増殖を特徴とし，電子顕微鏡所見の沈着物の存在部位から I 型・II 型・III 型に分類される。II 型は dence deposit disease(DDD)ともよばれ，代謝性疾患に分類されて別個の疾患概念ととらえられることもある。病理上は補体成分(とくに C3)が沈着物に対応して染色されるが，免疫複合体に対する反応としての C3 沈着と，補体制御の異常による C3 沈着の場合(C3 腎症)があり，分類は混沌としている。

診断・治療▶　慢性糸球体腎炎のなかで予後不良とされる疾患であるが，学校検尿が普及したわが国では，無症候性タンパク尿・血尿として早期に発見され，早期治療により予後の良好な例が多く，IgA 腎症と並んで学校検尿の有効性を説明できる疾患と考えられるようになった。多くの症例で低補体血症をみとめる。長期のステロイド治療が有効である。

［5］膜性腎症 membranous nephropathy(MN)

原因▶　糸球体基底膜上皮側に免疫複合体が沈着して糸球体係蹄壁の肥厚を特徴とする。IgG が糸球体基底膜に沿って顆粒状に沈着する免疫複合体病である。ネフローゼ症候群を呈することが多い。小児の罹患頻度は低い。特発性膜性腎症と B 型肝炎などの感染症や SLE に伴う二次性膜性腎症があり，二次性は全体の 30％ を占める。

治療▶　ネフローゼ症候群を呈する場合はステロイド療法を行う。それ以外は，アンギオテンシン変換酵素阻害薬(ACE-I)やアンギオテンシン II 受容体拮抗薬(ARB)を用いるか，あるいは無治療の場合もあり，多くは予後良好である。

● 二次性糸球体腎炎

［1］紫斑病性腎炎 Henoch-Schönlein purpura nephritis(HSPN)　小児の二次性糸球体腎炎のなかで最も多い。

原因・症状▶　IgA 血管炎(ヘノッホ-シェーンライン紫斑病，アレルギー性紫斑病，▶289ページ)に合併する糸球体腎炎である。IgA 血管炎は，幼児から学童に好発する病巣感染(副鼻腔炎や扁桃炎など)を誘因としておこる IgA 免疫複合体を原因とする全身性の血管炎で，① 紫斑，② 腹痛・血便などの消化器症状，③ 関節痛を三主徴とする。腎症状は 20〜30％ の症例に合併し，紫斑病性腎炎とよばれる。

治療▶　顕微鏡的血尿から肉眼的血尿，ネフローゼ症候群，急性腎炎症候群など呈する症例まで幅広い。基本的には自然治癒傾向のある腎炎であるが，なかには重症例もあり，その場合には時機を失せず腎生検を行い，治療方針をたてる。本

態は IgA 腎症と類縁である。

[2] ループス腎炎 lupus nephritis

原因▶　自己免疫疾患の 1 つである全身性エリテマトーデス（SLE，▶123 ページ）に合併する糸球体腎炎である。思春期の女子に多い。小児期 SLE の約 80％ にみとめられる最も多い臓器病変であり，SLE の予後を決定する因子である。ループス腎炎の糸球体組織病変も臨床経過も多彩であり，尿異常のないものからネフローゼ症候群を呈するものまでさまざまである。

治療▶　ステロイド薬や免疫抑制薬がおもに用いられる。かつて不良であった SLE の予後は，免疫抑制薬の進歩とその積極的導入や使用法の成熟により，かなり改善した。

● ネフローゼ症候群 nephrotic syndrome

定義▶　ネフローゼ症候群の世界的な定義は，尿タンパク量＞40 mg/時/m² かつ血清アルブミン＜2.5 g/dL である。わが国では，3.5 g/日以上または 0.1 g/kg/日以上のタンパク尿，6.0 g/dL 以下（乳児は 5.5 g/dL 以下）の低タンパク質血症または 3.0 g/dL 以下（乳児 2.5 g/dL 以下）の低アルブミン血症，脂質異常症，浮腫があるものと定義される。つまり，腎臓からの高度の尿タンパク漏出のために，低タンパク質血症がおこってむくむ症候群である。原疾患は問わない。

原因▶　小児では特発性ネフローゼ症候群（微小変化型ネフローゼ症候群と巣状分節状糸球体硬化症）が 90％ を占め，また特発性ネフローゼ症候群の原因はなんらかの液性因子であると考えられている。

[1] 微小変化型ネフローゼ症候群 minimal change nephrotic syndrome（MCNS）

概念▶　微小変化群ともよばれ，病理組織学的にほとんど病変をみとめない。特発性ネフローゼ症候群の 80％ を占め，多くはステロイド薬に反応する。3〜6 歳に好発し，男児に多い。80％ に再発がみられるが，長期予後は一般に良好である。再発例の半分は頻回再発例やステロイド依存例となる。

治療▶　ステロイド療法が基本となるが，副作用をいかに少なくするかが管理のポイントである。副作用としては，易感染性，成長障害，骨粗鬆症，肥満，緑内障・白内障などがある。頻回再発例やステロイド依存例には，副作用をできるだけ少なくするために，シクロスポリンなどの免疫抑制薬を併用する。

[2] 巣状分節状糸球体硬化症 focal segmental glomerulosclerosis（FSGS）

概念▶　MCNS の類縁疾患であり，同一疾患の重症型である可能性もある。

診断▶　初期には診断はつかないが，ステロイド依存性が強い症例や，ステロイド抵抗性を示す症例に腎生検を行い診断される。ステロイド抵抗性ネフローゼ症候群の約半分が 5 年以内に末期腎不全となる。

[3] 先天性ネフローゼ症候群 congenital nephrotic syndrome

概念▶　生後 3 か月以内に発症する重篤なネフローゼ症候群である。

症状・分類▶　出生直後から高度タンパク尿・低タンパク質血症・浮腫を呈し，1 歳まで腎

機能は保たれるフィンランド型と，乳児期にタンパク尿がみつかり，すでに腎機能が低下しているびまん性メサンギウム硬化（以前はフランス型とよばれていた）とに分かれる。フィンランド型は巨大胎盤が特徴的で，莫大な尿タンパクのためにさまざまなタンパク質が漏出し，重篤な細菌感染症，血栓症などで以前は生後6か月までに死亡していた。しかし，浮腫の管理，栄養管理，感染症への対応，血栓症予防，ホルモン異常の是正などにより予後は改善した。フランス型の多くは，性分化異常，ウィルムス腫瘍（▶328ページ）の発生を伴う可能性のある**デニス-ドラッシュ Denys-Drash 症候群**である。

診断・治療▶　両疾患ともに遺伝子診断（責任遺伝子はそれぞれ *NPHS1* または *NPHS2* と，*WT1*）が可能であり，また適切な時期の透析導入と腎移植により長期生存が可能となった。

● 遺伝性糸球体疾患

[1] アルポート症候群 Alport syndrome

概念▶　進行性腎機能障害を呈する遺伝性腎疾患で，神経性難聴（感音性難聴）を伴う症候群である。

原因▶　原因は基底膜の主要構成成分であるIV型コラーゲンの遺伝子異常である。遺伝形式は約80％がX連鎖優性型で，残りは常染色体劣性型（約15％）と常染色体優性型（約5％）である。

症状▶　尿異常は乳幼児期に血尿で発見され，ときに肉眼的血尿を伴う。進行とともにタンパク尿が増加，ネフローゼ症候群を呈することもある。X連鎖優性型の男子では10歳前に難聴が始まり，早いと10代に末期腎不全へと進行する。X連鎖優性型の女子では進行が遅く，予後は比較的良好である。網膜斑点・円錐水晶体・白内障などの眼合併症をみることがある。

治療▶　アルポート症候群は基底膜が物理的に脆弱であると考えられ，その進行には圧損傷も一翼を担っている可能性があるので，糸球体濾過圧を下げる作用のあるアンギオテンシン変換酵素阻害薬（ACE-I）やアンギオテンシンII受容体拮抗薬（ARB）などの腎保護作用は有効である可能性が高い。

[2] 良性家族性血尿

概念▶　非進行性の血尿単独の尿異常を示す常染色体優性遺伝形式の予後良好の疾患で，病理学的な病名である**菲薄基底膜病**もほぼ同義で使用される。常染色体劣性アルポート症候群は良性家族性血尿のホモ接合体あるいは複合ヘテロ接合体である可能性があり，常染色体優性アルポート症候群は良性家族性血尿の重症型である可能性がある。

治療▶　治療は不要である。

③ 尿細管間質疾患

1 総論

　血漿（けっしょう）が糸球体基底膜で濾過され，尿細管に到達した原尿は，成人では1日に170〜180Lにもなるが，水としては原尿の約1%だけが尿となり，99%は尿細管から再び体内に回収される。脱水や溢水（いっすい）に対する対応は，尿細管での再吸収量によって調節される。尿細管では，水だけでなくさまざまな物質のやりとりが行われ，ナトリウムの大半は回収(再吸収)されるが，酸やカリウムは尿のほうに排泄(分泌)される。

　このように体液の恒常性は尿細管の調節で保たれている。障害されれば，酸塩基異常や電解質異常などの体液異常が引きおこされる。また，尿細管は糸球体の単純なはたらきと違って，このような複雑なはたらきをしているために多くのエネルギーを消費(全エネルギーの10%)しており，虚血や低酸素に弱いという特徴がある。

2 各論

● ファンコニー症候群 Fanconi syndrome

概念▶　近位尿細管での全般性溶質輸送機能障害により，本来再吸収されるべき物質(アミノ酸・糖・リン)が尿中に過度の喪失をきたす症候群である。

症状▶　成長障害，多飲・多尿，汎アミノ酸尿，腎性糖尿，低リン血症，近位尿細管性アシドーシス，塩類喪失，低尿酸血症，低分子タンパク尿，ビタミンD活性化障害によるくる病などを呈する。

原因▶　細胞内ATPの供給障害で発症すると考えられる。先天性と後天性に分けられる。先天性のものでは，シスチン症，ミトコンドリア異常症やロウLowe症候群[1]などがある。後天性のものでは，薬剤性(バルプロ酸，シスプラチンなど)が多く，シェーグレンSjögren症候群や尿細管間質性腎炎などが知られている。

治療▶　後天性のものは原因の除去，対症療法として代謝性アシドーシスの改善のための重曹（じゅうそう）投与や，くる病がみられる場合は活性型ビタミンDの投与を行う。

● 腎性尿崩症（にょうほう） nephrogenic diabetes insipidus

概念・原因▶　ここでは先天性のものに限定する。尿細管の抗利尿ホルモン(ADH, antidiuretic hormone：バソプレシン)に対する不応性が原因の遺伝疾患である。X

---

1) ロウ症候群：X連鎖性遺伝性疾患で，ファンコニー症候群(腎障害)，先天白内障(眼症状)，知能障害(神経症状)などを呈する。

連鎖性遺伝で尿細管抗利尿ホルモン受容体遺伝子の異常によるものと，常染色体性遺伝である水チャネル（アクアポリン2）の遺伝子異常によるものとがある。

症状▶　出生時から多尿・低張尿がある。自分で口渇を訴えて飲水するまでは，発熱，易刺激性，哺乳不良，体重増加不良などで気づかれることが多い。新生児期に高張性脱水を繰り返すと，非可逆的な中枢神経障害を引きおこす。尿量が多いために相対的閉塞となって水腎症などの尿路の拡張がおこる。

治療▶　尿量の減少を目的として，乳児期には希釈乳・低ナトリウムミルクを与え，離乳期以後の乳幼児には塩分制限が行われる。またサイアザイド系利尿薬が用いられる。塩分制限とサイアザイド系利尿薬の有効性の機序は明らかではないが，これらによって体内のナトリウムが不足すると，遠位尿細管より手前の部分でのナトリウムの再吸収が促進され，結果的に集合管に到達する尿を減少させると考えられている。

● 腎尿細管性アシドーシス renal tubular acidosis（RTA）

概念・原因▶　糸球体濾過量（GFR）が正常か軽度低下の状態で，尿細管での酸分泌や重炭酸再吸収が障害され，アニオンギャップが正常の代謝性アシドーシスを呈する疾患である。GFR低下の場合は，排泄しきれない有機酸が蓄積し，アニオンギャップ増大のアシドーシスとなる点が異なる。

分類▶　尿細管での重炭酸イオン再吸収障害を呈する近位尿細管性アシドーシス（II型RTA）と，水素イオン排泄障害を呈する遠位尿細管性アシドーシス（I型RTA）に分けられる疾患で，遺伝性（一次性）のものと二次性のものがある。

症状▶　遠位尿細管性アシドーシスでは多飲・多尿，腎石灰化や尿路結石，くる病，成長障害，低カリウム血症などがみられる。近位尿細管性アシドーシスの主症状は成長障害で，腎石灰化や尿路結石を呈することはない。

● デント病 Dent disease（尿細管性タンパク尿症）

概念・原因▶　X連鎖性遺伝性疾患で，男児にみられ女児にはまれである。3歳児・幼児検尿や学校検尿などでタンパク尿を契機として発見されることが多い。

症状▶　小児期は無症状で身体所見や知能は正常，尿中 β_2 ミクログロブリンや α_1 ミクログロブリンなどの低分子タンパク尿を呈する。わが国では以前から尿細管性タンパク尿症（低分子タンパク尿症）とよばれていた。高カルシウム尿症，腎石灰化や尿路結石を合併し，末期腎不全に進行することもある。欧米のデント病と比較すると，腎機能障害となることは少ないとされている。

④ 慢性腎臓病 chronic kidney disease（CKD）

概念▶　この用語は，2001年からアメリカで使用されはじめ，2002年に定義（▶表12-1）と重症度分類（▶表12-2）がはじめて示された。タンパク尿などの腎障害

▶表12-1 慢性腎臓病(CKD)の定義

1. 腎障害が3か月以上継続する
   腎障害とは腎臓の形態的または機能的異常のこと
   糸球体濾過量(GFR)の低下の有無は問わない
   腎障害の診断は，
   - 病理学的診断
   - 腎障害のマーカー
     1)血液検査または尿検査
     2)画像診断
2. GFR＜60 mL/分/1.73 m² が3か月以上継続する
   腎障害の有無は問わない

1. または2. のどちらかを満たす場合をいう。

▶表12-2 慢性腎臓病(CKD)の重症度分類

病期 ステージ	重症度の説明	進行度による分類 GFR：mL/分/1.73 m²
	ハイリスク群	≧90(CKD のリスクファクターを有する状態で)
1	腎障害は存在するが，GFR は正常または亢進	≧90
2	腎障害が存在し，GFR 軽度低下	60～89
3	GFR 中等度低下	30～59
4	GFR 高度低下	15～29
5	腎不全	＜15

透析患者(血液透析，腹膜透析)の場合には D，移植患者の場合には T をつける。
(日本腎臓学会：CKD 診療ガイド 2009. p.13, 東京医学社, 2009 による)

や腎機能低下が3か月以上継続する病態である。腎機能が半分以下になると CKD ステージ3とするが，これ以下の腎機能のものは以前は**慢性腎不全**とよばれていた。CKD の概念は疾患特異的ではなく，慢性に経過する腎臓病をいかに早期に発見して特異的な疾患の診断・治療への足がかりとするか，また網羅的な管理・治療方法(生活管理や薬物療法)を検討して必要な介入を行い，不必要な介入を避けることによりいかに有意義な人生を送ってもらうかという視点に意義がある。腎機能の評価方法や食事療法，安静の是非については後述する。

⑤ 急性腎障害 acute kidney injury(AKI)

1 総論

概念▶ 以前は急性腎不全とよばれていたもので，死亡率を改善するためには，診断基準を世界的に統一し，エビデンスを共有することが必要であると考えられ，

▶表 12-3　急性腎障害(AKI)の pRIFLE 分類

分類	腎機能による基準	尿量による基準
Risk(R)	75% 以下	0.5 mL/kg/時以下が 8 時間以上持続
Injury(I)	50% 以下	0.5 mL/kg/時以下が 16 時間以上持続
Failure(F)	25% 以下	0.3 mL/kg/時以下が 24 時間以上持続 または無尿が 12 時間以上持続
Loss(L)	4 週間以上 腎代替療法が必要	
End-Stage Renal Disease(ESRD)	3 か月以上 腎代替療法が必要	

急性腎障害(AKI)とよばれるようになった。基本的には急激な腎機能低下をきたす病態である。小児の AKI 分類である pRIFLE 分類を表 12-3 に示す。

原因▶　病因は大きく 3 つに分類され，**腎前性**(腎血流減少によるもの)，**腎性**(腎実質に傷害のあるもの)，**腎後性**(腎以降の尿路閉塞によるもの)とされる。腎前性は，腎臓の血流減少の原因が是正されればすみやかに腎機能が正常化するホメオスタシスの範囲内にある病態をいい，原因が持続して腎臓に組織学的損傷がおこると腎性となる。

2　各論

● 溶血性尿毒症症候群 hemolytic uremic syndrome(HUS)

概念▶　溶血性尿毒症症候群(HUS)は，① 破砕状赤血球を伴う溶血性貧血，② 血小板減少，③ 急性腎機能障害を三主徴とする症候群である。

分類▶　下痢を伴う典型的 HUS と，下痢を伴わない非典型的 HUS に分けられる。

[1] **典型的 HUS**　典型的 HUS の多くは O-157 を代表とする志賀毒素産生性腸管出血性大腸菌(EHEC)による感染性腸炎が誘因となる。下痢・嘔吐・腹痛・血便・発熱などの消化器症状に引きつづき，5〜10 日後に HUS を突然発症(10〜30%)する。とくに激しい腹痛と血便をみとめる症例に HUS が合併しやすく，前駆症状から HUS 発症までの期間が短いほど，腎機能障害が重度となる。症状は顔色不良・乏尿・浮腫・血尿・タンパク尿を呈し，ときには，全身痙攣や意識障害を伴う急性脳症を発症する。典型的 HUS の急性期の死亡率は 2〜5% で，慢性腎不全への移行は 3〜4% と報告されている。

[2] **非典型的 HUS**　非典型的 HUS の急性期死亡率は高く，予後は典型的 HUS に比べ不良である。家族性あるいは再発性 HUS として知られていたが，最近は補体系の調節因子(H 因子など)の遺伝的異常や，これらに対する自己抗体などによっておこるとされている。前者に対しては，ヒト化抗 C5 モノクローナル製剤の開発により予後が改善した。なお，フォンウィルブランド因子を分解する酵素(ADAMTS-13)の遺伝的欠損は，血栓性血小板減少性紫斑病

（▶289 ページ）として除外される。

● 急性尿細管壊死 acute tubular necrosis（ATN）

原因▶ 腎臓の虚血か，腎毒性物質（薬物など）によって尿細管が傷害されておこる。心臓の手術後や，敗血症性ショックなどが原因で，腎虚血がおこって発症することが多い。このような病態では薬物を使用することも多く，相乗的に傷害が与えられることになる。また傷害は腎臓だけでないことも多く，多臓器不全の一部分症としておこることも多い。

治療▶ 傷害臓器が少ない場合は，原因を取り除くことで多くは可逆的に改善する。

● 尿細管間質性腎炎 tubulointerstitial nephritis（TIN）

概念▶ 尿細管と間質の炎症を主体とする腎病変である。古典的には，① 発熱，② 皮疹，③ 好酸球増多を三主徴とするが，腎機能障害で発見されることも多い。

原因▶ 薬剤性が最も多く，薬剤アレルギーの一部分症として発症する。抗菌薬や消炎鎮痛薬が多い。エルシニアやサルモネラなどの感染症や，全身性エリテマトーデスやシェーグレン症候群などの自己免疫疾患も原因となる。またブドウ膜炎を伴う尿細管間質性腎炎 tubulointerstitial nephritis-uveitis（TINU）として発症することもあり，TIN と考えられる場合はブドウ膜炎の有無に注意する。

治療▶ 原因を取り除くことが重要であるが，TINU の場合はステロイド薬が使用される。

⑥ 腎尿路疾患の診断に用いられる検査

● 尿検査

尿検査により，病気の有無・程度・活動性を情報として得ることができる。検査内容は尿の色調・混濁・量・比重・pH・潜血・タンパク・糖などであり，必要により尿沈渣や尿成分の化学的分析（電解質・クレアチニン・β_2 ミクログロブリンなど）を行う（▶表 12-4）。

健常者でもごく微量のタンパク尿がみとめられる。また，乳幼児期で濃縮力が未熟である場合や，早朝尿（濃縮尿）が採取できず随時尿（希釈尿）での検査となる場合には，希釈尿のために判定を誤ることがある。これを避ける目的でク**レアチニン比**が使用される。たとえば，尿タンパク/クレアチニン比が用いられ，正確な判定に役だっている。3 歳以上の小児では，尿タンパク/クレアチニン比が 0.15 以上である場合に異常と判断する。尿検査の簡便法として，実際には試験紙法がよく用いられているが，上記のような点に留意する。

学校検尿（文部科学省，旧文部省）や **3 歳児検尿**（厚生労働省，旧厚生省）は 1970 年前後から行われ，尿タンパクを検査することになっているが，実際に

▶表 12-4 腎尿路疾患と尿異常

尿異常	原因など	備考
タンパク尿	慢性糸球体腎炎など	● 起立性（体位性）タンパク尿の否定が重要
糸球体性血尿	慢性糸球体腎炎, 良性家族性血尿など	● 赤血球形態：dysmorphic（変形赤血球）, 変形赤血球が多い
非糸球体性血尿	尿路からの出血	● 赤血球形態：isomorphic（均一赤血球）, 変形赤血球が少ない
白血球尿（膿尿）	尿路感染症の可能性あり	● 乳幼児の場合, 包皮を含めた外陰部の白血球をみている可能性があり, 必要に応じて導尿を行う
細菌尿	尿路感染症の可能性あり	● 乳幼児では無菌的採尿（膀胱穿刺尿やカテーテル尿）が必要, 年長児では排尿でも可 ● 無菌的採尿であれば, 単一菌が 10^3 個/mL 以上で有意（排尿では 10^5 個/mL 以上）
尿 β_2 ミクログロブリン	近位尿細管機能異常, 腎形成異常, 尿路感染症など	● CAKUT を発見できる可能性が高い
尿比重（低比重尿）	腎機能低下, 腎性尿崩症など	● 早朝尿などの濃縮尿で判断する
尿カルシウム／クレアチニン比	高カルシウム血症	● 年長児で 0.21 以上は異常
尿糖	腎性糖尿などの近位尿細管機能異常, 糖尿病などによる高血糖	● 糖尿病を鑑別する必要がある
尿ナトリウム	ナトリウム再吸収の異常	● 急性腎障害の場合の原因検索 ● FENa（ナトリウム排泄分画）[1] を計算することにより, 腎前性または腎性を鑑別

1) FENa：糸球体で濾過されたナトリウム量の何％が尿中に排泄されたかをあらわす値で, 腎血流の多寡を意味する。

はタンパク・潜血・糖の尿検査が実施されていることが多い。これらは, 小児期腎尿路疾患の早期発見・早期治療に成果をあげており, IgA 腎症や MPGN などの慢性糸球体腎炎の予後は改善した。3 歳児検尿を含めた乳幼児腎臓病検診については, CAKUT(▶343 ページ)を発見することを主目的にしており, 現在の方法は不十分で検診方法の改善が期待される。

● 血液検査

腎疾患の診断に用いられるおもな血液検査項目を表 12-5 に示す。

● 腎機能検査

日常診療でよく用いられる腎機能評価法を表 12-6 に示す。

● 腎尿路の画像検査

腎尿路の画像検査を表 12-7, 図 12-2(▶360 ページ)に示す。

● 腎生検 renal biopsy

腎生検は腎臓の病理組織検査のために検体を採取する検査である。経皮的に生検針を用いて採取する方法(経皮的腎生検法)と, 外科的に切開して採取する

▶表 12-5　腎尿路疾患の診断に用いられるおもな血液検査

検査項目	目的
赤血球数，血色素量，ヘマトクリット，平均赤血球容積	●貧血の有無と種類，腎性貧血，鉄欠乏性貧血などの診断
白血球数	●感染の有無と程度
C反応性タンパク質（CRP）	●感染の有無と程度
総タンパク質（TP），アルブミン（Alb）	●低タンパク質血症，低アルブミン血症，高度尿タンパク
総コレステロール（T-cho）	●高コレステロール血症の有無，潜在的タンパク質漏出
血清尿素窒素（BUN），血清クレアチニン（SCr），血清シスタチン C（cysC），β_2 ミクログロブリン（β_2 MG）	●腎機能の評価
血清補体価（C3，C4，CH_{50} など）	●低補体血症の有無 ●急性糸球体腎炎，膜性増殖性糸球体腎炎，ループス腎炎で低下
抗核抗体，抗 DNA 抗体	●ループス腎炎など，自己免疫疾患の診断
抗ストレプトリジン-O 抗体（ASO）	●溶レン菌感染の有無や既往
血清 IgA 値	●粘膜面の病巣感染の有無，IgA 腎症の可能性
凝固系（PT，APTT，フィブリノゲン，D ダイマー，AT-3 など）	●凝固異常の有無 ●血栓傾向，AT-3 の漏出，抗リン脂質抗体の存在
静脈血血液ガス分析	●代謝性アシドーシスの有無

方法（開放性腎生検法）がある。経皮的腎生検法が広く用いられているが，低年齢児や単腎症例には開放性腎生検法を選択する。

　腎生検を行う際は適応を考慮し，安全性に十分配慮する。**表 12-8**（▶361 ページ）に腎生検の適応を示した。合併症として最も多いのは腎周囲血腫と肉眼的血尿であり，動静脈瘻の発生とその後の経過に注意する。

　慢性糸球体腎炎や特発性ネフローゼ症候群をはじめとした糸球体疾患の多くや，一部の尿細管間質疾患では病理組織学的評価が重要であり，疾患や重症度の診断，治療方針の決定，予後の評価，治療の効果判定や薬物の腎障害の評価と，腎生検の合併症を比較して必要性を判断する。

⑦腎尿路疾患と生活管理

●腎疾患と食事療法

　小児の栄養管理は，成長を念頭において行う。成長は摂取エネルギーと摂取タンパク質の量に大きな影響を受ける。とくに出生後から 2 歳までの乳幼児期では，栄養状態が成長を決定する主要な因子であると指摘されている。そのため，経口摂取が進まない乳幼児には，一時的に強制的な経管栄養および胃瘻管理も考慮する。

▶表 12-6　腎機能評価法

腎機能評価法	方法	備考
イヌリンクリアランス	●イヌリン(In)を持続点滴静注しながら，その尿中へのクリアランスを測定する ●1 時間ごとに 2 回 ●「尿量×尿 In 濃度/血液 In 濃度」で計算し，1.73 m² で体表面積補正する	●GFR 測定の基準となる検査である ●検査法は煩雑である
クレアチニンクリアランス	●血清クレアチニン(Cr)の尿中へのクリアランスを測定する ●2 時間法と 24 時間法がある ●「尿量×尿 Cr 濃度/血液 Cr 濃度」で計算し，1.73 m² で体表面積補正する	●簡便であり，これまでによく利用されてきたが，Cr は尿細管での分泌を受けるために GFR を過大評価する
SCr-based eGFR（血清クレアチニン値に基づく推算GFR）	●血清クレアチニンから GFR を推算する ●2〜18 歳について，男女に分けて，まず血清クレアチニン基準値(ref Cr)を求める 男児については身長を x(m)とすると， ref Cr＝$-1.259x^5+7.815x^4-18.57x^3+21.39x^2-11.71x+2.628$ 女児については身長を x(m)とすると， ref Cr＝$-4.536x^5+27.16x^4-63.47x^3+72.43x^2-40.06x+8.778$ そのうえで， eGFR(mL/分/1.73 m²)＝$110.2×$(ref Cr / SCr)$+2.93$ により求められる	●日本人小児のために作成された eGFR である ●2 歳未満では使用できないことと，筋肉量が非常に少ない場合や，非常に多い場合に，それぞれ過大評価，過小評価する
cysC-based eGFR（血清シスタチン C 値に基づく推算 GFR）	●標準化されたシスタチン C(cysC)から GFR を推算する ●3 か月〜18 歳について，以下の式で求められる eGFR(mL/分/1.73 m²)＝$104.1×1$ /cysC-7.80	●日本人小児のために作成された eGFR である ●3 か月未満では使用できない欠点がある ●ステロイド薬使用時に過小評価し，シクロスポリン使用時に過大評価する

　小児慢性腎臓病において，成長に影響しない程度のタンパク質制限をした場合には，腎機能障害進行の抑制効果をみとめなかったとされており，基本的にタンパク質制限は行わない。摂取エネルギー量と摂取タンパク質量については健常児と同様に「日本人の食事摂取基準」に従うことを原則とする。

　小児でも高血圧の治療として早期からの塩分制限は有用であり，たとえば学童期では塩分摂取量は 6 g/日未満とするよう指導する。低形成・異形成腎の患児では，塩類喪失の傾向があり塩分の負荷を要することがあるため，乳児期にはナトリウム添加ミルクの使用を考慮する。

● 腎疾患と運動

　運動制限は，運動することが患児になんらかの不利益をもたらす場合(血管内の溢水があり高血圧を呈する場合，すでに長期安静となって骨粗鬆症がある場合など)を除き行わない。情操的・心理的問題から考えても不要な運動制限はかけるべきではなく，身体的にも精神的にも有害となる。入院時も血圧のコ

▶表12-7 腎尿路の画像検査

検査名		目的	備考
腎尿路超音波検査 ultrasonography		腎臓の形態，腎実質内の異常，尿路拡張の有無などをみる	● 手技が簡便で非侵襲的 ● 腎尿路疾患を疑うときまず行う検査
腹部単純X線撮影 kidney, ureter, bladder (KUB)		石灰化や結石の有無，便の貯留状態をみる	
静脈性腎盂造影 intravenous pyelography (IVP)		腎杯・腎盂・尿管の全体的な形態を評価する。造影剤の排泄状況から腎機能も推測できる	● 腎尿路疾患の侵襲性やヨード造影剤に対するアレルギーの問題から，超音波検査が第一選択となっている
逆行性腎盂造影 retrograde pyelography (RP)		閉塞部位の診断に用いる	● 小児では全身麻酔を必要とする
排尿時膀胱尿道造影 voiding cystourethrography (VCUG)		膀胱や尿道の形態，膀胱尿管逆流（VUR）の有無，膀胱尿道の異常陰影などを評価する	
核医学検査	腎シンチグラム renal scintigram ^{99m}Tc-DMSA[1], ^{99m}Tc-DTPA[2], ^{99m}Tc-MAG3[3]	分腎機能と，腎臓の位置，腎実質の形態を評価する	● 放射性同位元素（RI）を用いる検査 ● 年少児では睡眠導入剤が必要
	レノグラム renogram ^{99m}Tc-DTPA, ^{99m}Tc-MAG3	分腎機能とともに閉塞性尿路障害では排泄状態を評価する	● 放射性同位元素（RI）を用いる検査 ● 排泄カーブをレノグラムという ● 年少児では睡眠導入剤が必要
CT検査 computed tomography		腎実質の形態，石灰化，尿路拡張，腫瘍・周辺組織との関連をみる	● 造影剤で増強することでさらに詳細な画像が得られる ● 放射線被曝量は多い
磁気共鳴画像 magnetic resonance imaging (MRI)		腎臓の横断・冠状断・矢状断の画像により尿路拡張の全体像，腫瘍などをみる	● MRU[4]は拡張尿路のみを描出させる ● 年少児では睡眠導入剤が必要
血管造影 angiography		腎臓の血管病変や腎血管性高血圧の狭窄部位を評価する	● 従来の血管造影は侵襲が大きく，カテーテル治療の場合には行われるが，診断目的では一般にCT・MRIが用いられる

1) ^{99m}Tc-DMSA：technetium dimercaptosuccinic acid の略。
2) ^{99m}Tc-DTPA：technetium diethylene-triamine-pentaacetic acid の略。
3) ^{99m}Tc-MAG3：technetium mercaptoacetyl triglycine の略。
4) MRU：magnetic resonance urography の略。尿路系をみるために用いられるMRIをいう。

ントロールができていれば，安静は避ける。とくにネフローゼ状態では，血栓症を誘発する可能性があるので安静は避けるべきである。また，運動制限はステロイド薬内服時の肥満や骨粗鬆症を助長する。

「学校検尿のすべて（平成23年度改訂）」のなかで，小児の生活指導指針が示されている（▶表12-9）。しかし，「患児，家族の意向を尊重した主治医の意見が優先される」と記載されており，前版と比較すると大きく制限はゆるめられている。

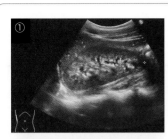
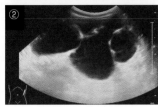

a. 腎尿路超音波検査
①正常，②水腎症

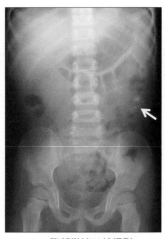

b. 腹部単純X線撮影
→：結石

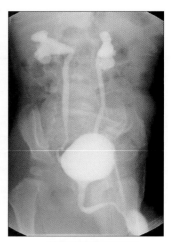

c. 排尿時膀胱尿道造影
：両側VUR

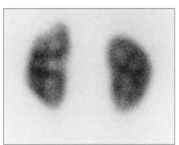

d. 腎シンチグラム（DMSA）
：左腎上極腎瘢痕（逆流性腎症）

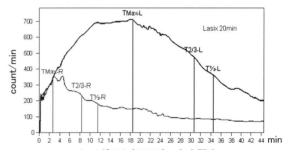

e. レノグラム（DTPA）：左水腎症，
排泄遅延あり

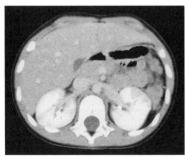

f. CT：左軽度水腎症，
両側部分的造影不良あり

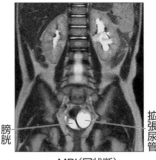

g. MRI（冠状断）
：左軽度水腎水尿管症

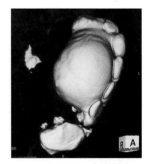

h. 3D-MRU：左水腎症

▶図12-2　腎尿路のおもな画像検査

▶表 12-8 腎生検の適応基準

| ①尿タンパク/クレアチニン比(g/gCr)が
  0.2〜0.4 が半年以上持続
  0.5〜0.9 が 3 か月以上持続
  1.0 以上が 1 か月以上持続
  (ただし,体位性タンパク尿を否定する)
②低タンパク質血症:血清アルブミンが 3.0 g/dL 未満
③持続する低補体血症 | ④腎機能低下を伴う場合
⑤家族性のある場合
⑥高血圧を伴う場合
⑦ステロイド抵抗性およびステロイド依存の強いネフローゼ症候群
⑧全身性エリテマトーデス
⑨腎移植後で拒絶反応が考えられる場合
⑩薬剤性腎障害の評価 |

▶表 12-9 小児の生活指導指針

指導区分	慢性腎炎症候群	無症候性血尿またはタンパク尿	急性腎炎症候群	ネフローゼ症候群	慢性腎不全(腎機能が正常の半分以下あるいは透析中)
A. 在宅	在宅医療または入院治療が必要なもの		在宅医療または入院治療が必要なもの	在宅医療または入院治療が必要なもの	在宅医療または入院治療が必要なもの
B. 教室内学習のみ	症状が安定していないもの	症状が安定していないもの	症状が安定していないもの	症状が安定していないもの	症状が安定していないもの
C. 軽い運動のみ			発症後 3 か月以内でタンパク尿(++)程度		
D. 軽い運動および中程度の運動のみ(激しい運動は見学)	タンパク尿が(++)以上のもの	タンパク尿が(++)以上のもの	発症 3 か月以上でタンパク尿が(++)以上のもの	タンパク尿が(++)以上のもの	症状が安定していて,腎機能が 2 分の 1 以下か透析中のもの
E. 普通生活	タンパク尿(+)程度以下あるいは血尿のみのもの	タンパク尿(+)程度以下あるいは血尿のみのもの	タンパク尿が(+)程度以下あるいは血尿が残るもの,または尿所見が消失したもの	ステロイドの投与による骨折などの心配ないもの。症状がないもの	症状が安定していて,腎機能が 2 分の 1 以上のもの

＊上記はあくまでも目安であり,患児・家族の意向を尊重した主治医の意見が優先される。

(日本学校保健会:学校検尿のすべて(平成 23 年度改訂).p.68,2012 による,一部改変)

⑧ 末期腎不全と腎代替療法

腎機能が 10% を切るころになると,**腎代替療法**が必要となる。絶対的適応は,内科的コントロールが不可能な溢水,高カリウム血症をはじめとした電解質異常,アシドーシスである。腎代替療法としては,血液透析,腹膜透析,および腎移植がある。これらを選択しながら一生を全うする。透析を経ない腎移植(先行的腎移植)が積極的に行われるようになった。

● **腹膜透析** peritoneal dialysis（PD）

小児の末期腎不全の場合，多くは最初に PD が選択される。やむをえず長期に PD を継続しなければならない場合，最も注意すべき問題は**被囊性腹膜硬化症（EPS）**[1]である。現時点では長期（8 年以上）に PD を継続することは避けるべきとされている。PD の合併症として頻度の高いものは，出口部感染・トンネル感染や腹膜炎である。

● **血液透析** hemodialysis（HD）

小児科領域で血液透析が敬遠される理由は手技上の問題が多い。過去の開腹手術のための腹腔内癒着や先天奇形のための人工肛門などの物理的理由は血液透析選択の理由となる。バスキュラーアクセスの確保がむずかしいことが最大のハードルで，慢性透析を行うための内シャント作成は体重 15 kg 以下の児には不可能であり，それ以上であっても成人で作成される遠位橈骨動脈ではむずかしい。透析用のダブルルーメンカテーテルは一時的には有用で，乳児期から十分使用可能であるが，以後の血液浄化法を考えておかなくてはならない。

● **腎移植** kidney transplantation

小児の**腎移植**は歴史的に，① 体重 10 kg 以下の低体重児，② 下部尿路通過障害（神経因性膀胱も含めて），③ 原病再発の可能性の高い巣状分節状糸球体硬化症，④ ABO 血液型不適合など徐々に適応が拡大された。

[1] **低体重児**　成人の腎臓を患児の腹部におさめられることが必要条件で，身長 75 cm，体重 8 kg が目安となる。

[2] **下部尿路異常**　移植腎生着[2]に大きく影響するため，移植前の泌尿器科的手術を考慮する。

[3] **巣状分節状糸球体硬化症**（▶349 ページ）　高頻度に移植腎再発がおこるが，早期に移植腎機能廃絶にいたるものはごく少数で，自然に寛解に入るものも多く，積極的に進めるべきである。

[4] **ABO 血液型不適合移植**　献腎移植がなかなか進まないわが国において，抗体除去を利用したプロトコールが始められ，良好な長期成績を示している。

移植後の生着年数の期待値はおよそ 15〜20 年程度である。

先行的腎移植（透析を経ない腎移植）の移植後成績は，透析後の移植と比較して良好と考えられている。小児末期腎不全の治療上，現時点では移植が究極の

---

1) 被囊性腹膜硬化症：肥厚した線維性の慢性炎症像を伴う組織が腸管を包み込み，腸閉塞となり，病変部から出血や感染を生じる。通過障害から栄養不良となり，出血や感染，全身衰弱により死にいたる。
2) 生着：移植後に移植された臓器や細胞が生き続けて活動していることをいう。腎臓の場合は移植腎が機能し，透析せずに過ごせることをいう。

長期的ゴールである一方，透析は移植までの一時的な手段であると考えられ，先行的腎移植を増加させる努力が必要である。

⑨ その他の腎疾患

● 多発性嚢胞腎 polycystic kidney disease（PKD）

概念・原因▶ 両側の腎臓に無数の嚢胞が発生し，腎臓が腫大する2種類の遺伝性疾患である。

[1] **常染色体優性多発性嚢胞腎** autosomal dominant polycystic kidney disease（ADPKD）　*PKD1*遺伝子や*PKD2*遺伝子が原因で成人期に発症し，約半数が末期腎不全にいたる。腎嚢胞自体は小児期から存在し，最近は学校検尿で発見されるようになった。

[2] **常染色体劣性多発性嚢胞腎** autosomal recessive polycystic kidney disease（ARPKD）　*PKHD1*遺伝子が原因で新生児期に発症し，早期に末期腎不全にいたる。胎児エコーで発見され，肺低形成で新生児期に人工呼吸管理が必要であることも多い。肝線維症や肝内胆管拡張を伴う。

● ネフロン癆 nephronophthisis（NPH）

概念・原因▶ 腎髄質に嚢胞形成をみとめ，組織学的には尿細管間質性腎炎像を呈する常染色体性劣性の遺伝性疾患である。20種類の遺伝子が知られている。責任遺伝子により末期腎不全となる時期が異なり，発症も乳児期から思春期まで分布する。病態の基本は一次繊毛の機能不全であり，繊毛病 ciliopathy とよばれる。類縁疾患には腎外症状を伴うバルデ-ビードル症候群，シニア-ローケン症候群，ジュベール症候群，センセンブレナー症候群などがある。

症状▶ 初期には尿異常をみとめないことが多く，初期症状としては希釈尿，多飲・多尿，その後成長障害や貧血などの腎不全症状で発見されることも多い。

● 体位性タンパク尿 postural proteinuria

概念▶ 安静臥位では尿タンパクをみとめず，立位・歩行などの運動により尿タンパクが陽性になる良性疾患である。**起立性タンパク尿**と同義に用いられている。小学校高学年以降のタンパク尿単独の尿異常者のほとんどが，体位性タンパク尿である。

原因▶ 起立すると腰椎が前彎して左腎静脈を圧迫し，腎静脈圧が上昇してタンパク質が漏出すると考えられている。

⑩ その他の尿路疾患

● 尿路感染症 urinary tract infection（UTI）

分類・症状▶　尿路感染症は，腎・尿管の上部尿路感染（腎盂腎炎・尿管炎），膀胱・尿道の下部尿路感染（膀胱炎・尿道炎）に分けられる。上部尿路感染ではほとんどの症例で発熱を伴う。小児では上部尿路感染か下部尿路感染かを区別することは困難で，**有熱性尿路感染**（多くは上部尿路感染）と**無熱性尿路感染**（多くは下部尿路感染）に分ける。乳児期前半は男児に多く，年長児では女児に多い。

原因▶　膀胱尿管逆流や尿路閉塞疾患などの先天的な尿路奇形が原因となることが多い。1日の排尿回数が少ない，残尿がある，便秘がある，といった排尿・排便習慣に問題がある場合にも尿路感染をおこしやすいため，尿路感染を反復する場合は，尿路奇形や膀胱直腸機能障害がないかに留意する。

治療▶　抗菌薬を1～2週間投与して治療する。

● 尿路結石症 urolithiasis

原因▶　わが国では尿路結石が小児にみられることは少なく，シスチン尿症などの先天性代謝疾患や，先天的な尿路閉塞疾患を伴う場合が多い。

症状▶　年少児では尿路感染や非特異的な症状で発見される。年長児では肉眼的血尿や腹痛など，成人と同様の症状がみられる。

治療▶　原因が明らかな場合は，結石治療とともに原疾患の薬物治療・手術治療が必要となる。小さな結石は自然排石するが，自然排石しない場合は，成人と同様に体外衝撃波や内視鏡によって砕石する。

予防▶　結石の予防には，尿量を減らさないように水分摂取に留意することが第一である。

⑪ 生殖器・外性器の疾患

● 停留精巣 cryptorchism

概念▶　精巣は腹腔内に形成されて胎生7か月ごろ内鼠径輪付近まで下降し，その後出生までに陰囊内に下降する。陰囊内まで下降していないものを**停留精巣**といい，在胎28週以前の早期産児では生理的に精巣は停留している。在胎週数にかかわらず生後6か月ごろまでは精巣が自然下降する可能性があるが，それ以降は自然下降しない。生後6か月以降の男児100人に1人の頻度でみられる。

診断▶　本症の80％は鼠径部に精巣を触れるので触診による診断が可能である。

治療▶　常時陰囊内にない精巣は精巣機能が低下することが知られ，また高い位置に

　ある精巣(とくに腹腔内精巣)は悪性化しやすいといわれており，思春期前，できれば生後1～2歳ごろまでの精巣固定術がすすめられる。

　精巣が陰囊内まで下降したものの精巣の固定が不十分で，陰囊と鼠径部を簡単に移動する精巣は，移動性精巣・遊走精巣といい，停留精巣との区別が必要である。

● 陰囊水腫 hydrocele testicle ・ 精索水腫 hydrocele of the spermatic cord

　第9章を参照のこと(▶260ページ)。

● 尿道下裂 hypospadias

概念▶ 　尿道が亀頭先端まで形成されていない異常で，男児300人に1人の頻度でみられる。外尿道口が陰茎中部より亀頭に近い部位に開口する**遠位型尿道下裂**と，陰茎中部より膀胱寄りに開口する**近位型尿道下裂**に大きく分けられる(▶図12-3)。

症状▶ 　外尿道口の位置の異常のほか，包皮は一般に陰茎背側にフード状になっており，包茎にならずに亀頭が露出している。陰茎腹側は短く陰茎の屈曲をみとめる。高度の症例では立位排尿がむずかしい。

治療▶ 　程度のごく軽い症例を除いて形成手術が必要となる。

● 尿道上裂 epispadias，膀胱外反 bladder exstrophy

分類▶ 　陰茎の背側表面に尿道粘膜が露出しているものが**尿道上裂**で，腹壁正中の形成異常に伴って，膀胱・尿道の粘膜面が腹壁に露出して尿管口から直接尿が流れ出る**膀胱外反**を伴うこともある。いずれもわが国ではきわめてまれである。

治療▶ 　腎機能障害をおこさず尿失禁がないように，膀胱や尿道を再建する手術が目

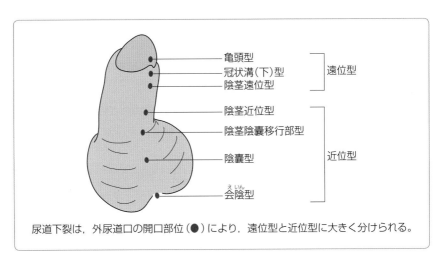

尿道下裂は，外尿道口の開口部位(●)により，遠位型と近位型に大きく分けられる。

▶図12-3　尿道下裂の分類

標となる。

● 生殖器の感染症

[1] **亀頭炎 balanitis，亀頭包皮炎 balanoposthitis**　小児期には**生理的包茎**であるために亀頭と包皮の間に残った尿などが原因で細菌感染をおこすことがしばしばある。

症状▶　包皮が発赤・腫脹し，排膿がみられることもある。陰茎瘙痒感・痛みや排尿痛を訴える。幼児期に多い。

治療▶　局所の清潔や抗菌薬(軟膏・内服薬)で治療する。

[2] **陰門腟炎 vulvovaginitis**　年少児では腟内常在菌がいないため，年長児では腟内の不衛生な環境によりおこる。

症状▶　外陰部や腟前庭部が発赤・腫脹し，排膿がみられる。乳幼児期や思春期直前に多い。

治療▶　局所の清潔や抗菌薬(軟膏・内服薬)で治療する。

C 疾患をもった子どもの看護

① 腎疾患をもつ子どもの看護

1 ネフローゼ症候群の看護

ネフローゼ症候群の各期における患児・家族の特徴を**表 12-10** に示す。

● 急性期(乏尿期)

[1] **症状の観察と看護**　高度の浮腫があり，倦怠感，活気がない，きげんがわるいなどの症状が強い。浮腫は眼瞼周囲と下肢に出現して全身に広がり，体重増加，腹水をきたすため，乏尿期はとくに正確な観察・記録が必要である(▶図 12-4)。浮腫の増強による症状，感染症，血栓症の早期発見に努める。また，高度の浮腫の場合は循環血液量低下によるショックをきたすことがあるため，バイタルサイン，活気，消化器症状などの全身状態の把握と，ネフローゼ急症 nephrotic crisis の前駆症状(頻脈，脈圧減少，呼吸数増加，顔面蒼白，冷感，不穏状態)に注意する。

[2] **治療**　ステロイド薬による治療では，高血圧，尿糖の上昇などの副作用の出現に十分注意する。バイタルサインの測定，浮腫・腹痛の有無を継続的に観察する。感染は増悪のきっかけとなり，またステロイド薬の効果も低下するため，とくに小児感染症や上気道感染に注意し，同室の子ども・面会者・病院職員で感染症状のある者との接触を避ける。皮膚の化膿創や尿路感染にも注意し，

▶表 12-10 ネフローゼ症候群の各期における患児・家族のおもな特徴

時期	患児	家族
急性期 (乏尿期)	1. 身体面 ① 先行感染による症状：発熱，下痢，嘔吐 ② 浮腫：腹水・胸水による胸痛，呼吸困難，眼瞼浮腫による顔貌変化，不快感，陰嚢浮腫による腫脹・疼痛，皮膚損傷，感染の可能性 ③ 循環不全の危険性 ④ 尿タンパク，尿量減少，体液の不均衡 ⑤ 低栄養状態 ⑥ 倦怠感，安静・活動制限による拘束感 ⑦ 採血・点滴による苦痛 2. 精神面 ① 重症感による不安，抑うつ ② 安静・活動制限のストレス ③ 食事・水分制限のストレス ④ 家族との分離：幼児ー母子分離の影響大 ⑤ 急な長期入院への不安 ⑥ 検査・処置への不安	1. 急な入院，予測のつかないことへの不安 ① 医師の説明内容 　ネフローゼ症候群の病態と予後 　血液・尿検査の結果 　治療方針，治療薬の作用と副作用 　入院期間 ② 看護師・ソーシャルワーカーの説明 　入院施設，環境などのオリエンテーション 　(同伴入院について) 　小児慢性特定疾病医療費助成制度 2. 子どもの身体状況への不安 3. 入院，急性期の病状に対する子どもの反応へのとまどい，「わが子ではないよう」 4. 同伴入院や面会に合わせた就労時間の調整 5. 家族の生活調整(ほかのきょうだいの世話など)
回復期 (利尿期)	1. 身体面 ① 尿タンパク減少，尿量増加，浮腫の軽減，多尿 ② 急な尿量増加に伴う脱水，電解質不均衡 ③ ステロイドの副作用発現の可能性 ④ 顔貌，身体変化 2. 精神面 ① 身体的苦痛が緩和されたことへの喜び ② 食欲亢進(空腹感)による影響 ③ 食事制限・活動制限などのストレス ④ 顔貌，身体変化に対するストレス	1. 症状の軽減に対する喜び 2. 子どもの顔貌，身体変化に対するストレス 3. 治療，日常生活管理に対する関心 4. 子どものストレス症状に対する対応 5. 就労などの調整の困難さ 6. 家族の生活変化
寛解期	1. 身体面 ① ステロイド離脱症状の可能性 ② 顕著な身体変化 2. 精神面 ① 長期入院，治療生活のストレス ② 単調な生活への倦怠感 ③ 家族との分離の長期化 ④ 学校生活からの隔絶：見捨てられ感，孤独感	1. 入院・治療生活のストレス 2. 再発の不安 3. 退院後の生活への不安 ① 服薬 ② 食事・活動制限 ③ 症状(感染・浮腫・尿タンパク)のモニタリング ④ 外来通院，急変時の医療機関への連絡
慢性期	1. 身体面 ① 長期内服の影響 ② 寛解状態と再発 2. 精神面 ① 学校生活のストレス ② 継続治療，生活制限のストレス ③ 再発・再入院への不安	1. 再発の不安 2. 親子関係の変化(過保護・過干渉) 3. 学校生活の調整 4. 生活制限への適応，または慣れとあきらめ

物品管理や手洗いなどによって，感染予防を徹底する。乏尿期には利尿薬が用いられる。尿量の増減など水分出納バランスを確認することがとくに重要となる。

[3] **低タンパク質血症** 浮腫・消化器症状・全身倦怠感などの苦痛に対する対症看護が重要となる。高度の低タンパク質血症の場合は，アルブミン製剤の静

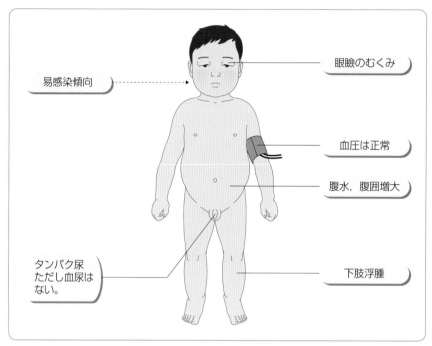

易感染傾向

眼瞼のむくみ

血圧は正常

腹水, 腹囲増大

タンパク尿
ただし血尿は
ない。

下肢浮腫

▶図 12-4　ネフローゼ症候群患児の特徴

脈内投与も加わる。早朝タンパク尿は病状をあらわすので, 毎日検査する。

[4] **安静・食事制限**　小児ネフローゼの多くは, ステロイド薬の治療効果が 2 週間以内にみられるため, 安静や食事などの生活制限はできる限り行わないほうが望ましい。ステロイド薬による骨粗鬆症は, 長期間のベッド上安静により悪化することが知られている。とくにステロイド抵抗性のネフローゼの場合は長期入院となりやすいため, 心理・社会面の影響を最小限にする意味でも, 生活制限は緩和する。また, 感染症予防を目的とした個室隔離はできる限り短期間とする。

　ベッド上安静は, 血圧のコントロールがむずかしい場合や, 浮腫の強い患児

発展学習▶▶▶

■ネフローゼ症候群の子どものストレス

　初期には, 食欲不振・腹痛・下痢などの消化器症状を伴うことが多い。また, 塩分制限のために食欲不振が増長されると, 栄養上のみならず精神上の問題も大きい。対症看護を行うと同時に, 治療に伴う苦痛を軽減することがストレス軽減につながる。また, 極端な気分の浮き沈みや, うつ症状などステロイド薬による精神症状の出現に注意する。

　安静度が低くなると, 活動への欲求が高まる。活動と休息のバランスを子どもの主体性にまかせることは困難である。年長幼児以上であれば, 日課を決め休息をとりながら, 遊びの内容を工夫してストレス軽減をはかる。また, 入院が長期化すると, 病棟内の他児との人間関係や家族関係にも変化がおきる。とくに一般病棟などに入院している場合は, 他児がつぎつぎと退院していくことによって, 自分の病気に対する重症感や治療が終了しないことへの焦燥感が生まれる。訪問学習や保育など, 日常生活のなかで日課を決め, めりはりのある入院生活にする。

　また, 症状が消失したことへの安心感から家族の面会が途絶えたり, 看護師も訪室やかかわりが少なくならないように注意する。

には必要となるが，安静は血栓を誘発しやすいため，注意が必要となる。浮腫の強い時期は皮膚も損傷しやすいため，ウォッシュクロスの選択や保清方法を工夫する。また，疲労感が増さないように行う。浮腫が強いときは腸管浮腫のため，嘔吐・下痢などの消化器症状をおこしやすいので，口腔内や陰部の清潔にも十分配慮する。症状が強い場合は，アルブミンの静脈内注射が必要となる。

　食事は減塩食となる。慣れない味つけで食事摂取量が低下しないように注意する。基本的にタンパク質制限は行わない。タンパク質喪失による低栄養をおこしやすいため，必要栄養量を確保することが重要となる。味つけを工夫し，食べやすい食事にするとともに，食事時のコミュニケーションや雰囲気づくりなどに配慮する。身体的に苦痛の大きい時期には，患児本人の協力が重要である。必要性について十分に説明し，浮腫が軽度または消失すれば塩分制限が軽くなるか，常食となることを伝え，希望がもてるようにする。浮腫の強いときは，心理面のみでなく，身体面の苦痛にも配慮した援助が必要となる。

[5] **病気・治療の説明**　病状をみながら，点滴，服薬，安静，水分・食事制限などの必要性を病気のしくみとともにわかりやすく説明する。また，本人が原因で病気になったわけではないことを説明し，正しい病識がもてるようにする。

● 回復期（利尿期）

　利尿が得られ，浮腫が軽減する。感染予防，再発徴候・ステロイド薬の副作用の観察が重要となる。症状や全身状態の観察は急性期に準じる。また，尿量が急速に増加するため，脱水予防が重要となる。水分出納の観察を十分に行う。1日の水分摂取量を前日の尿量から算出することがあるので，水分摂取量とともに，尿量，尿の性状，尿比重の観察を厳密に行う。

● 症状消失後

[1] **ステロイド薬の減量中**　発熱・息苦しさ・嘔吐・ショックなどの症状があらわれることがある。発熱や嘔吐は感染症でもみられ，また，息苦しさがあっても，子どもは言葉でうまく表現できないこともある。微細な変化を見逃さないことが重要である。

[2] **再発予防**　感染や疲労など再発の原因になるものを予防する。年長児では，自己判断による怠薬がないか注意する。

[3] **ADL拡大**　安静解除に伴って，トイレの使用法と蓄尿方法を指導する。はじめての入浴やトイレ歩行は，長期の臥床の影響によってふらつきや起立性低血圧をおこすことがあるので，十分に注意する。

● 退院に向けて

[1] **服薬**　ステロイド薬の長期服用が必要となる場合，食欲亢進，肥満，満月様顔貌，身長がのびにくいなどの副作用がおきる。これらの外見の変化は精神

的ストレスが大きい。また，身体の急激な変化を理由に，いじめやからかいの対象となることもある。服薬の必要性についてよく説明し，服薬拒否にならないように注意する。また，学校との情報支援を密にして，子どもが主体的に取り組めるよう援助する。

[2] 食事・運動　退院後の生活に塩分制限が加わる場合は，家族に対して栄養相談や食事指導を行うとともに，子どもへも理解を促す。ステロイド薬による食欲亢進は，過食から肥満につながる。ステロイド薬の内服が必要となる場合は，肥満や骨粗鬆症予防のためにも適度な運動を継続することが重要となる。また，運動は骨格の発育やストレス緩和にも有効である。

[3] 過労を避ける生活の調整　十分な睡眠・休息をとり，疲れにより再発を誘発するような生活を防ぐための継続指導が必要となる。

[4] 家族への援助　退院に向けて，療養行動の必要性や方法を検討するために，家族のふだんの生活や病識について情報収集を始める。とくにステロイド薬の作用・副作用について学習の場をつくり，感染予防の重要性や方法について理解を促し，具体的・個別的に指導を行う。ネフローゼ症候群は感染をきっかけに再発することが多く，その際は早期発見・早期治療が重要である。家庭での尿検査などの症状の観察方法や，定期外来の重要性について十分に認識できるように援助する。

　顔貌や身体の変化は，家族にとっても大きなストレスである。家族が希望をもってかかわれるように援助する。

[5] 慢性化・成人期への移行　まれに再発を繰り返し，成人期以後も経過の観察や治療を必要とする場合がある。そのようなことが予測される子どもには，10代早期より心理面・精神面へのケアを充実させるとともに，生活習慣病の予防，合併症への対処，生殖医療の必要性も考慮して，適切な時期に治療の場を成人科へ移すことも含めた支援が必要となる。

2 溶レン菌感染後急性糸球体腎炎の看護

● 急性期

　血尿・浮腫・高血圧の観察が重要となる。利尿薬・降圧薬，咽頭培養で溶レン菌が確認されればペニシリン製剤の投与，進行期には抗凝固療法と線溶療法が輸液によって行われる。治療の適否が予後を左右するため，正確・安全に行い，子どもの協力が得られるように細心の注意をはらう。

[1] 安静　尿所見・赤沈・血圧が正常範囲になるまでは安静臥床とし，腎血流量を保持する。臥床によって血圧上昇を防ぐ。また，新陳代謝が低下することによって老廃物の産生を抑制し，腎臓への負担を軽減する。運動制限は代謝産物を抑制する目的で行われる。急性期の症状が消失しても，尿所見が変動している間は安静が望ましい。安静の必要性について理解しにくいため，十分な説

明を行う。安静にしていてもできることを工夫し，子どもの活動欲求を満たすことが大切である。また，制限が必要な時期についての目安を伝え，がんばりを引き出す。

[2] **保温**　寒冷刺激による腎血流の減少を予防するため，保温が重要である。倦怠感のため，安静や保温は比較的保たれやすいが，ADL の援助が十分でないと無理に動いてしまうこともあるので注意する。保清も手ばやく行い，身体を冷やさないようにする。

[3] **観察**　症状の変化が急激であるので，バイタルサインの測定，尿量・尿性状・尿比重の観察が重要である。高血圧性脳症の出現の可能性もあるため，尿量と血圧の変動にとくに注意し，頭痛・吐きけなどの初期症状，不穏・傾眠・痙攣などの早期発見に努め，状態を把握する。

[4] **感染予防**　感染が先行して発症している場合が多いが，溶レン菌の上気道などへの再感染は，症状を増悪させる危険性があるため，感染予防には十分に配慮する。輸液によって抗菌薬が投与される。発熱などの感染症状に対する対症療法を行う。個室隔離される場合が多く，緊急入院であることもふまえた精神的援助を行う。

[5] **水分・食事制限**　乏尿・浮腫・高血圧のあるときは，水分制限と食事療法を行う。食事量と水分出納の観察がとくに重要となる。食事はナトリウム・カリウム・タンパク質を制限する。食欲不振があり，ナトリウム制限が加わると食欲は一層減退する。制限内で嗜好に合わせた食事の工夫や，本人への説明が重要である。

● 症状消失後

　安静度と食事制限の緩和に伴う問題に対して，ネフローゼ症候群に準じた看護を行う。退院後に運動・食事制限が必要な場合は，具体的な目安を示し，家庭でも継続できるようにする。

● 退院時

[1] **感染予防**　溶レン菌に対する感染予防が重要となる。上気道感染対策として，手洗い・うがいの励行と身体の清潔を促す。また，歯みがきを習慣づけ，齲歯は治療する。発熱・咳嗽・膿痂疹がみられたときは，ただちに受診するよう指導する。

[2] **外来通院**　とくに低補体血症が持続する場合は，定期通院によるフォローアップの重要性について十分な説明を行う。再発・再燃の初期症状である乏尿や浮腫を見逃さないようにする。糸球体の変化には 3〜6 か月を要するため，症状がなくても決められた期間は通院が必要であることを説明する。

▶表12-11　急性腎不全の観察項目

原因	臨床症状
高カリウム血症	不整脈，心停止
窒素物の蓄積	傾眠傾向，嘔吐，下痢
水分貯留・ナトリウム過剰	高血圧
水分貯留	うっ血性心不全
代謝性アシドーシス	クスマウル大呼吸
低カルシウム血症，高リン血症	振戦，テタニー，痙攣
低カルシウム血症，高血圧脳症	痙攣
水中毒	痙攣
循環器障害	急性肺水腫，呼吸困難
その他	易疲労感，倦怠感，発熱，皮疹，貧血，出血傾向など

3　急性腎不全の看護

　　治療は救命を第一とし，原因疾患，尿毒症症状の改善をはかるために行われる。急性腎不全の臨床症状を**表12-11**に示す。初期は症状が少ないため，原因を特定するための観察も必要となる。腎不全を便宜的に**表12-12**のように分け，それぞれの時期のおもな特徴と看護を示す。

② 泌尿・生殖器疾患をもつ子どもの看護

1　尿路感染症の看護

　　[1] **観察**　尿路感染症の原因は，大腸菌などによる尿路の汚染，尿排泄の障害，尿の性状および膀胱内の成分変化があげられる。したがって原因が特定されていない状況では，観察項目は多岐にわたる。新生児や乳児には発熱などの特有の症状がないことが多いため診断がむずかしく，ケアのなかで観察された項目が重要な手がかりとなる。新生児では，食欲不振・嘔吐・体重減少・呼吸障害・髄膜刺激症状などの全身症状に注意する。乳児では，原因不明の発熱，嘔吐・下痢・体重増加不良・食欲不振などをみていく。年長幼児以降になると，頻尿・排尿痛・腹痛・夜尿などの特有の症状がみられる。

　　上部尿路感染では，発熱や腰部痛などの全身症状を観察する。下部尿路感染では，頻尿・残尿感などの膀胱刺激症状の有無と程度を把握する。

　　[2] **検査・治療**　治療は抗菌薬内服などによる感染の除去，感染拡大の防止，再発予防のための原因究明，腎機能の保護を目的に行われる。起炎菌同定のために尿培養はとくに重要である。尿混濁の有無，膿尿・血尿・タンパク尿の程度を観察する。細菌数を確認するために，新鮮中間尿を採取する。タンパク

▶表 12-12　急性腎不全の各期のおもな特徴と看護

時期	身体症状の特徴など	看護
発症期から乏尿期	急速に全身状態が悪化する可能性	● 基礎疾患に対する看護と腎機能の把握。 ● 緊急時に対応できるよう必要物品(救急カート・吸引・酸素・留置カテーテル付閉鎖式微量尿量計・輸液ポンプ・モニター・人工呼吸器)を準備。
	尿量の減少に従って, 浮腫の出現	● 全身状態の観察。 ● 尿量・尿性状の観察。
	各種検査による鑑別, 治療方針の決定など	● 子どもが自分の身体症状の変化を理解し, 輸液などの治療や正確な尿量測定のための留置カテーテルの挿入などの検査の必要性がわかるよう説明する。
	症状の進行などによる活気の低下	● 自分がどうなってしまうのかという不安や, 治療・処置, なじみのない入院環境に対する緊張をときほぐし, 早期に適応できるよう援助する。
乏尿から無尿期	初期治療で利尿が得られないと, 高窒素血症や電解質異常が急激に進行し, 尿毒症をおこす可能性がある。	● 尿毒症症状の出現に注意する。 ● 全身状態の観察を行う。全身状態が不良のため, 安静により腎血流を保つ。 ● 浮腫・水中毒・うっ血性心不全・高血圧の出現に注意する。
	高カリウム血症の可能性 ● 代謝性アシドーシス ● 高リン血症と低カルシウム血症	● 不整脈に注意する。 ● 呼吸器症状の観察。 ● 振戦, テタニーなどの中枢神経症状に注意。 ● 透析開始基準にそって, 透析の準備を行う。
	肺水腫の出現の可能性	● 肺水腫による低酸素症状(顔色不良・チアノーゼ・多呼吸)の有無を観察する。
	腎機能低下による易感染, 重症感染症の可能性	● とくに留置カテーテルなどによる二次感染を避ける。 ● 保清は浮腫などの状態を見ながら皮膚損傷をおこさないように注意し, 疲労感を与えないように行う。保温に気をつける。
	倦怠感, 消化器症状による不快感, 呼吸症状による重症感など	● 対症看護を十分に行う。 ● 処置やケア・観察による, 疲労・苦痛を避けるよう訪室やケアスケジュールを調整し, 安静が保てるようにする。 ● 予想される処置・検査・治療などについて心理的準備を行う。透析の必要性やしくみ, 透析開始に伴って行われる処置などについて本人の理解に合わせて説明を行う。
	消化器症状などによる食欲不振, 厳格な食事制限によるストレス(尿毒症の程度による)	● 食事制限による食欲不振などを軽減するため, できるだけ本人の好みを取り入れながら楽しく食事ができるようにする。 ● 対症看護を十分に行い, 食欲不振となる身体的な原因を緩和する。
透析開始から利尿期	シャントトラブルの可能性 ● シャント作成による出血 ● シャントの閉塞, 感染	● 透析後の確実な圧迫止血。 ● シャント音(リズム・強弱・速度), 拍動の確認。 ● シャント部の発赤・腫脹・疼痛の有無, 熱型の観察。
	不均衡症候群の可能性	● 血圧・検査データの把握。 ● 気分不快・嘔吐・倦怠感・手指の振戦は患児本人にも説明し, 症状がみられたときは看護師に知らせるように伝える。
	連日の透析によるストレス	● 利尿が得られるまで透析は連日行われる。不安・緊張を受けとめ, 処置などの苦痛をできる限り緩和する。 ● 透析スケジュールによって生活を調整し, その範囲で患児のニーズを満たせるようにする。 ● 落ち着いているときには発達段階に見合った生活ができるよう, 遊びなどを取り入れて気分転換をはかり, リラックスできるようにする。
	急激な尿量増加による脱水, 水・電解質バランス異常の可能性, 低ナトリウム・低カリウム血症の可能性(尿細管の回復が不十分なため)	● 脱水の観察。 ● 体重・中心静脈圧・経口摂取量の把握。 ● 状態に応じて, 水・電解質の補給, 輸液を行う。
利尿期	数か月から半年かけて腎機能が回復	● 原疾患の治療とともに, 腎機能の程度に合わせて食事・体液管理を行う。
回復期	生活範囲の拡大・ストレス	● 尿量が増加しても, 腎機能の回復はゆっくりであることを説明し, 協力を得る。

尿・発熱・脱水の鑑別診断のため，尿検査を行う。乳幼児の尿の採取時に採尿バッグなどを使用するときは，皮膚の損傷や汚染がないように陰部を清拭・消毒し，ていねいに扱う。急性期は発熱への対症療法とともに，腎機能の低下がおこる可能性があるため，安静を保ちながら陰部の保清を十分に行う。

[3] **疼痛緩和**　上腹部・腎部・腰部などの痛みには，安楽な体位を工夫し，湿布などで疼痛緩和に努める。排尿時痛には温湿布などを行う。局所の清潔を保つことが重要である。幼児以降になると排尿時痛などがあるために，排尿をがまんしていることがある。がまんしないように伝えるとともに，らくに排尿できるよう援助する。

[4] **その他の対症看護**　腎血流を減少させないよう，室温を調節し，衣服などで保温する。食事は吐きけ・嘔吐がなければ少量ずつ進めていく。

[5] **水分摂取**　尿の停滞を予防し，細菌の排泄を促すために十分な水分摂取が必要である。生活リズムに合わせた飲水計画をたて，必要水分量が摂取できるように援助する。

[6] **内服**　抗菌薬の内服は，頻尿や排尿時痛などの症状が消失してからも必要な場合が多く，家族に対して十分な説明を行う。

2　水腎症の看護

[1] **手術前（症状の観察）**　一般的な感染予防を行うとともに，腎部・腰部の疼痛，腎部の腫大および圧痛の有無と程度，尿量とその性状を観察する。また吐きけ・嘔吐などの胃腸障害の症状にも留意する。疼痛時は，指示があれば与薬を行う。飲水を促し，尿量，水分出納バランスを把握する。

[2] **術後早期（術後出血・炎症の観察）**　尿流出の状態や性状を把握するために腎瘻カテーテルが挿入されることがある。カテーテルは感染源ともなるので，汚染しないよう注意する。創部の出血・離開の有無と程度，発赤・腫脹・滲出の有無を見る。また創部痛にも留意する。

[3] **腎瘻カテーテル**　カテーテルからの尿の流出状態・量・性状に注意する。感染予防のため，カテーテルの取り扱いは清潔操作で行う。カテーテルの位置を把握し，体動・抱っこ・ケア・移動などで抜けたり，ねじれて閉塞しないよ

発展学習▶▶▶

■尿路感染症の再発予防

多くの起炎菌が大腸菌であることから，再発予防には陰部の清潔ケアが重要である。とくに，男児と比べ尿道の短い女児や，はじめて男児の子育てをする場合，家族による陰部の清潔ケアが十分でなく再発することがある。おむつ交換の目安や，便が残らないようなふき取り方，殿部浴の方法，おむつ交換の際の手指の清潔について指導する。

排泄後のしまつを自分でできる女児の場合，排尿・排便時に陰部を前から後ろに向けてふくように指導する。後ろから前にふき上げることによって，便で尿道を汚染することを伝える。また，十分な水分補給と排尿をがまんせず，排泄時には残尿のないようにする。便秘を予防することも重要である。

うに体外部分の固定方法を工夫する。固定状態は適宜観察を行う。

[4] 退院に向けての援助　疾患・手術に関する理解度を家族に確認するとともに，退院後の排尿管理の方法，異常の見分け方などの説明を行う。手術後の病状経過と家族の受け入れ状態に合わせて段階的に行う。

　腎瘻を造設したまま退院する場合は，腎瘻造設の必要性やしくみについて説明するとともに，術後から処置について見学したり，医療者とともに処置を行うなどの練習の機会を設ける。入浴などの日常生活での腎瘻管理の方法，消毒，包帯交換の方法について家族の手技を確認しておく。排尿状態の異常がわかるように説明し，異常時の対応，外来や担当医師・看護師などの相談窓口の紹介，受診するかどうかの目安についても説明する。

3 膀胱尿管逆流（VUR）の看護

● 尿の逆流現象による尿路感染症の予防

[1] 服薬　手術前後の長期間にわたり抗菌薬を必要とすることが多く，食欲不振や下痢などの副作用の観察が必要となる。

[2] 感染徴候の観察　排尿時痛，腹痛，腹部膨満，血尿・膿尿などの尿性状の有無が重要である。また，頻尿などの把握のために，排尿間隔や1回尿量，水分出納バランス，吐きけ・嘔吐の有無，発熱などのバイタルサインに注意する。

[3] 感染予防　膀胱充満による逆流を防ぐため，年少児では排尿誘導を行う。飲水を促し，十分な尿量を保つ。飲水や排尿の必要性を年齢に合わせて説明し，本人が納得して行えるようにする。家族にも説明し，協力を得る。

● 手術前後

[1] 術前検査とカテーテル管理　術前の検査では膀胱造影が必要で，術後も術部の安静と清潔が必要なため，フォーリーカテーテル，尿管にはスプリントカテーテルが挿入されることがあり，これらのカテーテル管理が重要である。

[2] 術後出血　創部の観察を行う。尿量と尿の性状の観察が重要である。術後は時間ごとにカテーテルからの尿の流出状態，性状を十分に確認し，血尿によるカテーテルの閉塞をおこさないようにする。清潔操作の不備から上行感染を

発展学習▶▶▶

■**水腎症の子どもの腎瘻カテーテルの管理**

　カテーテルの事故抜去を防止するため，患児の手が届かない位置になるように必要時は抑制ベストなどを着用するか，患児自身が必要性を理解したうえで触れないようになるまでは，見えないようにタオルなどでおおう。家族にも面会時などに留置カテーテルの必要

性と注意点を説明し，事故防止に努める。尿量定量筒は膀胱より低い位置に置き，流出した尿が逆流しないようにする。また，不潔にならないように，床に触れない位置で固定する。カテーテル刺入部の炎症症状（発赤・腫脹）や排膿，尿もれの有無を観察する。これらの症状がみられたらすみやかに医師に報告する。

おこさないように管理する。

[3] **術後のストレス**　長期間のベッド上安静が必要となる。安静の必要性を理解できるように援助するとともに，カテーテルトラブルなどの事故防止に留意する。カテーテル留置や創部痛，包帯交換などの身体的苦痛を伴う処置に対する苦痛を軽減する。食欲や睡眠の状況，表情・活気・言動などからストレスの徴候をアセスメントする。また，発達や生活に関する情報収集を行い，大人のかかわり方や遊び，生活環境など，ふだんとの違いができる限り少なくなるようにする。

[4] **服薬**　手術前後には，抗菌薬の内服が必要となることが多い。副作用の出現に注意するとともに，継続的に内服する必要性を説明しておく。

4 尿道下裂の看護

● 手術前から手術直後まで

[1] **術前**　入院時に，家庭における排尿スタイルに関して十分な情報収集を行い，外尿道口開口部位，陰茎の彎曲度，発赤の有無，排尿状態(尿勢，尿線の太さ・本数・散り方，排尿姿勢)を観察する。これらの情報は，術後の機能評価として重要である。

　羞恥心をおこさせないよう注意しながら，子どもの排尿スタイルに合わせた方法で排尿援助を行う。尿道開口部位，排尿回数，尿の性状，排尿時痛などの症状に留意し，炎症の早期発見に努める。炎症がある場合は，抗菌薬などの必要性をすみやかに評価するため，医師に報告する。

[2] **術後出血・感染予防**　術後は尿道カテーテルが挿入される。一期的形成術は縫合不全などの合併症をおこしやすいため，注意深い観察とケアが必要となる。尿道カテーテルから尿のドレナージが良好に行えることが重要となる。感染予防のために，滲出液や血液による汚染に注意する。また，尿道カテーテルの事故抜去に留意し，固定を行う。尿もれの有無，創部の炎症所見，疼痛の有無と程度，亀頭部の皮膚色などを観察する。

[3] **カテーテル留置による刺激症状の緩和**　尿意やかゆみ，痛みなどによって表現され，年少児では不きげんになる。訴え方や表情を観察し，早急に対処する。カテーテルのねじれや屈曲のため，尿が詰まると痛みを生じるので，カテーテルの固定法を工夫する。ADLの拡大に伴って，これらのトラブルが生じないように，子どもの生活行動に合わせた方法を検討する。また，便秘や排便

発展学習▶▶▶

■**VURの子どものカテーテルに関する事故の防止**
　年少児の場合は，事故抜去の危険を最小にするように固定を工夫する。カテーテルの先に採尿バッグを装着する場合には，体動・活動に合わせた装着方法を工夫する。また，体動によるカテーテルの折れ曲がりは閉塞の危険性があるため，注意する。

時の努責も関係するため，排便状況をよく確認する。飲水を促し，十分な尿量を保つとともに，必要であれば医師の指示により坐薬や内服薬を使用する。

［4］カテーテルわきからの排尿予防　激しい啼泣や排便時の努責によって腹圧が上昇することが原因となる。腹圧をかけないで排便できるように，食事を工夫したり，安静の解除を検討する。術前からの排便習慣が重要となるので，術前からオリエンテーションを行い，排便習慣を整えておく。

［5］ストレス　創部痛や安静，頻回の観察など，すべてがストレスとなる。術前から処置について十分に理解できるようにオリエンテーションを行うことが重要となる。床上で楽しめる遊びを工夫したり，留置カテーテルは携帯用のバッグに尿がたまるように接続し，肩掛けの袋などに入れ，ライントラブルに注意しながら，抱っこや起きあがって遊んだりすることができるようにする。面会時は，家族にもライントラブルなどに注意できるよう十分に説明する。

● カテーテル抜去後

［1］排尿状況の確認　痛みや恐怖で排尿できないことがあるため，排尿状況を観察する。飲水を促すとともに，疼痛があるときは鎮痛薬を使用する。遊びなどに夢中になると尿意を訴えないこともあるので，適宜，排尿誘導を行う。排尿間隔が空きすぎると，感染の原因となるので注意する。尿線が1本であることを確認する。

［2］年少児の場合　おむつをしている場合は，尿線の数，尿の性状，排尿時の努責の有無などの退院後の観察点を家族へ指導しておく。必要に応じて，座浴による疼痛緩和の方法や，軟膏塗布について指導する。

ゼミナール
復習と課題

❶ 急性腎炎症候群とネフローゼ症候群の食事療法の原則と相違点についてまとめてみよう。
❷ 水腎症・尿道下裂または膀胱尿管逆流のうち，1つを取り上げ，① 手術まで，② 術前，③ 術後の子どもと家族への看護について考えてみよう。
❸ 安静や食事・水分制限の必要な腎疾患を1つ取り上げ，子どもへの説明方法と生活の工夫について考えてみよう。
❹ 長期療養の必要な学童について，生活上の問題点を考えてみよう。

参考文献　1）相野谷慶子：小児泌尿器科手術(停留精巣, 膀胱尿管逆流). 泌尿器ケア 20(6)：634-641, 2015.
2）伊藤秀一：新子どもの腎炎・ネフローゼ　正しい理解が希望をはぐくむ. 東京医学社, 2018.
3）上村治：腎臓病小児のマネジメント, 第2版. 診断と治療社, 2016.

4) 北村由紀子ほか：小児腎不全患者への看護の特性．臨牀透析 34(9)：1103-1110，2018．

5) 厚生労働科学研究費補助金難治性疾患等政策研究事業若年性特発性関節炎を主とした小児リウマチ性疾患の診断基準・重症度分類の標準化とエビデンスに基づいたガイドラインの策定に関する研究班　小児 SLE 分担班編：小児全身性エリテマトーデス(SLE)診療の手引き 2018 年版．羊土社，2018．

6) 厚生労働科学研究費補助金難治性疾患等政策研究事業(難治性疾患政策研究事業)難治性腎疾患に関する調査研究班：エビデンスに基づく IgA 腎症診療ガイドライン 2017．東京医学社，2017．(http://jin-shogai.jp/policy/pdf/IgA_2017.pdf)(参照 2019-12-01)

7) 厚生労働科学研究費補助金難治性疾患等政策研究事業(難治性疾患政策研究事業)難治性腎疾患に関する調査研究班編：エビデンスに基づくネフローゼ症候群診療ガイドライン 2017．東京医学社，2017．(http://jin-shogai.jp/policy/pdf/Neph_2017.pdf)(参照 2019-12-01)

8) 厚生労働省難治性疾患克服研究事業難治性腎疾患に関する調査研究班：思春期・青年期の患者のための CKD 診療ガイド．日本腎臓学会誌 58(8)：1095-1233，2016．

9) 後藤芳充：こどもの腎臓病と治療　患者説明にそのまま使える/不安なパパ・ママにイラストでやさしく解説．メディカ出版，2018．

10) 近藤美和子：腎・泌尿器疾患を抱える子どもと家族への支援．小児看護 41(13)：1701-1706，2018．

11) 田﨑あゆみ：小児腎不全・移植患児に対するキュアとケア　慢性腎臓病をもつ子どもが自立した大人になるための看護．臨牀透析 34(3)：289-294，2018．

12) 田村恵美：腎・泌尿器疾患で外科的治療を受ける子どもの看護．小児看護 42(1)：94-102，2019．

13) 日本小児腎臓病学会：小児腎臓病学，第 2 版．診断と治療社，2017．

14) 日本小児腎臓病学会：小児の検尿マニュアル　学校検尿・3 歳児検尿にかかわるすべての人のために．診断と治療社，2015．

15) 日本小児泌尿器科学会学術委員会：小児先天性水腎症(腎盂尿管移行部通過障害)診療手引き 2016．日本小児泌尿器科学会雑誌 25(2)：1-46，2016．(http://jspu.jp/img/tebiki2016-1.pdf)(参照 2019-12-01)

16) 日本小児泌尿器科学会学術委員会：小児膀胱尿管逆流(VUR)診療手引き 2016．日本小児泌尿器科学会雑誌 25(2)：47-122，2016．(http://jspu.jp/img/tebiki2016-2.pdf)(参照 2019-12-01)

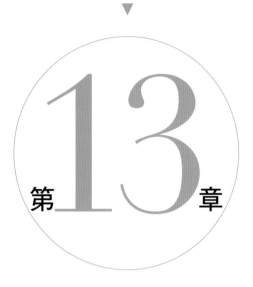

第13章

神経疾患と看護

A｜看護総論

　神経疾患をもつ子どものアセスメントでは，脳神経学的な症状・経過・身体症状を把握することが重要である。急性期なのか慢性期なのか，急に発症したのか，潜在的に進行するものなのかにより，子どもの症状はまったく異なることが多く，優先すべき問題も異なる。

　身体症状としては，脳神経学的な症状である脳圧亢進症状や髄膜刺激症状，不随意運動，麻痺（まひ），意識障害などがある。その疾患や疑われている状態，または潜在的なリスクのある状態に即した観察のポイントを理解しておく。

　急性期の脳神経疾患児は意識障害や痙攣（けいれん）を伴うことが多いため，家族はこのような状態の患児を見て，生命の危機や脳に障害を残すのではないかなどの不安・恐れをいだき，自分たちの世話の仕方や判断がわるかったからこうなってしまったのではないかと自責したり，自分たちには育てることができないと感じてしまうことも多い。この時期の看護としては，患児に適切な看護を提供することを基本に，家族とよくコミュニケーションをはかり，家族のいだく気持ちを理解し，家族に患児の状態を適切に伝え，行えるケアを一緒に行ったり，家族の患児に対する気持ちを具体化する方法を一緒に考え，支持したりすることが大切である。

　産まれたときから障害が予測される患児，進行性筋疾患のようにある程度までは発達をとげても，その後の成長・発達がとどこおり，進行性に機能低下などをおこす患児の看護では，医療・福祉・教育などの包括的なチームでかかわり，成長・発達の節目（ふしめ）に応じて親や家族を支え，日常の世話や医療的な管理について援助する。とくに，退院や就学などライフイベントにおける移行期には，家族の意思をくみ，チーム内でのコミュニケーションもより重要になる。

　脳炎後遺症や脳症などで，急性期を過ぎてもなんらかの障害や発達の遅れが残る可能性のある患児の看護においては，家族やまわりの人々がそれまでと異なる患児の様子にとまどいが大きいため，状態や障害の慎重なアセスメントと適切な対応により，本人の安定をはかり，家族やまわりの理解を促す。

　慢性期にある神経疾患の患児にはさまざまな職種がかかわるが，看護としては，子どもの健康状態を把握・維持し，家族への医療的なケアの実際を指導し，最も身近な存在として患児や家族の希望・価値観を理解し，家族が無理なく行えるケアを調整するという役割を担っている。また，キーパーソンとなることの多い母親にかかる多大なケアの負担は，ほかの家族員，とくにきょうだいなどにも影響を及ぼす。患児の世話に手をとられ，きょうだいがさびしい思いをしたり，孤独を感じないように，看護師は家族全体に生じる問題にも目を向けて援助する。

　医学の進歩によって，疾患の原因が判明したり，診断・治療が可能となる場合もあり，家族は患児のよりよい状態や治療を求めて，新しい情報を得ようとする。看護師は，患児の成長・発達の可能性を最大限にのばし，家族のニーズにこたえられるよう，つねに治療などの新しい情報に注目し，それらを吟味_{ぎんみ}し，患児に適切な方法を適用できる準備をしておくことが重要である。

B おもな疾患

① 小児神経疾患の背景と特徴

　小児の神経疾患では，次のことがらを配慮する必要がある。
(1) 中枢神経系の発達は，小児期とくに**乳児期**に最もすみやかに大きく変化する。すなわち脳重量は1歳で成人の2/3，2歳で3/4になり，これと相関して乳児期の精神・運動機能の発達は著しい(▶図13-1)。
(2) 小児は神経発達の経過とともに，一定の姿勢・運動が確立し，原始反射[1]・姿勢反射が出現あるいは消退していく(例：モロー反射)。
(3) 発達過程では，成人で異常所見であっても小児では異常所見ではないことがある(例：バビンスキー反射・吸いつき反射)。

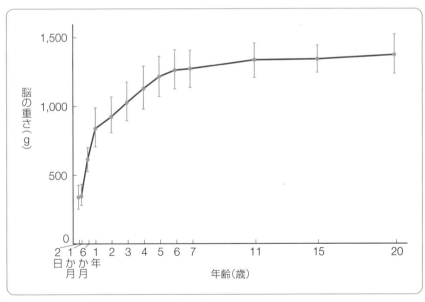

▶図13-1　ヒトの加齢に伴う脳重量変化

---

1) 原始反射の詳細については，「小児看護学①」小児看護学概論第3章A-②「9. 神経系」を参照。

（4）成人と同じ部位の脳障害を生じたとしても，その結果として出現する症状が異なったり，ときにはほとんど出現しないことがある。また，ある年齢に達してその部位の神経機能がほぼ完成されて，はじめて症状が出現する場合もある。

（5）遺伝疾患・奇形疾患が多い（例：神経線維腫症Ⅰ型，ダウン症候群）。

（6）乳幼児は成人と違い，こちらの指示に従ってくれないことが多いので，神経学的観察ならびに診察法には特別な工夫が必要で，小児を対象としてつくられた診察法・判定法を用いる。

② 神経系の先天異常

神経系の発生▶　将来の脳・脊髄の基になる**神経管**は，胎生3〜4週に外胚葉から形成される（▶図13-2）。その後，神経管の頭側で終脳・間脳など，**大脳**の主要な構造が形成され（胎生4〜6週），脳室内の脈絡叢で**髄液**の分泌が始まり（胎生7〜8週），受精後2か月ほどで神経系の基本構造ができあがる。神経細胞はその後も増殖・移動を繰り返し，徐々にニューロンが発達して神経系は完成する。

先天異常▶　この発生過程で遺伝的または外的要因により障害がおこると，その時期・部位に特有の**先天異常**があらわれる。一般的に時期が早いほど重症になる。

1 癒合不全症 dysraphism，神経管閉鎖障害 neural tube defect

神経管の形成が障害されて生じる異常を，**癒合（閉鎖）不全症・神経管閉鎖障害**と総称する。

● 無脳症 anencephaly

最も重度の先天異常で，頭蓋・脳の大部分が形成されず，生後まもなく死亡する。類似するが，**水無脳症 hydroanencephaly** は，一度形成された大脳の大部分が胎生期に水頭症や動脈閉塞などにより破壊されて，髄液におきかわった先天異常をさす。

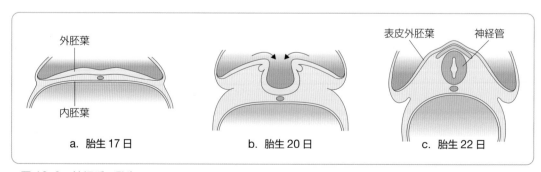

外胚葉

内胚葉

a. 胎生17日

b. 胎生20日

表皮外胚葉　神経管

c. 胎生22日

▶図13-2　神経系の発生

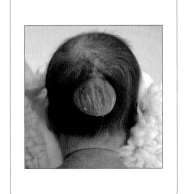
▶図 13-3　後頭部脳瘤

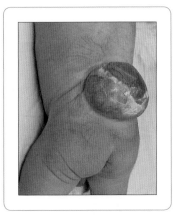
▶図 13-4　顕在性二分脊椎
（脊髄髄膜瘤）

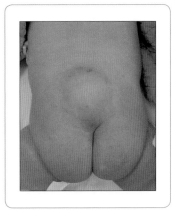
▶図 13-5　潜在性二分脊椎
（脊髄脂肪腫）

● 二分頭蓋 cranium bifidum，脳瘤 encephalocele

　頭側神経管の一部が閉鎖しないことでおこる異常で，正中の頭蓋骨欠損部から脳の一部・髄膜[1]・髄液などが脱出する。多くは皮膚におおわれた腫瘤として，後頭部に好発する（▶図 13-3）。水頭症を合併し，発達障害をあらわすことが多い。

● 二分脊椎 spina bifida

　尾側神経管の一部が閉鎖しないことでおこる異常で，おもに腰仙部の正中で脊椎骨の欠損部から脊髄・髄膜・髄液などが脱出する（**顕在性二分脊椎**，▶図 13-4）。内容により**脊髄披裂・脊髄髄膜瘤・髄膜瘤**に分類される。多くは正常な皮膚をかぶっておらず髄液がもれ出ており，感染防止のため早急な閉鎖手術を必要とする。脊髄の形成が不完全で，下肢の運動・感覚障害，膀胱直腸障害をみとめるほか，80〜90％ に**水頭症**および**キアリ奇形**を合併する。

　一方，腰仙部の脊椎骨に欠損がありながらも皮膚でおおわれて，内部の異常が外見から明らかでない二分脊椎がある（**潜在性二分脊椎**，▶図 13-5）。多くの場合，軟性腫瘤・血管腫・皮膚陥凹などの皮膚変化があり，内部の病態により**脊髄脂肪腫・先天性皮膚洞**などに分類される。出生時に無症状であっても，成長につれて下肢の運動感覚障害・失禁・疼痛などの症状があらわれる場合が多く（脊髄係留症候群），乳幼児期に予防的な手術を行うことがある。

　顕在性二分脊椎は，わが国では 1,000 の分娩に 0.5 の割合で発生する。母体の**葉酸**の摂取不足が発生に関与するといわれ，厚生労働省はすべての女性に妊

1）髄膜：脳・脊髄を包む軟膜・クモ膜・硬膜の総称をいう。

　　　　娠する4週前から妊娠12週までの間，1日0.4mgの葉酸摂取をすすめている。

　　　　二分脊椎による諸症状(下肢の運動感覚障害・排泄障害など)は，成人後の下肢変形・褥瘡・腎機能低下などの医学的問題に進行することが多い。したがって，成長の過程では，複数科の医師だけでなく，看護師・訓練士などを含めたチーム連携による対応と，成人医療への移行を支援する体制が重要である。

2 水頭症 hydrocephalus

髄液の循環▶　髄液は脳室内の脈絡叢から分泌され(1日約500 mL)，脳室系を出たあと，脳表面のクモ膜下腔を循環し，最後にクモ膜顆粒から静脈に吸収される[1]。この循環経路中に狭窄や閉鎖があると，髄液は脳室内に貯留して進行性に脳室が拡大し，水頭症が発生する(▶図13-6)。

分類▶　先天性・後天性に分類する場合もあるが，髄液循環の障害部位から交通性・非交通性に分けることが多い。

　　[1] 交通性水頭症　脳表面のクモ膜下腔に狭窄や閉塞があり，脳室系から出た髄液の通過が障害されて発生する水頭症をさす。原因として，クモ膜下腔が広い範囲で癒着する髄膜炎・クモ膜下出血などがある。

　　[2] 非交通性水頭症　脳室系の内部で髄液が通過を障害された水頭症で，先天性の中脳水道の狭窄・閉塞やダンディー-ウォーカー Dandy-Walker 症候群[2]などでみられる。後天的に脳室内の腫瘍や，脳室内への出血によっても発生する。

症状▶　新生児・乳児では頭囲の拡大，大泉門の膨隆，発達の遅延が特徴的で，進行すると嘔吐・眼球の下方偏位(落陽現象)などがみられる。頭蓋骨の縫合がしっかりする幼児期以降では，頭蓋内圧が亢進して頭痛と嘔吐が主症状になる。

治療▶　非交通性水頭症では，髄液の通過を障害する原因を除くことができれば水頭症も改善するが，一般的には髄液の流れを変更する手術が必要である。

　　(1) 脳室から体の他部分への髄液の誘導(シャント〔短絡〕手術)：脳室-腹腔(V-P)シャント手術，脳室-心房(V-A)シャント手術のほか，脊髄クモ膜下腔-腹腔(L-P)シャント手術がある(▶図13-6, 7)。

　　(2) 内視鏡手術による髄液循環路の変更：非交通性水頭症の場合，内視鏡を用いて第三脳室底を穿孔し，脳室と脳底部クモ膜下腔を交通させる手術法がある。

3 クモ膜嚢胞 arachnoid cyst

　　　　クモ膜下腔の一部に髄液が局所的に貯留し，嚢胞を形成した先天異常をさす。

---

1) 最近では，髄液は脈絡叢以外に脳の毛細血管からも産生され，脳の間質を通過して静脈系やリンパ系に吸収されるという説がある。
2) ダンディー-ウォーカー症候群：小脳虫部の形成不全に，第四脳室と連続する嚢胞をみとめる先天異常。水頭症を合併して，体幹失調や精神運動発達の遅れを伴う。

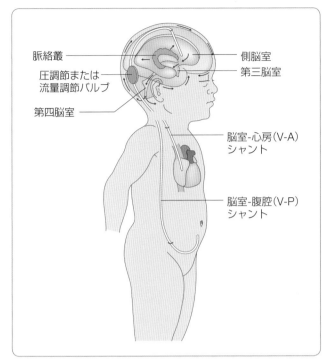

▶図 13-6　髄液循環と水頭症

脈絡叢

圧調節または
流量調節バルブ

第四脳室

側脳室

第三脳室

脳室-心房(V-A)
シャント

脳室-腹腔(V-P)
シャント

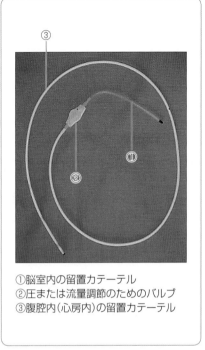

▶図 13-7　水頭症治療に用いる
シャントシステム

③

②

①

①脳室内の留置カテーテル
②圧または流量調節のためのバルブ
③腹腔内(心房内)の留置カテーテル

シルビウス裂・鞍上部・小脳橋角部などに好発し，無症状の場合も多い。大きなものでは手術治療を行う。

4　キアリ奇形 Chiari malformation

小脳・延髄の一部が，大後頭孔から脊柱管内に下垂した先天異常で，小脳扁桃のみが下垂する**Ⅰ型**と，延髄の一部も下垂する**Ⅱ型**に分かれる。Ⅰ型は思春期以降の成人で発見されることが多く，**脊髄空洞症**(脊髄の内部に髄液が貯留し，疼痛・上肢感覚障害・筋力低下などをあらわす)・脊柱側彎を合併する。Ⅱ型は顕在性二分脊椎に合併し，高度な場合には出生直後から延髄機能の低下による呼吸・嚥下の障害をあらわす。いずれも治療としては，大後頭孔や上位頸椎の減圧手術が行われる。

5　頭蓋縫合早期癒合症(狭頭症) craniosynostosis

頭蓋を構成する板状の骨の接合部分を**縫合**とよび，成長点として機能する(▶図 13-8)。縫合が通常より早く癒合すると，癒合部位に特有の形状に頭蓋が変形するとともに，脳の発達を妨げることから，頭蓋形状矯正ヘルメット治療や頭蓋形成手術を行うことがある。

頭蓋骨のみに病変が限局する**非症候群性**(▶図 13-9)と，顔面骨の縫合も癒合して，眼球突出・下顎の突出・眼間距離の離開などの特徴的な顔貌を示す**症候**

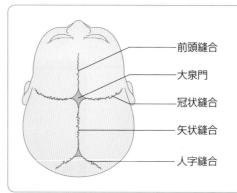

前頭縫合
大泉門
冠状縫合
矢状縫合
人字縫合

頭蓋骨は縫合部分で縫合線に対して垂直方向に成長する。
縫合が骨性に癒合すると，成長は停止する。

▶図 13-8　頭蓋骨の縫合

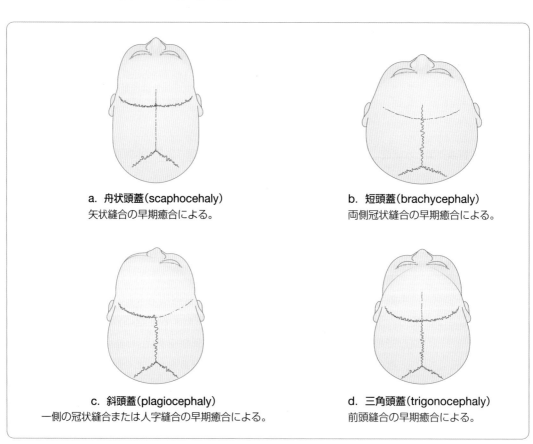

a.　舟状頭蓋（scaphocehaly）
矢状縫合の早期癒合による。

b.　短頭蓋（brachycephaly）
両側冠状縫合の早期癒合による。

c.　斜頭蓋（plagiocephaly）
一側の冠状縫合または人字縫合の早期癒合による。

d.　三角頭蓋（trigonocephaly）
前頭縫合の早期癒合による。

▶図 13-9　頭蓋縫合早期癒合症（非症候群性 a～d）

群性に分かれる。症候群性には以下の疾患があり，ともに常染色体優性遺伝を示す。

　[1] **クルーゾン病** Crouzon disease　短頭蓋で眼球突出が強く，上顎の前方への発育不全のため，相対的に下顎が突出してみえる。知能はほぼ正常である。

　[2] **アペール症候群** Apert syndrome　短頭蓋の変形に加え，手足の合指（趾）症をみとめる。知能障害を合併する。

▶表13-1　小児期の痙攣のおもな原因

発達段階	おもな原因
新生児期	低酸素性虚血性脳症，頭蓋内出血，脳奇形・染色体異常，代謝異常（低血糖，低カルシウム血症），髄膜炎，頭蓋内出血，良性新生児痙攣
乳児期	熱性痙攣，良性乳児痙攣，てんかん，急性下痢症に伴う無熱性痙攣，先天代謝異常症，髄膜炎・急性脳症・脳炎，脳奇形
幼児・学童期	熱性痙攣，てんかん，頭部外傷，髄膜炎・急性脳症・脳炎，先天代謝異常症，脳腫瘍

③ 痙攣性疾患

　小児期は，一生の間で最も痙攣がおこりやすい時期で，約1割近くの小児が一度は痙攣を経験するといわれている。

　痙攣にはさまざまな原因(▶表13-1)があるが，その代表的な疾患が**てんかん**と**熱性痙攣**である。

1 てんかん epilepsy

　てんかんとは，大脳神経細胞の異常放電によって繰り返す発作(**てんかん発作**)がおこる慢性の脳疾患であり，さまざまな原因による。

● てんかんの分類

　てんかんの正確な診断を得るには，3つの段階におけるてんかん分類，すなわち①**てんかん発作型分類**，②**てんかん病型分類**，③**てんかん症候群分類**が必要である。この分類によって的確な診断を行うことが可能で，それにより適切な抗てんかん薬の選択，予後を知ることができる。

てんかん発作型▶
分類　てんかん発作型は，発作のおこり方から，**焦点起始発作**と**全般起始発作**，そしてはじまりが不明な発作に分けられる(▶図13-10)。焦点起始発作は一側大脳半球内に限定されるネットワークに発作起源をもつ発作であり，全般起始発作は両側大脳半球の広いネットワーク内のある部分に発生し急速に広がる発作をいう。

　焦点起始発作は，発作のはじまりに意識が保たれている発作と，意識がはじめから障害されている発作とに分けられる。さらに，焦点起始発作から両側強直間代発作への進展と分類される発作型がある。

　焦点起始発作は，それぞれの臨床的特徴により，下位分類される。自動症発作は一見目的のある動作が反復する(口をもぐもぐする，歩きまわるなど)。てんかん性スパズムは乳児期に多くみられ，急な四肢・体幹の屈曲あるいは伸展を呈する。運動亢進発作はたとえばペダルをこぐような動き，のたうちまわるような動きを呈する。ミオクロニー発作は不規則で短時間の四肢の一部あるいは全身性のぴくつきで，間代発作はリズミカルな筋攣縮で，四肢・体幹をが

焦点起始発作		全般起始発作	起始不明発作
焦点意識 保持発作	焦点意識 減損発作	全般運動発作 ● 強直間代発作 ● 間代発作 ● 強直発作 ● ミオクロニー発作 ● ミオクロニー強直間代発作 ● ミオクロニー脱力発作 ● 脱力発作 ● てんかん性スパズム	起始不明運動発作 ● 強直間代発作 ● てんかん性スパズム
焦点運動起始発作 ● 自動症発作 ● 脱力発作 ● 間代発作 ● てんかん性スパズム ● 運動亢進発作 ● ミオクロニー発作 ● 強直発作			起始不明非運動発作 ● 動作停止発作
			分類不能発作
焦点非運動起始発作 ● 自律神経発作 ● 動作停止発作 ● 認知発作 ● 情動発作 ● 感覚発作		全般非運動発作(欠神発作) ● 定型欠神発作 ● 非定型欠神発作 ● ミオクロニー欠神発作 ● 眼瞼ミオクロニー	
焦点起始両側強直間代発作			

▶図 13-10　てんかん発作型分類(国際抗てんかん連盟 2017 年版)

くがくする発作である。

全般起始発作の代表例は，欠神発作で急な短い意識消失発作である。

てんかん病型分類▶　てんかん病型の診断は，焦点性てんかん，全般性てんかん，その両者の合併，そして少なくともその時点で分類できないときは不明に分類される。

てんかん症候群▶
分類　てんかん症候群は，発作型，発症年齢，発作の誘因，脳波所見，画像検査所見などによって特徴づけられる一群をさす。

発展学習▶▶▶

■小児神経疾患の長期予後と成人診療科への移行

小児期発症のてんかんは，70〜80% がほぼ完治するといわれている。2〜4 年間発作がなく，脳波異常もなければ，抗痙攣薬の服薬中止となる可能性がある。ただし，中枢神経に器質的病変を有する症候性てんかん(脳奇形・脳損傷が原因となる場合，脳性麻痺・知的障害を合併する場合)では，成人期になっても服薬中止がむずかしい場合が多い。てんかん発作自体は治癒しても，併存する運動障害や知的障害が患者の生活の質に影響する。

脳性麻痺(▶393 ページ)の長期予後についても，理学療法，ボトックス治療，バクロフェン髄腔内治療，整形外科的治療など医療の進歩により改善している。片麻痺・対麻痺の多くの患児は普通学級に在籍し，就職も十分可能であるが，より重度の場合は，併存するてんかん発作，誤嚥性肺炎，加齢とともに悪化する心肺機能低下によって生命予後が短い例も多くある。

いずれにせよ，小児期発症のてんかん・脳性麻痺のより重度の患児は，小児期をこえて生涯にわたって医療的管理とさまざまなケア，さらには家族に対する支援が必要となる。このような小児慢性疾患をかかえて成人期にいたった患者では，小児医療側から成人医療側への移行が必ずしも良好ではない問題が指摘されている。

● てんかん症候群の代表的なもの

[1] 小児欠神てんかん　突然意識が消失してぼーっとなる状態になり，動作をとめる。会話中だと話が中断する。持っているものを落とすこともある。通常10秒程度で発作は終わる。脳波上典型的な3Hz両側対称性同期性棘徐波結合がみとめられる（▶図13-11）。

[2] 若年ミオクロニーてんかん　おもに学童期に早朝の突然の四肢・顔面のぴくつきとそれに引き続き全般性強直間代発作がおこる。脳波上光刺激で発作波が誘発されやすい。

[3] 中心・側頭部に棘波を示す良性てんかん　4〜9歳に発症する。おもに夜間入眠後あるいは早朝に，口角・顔面を中心に痙攣がおこる。ときに全身痙攣も生じる。脳波は特徴的で焦点性の中心部-中側頭部鋭波・棘波が睡眠により賦活される。発達は正常で，痙攣予後は良好である。

[4] パナエトポラス症候群 Panayiotopoulos syndrome　おもに幼児期にみとめ，睡眠中突然嘔吐し，チアノーゼ，眼球偏位などがおこる。ときに半身あるいは全身痙攣をおこす。発作の時間は長く，20〜30分以上に及ぶことがあるが，後遺症は残さない。発作回数は少なく予後良好で，1〜2年内に治癒する

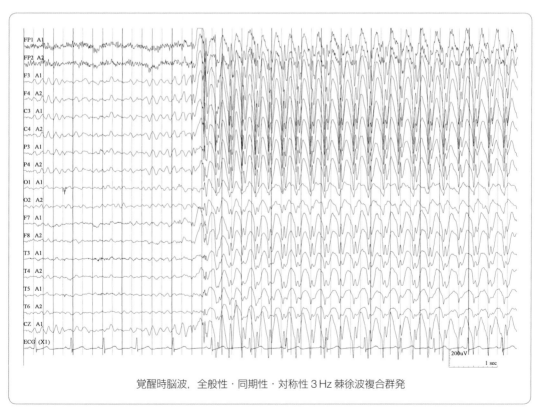

覚醒時脳波，全般性・同期性・対称性3Hz棘徐波複合群発

▶図13-11　欠神発作の脳波（9歳女児，発作性脳波）

例が多い。

[5] **点頭てんかん（ウエスト症候群 West syndrome）**　生後 3 か月から 1 歳にかけて発症する。頭を急にガクンと前屈し，両手を抱きかかえるように前方へ伸展させる発作を数秒から十数秒間隔で繰り返し，シリーズ形成する。一般的に，発作は覚醒時にのみ生じる。脳波は特徴的な**ヒプスアリスミア** hypsarrythmia を呈し，背景となる脳波と発作波が時間的・部位的にまったく不規則に出現する。痙攣発作は難治で予後不良であるが，合成 ACTH（副腎皮質刺激ホルモン）が有効である。ほとんどの場合，知的・運動発達に明らかな遅れをみとめる。3 歳過ぎになるとレンノックス-ガストー症候群へ移行することが多い。

[6] **レンノックス-ガストー症候群 Lennox-Gastaut syndrome**　2〜8 歳に発症する代表的な難治性てんかんである。点頭てんかんから移行することも多い。多彩な発作型をみとめ，持続の短い強直発作，意識減損を呈する非定型欠神発作，ミオクロニー発作，脱力発作が混在する。点頭てんかんとは異なり，夜間睡眠中に強直性痙攣がある。きわめて難治性で，成人期近くになっても発作は残る。脳波には特徴的な遅棘徐波結合がみられる。

[7] **ドラベ症候群 Dravet syndrome**　乳児期に発熱あるいは入浴によって誘発される全身または半身痙攣が特徴である。発作は群発・重積化しやすい。乳児期以降ミオクローヌス発作，非定型欠神発作，複雑部分発作などの無熱性痙攣がおこる。多くの例で発達は退行し，重度の知的障害を有する。ナトリウムチャンネルの遺伝子 *SCNA1* 異常が病因と考えられている。

● 痙攣発作の観察点

意識障害があるか（声かけ，痛覚刺激などに対する反応性），散瞳あるいは対光反射，眼球の位置（偏位）・頭部回旋の有無，四肢の動きは強直性か間代性か，四肢の姿勢・動きの左右差，呼吸状態，心拍変化などに注意する。

2 熱性痙攣 febrile seizures

小児期で最も多い痙攣である。生後 6 か月〜6 歳の間に，38℃ 以上の発熱に伴って痙攣がおこる。遺伝的背景が明らかになっているが，真の原因はわかっていない。発熱の原因が髄膜炎・脳炎などの中枢神経系感染症である場合は除外される。

痙攣は全身性強直間代痙攣であり，ほとんどが 5 分以内に終わるが，ときに 30 分以上続く**熱性痙攣重積症**の場合もある。

一般人口における発生頻度は数%〜10%，きょうだいの発生率は約 20% である。多くは 1 回のみであるが，約 30% が 2 回以上経験する。発熱の原因疾患は上気道感染・インフルエンザ・手足口病・突発性発疹症などが多い。5% 弱がてんかんへ移行するが，長い痙攣，部分痙攣，1 日のうち 2 回以上の痙攣，

無熱性痙攣の家族歴，発症前神経学的異常の存在は，てんかんへ移行しやすい危険因子とされる。

④ 中枢神経系の血管性疾患

1 頭蓋内出血性疾患 intracranial bleeding

頭蓋内の解剖と出血部位を**図13-12**に示す。

2 脳虚血性疾患 cerebral ischemia

脳組織の機能は，脳血流による酸素とブドウ糖の供給に依存しており，血流低下の持続は脳機能にさまざまな障害をもたらす。

● 低酸素性虚血性脳症 hypoxic ischemic encephalopathy（HIE）

胎児期，新生児期の低酸素，虚血による脳障害に，意識障害・筋緊張の異常・痙攣などの神経症状を伴うものをいう。出生1,000人に対し1～3人に生じる。新生児仮死がおもな原因で，のちに脳性麻痺などの後遺症をおこす可能

発展学習▶▶▶

■痙攣と混同されやすい疾患

● 失神発作

急に立ち上がる，激しい咳をする，驚愕興奮などの理由で血管迷走神経反射が強くおこり，血圧が低下して脳血流分布が低下し，短時間意識が消失して倒れる現象である。はじめに，めまい・浮遊感・眼前暗黒を感じることもあるが，多くはいきなり意識消失して顔面蒼白となる。ときに四肢硬直・上肢のふるえを伴い，痙攣との鑑別が必要になる。数分で意識はさめる。まれに不整脈など心疾患が原因となっている失神もあり，心電図検査も必要である。

● 生理的ミオクローヌス

眼瞼・肩・腕・手足が瞬間的にピクとする動きで，連続する場合もある。夜間ミオクローヌスは，入眠時にも睡眠中にも下肢のリズミカルな動きが生じる。

● 泣き入りひきつけ（憤怒痙攣）

乳幼児が激しく泣いたあとに呼気で呼吸をとめ，急にチアノーゼになるか蒼白になり，意識を失って四肢が硬直したあと弛緩する。眼球は上転することが多く，発作の最後には手足のふるえを伴ったり，まれに尿失禁をみることがあり，しばしば痙攣と混同される。数秒間泣いたあとのこともあるが，驚愕・痛覚刺激に遭遇してほとんど泣かないでおこることもある。乳児の

5%程度にみられ，新生児期からのこともある。家族歴をみとめることがあり，遺伝素因が背景にあるとされる。息こらえのため胸腔内圧が上昇することにより迷走神経反射が生じ，一時的な脳循環不全がおこるためと考えられる。

● 自慰・チック

自慰は乳幼児期の女児に多く，うつぶせで四肢をつっぱっていることから，痙攣と間違えられることがある。チックは身体の一部に反復する，速い不随意運動の一種である。小学校低学年が好発年齢である。顔・首に多く，まばたき，鼻ならし，しかめ顔，首振り，肩すくめ，咳ばらいの動作を繰り返す。睡眠で消失し，精神的緊張でひどくなる。

● 身ぶるい発作

乳幼児にみられ，急に頭と四肢を数秒間ぶるぶるとふるわせる。歯をくいしばり息んだようになり，声を上げることもある。意識は保たれている。興奮・恐怖・怒りなどの感情的変化が誘発因子となる。治療は不要で学童期までには消失する。

● その他

痙攣と混同されやすいものに夜驚症，偽発作・ヒステリー発作がある。

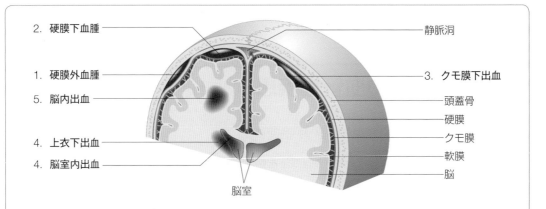

1. **硬膜外血腫** epidural hematoma：外傷により硬膜上の中硬膜動脈が損傷されて発生する。頭蓋骨と硬膜が密着する小児ではおこりにくい。
2. **硬膜下血腫** subdural hematoma：小児，とくに乳幼児の頭部外傷で最も多くみとめる。そのほか分娩外傷や，凝固異常をはじめとする内科的疾患(ビタミン K 欠乏症・血友病など)で発生することもある。
   (1)急性硬膜下血腫：脳表の架橋静脈からの出血が多い。痙攣・意識障害・嘔吐などを伴う。乳幼児にこの血腫と眼底出血をみとめた場合には，虐待による頭部外傷の可能性を考える必要がある。
   (2)慢性硬膜下血腫：乳児期に頭囲の拡大や貧血で発見され，原因となる外傷が明らかでないことが多い。
3. **クモ膜下出血** subarachnoid hemorrhage：小児では純粋なクモ膜下出血は少なく，硬膜下出血・脳内出血の一部としてみとめることが多い。
4. **上衣下出血** subependymal hemorrhage, **脳室内出血** intraventricular hemorrhage：脳室の壁(上衣)の直下にある発達途中のもろい血管が破綻して出血するもので，胎生 34 週以前に出生した低出生体重児に多く発生し，脳室内に破れ込むことが多い。呼吸異常・筋緊張の低下・傾眠などの症状をあらわすほか，水頭症を続発したり，発達障害をおこす。
5. **脳内出血** intracerebral hemorrhage：多くは凝固異常などの内科的な疾患に合併する。学童期以降の小児では，脳内の血管奇形(動静脈奇形や血管腫)が破れて発生することがある。出血部位・範囲により症状はさまざまだが，突然の頭痛・嘔吐・痙攣などをおこす。

▶図 13-12　頭蓋内の解剖と出血部位

性が高い。

● 脳梗塞 cerebral infarction

アテロームが原因で脳血管が狭窄・閉塞する**脳血栓症**と，心臓や頭蓋外の動脈にできた血栓が脳内に運ばれて血管を閉塞する**脳塞栓症**に分けられる。動脈硬化や高血圧を原因とする成人と異なり，小児では先天性心疾患・細菌性心内膜炎・血管炎・凝固異常などが原因になる。

● もやもや病 Moya Moya disease

日本人に多く発見される原因不明の血管閉塞で，徐々に両側内頸動脈の狭窄・閉塞が進行し，代償性に脳の中心部に網状の異常血管(もやもや血管，▶図 13-13)が出現する。**ウィリス動脈輪閉塞症**ともいう。約 15% に家族内発生をみとめる。小児期では多くが脳虚血による神経症状(脱力，失語，痙攣など)で発症する。虚血発作は，過呼吸(深呼吸，啼泣，笛などの楽器演奏，熱い

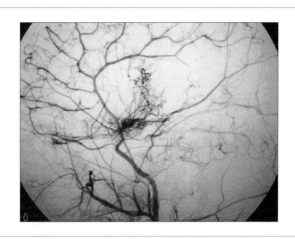

▶図 13-13　もやもや病にみとめる異常血管網（もやもや血管）

ものを吹きさます動作）により誘発される。繰り返す発作により，多発性の脳梗塞をおこすことが多い。

　治療として，頭皮を栄養する血管（浅側頭動脈）を脳表の小動脈に吻合し，血流の増加をはかる血行再建手術が有効である。

⑤ 脳性麻痺 cerebral palsy

　胎内発育過程から新生児期までに生じた，非進行性で永続的な脳障害によって生じた姿勢・運動障害（麻痺）の総称である。遺伝性疾患・進行性疾患は除外される。発生率は出生数 1,000 に対して 1〜2 人である。

　運動障害の分布・性質によって分類される（▶表 13-2）。原因は多彩であるが，最近は出生前要因が最も多いとされている（▶表 13-3）。

　乳児期には運動発達の遅れ（首がすわらない・寝返りしない・お座りできない），四肢の動きが少ない，四肢がかたくそり返りやすい，筋緊張低下，視線が合わず周囲への注意が不十分などである。合併症としては知的障害，てんかん，視聴覚障害，視知覚認知障害などをみとめる。

　治療の原則は早期診断・早期機能訓練であり，理学療法としてボイタ Vojta 法・ボバース Bobath 法などが知られている。個々の症例に対応してリハビリテーションプログラムをつくり，理学療法・作業療法・言語療法・心理療法をチームワークで行い，総合的な療育を進めていく。原因，障害の程度，重複障害（知的障害・視聴覚障害・てんかん・認知機能障害）の程度により，予後もさまざまである。関節拘縮に対して補装具作成，手術療法が必要となることもある。

　最近では痙性を軽減する目的で**ボツリヌス菌毒素**（ボトックス）の筋肉内注射が積極的に行われるようになってきている。さらに痙性がより強い場合は，選

▶表 13-2　脳性麻痺の病型分類

運動障害の分布による分類	単麻痺：一肢のみ 対麻痺：両側下肢のみ 片麻痺：片側上下肢 両麻痺：下肢麻痺が上肢麻痺より強い 両側片麻痺：上肢麻痺が下肢麻痺より強い四肢麻痺
運動障害の性質による分類	痙直型：伸展反射亢進で痙性 アテトーゼ型：不随意な非共同性筋緊張 固縮型：屈・伸両筋群の緊張亢進 失調型：協調運動と平衡機能の障害 低緊張型：筋緊張低下 混合型

▶表 13-3　脳性麻痺の原因

出生前	先天性感染症（トキソプラズマ，風疹，サイトメガロウイルス，単純ヘルペス） 脳形成異常 脳血管障害
周生期	未熟児出生（脳室周囲白質軟化症，頭蓋内出血） 低酸素性虚血性脳症 重症黄疸（核黄疸）
出生後	新生児髄膜炎 新生児単純ヘルペス脳炎 血液凝固異常による頭蓋内出血 脳血栓症

択的脊髄後根切除術，バクロフェン髄腔内投与も治療法の選択肢の 1 つとなっている。

⑥ 神経皮膚症候群 neurocutaneous syndrome

外胚葉の発生異常に由来し，全身的に病変がおこりやすいが，おもに神経系と皮膚病変が特徴的な遺伝的症候群をいう。

1 神経線維腫症 1 型（フォン-レックリングハウゼン病 von Recklinghausen disease）

神経皮膚症候群のなかで最も多く，おおよそ 3,000 人に 1 人の発生頻度とされている。常染色体優性遺伝であり，ニューロフィブロミン遺伝子の異常が原因である。複数の皮膚カフェオレ斑，皮膚と末梢神経の神経線維腫がおもな症状であり，これに視神経腫瘍をはじめとした脳腫瘍，骨病変（蝶形骨形成異常・長管骨変形），虹彩結節などを伴うことがある。知的障害を伴う例もある。同じ家系内でも症状の差異は著しい。

2 結節性硬化症 tuberous sclerosis complex

乳児期にてんかん（とくに点頭てんかん），精神運動発達遅滞があり，複数の皮膚の白斑をみとめるものが多い。幼児期以降には鼻唇溝を中心に血管線維腫が出現する。CT で多発性石灰化，MRI で大脳皮質結節，脳室周囲の上衣下結節が明らかになる。網膜過誤腫・多発性腎血管筋脂肪腫・心横紋筋腫を伴うこともある。

以前から常染色体優性遺伝を示すことが知られているが，実際には遺伝性が明らかな例は 30〜40％ 程度であり，むしろ突然変異例のほうが多い。ほとんどの例で TSC1，TSC2 遺伝子異常があり，TSC2 遺伝子異常のほうがより重篤である。最近，腎血管筋脂肪腫と上衣下巨細胞性星細胞腫，さらには結節性

硬化症に伴うてんかん発作にエベロリムス，さらには顔面血管線維腫にシクロリムス外用薬の投与が試みられ，臨床的に改善例がみとめられるようになった。

3 スタージ–ウェーバー症候群 Sturge-Weber syndrome

片側の顔面三叉神経領域のポートワイン様血管腫，同側の脳表血管腫，対側の痙攣と麻痺，知的障害がおもな症状である。CT での脳内石灰化，造影脳MRI で脳表面の血管腫が明らかとなる。網脈絡膜炎による緑内障を合併することもある。重症例では，痙攣が難治性であり，てんかん外科の適応となる。家族内発生はまれである。

⑦ 急性神経疾患

1 無菌性髄膜炎 aseptic meningitis

感冒症状に続いて，発熱・嘔吐・頭痛・痙攣・項部硬直を呈する。乳児では不きげん・過敏・嘔吐・大泉門膨隆などの非特異的症状が主である。髄液細胞増多がみとめられる。髄液からウイルスが分離されることもある。細菌性髄膜炎（▶161 ページ）に比べて予後良好なことが多い。

2 急性ウイルス性脳炎 acute viral encephalitis

おもな原因は，日本脳炎ウイルス・ヘルペスウイルス・エコーウイルス・コクサッキーウイルス・ポリオウイルスなどで，発熱・意識障害・痙攣が主症状である。さらに項部硬直などの髄膜刺激症状と，頭痛・嘔吐・視神経乳頭浮腫などの頭蓋内圧亢進症状を伴う。脳浮腫が脳幹へ及べば，呼吸・循環障害が加わる。髄液では圧上昇，細胞増多，タンパク質増加がみとめられる。髄液からウイルスが分離されるか，ウイルス抗原が検出されることによって原因ウイルスが判明する。

単純ヘルペス脳炎は，初感染あるいは既感染の再活性化によっておこり，側頭葉前頭葉をおかしやすい。抗ウイルス薬のアシクロビルが用いられるが，死亡例は 10〜30% 程度で，生存例でも重度の知的障害，てんかんが後遺症としてみとめられる。

3 急性脳症 acute encephalopathy

急性ウイルス性脳炎と同様の症状で，広範な脳浮腫以外には病理学的に明らかな異常がなく，髄液所見でも圧上昇以外の異常をみとめないものを**急性脳症**という。多くはインフルエンザ，ロタウイルス感染，突発性発疹などに感染したときにおこりやすい。急性期の脳 MRI 画像所見と臨床経過から新たな急性脳症のタイプが提唱されている。代表的なものに，痙攣・意識障害が一度改善

して再び悪化する痙攣重積型急性脳症，特徴的な両側視床病変を呈し重篤な後遺症を残す急性壊死性脳症，インフルエンザに伴う異常行動時などにみられる可逆性脳梁膨大部病変を有する脳炎脳症がある。

4 急性散在性脳脊髄炎 acute disseminated encephalomyelitis

麻疹・風疹・水痘などの急性ウイルス感染後，あるいは予防接種後に発症する可能性がある脳炎で，中枢神経系へのウイルスの直接侵襲ではなく，なんらかの免疫的機序が関与していると考えられている。

急性脳炎類似の症状を呈するが，不随意運動，幻視・幻覚などの精神症状をみとめる例もある。脊髄炎が主体となると，下肢の弛緩性運動麻痺，知覚障害，直腸膀胱障害が加わる。病理学的には，静脈周囲性細胞浸潤と脱髄が特徴である。脳MRIでは大脳白質に散在性の病変をみとめる。ステロイドパルス療法が奏効する。

5 急性小脳失調症 acute cerebellar ataxia

水痘などの急性ウイルス感染後，あるいは予防接種後に小脳失調症を発症する。幼児から学童期前半が好発年齢である。

発症は急性で，まったく健常であった児が，失調のため突然立てなくなったり，座ることができなくなったりする。軽度の眼振，頭部・体幹の振戦を伴うことはあるが，その他の筋力低下などの異常はない。ときに小脳腫瘍，神経芽細胞腫との鑑別を要する。予後良好で，2～3週間から数か月で回復する。

6 ギラン–バレー症候群 Guillain-Barré syndrome

ウイルス性上気道炎または消化器感染後，およそ2～4週間後に異常免疫反応(抗ガングリオシド抗体などが関与)により末梢神経障害が生じる。おもな病変が脱髄と軸索の2つのタイプがある。

消化器感染で多いのはカンピロバクター感染である。2～4週間でピークに達する，ほぼ対称性の四肢・体幹の進行性筋力低下がおもな症状で，深部腱反射消失を伴う。急性期には不整脈，血圧不安定，消化管蠕動不良などの自律神経症状も出現する。呼吸筋麻痺が深刻になれば人工呼吸器による管理が必要となる。髄液は特徴的なタンパク質細胞解離(細胞増多のないタンパク質増加)を示す。

数週間後にほぼ完全回復する例もあるが，以前考えられていたほど予後良好ではなく，重症例に対しては血漿交換療法，静注γグロブリン療法，ステロイド療法が用いられる。

⑧ 筋疾患

1 筋ジストロフィー muscular dystrophy

筋線維(筋細胞)の壊死・再生がおもな病変であり，臨床的には進行性の筋力低下と筋萎縮をみる遺伝性疾患の総称である。筋細胞膜を構成するタンパク質の欠如，あるいは異常により筋細胞膜の構造・機能異常が生じて筋線維が壊死になると考えられている。

● ジストロフィン異常症(デュシェンヌ型筋ジストロフィー Duchenne muscular dystrophy，ベッカー型筋ジストロフィー Becker muscular dystrophy)

X連鎖劣性遺伝形式をとり，原則として男子のみに発症し，筋ジストロフィーのなかで最も多い病型である。2/3は遺伝性が明らかであるが，1/3は突然変異である。**デュシェンヌ型**は筋細胞膜のジストロフィンが欠如し，臨床的に重症であるのに対し，**ベッカー型**はジストロフィンが量的に少ないだけで，臨床的にはより軽症である。

デュシェンヌ型は3〜5歳ごろ，転びやすい，走れない，階段を昇れないことで気づかれる。体幹から四肢近位筋(肩甲帯・腰帯筋)を中心とした進行性筋力低下，筋萎縮が徐々に進行し，座位から立ち上がるときに，ゆっくりと自分のからだをよじ登るようにする登はん性起立(▶図13-14)，腹部を突き出すようにして肩・腕・体幹を左右へ揺さぶりながら歩く動揺性歩行がみられるようになる。ふくらはぎは幼児期から太くなり，仮性肥大とよばれる。10歳前後で歩行不能になり，30歳までに呼吸不全・心不全で亡くなる。経口ステロイド療法によって筋力低下の進行をある程度遅らせることができる。

ベッカー型は症状が軽く，進行もゆっくりで歩行不能となるのも20歳以降のことである。デュシェンヌ型に比べ，ふくらはぎの仮性肥大は著しい。

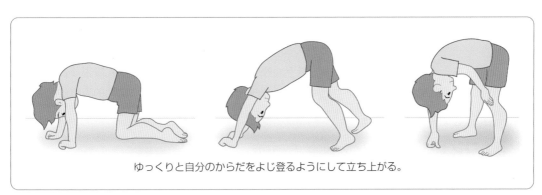

ゆっくりと自分のからだをよじ登るようにして立ち上がる。

▶図13-14　登はん性起立

● 先天性筋ジストロフィー congenital muscular dystrophy

　生後数か月までに全身性の筋力低下に伴って運動発達が遅れ，病理的に筋ジストロフィー変化（筋細胞の壊死と再生）を呈す，乳児期筋疾患の総称である。代表的なものに，わが国に圧倒的に多く，知的障害を伴う**福山型先天性筋ジストロフィー**，欧米に多く，知的障害を伴わない**メロシン欠損症**がある。

　福山型先天性筋ジストロフィーは常染色体性劣性遺伝をとり，フクチン遺伝子 *FKTN* 異常が判明している。乳児期早期から，四肢の筋力が弱くて自発運動に乏しく，首すわりや寝返りなどの運動発達が遅い。関節拘縮，呼吸・嚥下障害を伴いやすい。脳形成不全による知的障害は必発である。運動発達は座位までの例が多い。

2 先天性非進行性ミオパチー congenital nonprogressive myopathy

　新生児あるいは乳児期早期より筋緊張低下・筋力低下をみとめ，運動発達・歩行開始が遅れ，幼児期以降にも転びやすい，走れない，階段昇降が困難などの症状を呈する筋疾患である。筋力低下は成人期にいたるまで進行しない例もまた進行する例も含まれる。多くは顔面筋が障害を受けるため，細長い顔で口が半開き，表情に乏しく，高口蓋もしばしばみとめられる。骨格筋の病理像から，**ネマリンミオパチー** nemaline myopathy，**セントラルコア病** central core disease，**ミオチュブラーミオパチー** myotubular myopathy，**先天性筋線維タイプ不均等症** congenital fiber type disproportion などが知られ，それぞれに対応した複数の遺伝子異常が明らかになってきている。

3 先天性筋強直性ジストロフィー congenital myotonic dystrophy

　ミオトニア myotonia とは，筋肉がいったん収縮したあとすぐに弛緩しないあるいは持続的に筋収縮をする状態である。臨床的には手を握ったあと，すぐに開くことができない。目を閉じたあと，すぐに開かないことで気づかれる。

　小児期においてミオトニアを呈する代表的疾患が**先天性筋強直性ジストロフィー**である。常染色体優性遺伝で *DMPK* 遺伝子の異常が病因と関連していると考えられている。95％は母親から遺伝し，母親が筋強直性ジストロフィーのとき，約1割の児が先天性筋強直性ジストロフィーである。生直後より始まる全身性筋力低下，呼吸障害，顔面筋力低下，哺乳障害などの特徴をもつ。その後，これらの症状は改善していくが，しだいに知的障害が明らかになってくる。ミオトニアは3歳以降に出現する。

4 ミトコンドリア病 mitochondrial diseases

　ミトコンドリアのエネルギー代謝の障害により，骨格筋・心筋・中枢神経系をはじめとし（このため**ミトコンドリア脳筋症**ともよばれる），ほぼ全身に及ぶ

▶表13-4　ミトコンドリア病の臨床像

神経系	知的障害，認知症，難聴，失調，痙攣，不随意運動(ミオクローヌス，ジストニア)，視神経萎縮，網膜色素変性症，末梢神経障害，脳梗塞による四肢の麻痺
骨格筋	筋萎縮・筋力低下，易疲労性，眼瞼下垂・眼球運動制限
心筋	不整脈，心筋症
腎臓	尿細管機能障害，ネフローゼ症候群，腎不全
内分泌	糖尿病

多彩な臨床像を呈する(▶表13-4)。代表的なものとして脳卒中様発作を伴うメラス(MELAS)症候群，眼瞼下垂・眼球運動障害を示す慢性進行性外眼筋麻痺，ミオクローヌスてんかんを伴うマーフ(MERRF)があげられる。血清・髄液中の乳酸・ピルビン酸の上昇，筋生検で筋線維内ミトコンドリア集積像(赤色ぼろ線維 ragged-red fiber)をみとめるか，あるいは遺伝子検査で診断が確定する。

5　脊髄性筋萎縮症　spinal muscular atrophy

　おもに脊髄前角細胞が変性・脱落することにより，進行性の筋萎縮・筋力低下が生じる疾患である。乳児期早期に発症し，座位獲得にいたらないⅠ型(ウェルドニッヒ-ホフマン病 Werdnig-Hoffmann disease)，乳児期後半に発症し，座位可能なⅡ型(中間型)，幼児期以降に発症し，自立歩行可能なⅢ型(クーゲルベルグ-ヴェランダー病 Kugelberg-Welander disease)，成人期以降に発症するⅣ型に分けられる。病因遺伝子として SMN1 が明らかとなっており，診断に用いられている。

　Ⅰ型では生後3か月ごろまでに近位筋優位の著しい筋緊張低下(フロッピーインファント floppy infant)と筋力低下で発症し，進行して寝たきり状態となる。呼吸筋障害・嚥下障害が顕著となり，2歳までに死亡する。Ⅱ型の進行はⅠ型に比べてゆっくりであるが，呼吸障害のために10代で死亡する。Ⅲ型は下肢筋力低下で発症し，歩行障害がみられ，やがて筋力低下は上肢に及ぶが，生命予後は良好である。

　かつては根本的治療法のない疾患であったが，わが国では2017年よりアンチセンス核酸医薬品ヌシネルセンナトリウムの髄腔内投与による新たな治療法が始まり，臨床的に著しく改善する例も報告されるようになった。

6　重症筋無力症　myasthenia gravis

　神経筋接合部のアセチルコリン受容体が自己免疫異常により障害され，運動により筋力低下を呈する疾患である。全身の骨格筋が障害される全身型と，外眼筋が障害されて眼瞼下垂・眼球運動制限による斜視・複視が生じる眼筋型がある。嚥下障害・構音障害を伴うこともある。小児では5歳以下の発症で，眼

筋型が多い。症状の日内変動がみとめられ、朝起床時には症状が軽く、午後になると顕著になる。

診断法として、テンシロンテスト（短時間のみ作用する抗コリンエステラーゼ薬を静注し、症状の改善の有無をみる）、誘発筋電図、血清中抗アセチルコリン受容体抗体測定（眼筋型の場合、抗体陰性となることが多い）が用いられるが、治療には抗コリンエステラーゼ薬、副腎皮質ホルモン、免疫抑制薬が有効である。一般に全身型が多い成人に比べて、眼筋型が主である小児の場合、予後良好である。

C 疾患をもった子どもの看護

① 痙攣のある子どもの看護

ここでは、痙攣のある子どもの看護として、てんかん・点頭てんかん・熱性痙攣について述べる。

1 てんかんの子どもの看護

てんかんの子どもの多くは、発作をうまくコントロールしながら日常生活をふつうに送ることができる。発作をおこさないようにすることが重要であり、そのためには薬物治療をしっかり行い、誘因を避け、日常生活リズムを整える健康管理を行う必要がある。さらに、まわりの適切な理解を得て、てんかんがあることで活動や参加が制限されることなく過ごせるよう支援する。

● 薬物療法

長期に及ぶ抗てんかん薬の内服を必要とするため、薬物による長期的な影響を心配して、発作がないからと自己判断で内服を中止してしまうことが多くみられる。このようなノンコンプライアンスを防ぐために、子どもや家族が疾患と薬物療法の効果を十分理解できるように援助する[1]。長期に及ぶ薬物療法の必要性から、「障害者の日常生活及び社会生活を総合的に支援するための法律」（障害者総合支援法）による障害者自立支援医療制度を利用することができる。

薬物を嘔吐したり、飲み忘れたりした場合の対応を家族が知っておくことも必要である。また、薬物療法を維持するために副作用を観察し、適切に対応する必要がある。抗てんかん薬のおもな副作用として眠けやふらつき、発疹など

1）満留昭久ほか（日本てんかん学会ガイドライン作成委員会）：小児てんかんの包括的治療ガイドライン. p.1, 2005.（http://square.umin.ac.jp/jes/pdf/SHONI.pdf）（参照 2019-12-01）

があるが，薬剤によって生じやすい副作用は異なる。たとえば，フェニトインは長期に内服すると歯肉増殖があり，口腔内の衛生を保ちにくくなる。

　成長・発達に伴い，体重増加などによって抗てんかん薬の血中濃度が不足するのを防ぐため，血中濃度モニタリング，定期的な脳波検査などが行われる。また，脳波上てんかん波が改善し，症状もみられなくなっても，しばらくは抗てんかん薬を飲みつづけることが必要であり，発作がないからとかってに内服を中止することは危険である。

　患児の状態をみながら，医師と患児・家族で相談しながら抗てんかん薬を減量し，中止していくことになるが，この時期には医師の指示どおりに内服することがとくに重要であり，発作の再発などに注意する。

　薬物療法でコントロールができない一部の難治性てんかんには，精査により適応とみとめられた場合には，脳外科手術が行われることもある。

　痙攣発作時には，対応と同時に観察を十分に行う。適切な観察は適切な治療につながる（▶「小児看護学①」小児臨床看護総論第5章「⑧痙攣」）。

　突然意識を消失し，頭部を打ちつけるような発作を頻繁におこすようなときは，安全な環境を整備し，打ちつけやすい部分を保護帽（ヘッドギア）やマウスピースなどを用いて保護し，外傷などを防ぐ。

● 誘因の除去と日常生活における健康管理

　発作の誘因は個々にさまざまであるが，睡眠不足・精神的ストレス・疲労・発熱・便秘・月経・アルコール・ある種の薬物などがある。これらの誘因をできるだけ避けて，適切な運動や規則正しい生活によって発作を防ぐことができる。

● 患児・家族と周囲の理解の促進

　てんかんは，適切にコントロールされれば通常の日常生活を送ることができるが，抗痙攣薬を内服していても，思春期やストレス下では発作を生じやすくなる。発作をおこして学校や仕事場で失敗してしまったという体験が残ると，積極性が失われてしまう危険もある。てんかんに対して周囲の人々が過剰に反応し，患児の活動を妨げてしまわないように，適切な疾患理解を促し，どのように対応したらよいかを知っておいてもらうことが大切である。思春期以降も継続的に受診し，セルフケアができるように支援する。

　まず患児・家族自身が理解し，孤立しないことが重要であり，てんかん患者の会を紹介することも援助の1つである。

2　点頭てんかん（ウエスト West 症候群）の子どもの看護

　点頭てんかんの痙攣発作には ACTH 療法（▶発展学習）が有効なこともあるが，多くは難治であり，繰り返す痙攣発作や ACTH 療法の影響から，感染しやす

く健康状態の維持が困難である[1]。発達に遅れを生じることも多く，痙攣発作と発達の遅れにより，患児からの合図は不明瞭でコミュニケーションがとりにくい。

患児の痙攣のコントロールが不良であり，誘因が明確でない場合は，家族，とくに母親は自分の不適切な世話の仕方が痙攣の誘因となっているのではないかと自責し，どうすればよいのかわからず途方にくれる。感染を予防し，栄養状態を整えるなど患児への適切なケアを提供して家族とコミュニケーションをはかる。家族の気持ちを理解し，なるべく通常の世話が行えるように，家族が行っていることや患児への気持ちを支持するような看護が必要である。

ACTH療法中は，白血球減少による免疫機能が低下して易感染状態となるため，感染を防ぎ，感染の徴候を見逃さないことが大切である。血圧上昇・むくみなどがあり，バイタルサインの観察ではこれらに注意する。

治療を開始すると，不きげん，興奮・不眠，食欲亢進などがみられるので，安全に注意し，遊びなどを工夫して気分転換をはかる。食欲亢進のためにミルクや食事を分けて与えることや，不眠に対して催眠薬を用いることもある。

3 熱性痙攣の子どもの看護

熱性痙攣は，熱が上がりはじめるときにおこりやすいので，突然痙攣をおこして気がつくことが多い。痙攣をおこしている急性期には，呼吸を確認し，ジアゼパム，ミダゾラムなどの投与(静脈内注射または口腔内投与)，または対応困難な施設では二次医療施設へ搬送するが，その際はジアゼパム坐薬を使用してよい[2]。

熱性痙攣については，再発予防と家族への指導が重要である。通常は抗痙攣薬と解熱薬の坐薬が処方されており，指示どおり使用することで，発熱中の痙攣を防ぐことが可能である。熱性痙攣を繰り返す，脳波上てんかん波がみられるなど，将来てんかんへの移行の危険がある場合には，抗てんかん薬が投与される。はじめて熱性痙攣を経験した家族の動揺は大きい。疾患の正確な知識を

発展学習▶▶▶

■ACTH療法
ウエスト症候群の最も有効な治療とされるが，最適投与量，投与方法，期間について十分なエビデンスがあるとはいえない。副腎皮質刺激ホルモン製剤(コートロシン®Z)を2週間，朝1回筋肉内注射する。42〜87%で発作を抑制するが，再発をみとめることも多く，その率は調査により異なる。

---

1) 伊藤正利ほか(日本てんかん学会ガイドライン作成委員会)：ウエスト症候群の診断・治療ガイドライン．てんかん研究24(2)：68-73，2006.
2) 日本小児神経学会監修：熱性けいれん(熱性発作)診療ガイドライン2023. 診断と治療社，2023.

提供し，適切な薬物の使用や，発熱時の対応などを家族に指導することが必要である。

② 脳性麻痺の子どもの看護

脳性麻痺のおもな症状は，上下肢の運動機能・発語機能などの運動機能障害および姿勢の異常である。その程度は，日常生活にほとんど支障がないものから，日常生活のほとんどに生涯にわたり介助を要し，言語表出が困難で意思疎通ができないものまで，実に多様である。なかでも，**重症心身障害児**[1]として重度の障害をもつ患児が漸増している。

脳性麻痺患児の治療・援助の目的は，その患児を「正常」にすることではなく，その患児のもてる可能性を最大限にすることである。また，重度障害をもつ患児と家族には，医療的ケアなどのために活動や参加が妨げられないよう，患児と家族を中心とした保健医療・福祉・教育などの包括的・継続的な援助が必要である。

看護師は，周産期の適切な援助により，脳性麻痺の発生を予防し，障害を最小限にすること，地域においては援助の必要な患児を早期に発見して早期治療の機会を提供すること，患児の健康を維持・増進し，患児が適切な医療・福祉・教育を受けられるようにケアを調整する役割を担っている。

1 患児の健康状態を維持・増進し，発達を促すかかわり

脳性麻痺児の身体的問題は，それぞれが影響し合い，精神的なストレスとも関連し，悪循環をまねきやすいことが特徴である。また，かぜなどの罹患をきっかけに急激に機能低下してしまう場合もあり，日常の健康管理が大切である。

発展学習▶▶▶

■**脳性麻痺の子どもの保健医療チーム**

保健医療チームにおいても，小児科医・整形外科医をはじめとしたさまざまな専門医，看護職，訓練士（理学療法士・作業療法士・言語聴覚士・心理療法士・視能訓練士など）間の良好な連携が重要である。看護師はさまざまな場面や立場で脳性麻痺の患児にかかわる。

■**脳性麻痺の子どものリハビリテーション**

成人のリハビリテーションを一度獲得した日常生活動作などを再獲得 rehabilitation するプロセスとすると，子どもの障害は先天的要素が大きいため，ハビリテーション habilitation（新たに獲得していくこと）ととらえられる。乳幼児のリハビリテーションにおいて，家族，とくに母親の役割は大きく，24 時間子どもを世話する身近な養育者のかかわり方が重要である。脳性麻痺においては，早期からの神経発達的治療としての訓練が必要であり，代表的なものにはボバース法やボイタ法などがある。

1) 重症心身障害児については，「小児看護学①」小児臨床看護総論第 7 章「障害のある子どもと家族の看護」を参照。

● 異常筋緊張の緩和，姿勢・運動機能の促進から日常生活行動の獲得

　一般的に，乳幼児期の脳性麻痺児の姿勢・運動の異常は顕著ではない。しかし，乳児期後半より自発運動が盛んになると，移動や遊びなどの日常生活場面において異常な姿勢・運動が目だってくる。

　脳性麻痺は訓練や治療を受けなければ，異常姿勢・運動は時間経過とともに蓄積されてエスカレートし，異常筋緊張の影響により関節拘縮，変形や脱臼 (だっきゅう)などを生じる。これに伴う痛みや苦痛は，はかりしれないものであり，体力の消耗をまねく。したがって，早期から訓練や日常生活場面において，異常な姿勢パターンを抑制し，より正常な運動パターンを促進することを主体としたハンドリングが必要である(▶405ページ，発展学習)。

　筋緊張は，呼吸障害，吐きけ・嘔吐，便秘，発熱，疼痛，ストレスなどにより亢進する。これらの要因をアセスメントし，取り除くことが必要である。ポジショニング(▶図13-15)やハンドリングによって異常筋緊張の緩和がはかれない場合は，抗痙縮薬やジアゼパムを使用することがある。このほかに，手術療法や，局所的な筋の過緊張に対してボツリヌス毒素療法などがある。

　自発運動の少ない重症心身障害児の骨は非常にもろく，少しの外力で骨折する。患児が遊ぶ環境などを整える必要がある。日ごろから患児の関節可動域を確認し，更衣などの日常生活援助の際には，緊張をほぐしながら介助して関節の無理な可動を避ける。抱っこして移動する際には，介助者はバランスをくず

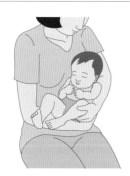

a. 抱っこでのボールポジション
患児の両肩を前方に向け，両股関節を曲げて，ボールのように丸くした姿勢

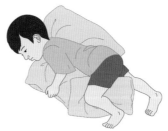

b. 側臥位でのポジショニング
体幹の前後に脊柱にそってクッションなどをあてる。膝の間に枕を入れ，股関節を深く屈曲させる(股関節の内転・内旋の防止)

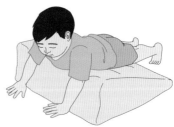

c. 腹臥位でのポジショニング
胸の下にクッションやボールを入れ，リラックスさせながら遊ばせる

　適切なポジションを保つために，座位保持椅子・車椅子，クッションやタオルなどを工夫して用いる。全身の筋緊張が亢進している場合には，リラックスさせるポジショニングを行う。

▶図13-15　ポジショニング

さないよう十分に留意する。

● 日常生活の援助

　脳性麻痺児は知的発達障害を合併し，これに視覚認知障害や聴覚障害なども重複していることが多く，さまざまな日常生活動作の獲得や，学習の過程が影響を受ける。

呼吸▶　さまざまな要因が複雑にからんで呼吸障害を生じる。胸郭の変形や呼吸筋の異常筋緊張による拘束性換気障害，筋緊張や分泌物の貯留による上気道の閉塞による閉塞性換気障害，これに中枢性低換気が原因となることがある（▶図13-16）。とくに重症心身障害児では呼吸器感染症や肺不全を生じやすいため，呼吸管理は食事や栄養の管理と合わせて重要である。

　呼吸障害に対する援助の原則は，姿勢のコントロール，呼吸筋のリラクセーション，気道クリアランスの確保である。仰臥位より，側仰位・腹臥位・座位では呼吸筋の動きがスムーズに行え，排痰が容易であり，良好な呼吸状態を得られる。側仰位で少しずつ体幹を伸展させたり，腹臥位でロールクッションをかかえるようにして徐々に腰部をのばし，呼吸筋をリラックスさせる。体位ドレナージや，口腔・鼻腔吸引によって分泌物を取り除く。

食機能の障害，▶
食行動の獲得
　食べる機能の障害は，食物の取り込み→咀嚼→嚥下という一連のプロセスにおいて協調運動が障害されることによる。おもに，舌の突き出しなどのような未熟パターンの残存や，嚥下困難などの事例が多い。

　食事介助の基本は，患児の筋緊張を緩和し，気道分泌物を取り除いて準備を整え，身体を起こして，嚥下しやすい位置で頭部をコントロールする。患児の食べる意欲を引き出しながら，状態に合わせて顎や口唇の動きを補助して食物を与える。スプーンやコップを工夫することも必要である。上肢機能などを含

発展学習▶▶▶

■ポジショニングとハンドリング

　乳幼児期には，日常生活のなかで家族が適切なポジショニング（姿勢）とハンドリング（抱っこのしかたや更衣など，日常生活のなかでの子どもの扱い方）を習得し，患児に多様な感覚運動を経験させることが重要である。就学前には，座位や移動手段を獲得し，集団生活における学習にのぞむ準備をする必要がある。また，青年期に入るころには，社会生活に向けて生活場面で役だつ，より実用的な手段を必要とする。

■関節拘縮と変形の予防から活動へ

　関節の拘縮や変形を防ぐためには，入浴後などに関節可動域訓練や，ゆっくりとしたストレッチを行う。変形予防・矯正や筋力を支持する目的で装具や器具が用いられる。さまざまな種類の短下肢装具や長下肢装

具，杖（クラッチ），歩行器，座位や移動手段としての座位保持椅子・車椅子などが，患児の状態に合わせて用いられる。これらは，基本的には患児に合わせて作成され，身体障害手帳を受けている場合は交付・修理のサービスを受けることができる。

　拘縮が歩行などを妨げている場合や，股関節脱臼があって，患児の苦痛が大きく，更衣などの際に介助困難をきたす場合は，整形外科的手術によって拘縮や緊張をゆるめ，骨や関節の変形を予防する。また，頸部や背部のそり返り，下肢の痙縮に対してボトックス毒素の局所注射などが行われるが，いずれもその後の訓練と合わせて効果を検討する必要があり，副作用の観察も重要である。

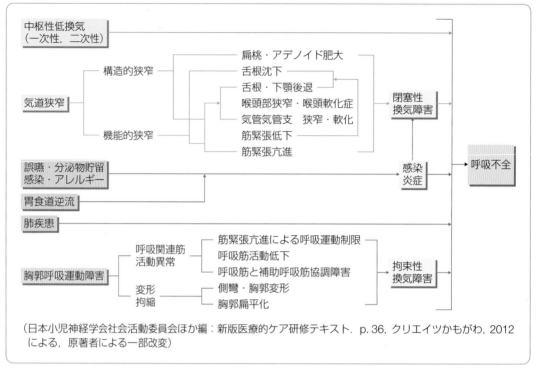

（日本小児神経学会社会活動委員会ほか編：新版医療的ケア研修テキスト. p. 36, クリエイツかもがわ, 2012 による, 原著者による一部改変）

▶図 13-16　重度脳性麻痺の呼吸障害の諸要因

めた患児の関連する身体機能を確認し，食事行動の自立を促す。

排泄▶　経管栄養や離乳食様の形態の食事を摂取している場合は，水分摂取量も少なく，自発運動も少ないため運動量も少なくなりがちで，便秘であることが多い。便秘は筋緊張の亢進や痙攣発作の要因になるので，水分の十分な摂取を促し，緩下剤の使用や，下肢の他動運動などを取り入れて排便を促す。

　排泄の自立に関しては，トイレトレーニングの原則にそって，患児のレディネス（準備性）を確認して進める。排泄時の姿勢を安定させる援助が必要で，患児に合わせた腰掛け式の便器や，姿勢を保つためのベルトや手すりなどを工夫する。

生活リズム▶　筋緊張亢進や痙攣，重度の知的障害があると，睡眠不足となって生活リズムが乱れがちになる。健康状態を整え，日中に身体を動かして入浴後に寝かせるなど生活リズムを整えることが原則であるが，入眠がはかれなかったり，まとまった時間眠ることができない場合には，ジアゼパムや催眠・鎮静薬を用いることもある。

感染予防と▶
清潔の保持　重症心身障害児などは，体力がなく，一度感染をおこすと重症化・遷延化しやすく，容易に生命の危機をまねく。また，さまざまな職種がかかわる施設などにおいては，感染が伝播しやすい。患児に関しては体調のよいときに予防接種を受けさせ，日常のケアでは標準的予防策を遵守し，感染発生時には迅速に対応する。

脳性麻痺児は口腔内の清潔を保つのが困難な場合が多い。口になにかが入ると咬握反射が生じ，口腔機能の未熟さから流涎（よだれ）が多く，抗てんかん薬の副作用で歯肉増殖している場合などは歯肉炎をおこしやすい。毎食後，歯ブラシや綿棒などを用いて口腔内の清潔を保ち，定期的に歯科健診を受ける。

● コミュニケーション発達の促進

脳性麻痺児のコミュニケーションは，精神発達や言語に関する運動機能の発達によりさまざまである。言語理解はゆたかで，日常生活のなかで話されることはほとんど理解していても，発語がない場合もある。多くの患児は言語によるコミュニケーションのみならず，非言語的コミュニケーションにおいてもその合図が弱かったり，反応が遅く出てきたり，ゆがんでいたりと多様である。したがって，こういった子どもにかかわる場合，感受性を高め，患児の表情や小さなサインを見逃さず，その意味を推測し，患児にわかりやすい表現で伝えることが大切である。

コミュニケーションを基盤に，患児は多くの同年代の子どもやさまざまな大人とかかわり，その場に応じたふるまい方や自己表現の方法を学ぶ必要がある。ほかの子どもと同様，幼児期には集団生活を経験することが望ましく，看護師は日常生活行動の獲得のためのしつけや，他者に介助を求めるときの表現方法などを学ぶよう援助する。

2 ケア提供者・家族の障害受容，社会資源の活用

脳性麻痺児の合図は母親や家族にとっては不明瞭で反応性も乏しく感じられ，訓練や日常の世話のたいへんさと相まって子育てのストレスは高まる。

家族，とくに母親は障害のある子どもを産んでしまったという自責の念から献身的に世話をしたり，逆に育児に自信をもてなくなってしまうことがある。こういった母子が孤立しないように，乳幼児期から通園施設などでの早期療育・訓練は重要である。ほかの障害児や母親と接することにより，自分の子どもの障害の程度や状態を客観的にとらえる機会を通して，徐々にわが子の障害のみならず存在そのものを受け入れ，その子を育てていくという生活を再構築できるようになる。また，成長につれて介助負担も増加し，親の身体・精神的健康への影響も大きいため，レスパイトケアなどの利用を含め支援していく。

発展学習▶▶▶

■脳性麻痺児のコミュニケーション手段

発語や発声，聴覚に障害がある場合は，意思表現手段としてさまざまなコミュニケーションエイド（補助具など）を用いることで，患児の自己表現を促し，言語の発達を促すかかわりが必要である。補助・代替コミュニケーション Augmentative and Alternative Communication（AAC）という言語訓練の考え方においては，自立に向けた自己決定のための意思伝達手段を拡大していく方法として，残存する発声，あるいは会話機能，ジェスチャー，サインやエイドを使ったコミュニケーションが含まれる。

3 重症心身障害児

重症心身障害児は呼吸障害を有していることが多いので，感染を予防し，呼吸障害を緩和することが重要である。胃食道逆流現象や誤嚥などを合併している場合には，経管栄養や胃瘻栄養が行われる。

在宅においては，呼吸と栄養を十分に管理することが重要であるが，家族の負担は多大であり，子どもを対象とした訪問看護・短期入所などや，家事負担を軽減するヘルパーの利用などが必要である。学校においては，家族と担任教諭，看護師，医療的ケアコーディネーターや養護教諭と協働して，医療的ケアを生活のなかで継続していく。

4 成人診療科への移行支援

脳性麻痺や重症心身障害児は，療育を専門とする小児科医が中心となりフォローすることが多く，青年期以降に急に一般の診療科を受診するのはむずかしいことが多い。高校入学などを機に，体調不良時に地域にかかりつけ医を見つけていくような支援が必要となる。

③ 水頭症・二分脊椎の子どもの看護

1 新生児期，急性期

● 水頭症児

頭囲の拡大，大泉門の拡大，脳圧亢進症状（嘔吐，不きげん，眼球の下方偏位など）の観察，頭囲の計測，水分出納管理を行う（▶図 13-17）。胎児水頭症と低出生体重児の脳室内出血後の水頭症などでは，早期に手術適応となり，大泉門が閉鎖する前の乳幼児期に，脳室腹腔短絡術（V-P シャント術）や脳室心房短絡術（V-A シャント術）が行われる。なんらかの理由で手術ができなかった場合には，頭囲は拡大し，頭蓋内の髄液貯留により骨縫合が離開して頭部は巨大になる。

発展学習 ▶▶▶

■脳性麻痺児の社会資源の利用と適応

発達段階や家族の状況によって，社会資源の適用の必要性は異なる。とくに重症心身障害児では，医療的ケアがある場合などは，家族の介護負担を軽減するため，短期入所や訪問サービスなどを利用することが必要となる。

学校卒業以降は児の身体も大きくなり，親の加齢などにより世話の負担が高まるため，作業所やデイサービスなどの社会とのつながりの機会をつくりながら，短期入所などのレスパイトケア（家族を介護から解放する機会をつくる）をうまく利用して，患児・家族のQOLを維持・向上する必要がある。

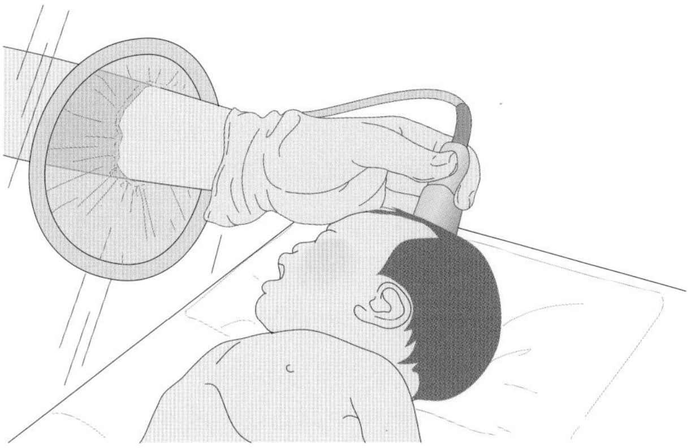

胎児水頭症と低出生体重児の脳室内出血後の水頭症などでは，早期に手術適応となり，大泉門が閉鎖する前の乳幼児期に脳室腹腔短絡術(V-Pシャント術)や脳室心房短絡術(V-Aシャント術)が行われる。

▶図13-17　保育器内における頭部エコーによる水頭症の確認

　拡大した頭部は，頭皮が薄く褥瘡や損傷を受けやすく，発汗が多い。環境を整え，清潔を保ち，皮膚損傷や感染を防止する。脳室穿刺により減圧をはかるときは，とくに厳密な清潔操作により感染を防ぐ。シャント術後は，創部の感染予防とシャントバルブの調節不良による低脳圧や脳圧亢進のリスクを知り，観察を行う。

● 脊髄髄膜瘤，二分脊椎児

　出生前に診断されることが多い。出生後は髄膜瘤の保護と感染防止に留意し，水頭症の程度により脳室穿刺によって減圧をはかりながら体重増加を待つ。早期手術により，露出した神経組織の脊柱管内への還納と皮膚欠損の修復を行う。術後は創部を保護し，感染防止と感染徴候の観察を行う。

2　二分脊椎児の長期的な経過と看護

　損傷されている脊髄神経の位置によって，運動障害，麻痺や知覚麻痺，膀胱直腸障害の程度が異なる。脊柱側彎など脊柱の異常，肥満，低身長なども特徴としてみられる。知能発達は正常であることが多いが，軽度の精神発達の遅れや斜視を伴うことがある。二分脊椎児は，家庭に帰ってからも医療的ケアを必要とし，家族の不安を理解し，負担を軽減するような援助が必要である。

　以下に，援助の実際について述べるが，これらは泌尿器科医・脳外科医・整形外科医・小児科医・看護師・訓練士・教員などのチーム連携において行われる。とくに，知覚障害があり，皮膚損傷のリスクが高く，膀胱直腸障害に対する自己間欠導尿などの必要がある二分脊椎患児には，皮膚・排泄ケア認定看護

師などによる専門的な看護や，コーディネーターとしての役割が期待されている。

運動機能▶　運動障害に対してはその患児の状態によって，車椅子・歩行器・クラッチ・下肢装具などを用いて，移動手段の獲得を促す。機能訓練によって，機能低下の予防と関節可動域を維持する。

知覚障害▶　下半身の知覚障害があり，車椅子などに長時間座ることによる仙骨部の褥瘡，装具による損傷など皮膚損傷のリスクが高い。皮膚状態の観察とケアの際には，熱傷や損傷を予防する。

膀胱直腸障害▶　程度はさまざまであるが膀胱直腸障害を有し，これに泌尿器の奇形などを伴うことも多い。下肢の機能障害と相まって，排泄の自立が困難である。

　排便コントロールは，緩下剤・浣腸や摘便による。用手排尿や，残尿を最小限にして尿路の損傷を防ぐため間欠導尿による排尿を行う。これらはとくに，家族(おもに母親)が負担に感じるケアである。その患児の機能に合わせたコントロール方法を，家庭で行うのに無理のないように具体的な方法や時間を話し合う。

　もれた排泄物が知覚されずに長時間皮膚に付着する可能性があり，皮膚損傷や感染を防ぐためのスキンケアが必要である。おむつかぶれなどのスキントラブルが生じたら，その状態に合わせて皮膚を保護するような薬剤やドレッシング剤を用いる。繰り返す手術やカテーテル留置のためにラテックスアレルギーを生じやすく，代替品などを使用して予防する。

体重コントロール▶　患児は運動が不足して肥満傾向となる可能性が大きい。運動を促進したり，総摂取カロリーや脂肪・糖質の摂取に留意し，体重をコントロールする。

V-Pシャント術後▶ の管理　頭皮や頸部皮下のチューブの位置を確認し，保護して，バルブ調節不良による低脳圧や脳圧亢進症状の有無を観察する。磁気でバルブの調節をしているものを使用している場合は，磁気を避ける配慮が必要となる。成長に伴ってシャントチューブの入れかえを行う。便秘などで腹圧が上昇するとシャントチューブが閉塞する危険があるため，便秘を予防する。

学童期以降の援助▶　斜視を伴う場合には眼鏡により視力を矯正したり，長時間座位を保てるような姿勢の獲得などを含めた学習への援助が必要である。遅発性の神経障害(脊髄係留症候群)が生じる可能性があるので，症状の悪化がないか観察する。

　学校生活で忙しくなると，セルフケアが低下しがちになり，思春期ごろより

発展学習▶▶▶

■二分脊椎児の学校での排泄への配慮
　学童期では，登校時間に合わせて排便時間を調整するために緩下剤の量や内服時間を調整し，摘便を行うなどによりコントロールする。就学ごろには，セルフカテーテルを用いて自己間欠導尿の手技を獲得し，学校では自分で導尿できるよう援助する。学校にも導尿に適した広さやプライバシーがまもられる場所などを準備する必要があり，担任教師や養護教諭の理解や協力が必要である。排泄の問題に対する周囲の反応は多様であり，説明などは慎重に進めることが求められる。

腎機能障害や褥瘡などを生じやすくなる。泌尿器科，脳神経外科や整形外科など多くの診療科のフォローを必要とする二分脊椎の成人期への移行では，本人の意向を尊重し，総合病院やリハビリテーション専門病院などへの連携が必要となる。

④ 進行性神経筋疾患の子どもの看護

ここでは，筋ジストロフィーのなかでも最も多いデュシェンヌ型筋ジストロフィー Duchenne muscular dystrophy（DMD）の看護の原則について述べる。

DMD は一般に乳児期では明らかな症状がみられず，正常に発達していた子どもが走れない，転びやすくなるなどで気づかれることが多い。

現在，DMD に対する根本的な治療方法はないため，機能低下を少しでも遅らせ，合併症を管理し，患児と家族の QOL を高めることが重要である。遺伝による場合が多いため，両親のショックは大きく，とくに母親が保因者である場合は，強い自責の念をいだく。遺伝に関する相談や，次の子どもを考える場合には，専門家によるカウンセリングが受けられるように援助する。

● 機能障害の進行と機能訓練

確定診断を受けた当初，患児は元気であり，ほとんどは歩行可能であるが，徐々に骨格筋の変性が進行して歩行不能となり，体幹の支持性が低下し，座位保持も不可能となる（▶表 13-5）。

機能障害の進行に伴って生じる関節拘縮や脊柱変形などをなるべく予防し，筋力を維持できるよう機能訓練を行う。初期には関節の可動域訓練，とくに尖足を予防したり，装具などを用いて歩行・起立訓練を行う。筋力の低下に伴い，

▶表 13-5　筋ジストロフィーの機能障害段階分類

1	歩行可能	階段昇降可能，手すり不要 　a. 手の介助なし 　b. 手の膝おさえ
2	歩行可能	階段昇降可能，手すり要 　a. 片手手すり 　b. 片手手すり・膝手 　c. 両手手すり
3	歩行可能	椅子から起立可能
4	歩行可能	歩行可能 　a. 独歩で 5 m 以上 　b. 一人では歩けないが，物につかまれば歩ける（5 m 以上）
5	歩行不能	四つばい可能。車椅子上 ADL（含移動動作）
6	歩行不能	四つばい不能・いざり可。車椅子上 ADL 介助要
7	歩行不能	座位保持可能。車椅子作動可なるも姿勢わるく，背部支持要
8	歩行不能	座位保持不能。寝たきり全介助

（厚生省研究班による）

車椅子や座位保持装置などを用いる。

● 合併症の予防と管理

　患児は，呼吸筋の筋力低下によって排痰が困難となり，上気道感染から肺炎になりやすく，喀痰による窒息の可能性もある。また，患児の多くは慢性呼吸不全により死亡するといわれており，早期からの呼吸訓練が重要である。夜間の不眠，頭痛や倦怠感など呼吸不全の症状があり，夜間の経皮的酸素分圧モニタ，呼吸機能検査や血液ガス分析により呼吸不全が確認されると，用手胸郭圧迫法（介助呼吸），体外式陰圧人工呼吸器，気管切開・閉鎖式人工呼吸器による管理が行われるようになる。近年，気管切開の必要のない鼻マスク式が広く使われはじめている。

　患児の心不全は心筋自体の障害によって生じ，1割程度が顕在化するといわれている。強心薬・利尿薬などの薬物療法をまもり，塩分や過剰の飲水，過度のストレスや運動を控え，かぜなどの感染予防によって心不全を予防し，定期的に心機能を評価することが重要である。

● さまざまな体験の促進

　患児は，成長・発達の過程で，最も運動機能が発達し，ADLを獲得して学習による達成感を経験していく時期に，機能低下により「できなくなる」ということを体験する。このような体験を繰り返すと自信や自尊心をもちにくくなり，対処行動として，あきらめ・無気力・無関心・無口になる，またはいらだち，家族などに攻撃的な態度をとることがある。

　まわりでかかわる人々が，生活のなかで患児が多くのことを経験できるよう自助具や生活機器を工夫して援助し，患児が達成感をもてるような機会をつくって励ますことが大切である。患児が感情を表出し，自己表現する手段として，患児の機能に合わせたコミュニケーションエイドやパソコンを早くから導入することも必要である。

　DMDに限らず，進行性の機能低下を示す疾患の患児が近い将来にある自分の死を知り，いまある日々をどれだけ有意義に生きていけるかは，家族の態度やかかわり方とも強く関係する。家族が安定した気持ちで患児と一緒に前向きに過ごすことができるためには，家族員自身を支える援助が必要であり，看護師は家族とコミュニケーションをはかり，気持ちを理解し，具体的になにができるかを一緒に考える必要がある。

　入院中の患児は，家族に気をつかいながらも外泊や家族との外出を楽しみにしており，家族と一緒に過ごす活動を援助することも必要である。また，患者会などを紹介し，家族間の交流を促して生活に必要な情報を得る手段を提供することもできる。

　患児の病気は，多感な思春期，そして周囲が将来を考えて進路を決める青年

期と重なり進行する。疾患管理については，循環器や呼吸器内科のフォローを受けることになる。社会参加の面についても，福祉や教育の関係者，ボランティアなどと協働し，やりたいことを実現できるよう支援していきたい。

● ケアの場

多くの患児・家族は在宅生活を望んでいるが，病気の進行に伴って医療的ケアニーズも増していくため，呼吸管理なども含め，施設における専門的な医療・看護の提供は不可欠である。全国 27 か所の国立病院機構病院に筋ジストロフィー病棟(筋萎縮症病棟)が設置されており，人工呼吸器を装着した患者を含めて専門的ケアを提供している。

⑤ 中途障害の回復過程とリハビリテーション

高次脳機能障害▶　交通事故などによる頭部外傷，感染症による脳症や脳血管障害などにより，運動障害だけでなく，意識障害や高次脳機能障害などを生じる。障害の生じた発達段階により異なるが，発達に伴って症状が変化して改善の可能性があること，運動障害が伴わないか軽微である場合は周囲から障害をみとめられにくいことが特徴である。

高次脳機能障害は，記憶障害・注意障害・遂行機能障害が主であるが，急性脳症後遺症では視覚認知障害が多く，低酸素性脳症ではこれに注意障害や感情コントロールの低下が多い傾向がある。また，検査方法が限られていたり，診断できる体制が十分でないことから，適切な対応がとられないことも多い。

高次脳機能障害は年単位での症状の改善があるので，環境を整え，自尊感情の低下や対人関係の問題などの二次障害を防ぐ必要がある。

リハビリテー▶
ション　回復期のリハビリテーションでは，多職種によるチームアプローチにより，課題を繰り返しながら必要な支援を見きわめていく。在宅生活や復学へ向けて，本人の状態を周囲の人たちが理解し，具体的に適切に対応できることが重要である。そのためには，家族や学校関係者とよく話し合い，場合によっては級友へ状態を説明し，協力して対応することが必要となる。

▮ ゼミナール

✏ 復習と課題

❶ 水頭症を伴う二分脊椎患児の周産期から発達段階ごとに生じうる問題と，必要な看護を整理してみよう。

❷ てんかん患児の日常生活における健康管理に関する留意点をまとめてみよう。

❸ 進行性神経筋疾患児の心理・社会面への看護について，発達段階の特徴をふまえてまとめてみよう。

参考文献 1)岡田喜篤監修：新版重症心身障害療育マニュアル．医歯薬出版，2015．
2)日本小児神経学会社会活動委員会ほか編：新版医療的ケア研修テキスト．クリエイツか
もがわ，2012．
3)日本神経学会監修：てんかん診療ガイドライン2018．医学書院，2018．
4)日本神経学会ほか監修：デュシェンヌ型筋ジストロフィー診療ガイドライン2014．南江
堂，2014．
5)日本リハビリテーション医学会監修：脳性麻痺リハビリテーションガイドライン，第2
版．金原出版，2014．

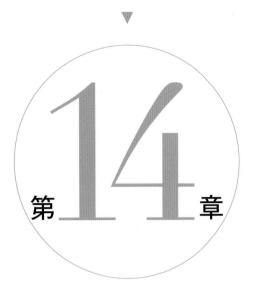

第14章

運動器疾患と看護

A | 看護総論

　運動器とは，骨や関節，筋肉，靱帯，神経，脈管系など，人のからだの動きを担う組織・器官の総称である。

　子どもの運動器疾患には，先天性のものや成長・発達の過程に起因するものも多く含まれる。疾患の種類や程度によって予後は異なるが，早期発見・早期治療が疾患の治癒や残る障害の程度の最小限化につながる。早期発見のためには，運動器の異常や痛み，不快などの子どもから発せられるシグナルをキャッチできる鋭い観察力が求められる。

障害の最小限化▶　小児期に運動器疾患をもつことは，その後の身体的・精神的・社会的な成長・発達に大きく影響する可能性がある。子どもがより健やかな成長・発達をとげていくためには，第一に残る障害の最小限化が約束されなければならない。看護師は，子どもが合併症や事故をおこさず，適切な治療を確実に行うことができるよう支援していく。また，子どもが治療に専念できるよう，その子と家族の思いや意向をくみ，治療に対する目標を共有し，療養環境を整えていくことも重要である。

　運動器疾患をもつことやその治療には，行動制限が伴う。子どもは，自由にからだを動かすことができないことや，入院といった制限からさまざまな苦痛をかかえる。また，疾患そのものや治療に痛みを伴うことも多く，このことが苦痛を増大させる。子どもにとっては，自分の思うように行動できないことが生活への意欲をそこね，生活のリズムをくずし，最終的には自発性の発育にも悪影響を及ぼす危険性がある。

　看護師は，治療のなかで子どもの生活の制限を最小限にくいとめ，遊びや学習，社会生活を通した成長・発達が最大限継続できるよう支援していく。また，身体的な苦痛を最小限に緩和し，治療による可動制限のない運動器の発達を継続していけるよう支援する。

　治療後も障害が残る場合がある。看護師は，障害が残ることで制限されうる子どもの成長・発達を最小限にくいとめていく。また，子どものその後の生活と人生を見すえ，身体的・精神的・社会的により健やかに成長・発達し，自尊心をまもりはぐくんでいくことができるよう支援する。そのため看護師は，早期より長期的な視点をもち，子どもが保育園や学校などでの社会生活を営んでいくなかで想起される課題を家族と共有し，教育・福祉機関との連携や調整をはかっていく。

治療▶　運動器疾患の治療には，子どもの成長・発達能力と自然治癒力を利用した牽引法・ギプス固定・シーネ固定などを採用する保存療法と，手術療法とがある。疾患の種類や程度，また，子どもにかかる負担や成長・発達への影響，経済的

な負担を考慮し, 保存療法か手術療法か, または両療法を組み合わせる場合がある。

治療の過程では, 運動器機能の新たな獲得や回復, 悪化予防のためにハビリテーション[1]・リハビリテーションを行う。子どもの場合, その必要性が理解できていないまま, また生じる痛みや不快を十分にくみ取られることがないままに治療が進められるおそれがある。看護師は, 子どもにとって治療が苦痛でいやな体験だけにならず, また安全・安楽の確保のためにも, その子のニーズと理解の仕方に合わせた病気と治療に関する情報共有を継続的に行う。また, 子どもが達成感や楽しみを得ながら主体的に治療に取り組むことができるよう, うまく遊びを取り入れるなどの工夫をしていく。さらに, 子どもの関節可動域や伸縮性, 筋力などの運動器機能の獲得や回復, 低下予防, 異常に注目することはもちろんのこと, 生活の中でその子どものしたいこと, できることを家族と共有しながら次につなげていくことで, 必要な治療への取り組みを支えていく。

運動器疾患の治療は長期にわたることが多く, 入院中だけでなく家庭での取り組みも重要になる。そのため, 治療開始時から子どもの状態を家族と密に共有していくことが大切である。また, 家族のなかには, 子どもが疾患をもったことに自責の念をいだいたり, 苦痛を伴う治療やリハビリテーションへの取り組みを支えていくことへとまどいを感じる場合もあるため, 必要な情報を共有しながら, 家族の心身を支えていくことも看護師の重要な役割である。

① 牽引中の子どもの看護

牽引は, 脱臼や骨折, 関節疾患に対する整復や免荷, 安静, 固定, 鎮痛, 変形・拘縮の予防や, 矯正を目的に行われる。牽引方法には, 骨に直接鋼線などを刺入して牽引する直達牽引と, 骨や関節周囲の皮膚を介して牽引する介達牽引とがある。一部の牽引法を除き, 牽引中はベッド上での生活が余儀なくされる。

合併症▶ 牽引に伴う合併症には, 圧迫損傷に伴う神経麻痺や循環障害, 皮膚損傷, 長期臥床に伴う褥瘡, 体動制限に伴う関節拘縮, 骨・筋萎縮, 沈下性肺炎, 精神的ストレスの蓄積, 加えて直達牽引の場合は刺入部感染などがある。キルシュナー鋼線牽引法やスピードトラック牽引で下肢の牽引をする際には, 神経麻痺のなかでもとくに腓骨神経麻痺の合併には注意する必要がある。

看護師は, 牽引の目的や方法について継続的に子どもの受けとめと理解を支え, 子どもの治療にのぞむ主体性を支援していく役割を担う。

---

1) ハビリテーション habilitation：先天的または幼少時から障害をもつ子どもを対象とし, いまもっている機能を発達させる。

適切な牽引▶　子どもの牽引時に，看護師は前記のような合併症の予防をはかり，望ましい体勢で正しい方向に牽引されているか，重錘を使用する場合は重量と方向は正しいか，直達の場合は刺入部の固定はよいか，介達の場合は弾性包帯のゆるみがないかなど，治療計画にそった牽引が継続して行われるよう観察する。子どもの痛みや不快，しびれ感の出現はくみ取りにくい場合があるため，きげんや表情の変化に気をつけるとともに，定期的に固定や圧迫部位，そして弾性包帯を巻き直すなどし，皮膚状態や体勢の観察，知覚や循環の評価をしていく必要がある。

　牽引は，ギプス固定とは異なり，患部をある程度自由に動かすことができるため，子ども自身が気をつけていても，遊びや睡眠時など日常生活行動のなかで牽引の状態が変化する。そのため，看護師は牽引の状態を定期的に観察し，良好な牽引が継続できるよう支援していく。

行動制限▶　子どもにとって，牽引や入院に伴う行動制限は，強い拘束感をしいる。終日，牽引による苦痛を感じながら，思うようにからだを動かせず，ベッド上で生活する必要がある場合も多い。看護師は，安楽な姿勢をとれるように支援し，子どもが安静に努めていることをねぎらい，子どもがかかえている苦痛の緩和に努める。そして，行動制限があるなかでも子どもの気がまぎれたり，楽しめる遊びや学習方法を提案し，できるだけ有意義な時間を過ごせるよう配慮していく。

　また，日常生活のバランスを保つことができるよう，子どもの主体性を重んじるなかで日課や達成目標をたて，行動できるよう工夫をしていく。治療によっては，ベッド上での排泄や身体の保清を必要とする場合があり，子どもが感じる羞恥心を考慮しプライバシーを保護していく。

② ギプス装着中の子どもの看護

　ギプス固定は，骨折や脱臼，靱帯損傷，軟部組織の外傷や炎症性疾患などに対する疼痛軽減と治癒促進，側彎や不良肢位の矯正，骨切り術後の患部変形癒合の防止などを目的に行われる。現在では，石膏ギプスでなく水硬性あるいは熱可塑性プラスチック製の軽いキャスト材が広く普及している。

適切な固定▶　看護師は，子どもがギプスを巻く際に，患部の悪化を防ぐとともに，ギプス固定の目的や方法，期間などについて子どもに合わせた受けとめと理解を確認し，主体的な取り組みを支えていく。そして，子どもが感じる不安や恐怖などの苦痛が最小限にとどまるようかかわりながら，適切な固定を介助していく。

合併症▶　ギプス固定に伴う合併症には，骨・筋萎縮や，関節拘縮などがおもにあげられる。さらに，患部の炎症性の腫脹や骨隆起部の圧迫，強すぎる固定に伴う神経麻痺や循環障害，壊死，潰瘍などが発生するおそれがあるため，看護師は十分に注意して観察していく必要がある。

ギプス内の観察ができないなか，子どもの場合は，とくに痛みや不快，しびれ感をくみとりにくく，状態を把握しにくい。したがって，きげんや表情の変化に気をつけるとともに，可視部位の皮膚色や腫脹の程度，熱・冷感，とくに固定部位より末梢側の皮膚や知覚の状態などに注意していく。固定には問題がなくとも，疾患に伴う痛みが増強するようであれば，患部を挙上して安静を保持したり，鎮痛薬の使用について，子どもと家族の意向をくみ取るなかで医師や薬剤師らと検討し，疼痛緩和をはかっていく。

固定中の注意点▶ ギプス固定内部の瘙痒感に対して，子どもはペン先や定規などでかこうとする場合がある。こうした行為は皮膚損傷をおこすため，できるだけ回避できるよう子どもの理解を支えたり，扇風機やうちわを用いて風を送ったり，遊びなどを通して気がまぎれるよう工夫をしていく。また，ギプス周辺をぬらすことで固定がゆるんだり，ギプス内での皮膚の浸軟に伴う損傷や悪臭発生につながることがあるため，入浴時の防水保護など，ぬれない工夫が必要である。

さらに，胴や股間，大腿部にかけてギプス固定を行う場合は，排泄物によるギプス内汚染の危険性がある。そのため，排泄が自立していない子どもや，床上排泄などで尿便器を必要とする場合は，タイミングをはかって，おむつパッドやビニール・綿花などをあてて保護をする。

苦痛の緩和▶ ギプス固定による入院や安静の有無，疾患の種類・程度にかかわらず，子どもはさまざまな痛みや不快，体動制限に伴う精神的苦痛を感じる。看護師は，ギプス固定後の筋・骨萎縮，関節の拘縮などの予防や，日常性の保持と復帰をみすえ，子どもが感じる全人的な苦痛の緩和をはかっていく。

ギプス除去▶ ギプスの除去にはギプスカッターを使用する。その際，子どもは自分の皮膚の損傷の可能性や，大きな駆動音・切開音に恐怖心をいだく場合がある。看護師は，前もって除去方法に対する子どもの理解を支え，安全・安楽を確保し，余計な恐怖心を取り除いていきながら，その子どもの望む処置が行えるよう配慮していく。

③ 手術を要する子どもの看護

運動器疾患の術後，子どもは手術部位や創部の痛みに加えて，安静や体動制限を要することに苦痛を感じる。また，ハビリテーション・リハビリテーション開始の際に，手術部位を動かすことで痛みを感じないか不安・恐怖をいだくことがある。看護師は，苦痛や恐怖心を最小限に緩和しながら，子どもが主体的にハビリテーション・リハビリテーションに取り組んでいくことができるよう支援していく。

B　おもな疾患

① 発育性股関節形成不全（先天性股関節脱臼）
developmental dysplasia of the hip

　　新生児期・乳児期に発見される股関節の脱臼で，冬に出生した女児の左側に多い。先天性の場合もあるが，おむつや衣類の不適切な着用によって不良肢位（▶図14-1）をとらせたことが原因で後天性に脱臼するケースが多いため，専門医の間では**発育性股関節形成不全**という病名が用いられている。

症状▶　大腿皮溝の非対称や股関節の開排制限がみられる（▶図14-2）。ただし両側脱臼例では，左右対称の場合が多い。

診断▶　徒手的に整復したときや脱臼させたときのコクッとした感覚が手に伝わってくれば，脱臼と診断できる（**クリックサイン**）。しかし徒手的に整復できない例もあり，この場合はクリックサインはなく，X線検査（▶図14-3）や超音波検査によって診断する。

治療▶　最も普及しているのは，リーメンビューゲルとよばれる装具（▶図14-4）を用

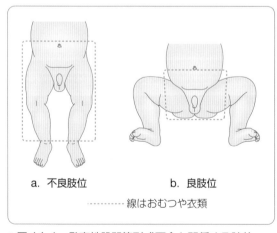

a. 不良肢位　　　　b. 良肢位

-------- 線はおむつや衣類

▶図14-1　発育性股関節形成不全と関係する肢位

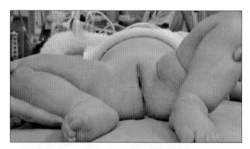

左股関節が脱臼している。大腿部の皮膚のしわが左右非対称で，左股関節の開排制限がみられる。

▶図14-2　発育性股関節形成不全の乳児

発展学習 ▶▶▶

■ペルテス病様変化の予防

　発育性股関節形成不全の装具治療で最も注意が必要なのは，大腿骨頭の血流障害による大腿骨頭壊死（ペルテス病様変化）をおこさないように指導することである。整復が得られると患児は患肢を数日間動かさな

くなることが多い。この時期には，患児が完全な開排位をとらないように大腿の外側にタオルなどをあてがい，不きげんで激しく泣く場合は向かい合う体勢で抱っこする（コアラ抱っこ）ことが，ペルテス病様変化を防ぐうえで重要と考えられている。

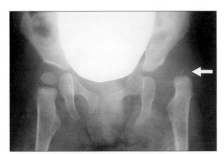

矢印で示したのが脱臼した股関節。大腿骨頭は外上方へ転位している。大腿骨頭の発育は，健側よりも遅れている。

▶図 14-3　発育性股関節形成不全の X 線像

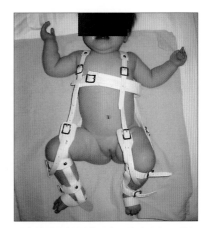

発育性股関節形成不全の治療として最も普及している装具である（実際は肌着の上に装用）。

▶図 14-4　リーメンビューゲル装具

いる治療法である。この装具の着用によって，脱臼が自然に整復されやすく，なおかつ整復位が維持されるような肢位をとらせることができる。

　　装具によって整復位が得られない場合は，牽引や手術によって整復する。

治療評価▶　整復後数か月の間は，整復位の保持について経過観察を行う。幼児期からは，脱臼の後遺症である臼蓋形成不全症やペルテス病様変化とよばれる大腿骨頭の変形について経過観察を行い，必要があれば手術を行う。

②先天性内反足 congenital clubfoot

生下時よりみられる足部の変形で，男児に多い。

症状▶　内反・尖足変形に加え，前足部の内転変形もみられることが多い（▶図 14-5）。

診断▶　まず，見た目の変形により本症を疑う。次に，徒手的に正常な足の位置へ簡単に矯正できるかどうか，また足関節や足部の関節の可動性が十分にあるかどうかを調べる。矯正が困難な場合や，関節の可動性が十分でない場合に先天性内反足と診断する。

治療▶　新生児期では，まずギプスによる矯正を行う（▶図 14-6）。また必要に応じてアキレス腱皮下切腱術も行う。その後，外転装具とよばれる装具による矯正を行う。歩行するようになってからは，靴型装具や足底板などによる矯正を行う。ギプスや装具により十分に矯正が得られない場合は，手術が必要となる。手術は拘縮のある関節周囲の靱帯や関節包の切離に加え，腱の延長・移行などを行うのが一般的である。最近では，矯正ギプスとアキレス腱皮下切腱術に長期の外転装具治療を組み合わせたポンセティ Ponseti 法とよばれる治療体系が普及

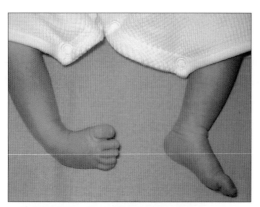

右足が内反足。内反・尖足・前足部の内転がみられる。

▶図14-5　先天性内反足の外観

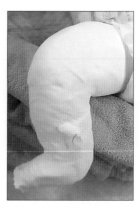

先天性内反足の治療では，ギプスを足に密着させてこまやかな矯正を行うため，石膏ギプスが用いられる。成人の骨折に用いられるプラスチックギプスは水に浸してから巻くが，石膏ギプスは人肌の湯（40℃くらい）に浸してから巻く。

▶図14-6　内反足の矯正ギプス

している。

治療評価▶　歩行時の足部の内反と踵部の接地の有無に加え，足関節や足部の関節の可動性，歩行時に外側へ荷重がかたよることによって発生する足底の胼胝（たこ）や痛みなどについて，長期にわたり経過観察を要する。

③ 先天性筋性斜頸 congenital muscular torticollis

胸鎖乳突筋の障害によって，生後まもなく頭部が斜めに傾き，頸部の運動制限がみられる。原因は不明であるが，子宮内での圧迫肢位によるとする説が有力である。

症状▶　異常のある側（患側）の胸鎖乳突筋内に腫瘤（▶図14-7）または索状物を触れ，健側への側屈制限と患側への回旋制限がみられる。自然肢位は，患側へ側屈しながら健側を向く（▶図14-8），胸鎖乳突筋が収縮した肢位と同じである。いつも同じ側を向いて寝るため，斜頭とよばれる頭部変形がみられる。学童期まで自然治癒せず放置された例では，顔面の変形がみられることもある。

診断▶　斜頸の原因疾患には，骨性斜頸・神経性斜頸・炎症性斜頸・外傷性斜頸・眼性斜頸など数多くあるが，上記所見があれば筋性斜頸と診断される。

治療▶　多くの場合，1歳までに自然治癒する。以前はマッサージによる治療も行われていたが，現在は行われていない。生後6か月までは胸鎖乳突筋のストレッチが有効とする報告もある。いつも向いている側と反対側を向かせるような工夫を日常生活で行うよう指導したうえで経過を観察し，自然治癒のみられない

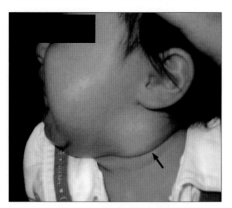

ビー玉大のかたい腫瘤（矢印）を胸鎖乳突筋の
内部に触れる。

▶図 14-7　筋性斜頸にみられる腫瘤

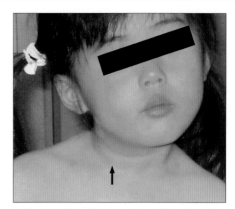

矢印は病変部。顔は左を向き，頭は右側へ側屈
している。

▶図 14-8　右筋性斜頸の自然肢位

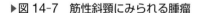

場合は 2 歳以降で手術を行う。手術は胸鎖乳突筋の筋切離を行う。

治療評価▶　自然肢位，可動域，顔面側彎（そくわん）の有無などを観察する。一度治癒したあとに再発がみられることもあるので，長期にわたる経過観察が必要である。

④ 脊柱側彎症 scoliosis

脊椎が側方に彎曲する変形で，先天的な骨奇形や神経筋疾患によるものもあるが，多くは原因不明で**特発性脊柱側彎症**とよばれる。小児の特発性脊柱側彎症は発症年齢によって乳幼児側彎症（3 歳以下），若年性側彎症（思春期前），思春期側彎症（10 歳以後）に分けられるが，思春期側彎症が最も多く，女子に多い。

症状▶　高度の側彎症では見かけ上の変形がみられ，整容面で問題となるが，多くの場合は整容上問題がなく，自覚症状もない。まれに重症例において胸郭の変形や気管の走行の異常により呼吸障害を伴う場合もある。

診断▶　明らかな見かけ上の脊柱変形がみられる場合や，体幹を前屈させたときに背部または腰部の高さの左右差がみられる場合（▶図 14-9）は本症を疑う。X 線撮影によって確定診断が得られる（▶図 14-10）。

治療▶　軽症例では，成長に伴う側彎の進行について自然経過を観察する。進行例，高度の側彎例では，体幹装具による進行の抑制や，手術による側彎の矯正と脊椎の固定を行う。姿勢がわるいなどの生活習慣が本症の原因となることは医学的には考えにくく，家族への説明は，この点にも留意して行う。

治療評価▶　X 線撮影によって側彎の程度を評価する。

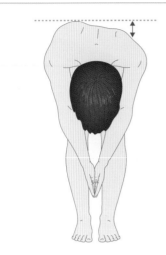

立位で前屈したときに左右の肋骨の高さが異なり，一方が隆起しているようにみえる。これを**肋骨隆起**という。脊柱側彎症の診断に有用である。

▶図14-9 肋骨隆起

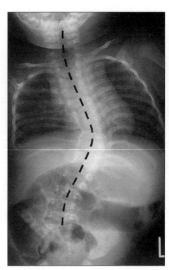

点線は脊柱の形を示す。本症例は骨奇形による側彎症。

▶図14-10 脊柱側彎症のX線像

⑤ 骨折 fracture

小児の骨折には次のような特徴がある。

(1) 小児の骨は柔軟性があるため，成人の骨折のように完全に骨折部が離開せず，連続性を保ったまま骨折する不全骨折が多い（▶図14-11）。不全骨折には**若木骨折**・隆起骨折などがある（▶発展学習）。

(2) 骨の癒合が速い。

(3) 変形して癒合しても，ある程度は自家矯正が期待できる。

(4) 骨が成長する部位の骨折（**骨端線損傷**）では，骨癒合後に成長障害がおこる可能性がある。

四肢の骨折の▶
牽引療法　　小児の四肢の骨折は成人の骨折に比べて骨癒合が速く，軽度の変形治癒は自家矯正が期待できるため，手術を行わずにギプス固定や牽引療法を行う場合が多い。骨折の牽引には**直達牽引**と**介達牽引**がある。直達牽引は金属の鋼線を骨

発展学習▶▶▶

■小児に特有な不全骨折
①若木骨折：柔軟な子どもの骨によくみられる不全骨折の一種で，若木が折れ曲がった状態のように，骨皮質が一部連続性を保っている骨折。
②竹節状骨折（隆起骨折）：骨に長軸方向の圧力が加わ

り，骨皮質が全周性に隆起して竹節状になる骨折。
③急性塑性変形：単純X線画像では明らかな骨折線をみとめないプラスチックを曲げたように変形した不全骨折。尺骨に多くみられ，周辺関節の脱臼を伴うことがある。

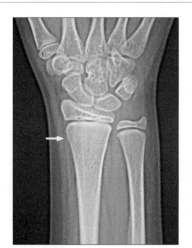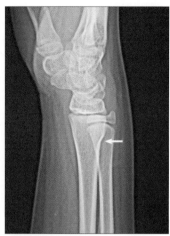

9歳女児。橈骨の若木骨折。矢印が骨折部。

▶図14-11 小児の不全骨折

に直接刺入し，この鋼線を介して牽引を行う(▶図14-12)。最近は小児骨折専用の手術器具(弾性髄内釘)が開発され，直達牽引が行われることは非常に少なくなった。介達牽引は皮膚に牽引用のバンドをあて，このバンドの上から弾性包帯を巻いて固定し，バンドと連結したひもの先に滑車を介して重錘をつけることによって持続的に牽引を行う(▶図14-13)。鋼線を刺入しないため感染のリスクはないが，皮膚を介して牽引するため水疱形成や褥瘡を生じるリスクがある。弾性包帯がゆるまないよう最低でも1日1回は巻き直す必要がある。治療目的の理解できない5歳以下の乳幼児には，抑制ジャケットなどによる体幹の抑制を必要に応じて行う。

骨折治療▶ ギプスがきつく巻かれたり，ギプス固定後の腫脹によりギプスがきつくなる
の合併症 と血液循環障害が生じ，**フォルクマン拘縮**とよばれる重大な後遺症をきたすことがある。上腕骨顆上骨折などの上肢の骨折に対するギプス治療後に，フォルクマン拘縮がおこると手指が屈曲位で拘縮し，著しい機能障害をきたす。ギ

発展学習▶▶▶

■**分娩骨折** birth fracture
　分娩時の外力でおこる骨折で，鎖骨・上腕骨・大腿骨に多い。神経の麻痺がなければ予後は一般に良好である。最も頻度の高い鎖骨骨折は，放置していても自然治癒が期待できる。
■**上腕骨顆上骨折** supracondylar humeral fracture
　上腕骨遠位部の骨折で，肘をのばして手をついた場

合に生ずることが多い(▶図14-14)。骨折部は不安定で肘部の腫脹と異常可動性がみられる。正中神経・橈骨神経・尺骨神経など，肘部を通る神経の麻痺を合併する場合がある。治療は，転位の小さい場合はギプス固定，大きい場合は介達牽引や手術(骨接合術，▶図14-14-b)を行う。

プス固定中に**4P**(痛み pain, 知覚異常 paresthesia, 麻痺 paralysis, 脈拍消失 pulselessness)とよばれる危険な徴候があらわれたら, ただちにギプス固定の解除を含めた適切な治療を行う必要がある。

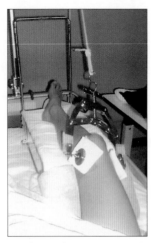

右大腿骨骨折(近位部)の治療のため, 大腿骨の遠位部に刺入した鋼線を用いて牽引しているところ。11歳女児。

▶図 14-12　直達牽引による治療

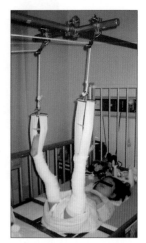

左大腿骨骨折の治療を行っているところ。2歳女児。

▶図 14-13　介達牽引による治療

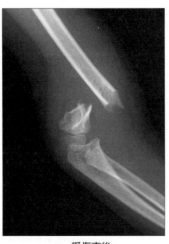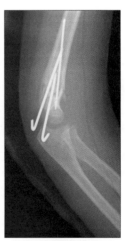

a. 受傷直後　　　　　　　　b. 骨接合術後

6歳女児。雲梯(うんてい)から転落受傷。全身麻酔下に徒手整復後, 鋼線で固定し, さらにギプス固定を行った。術後はベッド上では患肢を挙上し, 歩行時は三角巾を用いた。食事は健側の手を使用し, 入浴時はギプスをぬらさないようビニールでおおった。

▶図 14-14　上腕骨顆上骨折

⑥ その他

1 成長痛 growing pain

　2歳から10歳くらいまでの小児が，特別な病気に罹患していないのに，就寝前や起床時に下肢(おもに膝周辺)の痛みを訴えることがある。これを成長痛という。激しく泣く場合が多いが，いったん症状がおさまると，なにごともなかったかのように元気になる。日中はほとんど症状がみられず，ふつうに歩行できる。原因はいまだに解明されていないが，筋肉の伸張痛とする学説や母親の過干渉が原因とする学説がある。放置しても数年で症状はみられなくなる。

　成長痛への対応としては，痛みの部位を母親にやさしくさすってもらうことが，精神的な効果も考慮すると，最良ではないかと考えられる。

2 化膿性関節炎 septic arthritis

　関節内に細菌感染がおこる疾患で，乳幼児の股関節に多い。感染経路は明らかでない場合が多く，血行性の感染が多いものと考えられている。手術や手術に準じた方法で緊急に排膿することが必要であり，治療の遅れや不十分な治療により重大な後遺症を残す場合が少なくない。

3 大腿四頭筋拘縮症 quadriceps contracture, 三角筋拘縮症 deltoid contracture

　小児期における大腿前面(大腿四頭筋)への筋肉内注射や，肩(三角筋)への筋肉内注射によっておこる筋肉の障害で，成長とともに膝や肩の運動障害が生ずる。このような疾患を避けるため，大腿前面への筋肉内注射は推奨されない。また，注入量の多い筋肉内注射は，殿筋の腹側(前方)部分に行うことが推奨される。

4 骨形成不全症 osteogenesis imperfecta

　生まれつき骨が弱く骨折を繰り返す先天性疾患で，重症例では胎児期の骨折により出生時から四肢の変形がみられる。入院中，適切な看護を行っていても，新たな骨折が生じることもあるので，十分な病態説明をすることが大切である。乳児期からの薬物治療や幼児期以降での手術治療(髄内釘の挿入)が行われる。

5 軟骨無形成症 achondroplasia

　生まれつき四肢が短い先天性疾患で，頭部が大きく前額部が突出した特有の顔貌がみられる。本症が疑われたら，大後頭孔狭窄による水頭症や呼吸麻痺のリスクについて専門医の評価が必要である。低身長・四肢短縮に対しては，成長ホルモンによる治療が行われてきたが，その効果が小さいことから，現在は骨延長術がおもな治療手段となっている。

C 疾患をもった子どもの看護

① 発育性股関節形成不全の子どもの看護

発育性股関節形成不全（先天性股関節脱臼）の原因は，先天性・胎内性のものから，周産期の分娩位，下肢関節包の弛緩に続く出生後の下肢伸展位といった育児環境など，多因子が関与している。出生後の子どもの抱き方やおむつのあて方，衣服の形態や着せ方などを通した良肢位の保持が，予防的なかかわりとして重要である。

一方，罹患した場合には，早期発見が治癒の可能性を引き上げる。そのため，新生児期から大腿皮膚溝，下肢の長さ，動きの左右差や，開排制限，クリックサイン，斜位姿勢などに注目していく。看護師は，親や保育機関などへの早期発見や育児上の注意点に関する情報提供など，予防的な取り組みも支援していく。

1 新生児期の看護

発育性股関節形成不全によって子どもが痛みを感じ，きげんをそこねたり泣くことはまれなので，子どもの様子の変化から脱臼を疑うことはむずかしい。また，新生児期では開排制限が顕著ではないため，早期発見には左右差やクリックサインなどをていねいに観察する必要がある。脱臼の有無にかかわらず，良肢位の保持が股関節脱臼の予防にも自然整復にも効果を示す。

看護師は，子どもの下肢を締めつけるような服装や厚着をさせて下肢の動きを制限したり，伸展させつづけてしまうようなことがなく，おむつをあてるときや抱くときに股関節の開排位保持に気を配れるよう家族の育児を支援する。

2 リーメンビューゲル装着時の看護

生後3か月程度以降を目途に，それまでに股関節脱臼の自然整復が得られておらず，そして亜脱臼または脱臼の程度が弱い場合には，リーメンビューゲルを用いた治療の適応となる（▶421ページ，図14-4）。

リーメンビューゲルは終日装着し，約3か月間外来通院にて治療を継続する。リーメンビューゲルを装着して長さを調節したあと，入浴時などに着脱可能となるようにベルトの位置に印をつける。リーメンビューゲル開始後数日の間に脱臼は整復されるが，そのときに子どもは少々痛みを感じて泣くことがある。そのため，看護師は子どもの様子に家族がとまどうことなく対応できるよう，あらかじめ必要な情報を共有しながら支援していく。

その他，入浴・清拭の適応と方法，おむつ・衣服の種類やサイズの選択と着せ方など，治療が順調に進むよう支援していく。さらにベルトによる皮膚損傷，

とくに膝の裏や足部は損傷しやすいため，看護師は，家族が継続的に子どもの皮膚の状態を観察したり，布材をはさんで損傷を予防できるように支援する。

リーメンビューゲルによって整復が得られたあとも不安定性が出現する可能性があるため，就学以降も外来で経過を追う。子どもと家族によっては，完治までの道のりは長く感じるかもしれない。そのため看護師は，子どもと家族の気持ちに寄り添い，子どもが過剰な活動制限をしいられることなく，その子らしく順調に成長・発達していくことができるように日常生活状況の共有をはかりながら支援していく。

3 牽引療法，手術療法時の看護

中程度以上の完全脱臼は，**開排位持続牽引法**などの牽引法の適応となる。この方法は，筋緊張の緩和を目的とした水平牽引に始まり，骨頭と臼蓋の位置の修正と，その次の脱臼の整復を目的とした開排位牽引，股関節の安定性を得るためのギプス固定，リーメンビューゲルなどを用いた関節の発育促進からなる（▶図14-15）。

初期段階で治療効果の促進を目的に，徒手的な牽引を行うことがある。開排位持続牽引法で整復が成立しない場合は，全身麻酔下での徒手整復術や観血的整復術の適応となる。

治療過程で，子どもは体動制限に伴うストレスや整復時の痛みから，泣いたりきげんをわるくすることがある。看護師は，治療が順調に進んでいるかどうか，身体面のアセスメントを第一に，子どもを抱っこしてあやしたり授乳をしてよい段階とそうでないときの工夫など，家族と協力しながら子どもの治療過程を支えていく。

治療終了後も，子どもは再発やペルテス病様変化，臼蓋形成不全といった合併症発症のリスクをかかえていく。しかし，そのようななかにあってもその子らしく順調に成長・発達していくことができるように，看護師は家族と日常生活状況などの情報を共有しながら支援していく。

② 先天性内反足の子どもの看護

この疾患をもった子どもには，出生時より徒手矯正できない足の内反・内転・尖足・凹足があるため，すぐに家族が子どもの下肢の異常に気づくことが多い。看護師は，余計な不安をあおることなく家族の気持ちをくみ取り，必要な情報共有をはかりながら，子どもが適切な治療を行えるよう支援していく。

外来通院で治療を行うため，家族が主体となって長期にわたる治療過程をのりこえていくことができるよう支援していく。また，長期の下肢体動制限があるなかでも，子どもが健やかに自分らしく成長・発達していくことができるよう支援していくことが重要である。

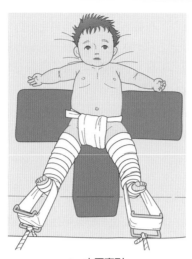

a. 水平牽引
下肢を伸展位にして，下方に牽引する。

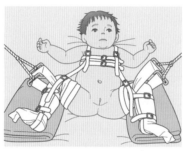

b. 開排牽引 1
リーメンビューゲルを装着し，下肢を曲
げて開いた状態で牽引を行う。大腿骨頭
を外方に引き出す。

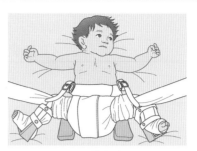

c. 開排牽引 2
骨頭を臼蓋底に移動させる。

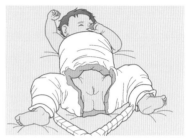

d. ギプス固定

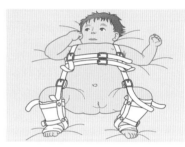

e. リーメンビューゲル装着
自動運動により関節の発育を促す。

▶図 14-15　開排位持続牽引

1 徒手矯正とギプス固定療法時の看護

　約 1 週間ごとに徒手矯正をしたうえでのギプス固定を，合計数回，2〜3 か
月にわたって実施する。その後，尖足に対して，局所麻酔下でアキレス腱皮下
切腱術を行い，再びギプス固定を行う場合がある。看護師は，徒手矯正とギプ
ス固定が正確に行われるように子どもを支援する。また，家庭においてギプス
装着中の子どもの世話をしていく家族が，身体状況のアセスメントや家庭環境
の整備を行っていけるよう，看護師は必要な情報共有をはかり，家族の取り組
みを支えていく。

2 装具療法中の看護

徒手とギプス固定による矯正療法の終了後，矯正位の維持を目的に，デニス-ブラウン副子を用いた治療を行う。デニス-ブラウン副子はできる限りの終日装着をおよそ3か月間を目安に行い，その後は夜間のみの装着をおよそ3歳前後まで続ける。デニス-ブラウン療法と平行して，歩行開始後から矯正靴や足底挿板の使用を開始する。多くの子どもは小学校を卒業するころまで矯正靴を使用する。

子どもにとって，装具を着用した生活は不便さやストレスも強く，装着をいやがる場合も多い。看護師は，こうした子どもの心情をくみながら，子どもの治療に対する主体的な取り組みを支えていく。また，家庭において子どもの世話をしていく家族の困難感や不安にも注目し，具体的に必要な支援を見きわめ行っていく。

③ 先天性筋性斜頸の子どもの看護

先天性筋性斜頸は，1歳までに約90%の罹患児が自然治癒する。現在では徒手矯正やマッサージは行われていない。子どもには，外来を定期的に受診してもらい，胸鎖乳突筋部腫瘤や斜頸の程度，二次的な頭部や顔面の変形の有無などを観察していく。看護師は，患側腫瘤とその周囲に無理な刺激を与えず，二次的な変形を予防するために，家族が日常生活のなかでの育児の一環として，子どもが顔を向けやすい側(健側)と逆の方向(患側)を向く機会をつくっていくことができるよう支援する。

1歳以降も，成長に伴い自然治癒する場合が多いが，外見上の問題や二次的変形について家族と相談し，2〜3歳を目途に胸鎖乳突筋の腱切離術などの手術療法が適応となることがある。看護師は，子どものより健やかな成長・発達について家族と考えを深め，彼らの意思決定を支えていく。

④ 特発性脊柱側彎症の子どもの看護

乳幼児側彎症の場合，自然治癒することも少なくないが，進行性のものもあるため定期的な観察が必要である。若年性や，最も発生頻度の高い思春期側彎症は進行性であることが多い。この場合，子どもが背中や腰部の痛みを訴えてというよりも，学校の検診での指摘や家族が子どもの姿勢のアンバランスを心配して受診にいたる場合が多い。

子どもや家族が，本症発症までの姿勢のわるさや生活習慣を悔いる傾向にあるが，看護師は，そのようなことが原因とはならないといった正確な情報を伝え，子どもと家族が自尊心をそこなうことがないよう支援する。

本症は思春期の女子に多く，背部の隆起など外見上の変形が心因性のストレスとなりやすい。また，長期にわたる終日の装具装着は，それだけで負担となるうえに，装具の一部が他者に見えてしまう場合があるなどの外見上の問題から，装着が習慣づかなかったり，拒否にいたってしまうおそれがある。看護師は家族の協力を得ながら，子どもの心理状態をていねいにくみとり，疾患や装具装着に対する受けとめや理解，思いの共有をはかり，その子の主体的な治療への取り組みを継続的に支えていく。

⑤ 骨折した子どもの看護

骨の特徴▶　子どもの骨折は，骨構造の違いから成人の場合とは異なる対応が必要である。子どもの骨は弾性に富んでいるため，若木骨折・竹節骨折といった不全骨折や，急性塑性変形をおこしやすい。また，骨膜が厚く強靱で血行が豊富であるため，成人に比べて骨折時の転位（骨がずれて曲がること）が少なく，骨膜性仮骨の形成が迅速で，骨癒合が速い。さらに，**自家矯正能力 remodeling** が高く，骨折後に転位したまま癒合した場合であっても，矯正されて変形や機能障害を残すことなく治癒する場合が少なくない。

　子どもの骨の最大の特徴は成長過程にあることである。子どもには，骨端と骨幹の間にある軟骨板で，骨が長軸方向に伸長する部位であり，成長（骨端）板ともよばれる**骨端軟骨**が存在する。骨端軟骨は骨のなかで最も脆弱であり，この部位が損傷すると成長障害や変形などが生じるおそれがある。

　子どもは，前記した骨構造の特徴と，年齢によっては痛みや不快といった訴えがくみ取られにくいこととが重なり，骨折が見すごされてしまったり，単なる打撲や挫傷として手当てされてしまう危険性がある。多くは，その後問題なく回復するものと考えられているが，なかには神経障害や循環障害をおこしたり，その後の骨の成長障害や変形といった重大な合併症をきたすおそれがあるため注意が必要である。

発症時期▶　子どもの骨折は，からだを動かして遊んだり，運動をしている場での転倒などをきっかけに発症することが多い。また，外で活発に活動できる春・秋に多いといった季節的傾向もある。幼少児は，その活動様式から上下肢，とくに手指や，手首，肘関節，上腕各所の骨折をきたす場合が多いが，屋外でからだを動かす機会が増える年代になると，大腿や下腿の骨折も増えていく。思春期には，スポーツなどで局所に反復するストレスがかかるためにおこる疲労骨折も多く発症する。骨折の部位や，その他の総合的な所見から，被虐待児症候群を疑う場合もある。

看護師の役割▶　看護師は，骨折した部位の安静の確保と合併症の回避・予防，疼痛緩和をはかり，その後の順調な回復と成長・発達を支援していく。また，子どもが骨折したことでいだく恐怖心や，クラブ活動に参加できなくなること，まわりと同

じ活動ができなくなるといった，学校や社会活動上の制限が与える心理的影響について，家族の協力を得ながらていねいにみていき，子どもの自尊心を支えていく。さらに，子どもが受傷した場合に迅速で適切な対応を受けることができるよう，看護師みずからだけでなく，広く家庭や保育・教育機関にその方法を啓発していく役割も担う。

1 受傷時の看護

　子どもが受傷部位を動かすことで痛みを訴える場合や圧痛があるとき，また，痛みを避けるために受傷部位周辺を故意に動かさないときなどは，骨折を疑い応急処置をする。また不全骨折などでは，安静時にはあまり痛がる様子が見受けられないこともあるが，圧痛を確認し，受診をすすめる。骨折を疑う部位は，副子やそれにかわる物を添えて安静を保ち，すみやかに受診できるよう支援する。また，骨折を疑う部位の末梢の可動性や知覚，皮膚色や脈拍を観察し，神経損傷や循環障害といった合併症の有無をアセスメントする。

　受傷時，子どもは痛みによる苦痛からだけでなく，突然のできごとや，急に処置され病院につれて行かれることなどに心理的負担をいだき，動揺する。周囲があわてて子どもの不安や恐怖心をあおることなく，落ち着いてすみやかに対応するよう心がけていく。看護師は，子どもの全身状態と局所症状をアセスメントしながらも，子どもの心理的負担の軽減をはかっていく。

　子どもは受診後，診察の一環の流れですみやかにX線撮影に向かう。看護師は，受傷部位の安静を保ちながら，正確な撮影ができるよう，子どもの心身を支える。看護師は，子どもの受傷部位の腫脹や変形，出血，痛み・圧痛，知覚，しびれ感，末梢の脈拍欠如，近隣関節の機能障害の有無と程度を継続して観察していく。

　重大な合併症として，上腕骨顆上骨折などで問題となるフォルクマン拘縮に代表される阻血性拘縮や，各骨折部位に特異な神経損傷の危険性などがあり，迅速な観察と評価が必要である。また，骨折の部位や程度によっては，出血性ショックに陥ることもあるため，全身状態を継続的にアセスメントしていく。

2 整復および固定時の看護

　子どもの骨折に対する整復は，前述した骨構造の特徴により不全骨折が多いことや，高い治癒力と自家矯正力が期待できるため，また，骨端軟骨の損傷を避けるため，徒手整復や牽引療法または両療法を組み合わせた保存療法が原則である。一方，骨端軟骨を含む骨折や，保存療法と自家矯正能の範疇をこえた転位や変形には手術療法(観血的療法)が適応となる。

　整復後はギプスによる固定を行う。看護師は，ギプス装着中の子どもの看護（▶418ページ）を，家で子どもと過ごす家族と協働し実施していく。ギプス固定中も，固定部以外の部位の運動器機能をできるだけ維持し，発達していけるよ

うに支援する。

　ギプス固定終了後は，関節可動域と筋力の回復のためにリハビリテーションを要する場合があるが，子どもではとくにそのために受診をせず，日常生活動作のなかで回復していけるよう支援していく場合が多い。

　いずれの治療過程においても，看護師は子どもの骨の状態や治療の方法についての受けとめと理解を支え，痛みや制限を伴うなかで，その子ができるだけ自尊心をまもり，主体的に治療に取り組むことができるように支援していく。

ゼミナール

復習と課題

❶ 運動器疾患をもつ子どもの看護として，牽引療法・ギプス療法がよく行われる。牽引療法を受けている子どもの看護と，ギプス療法を受けている子どもの看護の共通点と相違点について整理してみよう。

❷ 子どもの骨折の特徴について理解し，それが治療や看護に及ぼす影響についてあげてみよう。

参考文献

1)浅野みどりほか編：発達段階からみた小児看護過程＋病態関連図，第 3 版．医学書院，2017.
2)日本小児整形外科学会教育研修委員会：小児整形外科テキスト，第 2 版．メジカルビュー社，2016.
3)冨士武史：臨床ナースのための Basic & standard 整形外科看護の知識と実際．メディカ出版，2011.
4)松井宣夫・平澤泰介監修：整形外科術前・術後のマネジメント，第 2 版．医学書院，2005.

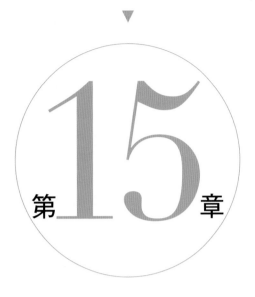

第 **15** 章

皮膚疾患と看護

A 看護総論

**子どもの皮膚疾患▶
と看護の特徴**

皮膚疾患には母斑のように先天的なものと，湿疹や感染症のように後天的なものがあり，治療的側面からみると，数回の手術を要するものや長期的な管理を要するもの，薬物療法で短期間に治癒するものがある。

皮膚疾患は，外見上の問題のため，子どもや家族が悩む場合もある。集団生活を始める3〜4歳ごろに，ボディイメージや，ふつう・ふつうではないという概念が発達しはじめるといわれている。皮膚疾患をもつ子どもは，友人との比較や友人の言動により自分の容貌を意識するようになる。

母斑や傷などのある「疾患固有の容貌」をもつ人は，その容貌が治療の対象でありながらも障害ではなくふつうでもない「どっちつかずさ」をかかえているといわれている[1]。小児期における「ふつうではない」という悩みが深刻な場合，自己概念の形成に影響を及ぼすことが考えられる。思春期になると周囲の目が気になり，自分の容貌も強く意識するようになるが，このときに「人は見た目ではない」「見た目は人にとって大切なもの」という相反する常識の間で葛藤を生じ，自分の容貌について悩んでいることを周囲に表出できず，手術などの治療を希望しても伝えられない場合がある。

また，アトピー性皮膚炎などの慢性的な経過をたどる疾患では，生活のなかでの長期的な管理を要するが，これがときに子どもと家族にとってストレスになることがある。

成長・発達の途上にあり，自己概念が不安定な小児期は，周囲の人々の思いやはたらきかけに影響されやすい。家族や周囲の人々が疾患やそれに伴う容貌，疾患管理を肯定的にとらえていれば，子どもは精神的に安定し，自分自身を肯定的にとらえることができる。逆に周囲の人が「かわいそう」「かくしたい」など，否定的にとらえている場合は，子どものボディイメージは不安定なものになり，自尊感情の低下につながるおそれがある。

看護師は，家族がありのままの子どもを受けとめ，前向きに疾患をとらえて治療を受けられるように正しい情報を提供し，心理的な援助をすることが大切である。そして子どもの成長に伴って直面する問題に対し，子どもや家族の思いを聞き，ともに取り組んでいく姿勢が大切である。

---

1) 松本学：見た目の違いのある人びとと看護職とのかかわりのために——当事者が直面する困難から．小児看護 25(7)：880-884，2002．

B おもな疾患

① 母斑 nevus

生来性の皮膚の色や形の異常を**母斑**とよぶ。以下に代表的なものを示す。

1 血管腫 hemangioma

● 乳児血管腫 infantile hemangioma

乳児の 1% にみられ，**血管腫**(いわゆる「赤あざ」)の半数はこれにあたる。その外観から**苺状血管腫**ともよばれる(▶図 15-1)。生後数週から 3 か月の間に赤色の扁平局面として出現し，やがて急速に隆起・増大する。学童期までに自然退縮する傾向にあるが，その際皮膚に醜形を残すことがある。

経過観察が基本方針であり(いわゆる wait and see policy)，顔面で巨大なもの，出血を繰り返すもの，骨・眼・気道に圧迫症状が強い場合にはプロプラノロール投与が行われる。発症初期からのレーザー照射も有効である。

● 単純性血管腫 hemangioma simplex(**ポートワイン母斑** portwine stain)

出生時すでに存在する暗赤色の斑で，盛り上がることはない。毛細血管の拡張が主たる病態で，自然治癒することはない。早期のレーザー照射が有効である。

● 正中部母斑(**サーモンパッチ** salmon patch)

新生児期から乳児期にかけて出現し，眉間・眼瞼内側・額部・項部に好発する，淡紅色・境界不明瞭な斑である。生後 1 年半以内に自然消退する。項部・前額のものは成人になるまで残りやすい(**ウンナ母斑**，▶図 15-2)。

● 海綿状血管腫 cavernous hemangioma

柔軟な皮下腫瘤で，生下時より存在する。しばしば外科的切除の適応となる。

2 扁平母斑 nevus spilus

いわゆる「茶あざ」である。出生時あるいは乳児期に出現する茶褐色，扁平な色素斑である。新生児期から 0.5 cm 以上の扁平母斑(**カフェ-オーレ斑**)が 6 個以上あれば，全身疾患(フォン-レックリングハウゼン病)の部分症状である可能性を考える。

レーザー治療は再発例が多い。切除あるいは皮膚削り術が行われることもある。

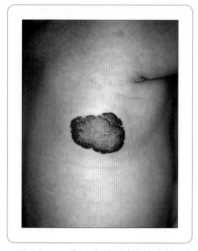

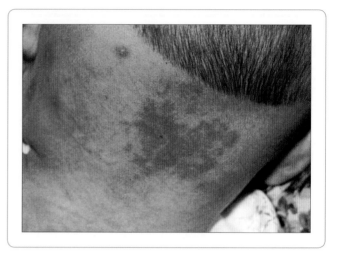

▶図 15-1　乳児血管腫(苺状血管腫)　　　▶図 15-2　ウンナ母斑(5 か月, 女児)
　　　　　 (7 か月, 男児)

3　太田母斑 nevus of Ohta

　いわゆる「青あざ」である。生後 1 歳前後(早発型), あるいは思春期(遅発型)に発症する三叉神経第 1・2 枝領域(眼瞼・頬部・額部)の褐青色斑である。通常は片側性で, 日本人に多い。レーザー照射が有効である。

4　蒙古斑 mongolian spot

　出生時あるいは生後 1 か月前後に, 仙骨部・尾骨部に出現する手のひら大までの青色斑である。黄色人種はほぼ 100% にみられる。大部分は 10 歳までに消失する。その他の部位のもの(異所性蒙古斑)は消退する傾向が少ないのでレーザー治療の適応となる。

5　色素性母斑(母斑細胞母斑) nevus pigmentosus

　身体のどの部位にも生じる, 茶褐色あるいは黒色の色素斑, 小腫瘤である。多くは後天性に生じる。組織学的に母斑細胞の存在部位から, 表皮型・真皮型・混合型に分類される。
　治療は切除術が施行される。先天性で巨大なものはがん化の危険があるので注意が必要である。

②　魚鱗癬 ichthyosis

　皮膚がザラザラした外観となり, その上にたまった過剰な角質(鱗屑)が膜状になり, 一見「魚のうろこ」を思わせる皮膚変化が生じる疾患の総称である。先天性と後天性に分けられ, 精神・発達・運動障害を伴う特殊型もある(魚鱗

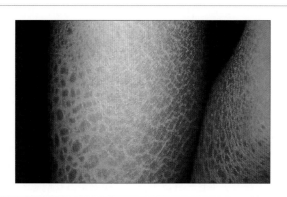

▶図 15-3　尋常性魚鱗癬(5 歳, 男児)

癬症候群)。

　先天性は皮膚が分化(角化)する過程に必要な因子が, 遺伝的に欠損することにより発症する。角質溶解剤や尿素軟膏(なんこう)で対応するが, 難治性で患児や親に対する精神的なケアも重要である。

　以下に先天性の代表的な病型をあげる。

● 尋常性魚鱗癬 ichthyosis vulgaris

　小葉状の鱗屑が乳幼児期に出現して, 徐々に進行する(▶図 15-3)。思春期を過ぎれば軽快傾向を示す。四肢伸側・躯幹(くかん)が主たる病変部位で, 肘窩・膝窩は通常おかされない。

● 先天性魚鱗癬様紅皮症

　出生時すでに皮膚は葉状の鱗屑におおわれている。その後, 水疱型では水疱形成を繰り返し, 鱗屑がしだいに厚くなり, 疣(ゆう)(いぼ)状となる。びまん性の潮紅がみられ, 特有の臭気を放つ。非水疱型では耳の変形や手足の肥厚が著明である。

③ 汗疹 miliaria

　いわゆる「あせも」である。梅雨から夏にかけて乳幼児に好発する。異常のある部位の深さにより, 水晶(すいしょう)様汗疹(角層内の汗孔の閉塞), 紅色汗疹(表皮上層の汗管の閉塞), 深在性汗疹(表皮下層〜真皮の汗管の閉塞)に分けられる。

　熱性疾患や, 高温多湿の環境での多汗により, 半米粒大〜米粒大の漿液性(しょうえき)小丘疹が顔面や胸背部に多発する。涼しく, 通気性のよい環境に皮膚を保てば, 皮疹はすぐに消失する。長期間放置して湿疹化あるいは膿疱化した場合には, 外用治療(ステロイド薬・抗菌薬)が必要になる。

疼痛を伴う発赤・硬結・小膿瘍が，頭部・顔面に多発すれば（**乳児多発性汗腺膿瘍**，いわゆる「あせものより」），抗菌薬の全身投与や切開排膿などの処置が必要となる。

④ 湿疹・皮膚炎群

1 アトピー性皮膚炎 atopic dermatitis

アトピー性皮膚炎は「痒みがあり増悪・寛解を繰り返す湿疹を主病変とする疾患であり，患者の多くはアトピー素因をもつ」と定義される。**表 15-1** に診断基準を示すが，その病態は角層のバリア機能の障害によるドライスキンと皮膚アレルギーである。

アトピー素因とは，① アトピー性皮膚炎・気管支喘息・アレルギー性鼻炎の家族歴，既往歴をもつ，② IgE 抗体を産生しやすい，の 2 つを合わせもつ体質である（▶108 ページ）。

現代の生活環境や生活習慣（大気汚染，気密性・高温多湿の生活環境，ストレス）により，とくに都市部でアトピー性皮膚炎の患者数が増加してきている。小児例の多くは学童後期までに軽快するが，思春期になっても治らず，成人型に移行する症例が近年増えている。

皮膚症状▶　アトピー性皮膚炎は，年齢により特徴的な症状を呈する。

[1] 乳児期（▶図 15-4）　生後 2〜6 か月ごろから，口囲・頬・顎・頸部・頭部に湿潤性皮疹が出現し，しだいに軀幹・四肢へと拡がっていく。

[2] 幼小児期（▶図 15-5）　四肢の屈曲部（肘・膝）の湿疹性病変が著明になる。慢性化すると，皮膚の肥厚（苔癬化）が徐々に進行する。体幹・四肢の皮膚は乾燥化が進み，鳥肌だった様相（アトピー皮膚）や，瘙痒性局面（小児乾燥型湿疹）を形成する。その他，耳切れ，手背・足背・膝頭の難治な湿疹性病変を繰り返す。

[3] 思春期以降　顔面の難治性紅斑，首のまわりの皮膚が黒ずみ厚ぼったくな

▶表 15-1　アトピー性皮膚炎の診断基準（日本皮膚科学会，2018）

1　瘙痒
2　特徴的な皮疹とその分布
皮疹は湿疹病変
左右対称性の分布
年齢による特徴
3　慢性・反復性の経過
乳児では 2 か月以上，その他は 6 か月以上
上記の 3 項目を満たすものを，症状の軽重を問わずアトピー性皮膚炎と診断する。
4　参考項目
本人または家族のアトピー性疾患の合併
血清 IgE 高値，鳥肌様皮膚

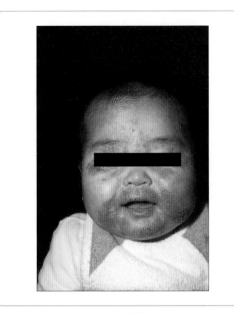

▶図 15-4　アトピー性皮膚炎（8 か月, 男児）

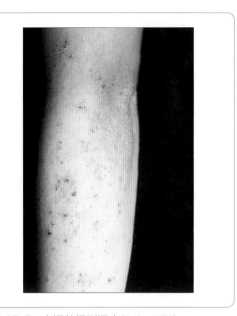

▶図 15-5　小児乾燥型湿疹（8 歳, 男児）

る変化（dirty neck）, 全身皮膚の乾燥化, 四肢屈曲部の苔癬化が病変の主体となる。

検査所見▶ 血液検査では IgE, TARC 値の異常な上昇, 白血球中の好酸球の増加, LDH の上昇をみとめる場合が多い。特異的 IgE 値は, 3 歳以下の子どもでは卵・小麦・ダイズなどの食物アレルゲンに, 年長児ではハウスダスト・ダニ・カビ・花粉などの環境アレルゲンに対するものが上昇する。

合併症▶ **[1] 眼合併症（白内障・網膜剝離）** 重症のアトピー性皮膚炎患者（とくに顔面に皮疹がひどい場合）の 10～30% にみられるため, 眼科での定期検診が必要である。眼への外的刺激（搔破行為など）が原因とされる。

　[2] 感染症 アトピー性皮膚炎患者の皮膚は容易に病原体が侵入しやすく, 伝染性軟属腫（▶443 ページ）, カポジ水痘様発疹症（単純ヘルペス感染症）などのウイルス感染症や伝染性膿痂疹（▶444 ページ）, ブドウ球菌性熱傷様皮膚症候群（▶158 ページ）などの細菌感染症がおこりやすい。

　[3] その他 アトピー性皮膚炎が軽快したあとも, 手湿疹・ズック靴皮膚炎・舌なめずり皮膚炎・脱毛症・顔面単純性粃糠疹（▶442 ページ）を併発する場合がある。

治療と患者ケア▶ 皮疹および搔痒のコントロールとして抗ヒスタミン薬・ステロイド外用薬・タクロリムス外用薬などの薬剤が使用される。同時に原因・増悪因子の発見・除去, 保湿剤などを用いたスキンケア, 合併症の予防・早期対応を行う。

2 乳児脂漏性皮膚炎 infantile seborrheic dermatitis

新生児期から乳児期初期にかけて, 頭部・額部・顔面の皮膚が全体的に黄褐

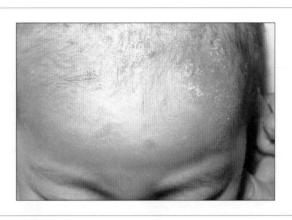

▶図15-6　乳児脂漏性皮膚炎(4か月, 男児)

色の痂皮(かひ)におおわれ, なかに湿疹性の変化が混在する(▶図15-6)。生理的な脂腺機能の亢進による。生後半年を過ぎるころには軽快する。おむつ部や体幹の脂漏部位にも落屑性紅斑が出現する場合がある。頭部・肛門周囲の脂漏性変化にはじまり, 体幹へ拡大する場合にライネル落屑紅皮症とよぶ。

　生活指導(洗髪・入浴)とステロイド外用治療が行われる。

3 顔面単純性粃糠疹 pityriasis simplex faciei

　学童期の顔面に多発する境界不明瞭な不完全脱色斑で, 表面は細かい(粃糠様)落屑がみられる。いわゆる「はたけ」である。自然治癒するため無治療で経過をみる。アトピー素因をもつ男児に好発する。

4 接触皮膚炎 contact dermatitis

　皮膚に付着した物質によって引きおこされる皮膚の炎症の総称である。一次刺激性(非アレルギー性)と, アレルギー性に分類される。

　前者はある濃度, ある接触時間によっては, だれにでもおきうるもので, 乳幼児では尿(陰部), 便(殿部・肛門周囲), 唾液(口唇), 食物(顔面), 衣類(全身)などが代表的原因である。後者は, 皮膚でのアレルギー反応により引きおこされる湿疹で, 衣類(おむつ)・外用薬・消毒薬・花粉など生活環境中に多くの原因物質(アレルゲン)がひそんでいる。

　アレルギー性の場合は, 貼布試験が陽性となる。治療は原因の発見・除去, ステロイド外用薬と抗ヒスタミン薬の内服が行われる。

⑤ 蕁麻疹 urticaria

　かゆみを伴う不整形, 常色〜淡紅色, みみず腫れ様の皮疹(膨疹(ばうしん))が突然出現し, 数時間で消失する。数日以内に治癒する急性型と, 1か月以上出没を繰り

返す慢性型とに分けられる。食物・薬剤が原因でアレルギーの関与により発症する場合と，物理的刺激(接触)，寒冷，日光，運動，発汗(コリン性蕁麻疹)など非アレルギー性の機序により誘発される場合がある。

　各種アレルゲン，物理的刺激，ヒスタミン遊離物質などが，皮膚の肥満細胞や血液中の好塩基球を刺激してヒスタミンを放出させ，神経受容体を刺激してかゆみをおこすと同時に，血管透過性を亢進させて真皮に浮腫を引きおこす。

　治療は抗ヒスタミン薬の投与が一般的であるが，重症例にはステロイドの全身投与を行う。

⑥ 伝染性軟属腫 molluscum contagiosum

　いわゆる「水いぼ」である。伝染性軟属腫ウイルスの皮膚感染により発症する。光沢のある1〜2 mm，中心臍窩を有する柔軟な白色の丘疹が，子どもの体幹・四肢に多発する(▶図15-7)。

　夏場にスイミングプールなどで接触して感染することが多い。自然消退が望めるが，自家接種による拡大を防ぐためには，麻酔のテープ剤貼付後に，ピンセットまたはトラコーマ鉗子で病変をつまみ取る処置を早めに行う。

⑦ 尋常性疣贅 verruca vulgaris

　いわゆる「いぼ」である。ヒトパピローマウイルス感染症で，子どもの手足に好発する。表面疣状の丘疹・結節で，多発，融合傾向がある(▶図15-8)。液

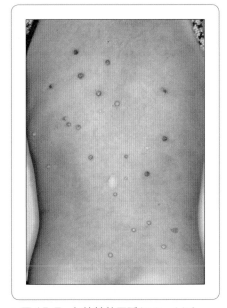

▶図15-7　伝染性軟属腫(5歳，女児)

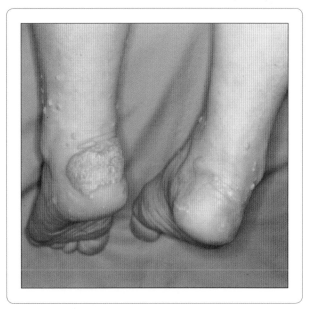

▶図15-8　尋常性疣贅(17歳，男児)

体窒素凍結療法を行う。

⑧細菌性皮膚疾患

1 ブドウ球菌性熱傷様皮膚症候群

詳細は，第6章を参照のこと（▶158ページ）。

2 伝染性膿痂疹 impetigo contagiosa

細菌による表在性の皮膚感染症で，いわゆる「とびひ」である。黄色ブドウ球菌とレンサ球菌が起因菌であるが，前者が大部分を占める。夏季，幼小児に好発する。

小水疱で始まり，やがて水疱内容は膿を帯びる（▶図15-9）。容易に破裂し，周囲に新しい病巣を散布していく。抗菌薬の全身投与により数日で痂皮となり，瘢痕を残さず治癒する。

⑨皮膚真菌症

1 乳児寄生菌性紅斑 erythema mycoticum infantile

表在性皮膚カンジダ症の1つである。乳児のおむつ着用部（陰股部・殿部）に中心治癒傾向のない薄い鱗屑をもつ紅斑局面が生じ，周辺に小紅斑・赤色丘疹・膿疱を伴う（▶図15-10）。抗真菌薬による外用療法で容易に治癒する。

2 白癬 tinea

皮膚糸状菌による皮膚感染症である。**浅在性白癬**と**深在性白癬**に分類される。前者は部位により頭部白癬，体部白癬，陰股部白癬，手白癬，爪白癬，足白癬とよばれる。皮疹は軽い鱗屑をもつ紅斑・小水疱・小丘疹で環状に並び，中心部は治癒傾向がある。近年，外国より持ち込まれ，強い感染力をもつトリコフィトン−トンズランスによる感染症（**トンズランス感染症**）のクラブ活動（柔道，レスリングなど）を通じた集団発生が問題となっている。

治療は抗真菌薬の外用であるが，頭部白癬，爪白癬，足白癬で角化の著しいもの，深在性白癬は抗真菌薬の内服の適応である。

子どもに重要なタイプを以下にあげる。

[1] **頭部浅在性白癬** tinea capitis　白癬症のなかでも学童に多いタイプで，いわゆる「しらくも」である。自覚症状のない粃糠様落屑を伴う脱毛病変がみられる（▶図15-11）。病毛が途中あるいは根もとから切れて毛孔が黒い点状にみえる場合は，「black dot ringworm」とよばれる。

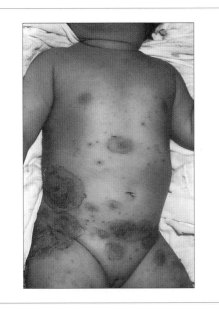

▶図 15-9　伝染性膿痂疹(6 か月, 女児)

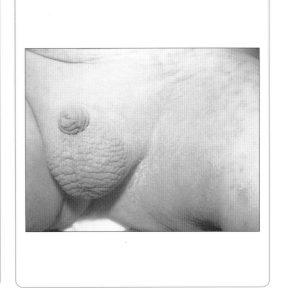

▶図 15-10　乳児寄生菌性紅斑(11 か月, 男児)

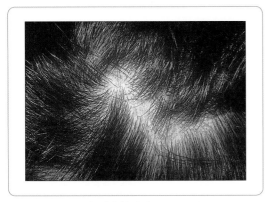

▶図 15-11　頭部浅在性白癬(4 歳, 男児)

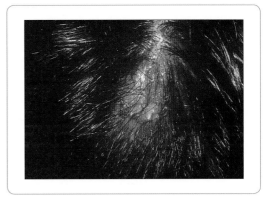

▶図 15-12　ケルスス禿瘡(10 歳, 男児)

[2] **ケルスス禿瘡** kerion celsi　幼小児に好発する頭部の深在性白癬である。初発疹である毛嚢一致性の膿疱がやがて拡大し, 隆起性肉芽腫様局面を形成する(▶図 15-12)。押さえると排膿がみられる。所属リンパ節の腫脹もみられる。容易に脱毛し, 治療後数週間で瘢痕治癒する。

⑩ 疥癬 scabies

　ヒゼンダニが皮膚に寄生することにより発症する, かゆみの強い皮膚疾患である。家族からの感染, あるいは見舞いなどで訪れた病院の病室で感染する場合が多い。顔面・頸部を除く全身の皮膚(下腹部・大腿・陰部・指間に好発)に, 小丘疹・結節が多発する(▶図 15-13)。指間の線状皮疹(疥癬トンネル), 陰部

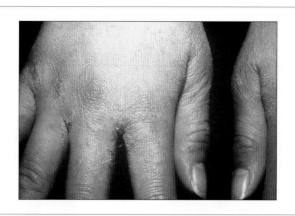

▶図15-13　疥癬(14歳, 女児)

の結節は本症に特徴的である。

　確定診断は皮疹部をメスでこすり，そこから虫体や虫卵を検鏡で検出することにより確定する。フェノトリンローション・クロタミトン軟膏・イベルメクチン錠(体重15kg以上の場合)が有効である。

⑪シラミ症 pediculosis

　接触感染により，頭ジラミは頭髪，毛ジラミは陰毛に寄生し，皮膚症状を引きおこす。学童に好発するのは前者である。

　頭ジラミ症は小学校・幼稚園や保育園で，ときに集団発生的小流行がみられる。毛根にアタマジラミ(2〜3×1mm，肉眼で観察可能)が侵入し，毛幹に卵を産みつける。

　瘙痒が強く，頭部皮膚に滲出物や搔破痕を多数みとめる。毛髪に寄生している虫体，あるいは付着する虫卵を検鏡で確認する。フェノトリンパウダー(シャンプー)が有効である。

⑫虫刺症 insect bite

　夏に好発する。原因は，カ・ブヨ・ノミ・ダニ・毛虫・ガ・ハチなど多種にわたる。虫刺部位に一致した小豆大〜爪甲大の膨疹・丘疹・紅斑・水疱などが散在性にみとめられる。瘙痒が強く，ときに疼痛がある。搔破による二次感染に注意する。

　虫刺の予防が第一で，治療はステロイド外用薬と抗ヒスタミン薬内服薬の投与が一般的で，重症例ではステロイドの全身投与が行われる。

C 疾患をもった子どもの看護

① 母斑を有する子どもの看護

　母斑は，子どもや家族の心の負担になる場合がある。母斑の種類や部位によっては，何度も治療を要したり，治療しても完全に消退することはむずかしいものもある。

　レーザー治療が行われるが，皮膚の薄い幼少期のほうが効果は高く，照射面積が少なく治療時間が短いため，乳児早期から行われることが多い。痛みを伴うため薬物を用いて疼痛緩和をはかるが，効果は十分ではないといわれている。治療の際には，レーザー光に対する眼球保護のための遮光，体動による誤照射予防のための抑制や必要に応じて鎮静が行われる。これらは子どもにとって恐怖を伴うものであり，幼児期になると拒否的な反応が強くなり，治療が困難になる場合もある。幼児後期・学童期になり子ども自身が治療したいという意思をもつようになると，処置時の抑制が不要になり，表面麻酔のみの使用で治療を行えるようになる。

　看護師は，子どもが安全に治療を受けられるよう，成長・発達に応じた説明をしたり，苦痛を軽減する方法を子ども・家族とともに考えたりすることが大切である。

　また，子どもと家族が肯定的なボディイメージを形成したり，治療への意思決定ができるよう，相談相手となり，見まもっていくことが求められる。同様の経験をした両親や当事者のグループを紹介することも看護師の役割である。

② アトピー性皮膚炎の子どもの看護

　アトピー性皮膚炎は，慢性的な経過をたどる疾患である。治療は，薬物療法を含めたスキンケアと，アレルゲンやその他の悪化因子の除去が中心となるため，子どもと家族が日常生活のなかでこれらを負担なく継続できるよう支援することが大切である。また，子どもの一番の苦痛はかゆみであり，かゆがる子どもを世話する家族は心理的な負担も大きくなるため，かゆみを軽減するケアが重要である。

スキンケア▶　アトピー性皮膚炎の子どもは皮膚のバリア機能が低下しており，少しの刺激でもかゆみを感じやすく，皮膚をかいてさらにバリア機能が低下する悪循環に陥る。また，皮膚のバリア機能低下により，表皮・真皮に侵入した物質が，異物やアレルゲンとして認識されて，排除しようとアレルギー反応がおこる準備をする(経皮感作)。このように，皮膚のバリア機能の異常はアトピー性皮膚炎の原因になり，さらに悪化因子にもなるため，皮膚を清潔な状態にしたあとに

保湿剤や外用薬を塗布すること(スキンケア)が大切である。

　毎日入浴もしくはシャワー浴を行い，皮膚を清潔に保つ。発汗が多い場合や，食事や遊びで皮膚がよごれたときは，回数を増やす，部分的に洗い流すなどの工夫をする。皮膚への刺激がないように，よく泡だてた石けんの泡で手を用いてやさしく洗い，ぬるめの温度で水圧を弱めたシャワーを用いて石けん分を残さないようにしっかりとていねいに洗い流す。

　アトピー性皮膚炎の皮膚は乾燥しやすいため，入浴後すぐに保湿剤や指示された外用薬を塗布することが大切である。入浴後だけではなく，保湿剤は乾燥したときに，外用薬は医師の指示に基づいて適宜使用する。

　近年，外用薬の使用量の目安として FTU(finger tip unit)が用いられている。成人の第 2 指の末節の端から端にのる外用薬の量が 0.4〜0.5 g(外用薬の口径による)に相当するとされ，この量が両手のひらの面積を塗るのに適量とされている。ローションの場合は，手掌に丸く出した一円玉大の量が 1 FTU とされる。アトピー性皮膚炎をもつ子どもと家族は，ステロイド薬の副作用を懸念して使用をいやがる場合があるが，このような指標を用いて子どもと家族に外用薬の使用方法を説明すると，適切な使用量がわかり，治療に対する理解につながる。

アレルゲンの除去▶　第 5 章「食物アレルギー」「気管支喘息」の項を参照のこと(▶110 ページ)。

瘙痒感の緩和▶　アトピー性皮膚炎はかゆみによる搔破でさらに症状が悪化する。また，かゆみによる不眠で不きげんになったり，集中力が低下するなど，日常生活に支障をきたす場合がある。したがって，かゆみそのものを軽減することと搔破予防が大切である。

　かゆみを引きおこす皮膚への刺激を避けるために，衣服などの素材に注意するほか，汗をかかないように厚着を避けるなどの工夫も必要である。かゆみが生じた場合は，冷却する，室温を下げるなどしてかゆみをやわらげる。また，手を使った遊びや好きなことに集中していると，かゆみが気にならなくなることもある。

家族への援助▶　アトピー性皮膚炎はアレルギー素因が関与している場合もあり，とくに母親は，わが子がアトピー性皮膚炎になったことに対して自責の念をいだきやすい。子どもが瘙痒感で不眠になると，母親も睡眠不足になることが多く，また，日々の世話が負担となり，心身ともに疲労してしまうことがある。

　治療に対するさまざまな見解や民間療法の情報が氾濫しており，自己判断で治療を中止したり，よりよい治療を求めて医療機関を渡り歩くことがある。このような家族は，ストレスを多くかかえ，孤立している場合がある。看護師は家族の思いを傾聴し，子どもとともにアトピー性皮膚炎とあせらずにうまく付き合っていけるように支援していく。

　また，子どもの成長・発達に伴い，子ども自身がセルフケアの必要性を自覚し，その主体が家族から本人へ移行できるように，家族とともに見まもり支援

していくことが大切である。

⫿⫿⫿ ゼミナール

✎ **復習と課題**

❶ 母斑の治療を受ける子どもへの援助について考えてみよう。

❷ アトピー性皮膚炎の子どもの看護について日常生活上の注意点をあげてみよう。

参考文献　　1）及川郁子監修：小児看護とアレルギー疾患．中山書店，2011．
2）末廣豊編：小児アレルギー診療ブラッシュアップ．診断と治療社，2010．
3）末廣豊編：小児アレルギー診療──コメディカルとともに．診断と治療社，2012．
4）日本皮膚科学会ほか：アトピー性皮膚炎診療ガイドライン2018．日本皮膚科学会雑誌 128(12)：2431-2502，2018．
5）水野克己ほか編：子どものアレルギー×母乳育児×スキンケア．南山堂，2016．

第**16**章

眼疾患と看護

A｜看護総論

　小児期は視機能が発達する時期である。視力の感受性期は生後 1 か月くらいから始まり，8 歳ごろまで続くとされている。この時期に視機能の発達を妨げる要因があると，その発達が著しく障害される場合もあるため，視機能に関する異常が早期に発見され，適切な治療につなげていくことが必要となる。

　小児期は，視機能の異常に関する自覚症状を認識して表現することがむずかしく，正確な視機能を把握するための各種検査への協力が得られにくい時期でもある。そのため，年齢や子どもの理解力に応じた検査の介助を行い，正確な検査結果が得られるようにしていくことが大切である。

　子どもの眼科疾患は，一般的になじみのないものも多く含まれるため，治療や検査を行う際には，子どもだけでなく家族の不安や精神的負担も大きい。家族が疾患や検査・処置，治療について十分な説明を受け，理解と協力が得られるように支援していくことが必要である。

　また，長期にわたって経過を把握する必要がある場合，繰り返し検査や治療を行うこともあるため，子どもや家族の心理的負担に配慮しながら，かかわっていく。さらに，検査や治療にかかわる複数の専門職(眼科医師・視能訓練士・眼鏡技術者など)との情報交換や連携をはかりながら，子どもと家族が安心して検査・治療を進めていけるように支援していくことも重要である。

B｜おもな疾患

① 小児眼科診療の背景と特徴

　小児眼科診療の特徴は，以下の 3 点である。

[1] 小児が検査(とくに自覚的検査)に協力できるよう，配慮を要する　乳幼児は成人と異なり，検査・診察には特別な工夫が必要である。子どもの注意力の持続時間は短い。周囲に気をとられたり，警戒心をもったりすると，十分な自覚的検査は行えない。

[2] 弱視の予防と治療　成人にみられる眼疾患の多くは小児でもみられるが，その治療・経過は成人とは異なる。視覚の感受性期に適切な視覚刺激が与えられないと，疾患は治癒しても弱視(視力の発達が不十分な状態)を発症することがある。

[3] 教育・福祉への接続　治療しても低視力にとどまる子ども(ロービジョン児)に対しては，ロービジョンケア(▶464 ページ)を行う。そのほかに集団生活

における配慮を必要とする場合も，必要に応じて助言する。

② 小児の眼科検査

1 視力検査

通常の成人の視力検査では，ランドルト環を用いた字づまり視力表で行う（▶図16-1）。これに対して，3歳前後までの幼児では，同じランドルト環を1つずつ示す字ひとつ視力表や，絵視標を用いる絵ひとつ視力表で検査を行う（▶図16-2）。乳児や言葉の理解が未発達の障害児では，縞模様と無地を組み合わせたカード（Teller Acuity Cards）を用いて検査を行う（▶図16-3）。

2 屈折検査

遠視・近視・乱視の程度を測定する検査である。他覚的に測定できるため，視力検査が困難な乳幼児にも施行可能である。中等度以上の屈折異常は弱視の原因となりうる。

小児は成人と異なり，調節力（見ようとするときにピントを合わせる眼のはたらき）が旺盛であるため，調節麻痺薬の点眼後に屈折値を測定する。シクロ

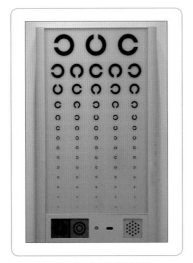

▶図 16-1　字づまり視力表

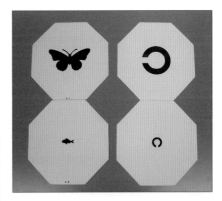

ランドルト環または絵指標を1つずつ示し，検査を行う。

▶図 16-2　字ひとつ視力表・絵ひとつ視力表

発展学習▶▶▶

■視覚の感受性期

正常な子どもの視力の発達は，生直後よりはじまり，個人差があるものの3〜6歳ごろまでに，ほぼ成人と同様な視力を獲得する。その後，8歳ごろまでは，ゆるやかながら視機能の発達の可能性があると考えられている。適正な刺激で視力を獲得する可能性のある時期を**感受性期**とよぶ。

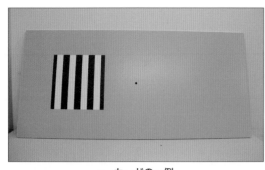 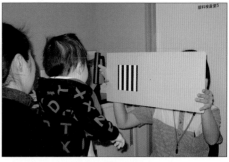

a. カードの一例　　　　　　　　　　　　　b. 検査の様子

心理学を応用した検査法。無地と縞模様では，縞模様を見る性質を利用する。灰色のカードの中央には小さな穴がある。穴の左右いずれかには縞模様が描かれている。検者はカードを提示し，のぞき穴から乳幼児を観察する。順番に縞幅の細かいカードにかえてゆき，どこまで識別できるかを測定する。

▶図 16-3　Teller Acuity Cards(TAC)法による視力検査

　ペントラート塩酸塩(サイプレジン®)とアトロピン硫酸塩水和物(硫酸アトロピン®)は代表的な調節麻痺薬である。調節麻痺作用とともに散瞳作用もあるため，点眼後は近い距離での見づらさ・まぶしさを感じるが，薬剤の効果は一時的である。
　屈折測定法は，暗室で行う検影法，明室でのオートレフラクトメータによる測定など，複数の方法がある(▶図 16-4)。屈折検査が実施できれば，たとえ視力検査ができなくとも必要な眼鏡を処方することは可能である。

3 眼位検査・両眼視機能検査

　いわゆる斜視の検査である。眼位検査では，ペンライトや固視目標(注視する対象)を注視させ，近見と遠見の眼位を遮眼子やプリズムを用いて検査する(▶図 16-5)。
　両眼視機能検査は，両眼を同時に使う機能，立体的に見る機能などを調べる検査である。年齢・発達に応じてさまざまな検査法がある(▶図 16-6)。

4 細隙灯検査・眼底検査

　暗室にて眼球の器質的異常を観察する検査である。協力が得られない乳幼児では，散瞳薬を点眼後，バスタオルなどでからだをくるんだ状態で，介助者が頭を支え，器具で開瞼して，検査する(▶図 16-7)。トロピカミド配合剤(ミド

発展学習▶▶▶

■ 3 歳児健診
　3 歳児健診では，視覚検査も行われる。この健診では視力検査が導入されており，字ひとつ視力表・絵ひ

とつ視力表が活用されている。弱視の早期発見・早期治療に役だっている。

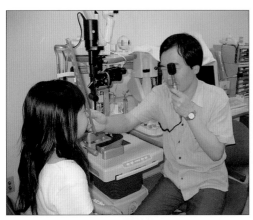

a. 検影法

暗室にて行う。被検者の瞳孔内に平行光線を入れ, 検者が瞳孔内の光の影を観察して, 屈折値を測定する。どのような体位の患者でも測定可能だが熟練を要する。

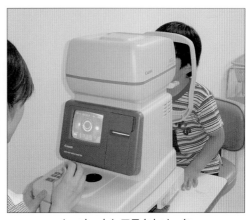

b. オートレフラクトメータ

器械ののぞき穴から一点を固視させ, 測定する。

▶図16-4　屈折検査

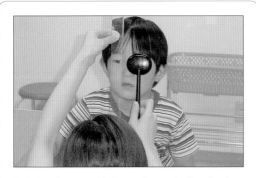

視標を固視させた状態で, 遮眼子やプリズムを用いて眼位検査を行う。

▶図16-5　眼位検査

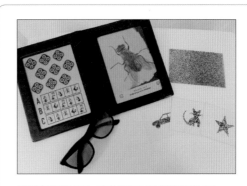

検査表を用いて, 立体的に見る機能を調べる。

▶図16-6　両眼視機能検査

リン®)は代表的な散瞳薬である。

5 色覚検査

色の識別を問う自覚的検査である。低年齢では検査は困難である。目的に応じてさまざまな検査表が用いられる(▶図16-8)。

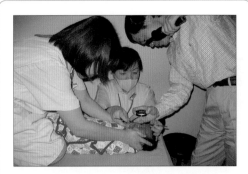

抑制帯またはバスタオルで患児のからだをくるみ，手が出ないようにする。頭をしっかりと両側から支える。

▶図 16-7　抑制下での眼底検査

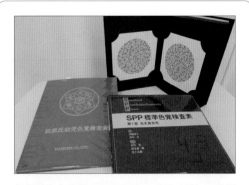

色覚検査を実施するときは，プライバシーの保護，照明の明るさなどに配慮する。

▶図 16-8　色覚検査表

③ おもな疾患

1 結膜炎 conjunctivitis

感染またはアレルギーが原因で，結膜に炎症をおこした状態をいう。ウイルス性結膜炎のうち，**流行性角結膜炎** epidemic keratoconjunctivitis は俗に「はやり目」ともいい，感染力が非常に強いため，登園・登校の制限がある。アデノウイルスの感染が原因で発症する。

アレルギー性結膜炎 allergic conjunctivitis は，花粉などによる季節性のもの，ハウスダストなどによる通年性のものがある。**春季カタル** vernal keratoconjunctivitis は，アレルギー性結膜炎の慢性重症型で，男児により多くみられる。角膜障害を伴うと痛み・流涙を訴える。

結膜炎の治療は，点眼により行う。乳幼児の保護者には，必要に応じて点眼指導を行う（▶図 16-9）。

2 睫毛内反 ciliary entropion，眼瞼内反 entropion of eyelid

いわゆる「逆まつ毛」である。乳幼児では，下まぶた（下眼瞼）の皮下脂肪が厚く，睫毛（しょうもう）が押しやられるために，睫毛の先が眼球に接触することがある。また，下眼瞼が内方にそっているために，睫毛が眼球に接触する場合もある。

発展学習 ▶▶▶

■自覚的検査と他覚的検査

自覚的検査は，視力検査・色覚検査・視野検査など，患者の返答をもとに検査結果を得るものをいう。患児が言葉を理解し，検者とコミュニケーションがとれる ことが必要である。一方，他覚的検査は，屈折検査・眼底検査など，必ずしもコミュニケーションを必要としないものをいう。抑制下・鎮静下でも検査可能である。

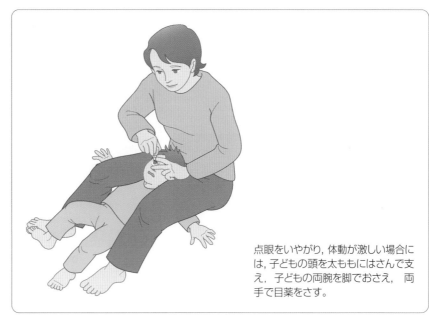

点眼をいやがり，体動が激しい場合には，子どもの頭を太ももにはさんで支え，子どもの両腕を脚でおさえ，両手で目薬をさす。

▶図 16-9　いやがる子どもへの目薬のさし方

まぶしがる様子（羞明^{しゅうめい}）・充血・眼脂などの症状がみられる。軽症では自然経過を観察するが，症状が強い場合は手術治療を検討する。

3 先天性眼瞼下垂 congenital blepharoptosis

上まぶた（上眼瞼）を持ち上げる筋肉（眼瞼挙筋）の作用が弱いため，眼瞼が十分に開かない。生下時よりまぶたが開きにくい。顎^{あご}を上げて見ようとしたり（顎上げ），おでこの筋肉を使ってまぶたを持ち上げようとする（眉上げ）様子がみられる（▶図 16-10）。眼瞼下垂の程度が強い場合は，瞳孔が上眼瞼でおおわれてしまい，弱視の原因となる。手術および弱視訓練を行う。

4 先天性鼻涙管閉塞 congenital nasolacrimal duct obstruction

眼の表面の余剰の涙は，目頭の小さな穴（涙点）から鼻の奥へ，管（鼻涙管）を通って排出される（▶図 16-11）。鼻涙管が生まれつき閉塞しているため，生後より，目に涙がつねにたまっている，眼脂が多いなどの症状がみられる。抗菌薬点眼および涙嚢^{るいのう}マッサージで改善しないときは，涙嚢洗浄や涙道ブジーを行う。

5 屈折異常

遠視・近視・乱視を**屈折異常**という。屈折異常があると，裸眼では鮮明に見ることができない（網膜上に鮮明な像が得られない）。屈折異常の程度を示す数値を屈折値といい，屈折検査（▶453 ページ）にて測定する。屈折値は，視力値と

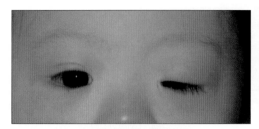

a. 左眼の高度の眼瞼下垂
瞳孔は完全に上まぶたにおおわれている。

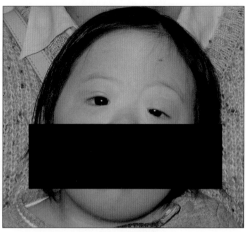

b. aと同じ症例
右に比べて左の眉の位置が高いことから, 前頭筋(お
でこの筋肉)を使用していることがわかる。このよう
に, 顎を上げ, おでこに力を入れて, 左のまぶたを
持ち上げると左眼の瞳孔が少し露出する。

▶図16-10　先天性眼瞼下垂

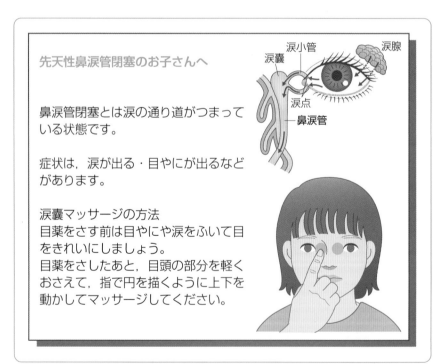

先天性鼻涙管閉塞のお子さんへ

鼻涙管閉塞とは涙の通り道がつまって
いる状態です。

症状は, 涙が出る・目やにが出るなど
があります。

涙嚢マッサージの方法
目薬をさす前は目やにや涙をふいて目
をきれいにしましょう。
目薬をさしたあと, 目頭の部分を軽く
おさえて, 指で円を描くように上下を
動かしてマッサージしてください。

▶図16-11　先天性鼻涙管閉塞患児・家族への説明

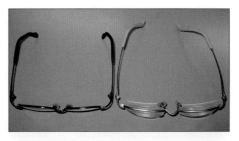

a. 眼鏡
屈折異常の程度が強いと，眼鏡の
レンズは厚くなる。右は高度遠視
の眼鏡。

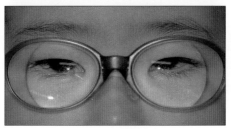

b. 装用した状態（正面）

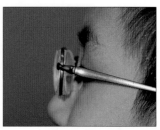

c. 装用した状態（側面）
横からみるとレンズが厚いことが
わかる。

▶図 16-12　眼鏡の例

は異なる数値である。単位はディオプトリー diopter(D)である。

　小児は眼球の成長に伴い，屈折値が変化する。乳児では遠視が多くみられるが，成長とともに遠視は軽減し，学童期以降では近視が増加する。屈折異常の程度，弱視の有無，左右差，年齢，症状などに基づき，必要とする場合には**眼鏡**を処方する（▶図 16-12）。

6 弱視 amblyopia

　視力の発達期に，適切な視覚刺激を経験しないことや，視覚刺激に一定以上の左右差があることにより生じる両眼または片眼の視力障害のことをいう。視力障害とは，矯正視力が不良（一番合う眼鏡をかけても視力が不良）であることをいう。屈折異常，斜視，高度の眼瞼下垂，先天白内障，角膜混濁，眼帯の使用など，さまざまなものが原因となりうる。

　視覚の感受性期を過ぎると治療に対する反応が低下するため，早期発見・早期治療が原則である。原因疾患の治療と弱視訓練を行う。おもな弱視訓練は，眼鏡常用・健眼遮蔽訓練（▶図 16-13）である。家庭での訓練，とくに長時間の健眼遮蔽訓練は負担であり，子どもと保護者が前向きに治療に取り組めるような支援が大切である。

おもな弱視▶　多くの屈折異常弱視では自覚症状がみられず，3 歳児健診・就学時健診などでみつかる。

　[1] 屈折異常弱視　両眼の屈折異常による，両眼の視力障害である。

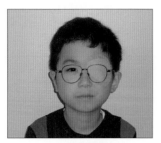

a. 健眼遮蔽

眼鏡を装用し，健眼を遮蔽している。

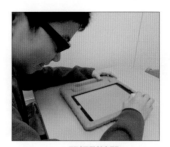

b. 弱視訓練器

タブレット型弱視訓練器を用いて，楽しみながら訓練を実施している。

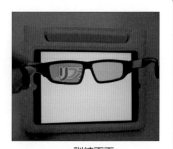

c. 訓練画面

付属の専用偏光メガネを通して訓練器の画面をみると，片眼のみ画像が見える。両眼を開けたまま片眼の訓練が行える。

▶図16-13　弱視訓練

[2] **不同視弱視**　屈折異常の左右差が原因の，片眼性の弱視である。左右眼の屈折度数の差が一定以上の状態を不同視というが，そのうち屈折異常が強いほうの眼が弱視となる。

[3] **斜視弱視**　斜視があるために生じる片眼性弱視である。

7 斜視 strabismus

固視目標を見ているときに，片眼の視線がそれている状態を斜視という。視線のずれの方向により，**内斜視 esotropia・外斜視 exotropia・上斜視 hyper-tropia・下斜視 hypotropia** に分類される。

乳児の視線が，見かけ上は内斜視のようにみえても，実際には両眼の視線がそろっている状態を**偽内斜視**といい，斜視ではない。目頭（内眼角）の皮膚が眼球の内側の白目をおおうため，黒目の位置が寄っているようにみえる（▶図16-14）。

斜視は整容的問題と感覚的問題をあわせもった疾患である。斜視があること

発展学習▶▶▶

■「弱視」と「ロービジョン」

「弱視」という言葉は，社会的・教育的に使われる「低視力」を意味する場合（例：弱視学級）と，医学的な「視力の発達不全による視力障害」をさす場合（例：屈折異常弱視）の2通りの使われ方がある。眼科では，前者を「ロービジョン low vision」，後者を「弱視」と表現して区別する。

■小児弱視等の治療用眼鏡に係る療養費の支給

2006（平成18）年4月より，9歳未満の小児の弱視・斜視および先天白内障術後に，治療用として用いる屈折矯正のための眼鏡およびコンタクトレンズ（「治療眼鏡等」という）の作成費用が，健康保険の適用となった。眼科医の「治療用眼鏡等作成指示書」を含む所定の書類を用いて手続きを行う。対象年齢・交付額・前回の給付からの期間などの基準が定められている。なお，一般的な近視などに用いる眼鏡は，治療用眼鏡ではないため，対象とはならない。

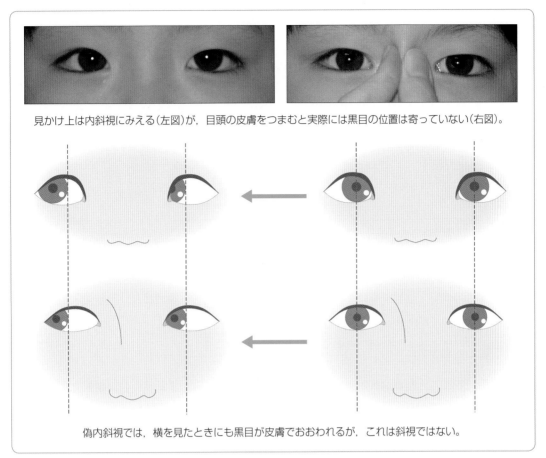

見かけ上は内斜視にみえる（左図）が，目頭の皮膚をつまむと実際には黒目の位置は寄っていない（右図）。

偽内斜視では，横を見たときにも黒目が皮膚でおおわれるが，これは斜視ではない。

▶図16-14　偽内斜視

で両眼視機能が障害され，検査上は立体感・奥行き感の低下がみられるが，低年齢では自覚症状を訴えることは少ない。家族が眼位異常に気づき，受診することが多い。

斜視の治療には，手術療法・眼鏡による屈折矯正・斜視視能訓練などがある。

おもな斜視▶ **[1] 乳児（先天）内斜視**　生後6か月以内に発症した内斜視をいう。原因は不明である。2歳ごろまでに斜視手術を行うことが多い。

[2] 調節性内斜視　1歳半ごろに発症することが多い。遠視があり，近くの物を注視するときに内斜視となる。治療のために眼鏡を常用させる。

[3] 間歇性外斜視　眼位がよいときと外にずれるときがある斜視である。寝起きや戸外では，斜視が出現しやすい。戸外での片目つぶりは，間歇性外斜視の患児によくみられるしぐさである。年長児以降では，眼位ずれによる複視を自覚することがある。斜視視能訓練や手術を行う。

[4] 先天性上斜筋麻痺　上斜視の一種である。麻痺眼が上になるように頭を傾ける頭位をとると，上斜視が目だたなくなるため，頸をかしげた姿勢をとる。これを，眼性斜頸という。眼位と斜頸を改善させる目的で斜視手術を行う。

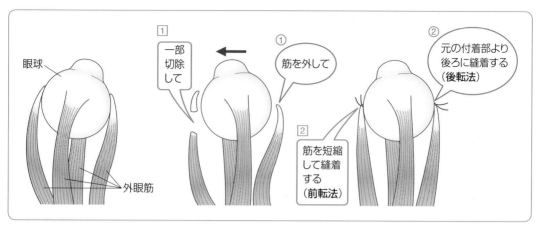

▶図 16-15　斜視手術

斜視手術▶　斜視手術は，外眼筋を操作する手術である。術式には，後転法・前転法・斜筋手術などがある（▶図 16-15）。

8 眼振 nystagmus

眼球が不随意に揺れることを**眼振**(眼球振盪)という。先天眼振では，乳児期から両眼の眼振がみられ，原因は不明である。注視するときに顔をまわすしぐさ(頭位異常)や，首を左右に振りながら物を見ようとするしぐさ(首ふり)がみられることがある。

9 先天白内障 congenital cataract，発達白内障 developmental cataract

先天的に水晶体が混濁している状態を**先天白内障**という。幼児期以降に発症するものもあり，**発達白内障**という。風疹などの子宮内感染によるもの（▶144ページ，先天性風疹症候群），全身疾患に伴うもの，遺伝性のもの，原因不明のものなど，病因はさまざまである。

水晶体混濁が軽度であれば，経過観察を行う。中等度以上の混濁は，弱視の原因となるため，手術にて混濁した水晶体を除去する。手術時に眼内レンズを挿入する場合としない場合がある。術後は，眼鏡やコンタクトレンズを装用し，弱視訓練を行う（▶図 16-16）。術後は，弱視治療のほか，緑内障・網膜剥離を併発することがあるため，成人にいたるまでフォローが必要である。

10 緑内障 glaucoma

眼球の内圧(眼圧)が上昇し，視神経が障害される疾患である。乳児では眼圧の上昇に伴い，眼球が拡大，角膜が伸展するため，黒目が大きく青みがかった状態(**牛眼**)となる（▶図 16-17）。原発性，ほかの眼異常に伴うもの，スタージ-ウェーバー症候群 Sturge-Weber syndrome（▶395ページ）などの全身疾患に伴う

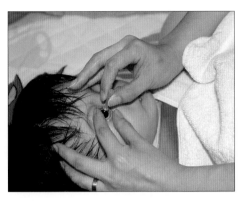

ハードコンタクトレンズの着脱の様子。毎日，家庭で行う。子どもがどうしてもいやがるときは，バスタオルなどでからだをくるみ，支えて，レンズの着脱を行う。

▶図 16-16　コンタクトレンズの着脱

両眼の先天緑内障の乳児。黒目が大きく，青みがかっている。

▶図 16-17　牛眼

もの，先天白内障術後やステロイド薬使用に伴う後天性のものなど，さまざまな緑内障がある。

　降眼圧薬にて十分な効果が得られない場合，手術を行う。術後，眼圧は再度上昇することもあり，成人にいたってもフォローは必要である。緑内障による視力・視野障害は不可逆性であり，治療しても低視力にとどまることもある。

11 心因性視力障害

　心理的な原因により視力が低下することをいう。問診では，「漫画の文字は小さくても読めるが，教科書の文字は見えない」など，場面によっては視力不良が感じられない様子がうかがえる。眼の器質的異常はなく，視力検査で特殊なテクニックを用いて検査すると，良好な視力が確認できる。

12 先天色覚異常 congenital color anomaly

　先天的に一部の色の区別がつきにくい，大多数の人と色の感じ方が異なる状態である。先天赤緑色覚異常は遺伝性である。男性の 20 人に 1 人の割合でみられる。程度は軽度から重度まであり，さまざまである。程度が強い色覚異常では，区別のつきにくい色があり（たとえば，緑の黒板に赤いチョークで書かれた文字，地図帳の茶色と赤），学校に配慮を求めるなどの保護者への助言が必要である。

④ 補助具・補装具

1 視覚補助具・ロービジョンケア

　　治療しても低視力にとどまる子どもに対して，**ロービジョンケア**を行う。成人のロービジョンケアとの違いは 2 点ある。1 点目は，成人では獲得した視力を中途失明により障害され，そこからのリハビリテーションであることが多いが，小児では低視力のなかで成長・発達していることである。視機能の有効利用以外に，家庭・教育環境とのかかわりがある。2 点目は，眼疾患以外の精神・運動発達遅延を合併しているケースがみられることである。

　　視覚補助具には，光学的補助具，非光学的補助具および TV 式拡大読書器などがある。光学的補助具は，レンズなどを用いるものをいい，拡大鏡・単眼鏡がその代表である（▶図 16-18-a）。また，羞明の軽減には遮光眼鏡を用いる。非光学的補助具の例としては，大活字本があげられる（▶図 16-18-b）。

　　視覚補助具の指導は，視機能だけでなく，発達年齢やニーズ，合併するほかの障害の予後などをふまえ，1 人ひとり個別に実施する。

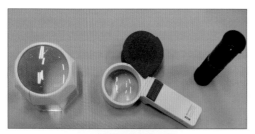

a. 光学的補助具の例

左から，卓上型拡大鏡・手持ち式拡大鏡・単眼鏡である。手持ち式拡大鏡は，いわゆる「虫めがね」のように，近い距離の物を拡大して見るのに用いる。単眼鏡は，いわゆる「望遠鏡」のようにのぞいて，中間から遠方を拡大して見るのに用いる。

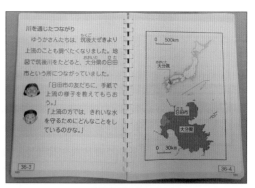

b. 非光学的補助具の例

小学校 3・4 年生の社会科の拡大教科書を示す。活字が大きく，図も拡大されている。義務教育の全教科書は，拡大教科書が用意されている。

▶図 16-18　視覚補助具

発展学習▶▶▶

■視能訓練士

　眼科領域の専門職である（国家資格）。弱視・斜視の視能訓練・眼科検査全般・ロービジョンケアなど，幅広い知識・技術をもつ。眼科チーム診療において，視能訓練士は欠かせない存在である。自治体が行う 3 歳児健診での検診業務にも参加する。

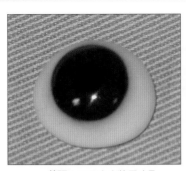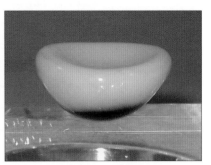

| a. 義眼：このまま装用する | b. 裏返した状態 |

▶図 16-19　義眼

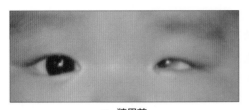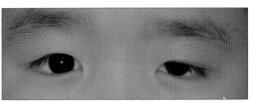

| a. 装用前 | b. 数年後 |
| 左眼の小眼球。左眼窩の発育不良をみとめる。 | 左眼窩の発育により，左右差は軽減している。左義眼装用した状態では，整容的問題も改善する。 |

▶図 16-20　義眼の装用

2　義眼

　　眼球の大きさが極度に小さい状態（小眼球・無眼球）では，眼窩の発育不良・顔面の非対称・整容的な問題を生じる。**義眼**<ruby>（▶図 16-19）を装着することで，眼窩の発育を促すことができる（▶図 16-20）。

C 疾患をもった子どもの看護

① 眼科的検査を受ける子どもと家族の看護

　　検査の目的や必要性，内容を理解することがむずかしい子どもの場合，視機能の検査への協力が得られにくいことがある。検査に協力できる子どもの場合でも，検査への興味や集中力が続かない場合もある。検査をとどこおりなく進めるために，検査の目的や手順を把握し，必要物品や環境の整備を含めた準備を行い，的確な手技で介助を行う。

　　検査を行う前には，子どもの年齢や理解力に応じて，家族と相談をしながら，検査の内容や子ども自身に協力してほしいこと，子どもが知りたいと思っていることについて，わかりやすい言葉でていねいに説明を行う。また，1人で検査を受けることに子どもや家族が不安をかかえている場合には，検査の内容や環境を考慮したうえで，家族が検査に同席することについて，子どもや家族の意向を尊重して検討する。

　　検査を進めるなかで，眼の前に診療器具を近づけられて子どもの緊張や不安が高まることもある。検査中にも進行状況や見通しを伝えながら，支援していく。検査終了後には，検査が終わったことを伝えるとともに，スキンシップをはかったり，家族と一緒に子どものがんばりをほめる。

　　注視が必要な検査の場合には，子どもが興味を示すキャラクターや音の出るおもちゃを使用したり，家族に視標の位置に立って呼びかけてもらう工夫を取り入れながら，子どもの視方向を誘導していけるようにかかわる。

　　子どもが動くことで検査を進めることが困難な検査を行う場合，できる限り子どもの協力が得られるように，子ども自身への説明を行う。また，家族の付き添いがあるほうが，動かずに検査にのぞめる場合には，家族の付き添いや協力も検討していく。子どもの協力が得られにくい場合には，子どもの身体をしっかりと固定し，安全に検査が進められるようにかかわる。

　　眼圧検査のように泣いて身体に力が入ると正確な値が測定できなくなるような場合，催眠薬を処方して，鎮静下で検査を行う場合もある。睡眠導入が順調に行えるように，前日の睡眠や最終飲食の時間について，事前に家族に説明しておくことが必要になる。また，催眠薬の影響に伴う全身状態の観察や，転倒・転落の事故を防ぐためにも，小児から目を離さず，安全な環境を確保する。

② 斜視の手術を受ける子どもと家族の看護

手術前▶　斜視の手術は幼児期に全身麻酔下で行われることが多い。そのため，発熱など感染症の確認を含め，身体的準備を整えていくことが必要である。また，短期間の入院であったり，入院そのものや手術がはじめての体験の場合も多いため，入院や手術に関連した子どもや家族の不安の軽減をはかることも必要になる。

　　子どもや家族が事前に医師よりどのような説明を受けたか，その内容や理解度を確認する。誤解や疑問がある場合は，手術前に解決できるように支援する。術前のプレパレーションとして，子どもの理解力に合わせた説明に加え，イラストやビデオのような視聴覚教材を用いて説明することで，手術前後の経過や点眼に対する子どもと家族のイメージを具体的にし，不安軽減をはかることができる。

　　また，術後は術眼の保護のために，あて金やガーゼが装着されることがあり，

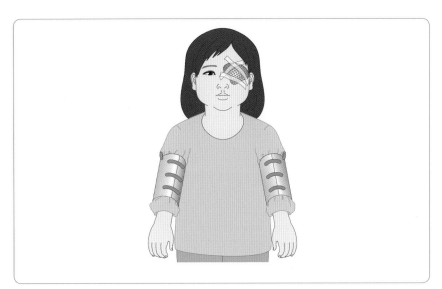

▶図 16-21　あて金と肘関節抑制帯

　　　　手術後は一時的に視界が遮断される（▶図 16-21）。術前のプレパレーションとして，子どもや家族に実物を事前に見せることや，実際にあてて練習をすることにより，手術後の混乱を少なくするのに役だつ。

手術後▶　手術直後は，麻酔後の全身状態の観察と，眼の痛みの観察・対応を行う。また，術眼の保護のためのあて金やガーゼを外したり，眼を触らないようにかかわっていくことも必要である。子どもの協力が得られにくい場合は，肘関節の抑制帯（抑制筒）を使用して，術眼の安静や感染予防に努める。あて金やガーゼがあたっていることにより，子どもの不安や心理的混乱が考えられる場合は，訪室や声かけを行い不安軽減に努めるとともに，子どもと家族とのスキンシップを促す。

　　　　あて金やガーゼは，手術翌日の診察後に外される場合が多い。複視の有無の確認と合わせて，複視に伴う事故防止にも努めていく。また，片方の眼をつぶって見ている場合には，両眼視機能を促すために，両眼で見ていくように声をかける。さらに，感染予防のため，眼をこすったり叩いたりしないように子どもや家族に説明していくとともに，眼の安静や安全がまもれる遊びを取り入れながら，気をまぎらわすようにする。

点眼・退院指導▶　点眼は手術後 1 日目より開始される。子どもの場合，自分で点眼をするのはむずかしいことが多く，入院期間も短いため，手術後早期より家族に**点眼指導**を行う。指導では，点眼の必要性，点眼薬の扱い方（保存や使用の方法），必要物品，点眼の手技（手順，具体的な目薬のさし方）について説明する。また，家族に子どもへの点眼を実施してもらいながら介助や助言を行い，家庭でも継続して行えるように指導する。子どもが点眼をいやがり，動きが激しい場合には，体位や固定方法を一緒に検討し，安全で行いやすい方法を指導する。

点眼を継続する期間，通園・通学時期の目安，洗顔・洗髪・入浴の時期や方法など，家族が医師から受けた説明を確認し，退院後の子どもや家族の不安軽減をはかっていく。また，退院後も術眼の感染予防が必要なため，砂遊びや風が強い日の外出を控えるなど，退院後の日常生活を想定した具体的な説明を，子どもと家族に行う。

治療の継続▶　手術は，斜視視能矯正の過程の1つであるため，退院後も定期的な通院が必要であり，両眼視回復訓練を行い，経過を観察していく場合がある。治療の継続に伴う子どもと家族の負担や日常生活への影響をアセスメントしながら，かかわる。

ゼミナール

復習と課題

❶ 視力検査を受ける幼児後期の子どもへの声かけやかかわりについて考えてみよう。

❷ 全身麻酔を行って，斜視の手術を受ける幼児後期の子どもへの術前オリエンテーションについて考えてみよう。

参考文献
1)麻生由美・若色早苗：検査介助時の留意点とケアのポイント．小児看護 25(13)：1751-1753，2002．
2)菅澤淳：斜視手術．眼科ケア 9(9)：265-271，2007．
3)丹羽弥生ほか：手術を受ける子どもに対するケアのポイント．小児看護 25(13)：1754-1756，2002．
4)長澤未紗希・澤井信江：日常遭遇する機会が多い斜視手術を受ける子どもの看護．小児看護 31(13)：1781-1787，2008．
5)吉原いづみほか：小児眼科外来における看護師の役割．眼科ケア 6(2)：82-88，2004．

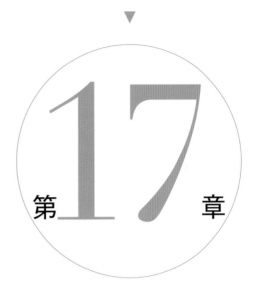

第17章

耳鼻咽喉疾患と看護

A 看護総論

　子どもの耳鼻咽喉疾患には，感染性疾患や先天性疾患が多く，診断や治療の過程で多くの検査や処置が行われる。また，長期にわたって治療や経過観察を行う場合や，手術を要する場合もあるため，治療の介助とともに，子どもと家族への心理的な援助も必要となる。

　子どもの音に対する反応は，生後3か月ごろまでは，大きな音に対して，泣く，全身を硬直させるなどの原始反射を示すが，4か月ごろになり定頸すると，音や声かけに反応して顔を向けるようになる。周囲の音や声に対するこのような反応が乏しい場合，聴覚障害が疑われる。

　新生児聴覚スクリーニングは出生児の約87％に実施されており[1]，早期に子どもの聴覚障害を発見することが可能となっている。また，1歳6か月健康診査での聴覚スクリーニングや3歳児健康診査での聴覚検査により，新生児期に発見されなかった聴覚障害をもつ子どもの発見が可能である。しかし，スクリーニングや健診を受けなかった子どもや，後天性や進行性の聴覚障害が存在している場合もある。聞き返しが多い，テレビの音を大きくする，後ろからの音に無反応などの様子がある場合には，聴覚障害が疑われる。また，家族に聴覚障害があったり，低出生体重児などの聴覚障害のハイリスク要因をもっている子どもでは，注意深い行動の観察が必要である。

　聴覚障害があると，言葉の数が増えない，発音が不明瞭であるというように，言語発達に影響を与える。言語習得の臨界期を考慮して，遅くとも2歳までに適切な聴能訓練を開始することが必要である。そのため，日常生活のなかで家族が聴覚障害の徴候を見逃さず，できる限り早く発見して，診断や治療・訓練に向けて援助していく。

検査・処置を受ける子どもと家族の看護 ▶　耳鼻咽喉科の検査・処置で扱う見慣れない器具類や，診察室の雰囲気によって，子どもは恐怖感をいだきやすい。検査・処置を行う前に，必要性や協力してほしいことを理解力に合わせて説明し，子どもが安心してのぞめるようにかかわっていく。

　子どもの耳・鼻・咽頭・喉頭の器官は，内腔が狭くて見えづらく，医師は光源を用いた精密な機械を使いながら検査や診察を行っている。子どもが動くことにより診察がむずかしくなり，子どもにも苦痛を与えることとなりやすい。そのため，子どもの理解や協力を求めることとあわせて，検査・処置時の子ど

1）日本産婦人科医会：新生児聴覚スクリーニング全例検査にむけて10年の歩み．2018．（http://www.jaog.or.jp/wp/wp-content/uploads/2018/07/122_20180711.pdf）（参照 2019-12-01）

もの体位の保持や固定をしっかりと行い，安全に最小限の時間で行えるように介助していく。

耳鏡を用いた検査時には，頭部が動くことで外耳道や鼓膜を傷つけるおそれがあるため，安全確保のために頭部を十分固定する必要がある。

1人で診察台に座ることがむずかしい場合や，年少の子どもの場合は，安全に最小の時間で検査・処置を行うために，家族・介助者が抱いて座る。家族・介助者が子どもを前向きに抱いて座り，足を交差して子どもの両足を両膝の間にはさみ込み固定する。上半身は，家族・介助者の腕を交差させて子どもの肩を押さえるようにし，肩と手が動かないように固定する。

1人で座ることのできる場合でも，微細な部分の観察や処置のために抑制の必要があることを説明し，介助者が後ろから頭部を固定する。安全確保のために頭部を固定するが，子どもにとっての苦痛は大きい。そのため，検査・処置の実施中にも，子どもの緊張がやわらぐように声かけをしながら励ます。

終了時には，終わったことを伝え，体勢をかえ，スキンシップをはかりながら子どものがんばりをほめる。

B おもな疾患

① 先天性難聴 congenital hearing loss

出生時に難聴をもっている人が出生1,000人に1人いる。2018年の出生数は92万1千人であり，921人の難聴の赤ちゃんがいることになる。ほかの先天性疾患のなかでもきわめて頻度が高い。現在は，新生児聴覚スクリーニングの普及で生後まもなく難聴の有無がわかるようになっている。早期に対応することで，通常の保育園や小学校・中学校・高等教育へと進む人が増えている。先天性難聴の半数以上では遺伝子の異常が明らかになっている。

アメリカのガイドラインでは，生後1か月までに新生児聴覚スクリーニングを終了し，3か月までに耳鼻咽喉科医の確定診断，6か月までに療育を開始することが推奨されている。補聴器による聴力の改善が不十分な重度難聴児には，人工内耳手術を行う。手術適応年齢は原則1歳以上(体重8kg以上)であり，両側手術も可能となっている。

② 外耳の疾患

1 外耳の奇形

● 先天性耳瘻孔 congenital aural fistula

50人に1人の頻度でみられる（▶図17-1）。多くは無症状であるが，感染をおこすと腫脹して疼痛をきたす。抗菌薬による治療をするが，繰り返す場合は手術をして瘻孔を完全に摘出する。

● 先天性外耳道閉鎖症 congenital aural atresia

先天的に外耳道が閉鎖したもので，片側性の場合が多い。多くは耳介や中耳（耳小骨）の奇形も伴い，およそ60dBの伝音難聴を示す。両側性の場合は言語発達の障害となるので，1歳ごろまでに補聴器をつけ，就学時までには片側の手術治療を行う。

聴力が改善されれば補聴器は必要なくなる。片側性の場合は希望があれば，年長児になってから手術を行えばよい。

2 外耳炎 otitis externa

外耳道に炎症や感染がおこったもので，外耳道の発赤・腫脹をきたす。耳珠の圧迫や耳介の牽引で痛みを生じる。局所処置（抗菌薬入りステロイド軟膏や点耳液）で多くは治癒する。

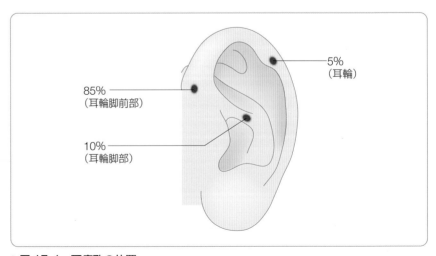

5%
（耳輪）

85%
（耳輪脚前部）

10%
（耳輪脚部）

▶図17-1　耳瘻孔の位置

3 外耳道異物 foreign body of external auditory meatus

　　虫とおもちゃが多い。虫は暴れると痛いので，リドカイン(キシロカイン®)スプレーを耳内に噴霧し，麻酔してから除去する。おもちゃは異物鉤や鉗子で除去する。

③ 中耳の疾患

1 慢性中耳炎 chronic otitis media

　　鼓膜に穿孔が生じ，3か月以上続く状態をいう。長期間の感染で耳小骨が一部消失したり，鼓膜の穿孔縁から皮膚が中耳腔に入って癒着することもある。
　　症状は難聴と耳漏である。根本的な治療は手術である。また，穿孔が鼓膜の縁や弛緩部(鼓膜の上方部)にできると，そこから皮膚が入り込み，垢が貯留して感染をおこすこともある(真珠腫性中耳炎という)。

2 急性中耳炎 acute otitis media

　　かぜをひいたあとに，咽頭の細菌が中耳腔に広がって細菌感染をおこし，鼓膜の発赤や膨隆をきたす。耳痛・耳漏・発熱をおこす。細菌は肺炎球菌とインフルエンザ菌が多い。乳幼児に好発する。最近は中耳炎が反復したり，遷延することがよくみられ，とくに2歳以下の保育園児に多い。抗菌薬の内服を行うが，鼓膜の膨隆が著明で痛みが強いときは，鼓膜切開をして排膿する。

3 滲出性中耳炎 otitis media with effusion

　　鼓膜の後ろに液体がたまるもので，中耳腔が陰圧になるために，鼓膜が陥凹したり，鼓膜の動きがわるくなる。急性中耳炎から移行する場合が多い。
　　症状は軽度から中等度の難聴である。ときに軽い耳痛や耳閉感を訴える。治療は貯留液が排出されやすくする目的で鼻腔や上咽頭の清掃を行う。難聴が著しいときは，鼓膜切開をする。さらに何回も繰り返すときは，鼓膜にチューブを留置したり，アデノイドを切除する。大部分は学童期になると治癒する。

④ 鼻および副鼻腔の疾患

1 鼻出血 epistaxis

　　多くはキーゼルバッハ部位(鼻中隔の鼻腔入口部，▶図17-2)よりおこる。小児ではアレルギー性鼻炎をもっている場合が多い。大部分は左右の鼻翼を強く押さえると止血される。または，出血部を硝酸銀やトリクロール酢酸などの薬

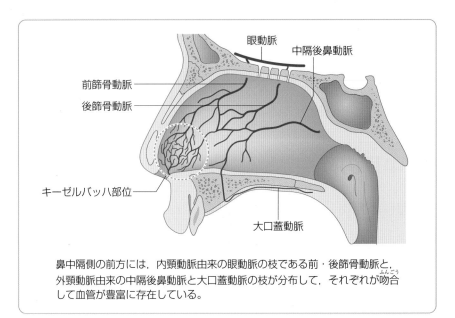

鼻中隔側の前方には，内頸動脈由来の眼動脈の枝である前・後篩骨動脈と，外頸動脈由来の中隔後鼻動脈と大口蓋動脈の枝が分布して，それぞれが吻合して血管が豊富に存在している。

▶図 17-2　キーゼルバッハ部位（鼻中隔の鼻腔入口部）

剤で腐蝕させたり，電気で焼灼する。

2 鼻アレルギー nasal allergy

　鼻粘膜でアレルギー反応がおこり，水様性鼻水・鼻づまり・くしゃみなどがおこる。アトピー性皮膚炎や小児喘息の既往のある学童が多い。通年性のものはハウスダスト・ダニが多く，季節性のものでは，2～4 月はスギ，3～5 月になるとヒノキ，4～6 月はカモガヤ，9～10 月はブタクサの花粉が代表的な抗原である。

　治療には薬物治療（抗ヒスタミン薬の内服，ステロイド薬の鼻内スプレーなど），舌下免疫療法（減感作療法），さらには外科的治療（下鼻甲介切除，下鼻甲介レーザー焼灼）がある。

3 小児副鼻腔炎 sinusitis

　かぜのあとに，頰部の腫脹や疼痛，膿性鼻汁・発熱などをおこす**急性副鼻腔炎**（上顎洞炎が多い）と，鼻づまり・膿性鼻汁・後鼻漏を慢性的におこし，上顎洞や篩骨洞（多くは両側性）に膿が貯留して粘膜の肥厚をみる**慢性副鼻腔炎**とがある。

　急性副鼻腔炎は抗菌薬と鎮痛薬で治療する。小児慢性副鼻腔炎の多くは，鼻かみが十分にできるようになれば，顔面骨の発達とともに自然に軽快する。しかし，後鼻漏が多く，痰のからむ咳をよくする場合には積極的に治療する。マクロライド系の抗菌薬（クラリスロマイシンなど）や消炎酵素薬の内服をする。また，上顎洞が未発達の新生児では，細菌感染がおこると**骨髄炎**（新生児上

顎骨髄炎)となり，入院して抗菌薬の点滴注射をする。ときに腐骨の除去術が必要となる。

4 後鼻孔閉鎖症 choanal atresia

先天性に後鼻孔が閉鎖しているものである。両側性におこると哺乳時にチアノーゼが生じるので，早期に手術をして後鼻孔を開放する。片側性であれば緊急性はない。

⑤ 咽頭の疾患

よく問題となるのはアデノイド(咽頭扁桃：鼻の穴の突きあたり，口蓋垂の後上方にある)と，口蓋扁桃の肥大である。アデノイドは3〜5歳ごろより増殖しはじめ，5〜6歳でピークに達する。以後しだいに萎縮し，思春期以降には通常退縮する。口蓋扁桃は4〜5歳で増殖しはじめ，7〜8歳でピークに達し，以後萎縮していく。咽頭扁桃・口蓋扁桃・舌扁桃(舌根部にある)を合わせて，ワルダイエル輪とよぶ。

1 アデノイド(咽頭扁桃)増殖症 adenoid vegetations

アデノイドが大きくて強い症状(鼻閉，滲出性中耳炎の合併)があるときには，手術(アデノイド切除術)を施行する。

2 口蓋扁桃肥大 hyperplasia of palatine tonsil

マッケンジーの分類(Ⅰ度〜Ⅲ度)が広く用いられている(▶図17-3)。肥大で最も困るのは，アデノイド肥大と同様に，睡眠時無呼吸症候群の併発である。睡眠時に，舌根の沈下とともに扁桃が咽頭腔を閉塞し，いびきや無呼吸をおこす。また，固形物の通過障害をきたすこともあり，食の細い子どもになる。

3 扁桃炎 tonsillitis

細菌性のものでは，A群β溶血性レンサ球菌(溶レン菌)・黄色ブドウ球菌などが多い(▶158ページ)。扁桃が発赤して白苔が付着し，発熱・咽頭痛・嚥下障害などをおこす。治療は抗菌薬を服用する。繰り返す場合には手術適応となる。

発展学習▶▶▶

■アデノイド切除術の適応
(1) 高度の肥大があり，鼻閉をおこし，口呼吸が著しいもの。
(2) 反復性中耳炎，難治性の滲出性中耳炎を併発するもの(アデノイドは細菌が多数存在し，中耳炎の起炎菌の供給源として重視されている)。
(3) 睡眠時のいびき，無呼吸，昼間の傾眠を示すもの(睡眠時無呼吸症候群，小児の夜泣きや夜尿の原因にもなる)。

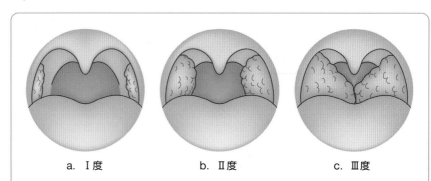

a. Ⅰ度　　　　　　　　b. Ⅱ度　　　　　　　　c. Ⅲ度

口蓋扁桃肥大の評価法で，Ⅰ度は扁桃が前後の口蓋弓を含む面よりわずかに突出するもの，Ⅲ度は左右の扁桃が正中で接する，あるいは接しそうなもの，Ⅱ度はその中間のものである。

▶図17-3　マッケンジーの分類（Ⅰ度～Ⅲ度）

　手術を行う年齢は，一般的には免疫能が成人とほぼ同じになる4歳以上がよいが，重症度に応じて決めればよい。とくに呼吸障害をおこすような場合にはもっと若年でも施行する。

⑥ 喉頭の疾患

1 学童結節

　過度の発声により，声帯が酷使され，声帯前1/3と中1/3の境界に左右対称に結節ができる。スポーツで大声を出す学童に多い。症状は嗄声である。治療は声帯を安静にさせる沈黙療法であるが，変声期には自然消滅することが多いので，学童期でもあり厳密にさせる必要はない。

2 急性声門下喉頭炎 acute infraglottic laryngitis，急性喉頭蓋炎 acute epiglottitis

　急性声門下喉頭炎（3歳以下に多い）は，幼小児の呼吸困難では最も多く，通常はウイルス感染による。発症は進行性であり，鼻咽頭炎の経過中に，発熱・吸気性の喘鳴・犬吠様咳嗽を伴う。多くは夜間におこる。声門下粘膜の腫脹と発赤をきたす。

　急性喉頭蓋炎（3～8歳に多い）は，多くはインフルエンザ菌b型（Hib）による

発展学習▶▶▶

■口蓋扁桃摘出術の適応
（1）習慣性扁桃炎の場合：扁桃炎を繰り返す（年4回以上）もの。
（2）睡眠時無呼吸症候群を示すもの。

（3）急性扁桃炎から扁桃周囲膿瘍を繰り返しおこすもの。
（4）扁桃が病巣と考えられる掌蹠膿疱症・IgA腎症・胸肋鎖骨過形成症などをもつもの。

細菌感染で喉頭蓋の腫脹と発赤をおこし，発熱・嚥下痛・呼吸困難をきたす。急激に進行し，「死にいたる咽頭痛」疾患として知られている。

両者とも治療はステロイド薬や抗菌薬を注射する。急性喉頭蓋炎では，気管挿管が必要な場合が多く，入院治療が必須である。

近年，Hib ワクチンの接種により減少している。

3 喉頭脆弱症 congeital stridor

喉頭脆弱症（ぜいじゃく）は，先天性喘鳴ともよばれる（▶177 ページ）。新生児期より吸気時に喘鳴がみられるが，ふつう呼吸困難はない。喉頭蓋が Ω 型（オメガ）に変形し，吸気時に喉頭蓋が著しく変形したり，声門内腔へ吸い込まれたりする。1歳半ごろになれば自然に軽快する。

4 気管カニューレ抜去困難症 difficult tracheal decannulation

小児期に気管切開を施行すると，気管軟骨の損傷，肉芽の増生，さらには喉頭の構造の脆弱化をおこし，気管カニューレが抜去できなくなることをいう。治療は発育を待ちながら，気管の内腔がつぶれないように気管切開部を再建する。小児の気管切開時には，気管壁の切除を極力避ける。

5 気道・食道異物 foreign bodies in the airway and foodpassage

小児ではマメ類（とくにピーナッツ）・おもちゃが多い。ピーナッツを食べていたときに急に激しい咳き込みがあったかどうかを聴取することが大切である。肺炎をおこしてから疑われることも多い。臼歯がはえそろう3歳ごろまで（とくに1歳代）が多い。呼吸音が減弱し，雑音が聞こえる。

胸部 X 線検査では，異物のある側の肺に空気が過剰に入っていることが多い（チェックバルブ：異物の陥入のため吸気は通るが，呼気は通過しにくいために肺に空気がたまりすぎること）。治療は内視鏡下に摘出する。呼吸停止時には**ハイムリック法**を行う（▶図 17-4）。

咽頭異物は魚骨が大部分である。魚骨が刺さる場所は扁桃と舌根であり，摘出する。食道異物は小児ではおもちゃ・硬貨・ボタン型電池などがある。異物を内視鏡下に摘出する。胃に落ちていれば放置してかまわない。しかし，ボタン型電池は胃のなかに3日以上とどまると，腐蝕して内容物がとけ出て胃粘膜を損傷させるため，内視鏡下あるいはマグネットチューブを用いて摘出する。

⑦ 乳幼児の聴力検査法

成人と同じ純音聴力検査ができるのは4歳以降である。乳幼児は音刺激に対して自分で応答できないため，通常の聴力検査は不可能である。そこでいろいろな方法が考案されている。

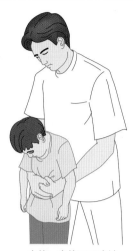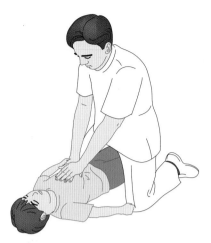

a. 立位・座位での方法

患者を立たせるか，座らせる。救助者は患者の後ろにまわり，臍の上方，胸の下部に一方の手の握りこぶしをあて，他方の手で握りこぶしの上を支える。いっきに上方に向かって腹を押し上げる。必要なら繰り返す。

b. 仰臥位での方法

患者を寝かせて，救助者は患者の上にまたがる。2 つの手を重ねて臍の上方，胸の下部にあてがい，いっきに上方に向かって腹を押し上げる。

▶図 17-4　ハイムリック法

1　反射検査

　　音を聴いたときにあらわれる非特異的な反応をみて，聴力の程度を調べようとするものである。

2　聴性行動反応聴力検査

　　膝の上の幼児に音を聞かせて，はっとなったり，にこにこしたり，音のするほうを向くかどうか調べる（6〜24 か月）。

3　自覚的検査

条件詮索反射聴力▶
検査（COR）

　　音刺激によっておこる詮索（音源をさがす）反応を，人形を光で照明するという条件反応で強化したものである（▶図 17-5）。音がしたときに，その方向を向くと人形が見えるように照明をつける。このように条件づけをすると，音がすると人形のほうを向くようになる。音を小さくしていき，聴力の程度を調べる（1〜2 歳）。

遊技聴力検査▶
　　子どもに興味をもたせながら検査をする方法で，音が聞こえたら遊技ができるように工夫されている（2〜4 歳）。のぞき箱を使用（ピープショーテスト，▶図 17-6）したり，おもちゃの移動（音がしたらビー玉を箱からほかの箱へ移す

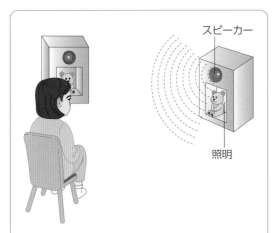

はっきり聞こえると思われる音を出し, 約1秒後に光でボックスのなかの人形を照明する。これを左右不順に数回繰り返して条件づけをする。条件が形成されると, 今度は音刺激だけでもそのほうを向くようになる。
音を小さくしていき, 聴力の程度を調べる。検査中に音刺激に対して正しくその方向を向いたときには, 必ず人形を照明することが大切である。

▶図17-5 条件詮索反射聴力検査(COR)

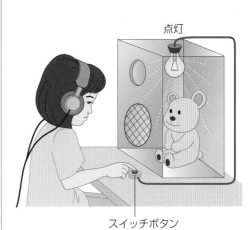

音がしている間にボタンを押すと, のぞき箱のなかに照明がついて人形が見える。音がしていないときには, ボタンを押してもなにも見えなくする。

▶図17-6 ピープショーテスト

遊びをさせるもの)をさせる方法がある(3歳以上)。

4 他覚的検査

聴性脳幹反応▶ 音刺激から約1/100秒までの時間の反応を, 頭につけた電極より拾い, 波
　　(ABR) 形を約1,000回加算したものである。内耳神経から脳内の音の神経伝達路の興奮が記録できる。I波からVI波までの波が観察され, 音刺激を小さくしていき, 波形が消失されるのをみて聴力の域値を判断する。4kHzを中心とした高い音を使う。

聴性定常反応▶ 耳からの音刺激によって誘発される脳反応を利用して, 患者の反応に頼るこ
　　(ASSR) となく, 聴力を測定する検査である。おもに, 純音聴力検査が施行できない乳幼児の聴力を測定するために用いられる。実際の検査では, 脳波を検出する電極を頭皮にはり, 大きな音から徐々に小さな音を提示して, 脳反応が誘発される最小の音を, 患者が聞こえる最も小さい音とする。患者が動いてしまうと, 誘発される脳反応が, 筋肉から誘発される反応にまぎれて検出できなくなるため, 安静が保てないときには鎮静が必要になる。ABRと違っていろいろな高さの音で検査ができる利点がある。

C 疾患をもった子どもの看護

① 中耳炎の子どもの看護

子どもの耳管は，成人と比較すると太く短く，角度が水平に近い構造であり，鼻咽頭の細菌が中耳腔内に侵入しやすい。そのため，上気道感染から中耳炎を引きおこしやすく，乳幼児期に罹患する子どもは多い。子どもの耳管の解剖学的特徴，免疫機能や副鼻腔の発達が十分ではないことなどから，乳幼児期の子どもでは繰り返し罹患しやすい。

観察▶　急性中耳炎では，鼻漏・発熱の感冒症状に加え，耳痛や耳漏が症状としてみられる。しかし，乳幼児期の子どもでは，痛みや不快感をうまく表現することがむずかしい。そのため，耳を触る，きげんがわるい，理由もなく泣く，頭を振る，ミルクや食事の摂取不良などの様子を含め，局所だけでなく全身症状の注意深い観察が必要である。

家族への説明▶　中耳炎の炎症が軽度の場合，抗菌薬の内服で軽快する。症状の改善には確実な内服が必要なため，家族に内服の必要性を説明する。炎症が強い，耳痛が強い，中耳腔に滲出液が貯留している場合は，抗菌薬の内服に加え，鼓膜切開で貯留液を排出する。

　処置の必要性を子どもと家族に説明するとともに，切開時にはしっかりと子どもの体位を固定して介助する。切開後に貯留液が排出してきた場合，放置しておくとかぶれや湿疹につながる。外耳道の入り口付近をやさしくふき取り，清潔を保つことも，家族に説明する。また，入浴して血行が促進されると，痛みの増強や出血のおそれがあるため，切開した当日は入浴を避ける。

滲出性中耳炎の▶
早期発見　　　　急性中耳炎の反復や不完全治癒といった中耳の炎症，アデノイド(咽頭扁桃)の圧迫などによる耳管機能不全が要因となり，滲出性中耳炎に罹患する。滲出性中耳炎では，耳閉感，難聴，自声強聴などの症状があるが，これらの症状は年少の子どもでは訴えることがむずかしい。また，耳痛や発熱などの目だった症状がないので，家族に気づかれにくく，学校検診で発見されることもある。

発展学習▶▶▶

音を聴いたときの反応に次の反射がある。
■モロー Moro 反射
　突然大きな音を感じると，上肢を前に出して抱擁姿勢をとるもの(新生児期にみられる)。
■眼瞼反射
　音を聞いて，まばたき(瞬目)がおこるもの(6か月まで)。

■驚愕反射
　(1) 音がすると泣き出す(生下時から10週)。
　(2) 音がすると静まる，まばたきをしたり顔をしかめる(3か月ごろ)。
　(3) 目や顔を音のするほうへ動かす(5～6か月)。
　これらの反応がおこる最小の音の強さは，新生児では80～90 dB，3か月では65～75 dB，6か月では30～35 dB とされる。

　放置しておくと聴覚障害につながることもあるため，聞こえがわるく，聞き返しをする，耳をよく触る，頭をかしげるしぐさをするなどの様子を注意深く観察し，早期に発見することが必要である。

チューブ留置▶　急性中耳炎に反復して罹患する場合や，滲出性中耳炎で鼓膜切開を複数回試行しても治癒しない場合などに，排液と中耳腔の換気を促すために鼓膜を切開し，チューブの留置が行われる。留置は顕微鏡下で行われるため，乳幼児では全身麻酔が必要な場合もある。ここでは，チューブ留置を受ける子どもの看護について述べる。

1 手術前の看護

　難聴，耳痛，粘液性の滲出液などの症状の有無や，程度の観察を行うとともに，全身麻酔で手術を行う場合は，発熱などの感染症状の確認も含め，身体的準備を整える。また子どもと家族の心理的準備ができるように，子どもの理解力に合わせて，麻酔や手術前後の経過について説明を行い，子どもの不安が軽減するように努める。

2 手術後の看護

　手術後は鼓膜にチューブが留置され，外耳に綿球を挿入された状態であるため，綿球に付着した滲出液の性状を観察し，外れたり汚染した場合は交換し，清潔を保つ。全身麻酔で手術を行った場合，麻酔の影響を考慮し，バイタルサインに注意しながら全身状態の観察を行う。手術後の疼痛が強い場合には，鎮痛薬を使用するため，痛みの程度も観察する。手術直後の急性期には安静を保つが，発熱がなく，痛みがない場合，じっとしていることがむずかしい。床上での遊びの工夫を取り入れたり，家族にそばに付き添ってもらいながら，安静をはかる。

　点耳薬の投与が行われる場合は，子どもと家族に必要性や体位の説明をして実施する。また，めまいを防ぐため，あらかじめ薬液を室温に戻しておく。点耳する耳を上にし，側臥位をとってもらい，指示量をゆっくりと外耳道に沿って滴下する。退院後も点耳を継続する場合には，滴下方法や，冷所保存した場合には必ず室温に戻してから使用することなどを家族に説明する。

3 退院後の日常生活

　耳内にチューブを留置した状態で，手術翌日には退院となることが多い。退院後に子どもと家族の不安が増強しないように，日常生活上の留意点について説明を行う。

　耳の中を見ると，チューブが見えることがあるが，心配はいらないことを説明する。また，チューブは1年未満で自然に脱落し，鼓膜も自然閉鎖することが多いが，閉塞や脱落の有無を確認するため，定期的な受診が必要となるこ

とを伝える。

　滲出液が出てきた場合，耳内は触らず，外耳道の入口付近のみを清拭し，清潔を保つ。しかし粘稠な滲出液が出る場合や，激しい耳痛がある場合は，病院に連絡し受診する。また，チューブ留置中であっても，上気道感染症などから急性中耳炎に罹患し，耳漏とともにチューブが脱落する場合もある。そのため，感冒などの感染症に注意し，罹患した場合は早めに治療していくことが必要である。

　退院の翌日から，通園・通学は可能になるが，汗をかくような激しい運動や，体育は 1 週間程度控えるように説明する。また洗髪時は，綿球や耳栓を使用して，外耳道に水が入らないように気をつける。

② 扁桃摘出術を受ける子どもの看護

　アデノイド(咽頭扁桃)や口蓋扁桃摘出術を受ける子どもは，幼児期から学童期が多い。手術はあらかじめ予定された手術として，全身麻酔下で行われる。

1 手術前の看護

　全身麻酔で手術を受けるため，発熱など感染症の確認を含め，身体的準備を整えておく。また，アデノイドや口蓋扁桃は血管の豊富な部位であるため，ヘモグロビン値，出血・血液凝固時間などの検査結果を手術前に確認しておく。

　手術前に子どもと家族が，麻酔や手術，手術後の様子に対してイメージがつき，心理的準備ができるようにかかわる。また，入院そのものや手術がはじめての場合も多いため，子どもや家族の入院や手術に関連した不安の軽減をはかることも必要になる。手術や入院について，子どもや家族は事前に医師よりどのような説明を受けたか，その内容や理解度を確認する。誤解や疑問がある場合は手術前に説明を加えたり，医師との調整をはかる。プレパレーションとして，子どもの理解力に合わせた説明に加え，イラストやビデオのような視聴覚教材を用いて説明することは，手術前後の経過に対する子どもと家族のイメージを具体的にし，不安軽減をはかるのに有用である。

　手術後は麻酔覚醒後から疼痛が予測される。そのため，疼痛に対して薬や冷却などの対応方法があることや，治療食を食べていくことについても，あらかじめ伝えておくことで，手術後の心理的混乱を少なくするのに役だつ。また家族に対して，手術前後の治療・処置や食事，安静度などを示したクリティカルパスのような用紙を用いながら説明すると，手術前後の経過について理解を深めることができ，手術前後のさまざまな場面で，家族から子どもに説明を加えていくこともできる。

2 手術後の看護

手術後は，出血や呼吸状態の観察，出血や感染の予防，疼痛の緩和が重要となる。

出血・呼吸状態の▶
観察

手術後は疼痛があるため，開口して出血の有無を確認するのがむずかしい。そのため，唾液への血液の混入の有無や，混入している場合には，血液の色が薄くなっていくかを確認する。口腔内に血液のまざった唾液や喀痰が出てきたときは，ティッシュペーパーなどでふき取り，なるべく飲み込まないように子どもと家族に説明する。年齢が小さい子どもの場合，出血していても唾液を飲み込まずに吐き出すことがむずかしいため，観察を十分に行う。また，頻回に嚥下運動をしている場合は，出血していることもあるため，口腔内を確認する。

出血時には，医師に連絡をするとともに，血液を誤嚥しないように側臥位または顔を横に向ける。血液を嚥下している場合，嘔吐が誘発され，さらに出血を誘発する場合もあるため，注意が必要である。バイタルサインでは，出血に伴う心拍数・呼吸数の増加，血圧の低下に留意しながら，全身状態の観察を行う。また，手術直後の半覚醒時や疼痛による浅呼吸，創周囲組織の腫脹により上気道が狭くなることもあるため，呼吸状態の変動に注意が必要である。

出血や感染の予防▶

手術後に収縮していた血管が再拡張することにより出血すると，圧迫止血が必要となるため，出血の予防にも努める。手術後24時間は出血の危険性が高く，また，手術後7〜10日の創部の白苔がとれる時期にも出血しやすいため，入院中だけでなく，退院後の生活でも注意が必要となる。出血防止のため，手術直後は止血剤入りの輸液や内服が処方される。また，出血の予防，疼痛緩和のために，頸部を氷頸で冷やしながら，安静保持を促す。

感染予防のため，食事開始後は，処方された薬液を使用して含嗽を行い，口腔内の清潔保持に努める。含嗽ができない場合には，食後に水分を十分に与えて，口腔内の清潔保持をはかる。また，後出血予防のため，手術後1週間の入浴・洗髪は避け，清拭によって清潔を保持する。

疼痛の緩和▶

扁桃の摘出後は，口腔内に創部が露出した状態となるため，創部痛がある。麻酔からの覚醒時に興奮状態となって激しい体動や啼泣があると，創部痛や出血を助長することが予測される。安静が保てない場合には，スキンシップをはかったり，家族にそばに付き添ってもらうなどの協力を得ながら，かかわっていく。

手術後の食事は，翌日の朝より治療食(流動食・粥食)から開始となるが，咽頭痛や嚥下時痛のため，食事摂取が進まないことが多い。嚥下時痛は2〜3日で軽快するが，疼痛には個人差があるため，無理に食事をすすめることは避けるが，摂取量が少ない場合には，励ましながら水分補給を促す。また，食事摂取時の疼痛緩和のために，食前に消炎・鎮痛薬を内服させたり，プリンやヨーグルトなどの摂取しやすいものをすすめる。幼児期の子どもは，疼痛の程度を

明確に訴えることがむずかしいため，食事の摂取量だけでなく，表情や活気などもあわせて観察する。

退院後の日常生活▶
上の留意点
退院時には，退院後の日常生活での留意点について，子どもと家族に説明を行う。手術後2〜3週間程度，食事やあくびのときに咽頭痛や耳痛を訴え，家族が不安を感じる場合がある。耳痛は，咽頭と耳の距離が近いため，咽頭痛が耳の痛みとして感じられることによりおこる（放散痛）。そのため，ときどき痛い程度であれば心配はいらないことをあらかじめ家族に説明しておくと，退院後の不安軽減につながる。疼痛に対して鎮痛薬の使用が可能なことや，冷やすことで気持ちがよい場合は，頸部を冷却する方法があることも伝える。

口蓋扁桃摘出術を受けた子どもの食事は，出血予防のため，退院後1週間程度は，かたいもの，刺激のあるもの，のどにはりつきやすいもの，油分を含んだものは避けるように，家族に説明する。また，退院後も口腔内の清潔を保つため，食後の含嗽を続けていく必要がある。入浴に関しては，血行が促進されることが出血の原因となるため，シャワー浴や短時間の入浴となる。

退院後も出血に関する観察が必要なため，観察の方法や，対応についても説明する。唾液に血液がまざる程度であれば様子を観察し，色が薄くなってきたり，血液の量が減ってきているようなら心配はいらないが，血液の色が濃くなったり，量が増えてきた場合や，血液のまざった吐物がみられたときは，病院に連絡し，受診が必要となることを伝える。

激しい運動は，退院後2週間程度は避けるが，退院後の通園・通学時期の目安は，退院時の全身状態や創部の回復状態により異なるため，退院時の医師の診察の際に確認を行う。

▥ゼミナール

▨復習と課題

❶ 乳幼児の聴力検査にはどんな種類のものがあるかを調べ，聴力検査時の看護について考えてみよう。

❷ 全身麻酔を行って扁桃摘出術を受けることが，子どもの心身にどのような影響を及ぼすかについて理解し，扁桃摘出術を受ける幼児後期の子どもへの術前オリエンテーションを考えてみよう。

参考文献
1）麻生伸：生後すぐの聴力検査は，受けた方が良い？．JOHNS26(9)：1236-1237，2010．
2）有本友季子：扁桃肥大・アデノイド肥大．こどもケア11(3)：86-89，2016．
3）石井須美子：処置前・中・後のケアのポイント．小児看護28(12)：1612-1615，2005．
4）伊藤真人：中耳炎．こどもケア11(3)：81-85，2016．
5）大野沙織：アデノイド切除術・口蓋扁桃摘出術を受ける幼児の看護．小児看護34(6)：737-744，2011．
6）工藤典代：子どものみみ・はな・のどの診かた．南山堂，2009．
7）倉藤晶子：口蓋扁桃摘出術とアデノイド切除術を受ける患児の手術看護．小児看護32(11)：1477-1485，2009．
8）益田慎：中耳炎．JOHNS26(9)：1336-1337，2010．

▼

第**18**章

精神疾患と看護

A 看護総論

① 子どもの心の反応とその特徴

1 子どもの心の反応

自我防衛機制▶　直接的に欲求が満たされない場合や，欲求の充足を先のばしにした場合は，欲求不満(フラストレーション)がおこってくる。また，新しい困難に直面したときには不安が生じてくる。

このような不満や不安・不快・罪悪感・羞恥心などが持続的に意識されることは耐えがたいため，心にはこれらを無意識化してしまうはたらきが備わっている。これを**防衛機制** defense mechanisms という。防衛機制は心の**自我** ego の機能の 1 つであるので，**自我防衛機制** ego defense mechanisms ともいう。基本的な防衛機制を**表 18-1** に示した。

2 子どもの自我機能の特徴と神経症

欲求不満や不安などは，子どもの対人関係においても日常的に発生するために，防衛機制もごくふつうに子どもの心の日常生活の一部として機能している。しかし，発達途上にある子どもの自我機能は一般的に未熟であるので，防衛機制のはたらきが適切でないことがある。これには周囲の状況の認識と判断が十分ではないこと，状況にそぐわない防衛機制をはたらかせること，さまざまな防衛機制を十分に使いこなすことができないことなどがかかわっている。

未熟な自我機能と▶
神経症の発症　不適切な防衛機制を頻繁に用いたり，防衛機制にのみ依存するようになると，行き場のない不安が増大して意識化され，つらさを感じるようになり，周囲の人物との関係が不安定になりがちになる。多くの神経症はこのような過程を経て発症してくると考えられている。子どもの場合は自我機能の未熟さから大人以上に不安定になりやすく，周囲の十分な支援が得られないと神経症の発症や，発達障害では二次的な対人関係の障害につながるおそれがある。

また，子どもの不満や不安が処理しきれない程度に増大すると，行動の異常や，身体症状として表現されることが多くなる。行動の異常は落ち着きのなさや奇異な行動などが代表的なものである。また身体各部位の痛みや運動機能障害に代表される身体症状は，子どもの身体感覚が未成熟であることを背景にしてあらわれると考えられている。

▶表 18-1　防衛機制

防衛機制	内容	例
抑圧	自分にとって受け入れられない欲求や感情・記憶などを抑え込み，意識から追い出すこと。頻繁に用いられる防衛機制であり，不安の回避につながる。意識的に行われるものは抑制という。	自分の短所だとわかっていながら，そこから目をそらして，知らぬふりをする。
合理化	不満や不安を示す自分自身の不快な感情や行動などを，自分に都合のよい理由を用いて正当化すること。	計算問題が苦手なことを，「電卓があるからだいじょうぶ」と説明する。
補償	達成できない欲求を，達成可能なほかの欲求の充足で補うこと。	兄が学業優秀であることに弟が劣等感を感じてスポーツに力を入れる。
代償	欲求の充足ができないときに，ほかのかわるもので満足すること。	子どもが自立してしまった夫婦がペットをかわいがる。
置きかえ	受け入れられない欲求や感情を，受け入れられやすいほかの対象におきかえて向けること。	父親に対する怒りを，担任教師に強く反抗することで発散する。
反動形成	本来の欲求を抑圧して，正反対の行動をとること。	好きな異性の友人に思わず冷たく対応してしまう。
投射	自分が相手にもつ感情を，あたかも相手のなかにあるようにみなすこと。よくない感情をもつことの罪悪感などを緩和できる。	母親が嫌いな場合，「母親が私を嫌っている」と思いこむ。母親が嫌っているから私が嫌うのはやむをえないと正当化する。
同一化	自分にとって重要な人物の行動や考え方などを自分のなかに取り込んで，同じようにふるまうこと。一時的に自己価値を上げることができる。	尊敬する先生の言葉づかいやしぐさを無意識にまねている。
退行	幼児期に戻ったような行動・言動を示すこと。他者に依存することで庇護を受けようとする。	家族から離れて入院した子どもが，赤ちゃん言葉を使う。
逃避	困難を避けるために，その場面から逃げ出すことで自分をまもろうとすること。困難な場面を避ける退避，病気への逃避，空想への逃避などがある。	苦手な運動会の朝に，腹痛があらわれる。
攻撃	相手を直接的に攻撃することで欲求不満を発散すること。強い相手は攻撃できないために，弱者や物を対象にすることがある。攻撃の対象が自分自身に向くと自傷行為になる。	父親に対する怒りを父親が建てた家に向け，壁やドアを蹴破る。
昇華	通常は社会では受け入れられない欲求や感情を，社会的に望ましい方向のものにおきかえること。	攻撃的な欲求をラグビーを行うことで発散する。

② 情報収集とアセスメント

1 子どもからの情報収集とアセスメント

　　　子どもから直接話を聞くときは，子どもが表現する内容のありのままを聞いて記録することが重要である。けっして拒否的・否定的・懐疑的な態度はみせてはならない。また，よくわからなかったことは，たずねて，できるだけ子どもの言葉を正しく理解するように努める。真剣に理解しようとする態度は，看護支援そのものになりうる。

　　　症状や訴えは絶対的な評価とともに，動態としてその推移をとらえる視点が

必要である。繰り返しあらわれる特徴は，子どもにとっての真実に近づく情報となる。

● 身体面の情報収集とアセスメント

心のバランスが不安定な子どもは，それをさまざまな身体の症状として示すことが多い。身体症状は不定愁訴として次々とあらわれたり，部位が移動したり，症状の強さが刻々と変化することがあるため，それらを詳細に把握する必要がある。また，心因性の身体症状の背景に器質的な疾患がひそんでいる場合もあるので，身体症状を注意深く観察し，適宜専門医を受診するよう促すことが重要である。とくに注意しなければならない項目を表18-2に示した。

● 精神面の情報収集とアセスメント

子どもの精神面の情報収集とアセスメントは，できるだけ早期に子どもと1対1で面接しながら行うことが望ましい。子どもの不安が強かったり落ち着きがないときなどには，一緒に遊びながら話を聞いたり，養育者に同席してもらって話を聞いたほうが効果的な場合がある。しかし養育者には，子どもから話を聞くことがおもな目的であることを，あらかじめ理解してもらう必要がある。また，質問は少しずつ，ゆったりとした雰囲気で，数回に分けて聴取することが望ましい。

このように子どもから情報収集を行うときには，年齢や発達など，子どもの状況に応じて適切な方法を選択する必要がある。

▶表18-2　身体症状のアセスメント

項目	内容
痛み	子どもの神経症や心身症において最も多い訴えは，痛みである。頭痛や腹痛がほとんどを占めるが，四肢や眼の痛みなどもある。腹痛では胃潰瘍をおこしている可能性もある。
発熱	痛みについで多いのが発熱である。心因性では微熱が多いが，高熱であることもある。感染徴候を観察し，CRPなどの炎症反応の推移を確認する。
消化器症状	吐きけ・嘔吐・下痢などの繰り返しが多い。下記の「体格と栄養状態」の項のような二次的な症状に注意する。
四肢	四肢のふるえ，触覚の異常，四肢が動かない，力が入らないなどの運動機能障害，意識障害，記憶障害などがある。てんかん・脳腫瘍なども考えられるので，下記の「感覚器の症状」とあわせて精査する。
感覚器の症状	心因性の聴覚障害・視覚障害などがおこりうるので，聞こえない，聞こえにくい，見えない，視野が欠ける，ぼやけて見えるなどの訴えに留意する。
外傷	やけど，体表面の傷，骨折，手首の傷など。虐待や自傷行為を示している可能性がある。
体格（体重・身長など）と栄養状態	虐待を受けていると，全般的に体格が小さいことがある。神経性無食欲症などでは慢性的な低栄養状態が続くので，成長が停滞することがある。嘔吐や下痢，腹痛などの消化器症状が持続した場合も，二次的に脱水や栄養障害がおきたり，肝機能障害をきたすこともある。体重・ヘモグロビン・血清総タンパク質・肝機能などの推移をとらえることが重要である。

　通常の情報収集とアセスメントに加えて，とくに注意しなければならない項目は以下のとおりである。正常な発達水準と対比させて評価を行う。

[1] **言語的コミュニケーション**　名前や年齢など，いくつかの単純な質問を投げかけ，適切な返答があるかを確認する。話に一貫性があるか，理解可能なストーリーとなっているか，単語の意味の適切性，文法や用法の誤り，単語やフレーズの繰り返しがあるか，場の雰囲気に適した発言となっているかなどに注目しながら，言語的なコミュニケーションがどのようになされているかを吟味する。

[2] **非言語的なコミュニケーション**　会話や遊びのなかで，表情やアイコンタクト(視線を合わせること)，身振り・手振りなどの非言語的なコミュニケーションを吟味する。看護師のからだに必要以上に触れる，または避ける反応や，落ち着きなく動きまわったり，看護師の反応を見ながらあえて困らせる行動をとったり，衝動的に攻撃的になったり，自分のからだを傷つけようとしたりする行動などに着目する。

[3] **興味・遊び**　子どもがみずからの意志で選択して興味をもっていることがらや，好んでいる遊びについてたずねる。なにかを収集しているのであればそれを見せてもらったり，一緒に遊んでみるとよい。子どもがどのように外界を認識し，精神世界に取り込んでいるのかを理解するために最も有効な手段である。発達障害では，興味や関心のなさ，もしくは過剰な集中やこだわりがみられる場合がある。

[4] **対人関係**　会話のなかに登場する人物は実在するのか，登場人物の関係はどうなのかなどに着目して話を聞く。重要な人物に対する印象をたずねることも大切である。ときに空想と現実が混在して区別のつかないことがあるが，子どもの対人関係のとらえ方の特徴を把握することが重要である。

[5] **学校**　学校名や年・組，担任の名前，通学路，学校の周辺の様子，好きな科目，嫌いな科目，学校でどのように過ごしているかなどについてたずねる。集団行動する場として，子どもが学校をどうとらえているかを把握する。保育園・幼稚園についても同様である。

[6] **発達・知能**　発達障害では，ある領域の発達の特異的な遅れや，複合的な遅れ，発達の順序の前後がみられる場合があるので，発達については各発達領域別に詳細な情報収集とアセスメントが必要である。また，知能は正常でも，コミュニケーションの発達などに障害がある場合があるので，知能は発達とは別に評価する[1]。

[7] **心理検査**　必要に応じて心理検査を行って子どもの心理をアセスメントする。子ども用の心理検査には，親子関係，不安，自己効力感，自尊感情，社会

---

1) 発達検査や知能検査の詳細については，「小児看護学①」小児看護学概論第2章「E.発達の評価」を参照。

性，自己認識などがあり，決められた手順どおりに行えば看護師が実施できる検査も多い。しかし，心理検査は子どもにとって大きな負担になることが多い。子どもの負担を避けるために実施は必要最小限とし，何回かに分けて少しずつ実施する。

2 家族からの情報収集とアセスメント

家族からの情報収集は，できるだけ早期に子どもを同席させないで個別に面接しながら行う。母親との面接を基本に，子どもの精神症状，身体症状，行動の特徴，対人関係，母親の視点からなにを問題としてとらえているかなどを中心に話を聞く。また，母親とは別に父親との面接を行って，子どもや母親，母子関係，家族関係を父親がどのようにとらえているのかを聞くことが重要である。必要に応じて子どものきょうだいや同居している祖父母にも面接を行う。

話を聞く際には，事実関係をできるかぎりていねいに詳細に聞くよう努める。そのため，情報収集とアセスメントは，数回に分けて行う。母親などに妊娠から現在までの子どもの生育歴を書いてもらうことも有効である。

また，必要に応じて家族の心理検査を行ってアセスメントすることにより，支援に有用な情報を得ることができる。

3 その他からの情報収集とアセスメント

家族が症状や問題行動を問題として認識していない場合には，子どもに日常的にかかわっている担任教師や養護教諭・保育士・保健師，ときに児童相談所などがこれらをとらえて，養育者に受診をすすめることが多い。これらの職種からも情報を収集する。

③ 治療および支援方法

1 子どもへの治療と支援

子どもへの治療・支援にあたっては，どのような方法であっても，子どもの理解度に応じた説明と同意が必要である。日常生活に困難さがあることを確認して治療や支援の必要性や，目的・目標を理解してもらえるよう説明する。また子どもが話した内容などの個人的な情報は，同意がない限り，また治療・支援上の必要がない限り他言しないことを保証し，治療・支援のかかわりのなかでは自分や他人に危険や迷惑が及ばない限り自由であることを保証する。これらの手続きは可能な限り早期に行う。

精神疾患の治療・支援方法では，さまざまな取り組みを繰り返しながら，子どもや家族の，いまに適合した最善の治療・支援方法を模索するのが実際的である。この領域では，情報収集・アセスメント・治療・支援・連携・評価をか

かわりながら，同時に進めていくことが特徴である。

● 薬物療法

　疾患に応じた薬物が用いられるが，通常は精神療法や遊戯療法などの治療方法があわせて用いられる。

　不安や不眠，緊張，焦燥感，いらいら，落ち着きのなさ，幻覚などの主観的な症状を緩和し，日常生活や他者とのコミュニケーション，ほかの治療を円滑に進めるために薬物療法が行われる。薬物療法では，効果とともに薬物によっては有害な副作用や副反応があらわれることがあるので，身体症状や精神症状，行動の変化に注意をはらう必要がある。

看護師の役割▶　薬物療法における看護師の役割は，服薬の管理と指導である。基本的には慢性疾患における管理・指導と同様に考えてよい。子どもの年齢，発達や障害の程度，理解度などに応じて，保護者による管理から自己管理へと移行できるよう，保護者と子どもを支援する。

● 精神療法，カウンセリング

精神療法とは▶　精神療法のほとんどは精神分析を基本にしたものである。臨床現場での実践と専門家による1対1の教育指導（スーパービジョン）を受ける訓練が必要である。訓練を受けた医師や心理士・看護師によって行われる。

　心理的な困難さは，無意識のなかに抑圧されて認識しにくくなっており，これが葛藤をおこしているという考え方に基づき，精神分析的に無意識下の葛藤を扱ってこれを解放する。治療には長期間を要し，数か月から数年かかるのが通常である。

精神療法の枠組み▶
と中立性　定期的に場所や時間・治療者を固定して，かかわりの一貫した枠組みを確保・構築し，これを維持する。葛藤をおこしている欲求のどちらにも加担せず，治療者の個人的な価値観や理想，通念的な理論にかたよることなく，社会的・道徳的・宗教的にも中立であること（中立性）を基本的な姿勢としてかかわり続ける。中立性は治療を受ける者に安心感と開放感をいだかせ，信頼関係へと発展する。

精神療法の効果▶　積極的に話を聞き，さまざまな技法を用いながら，積極的に待つことを続けると，自身の問題や誤解などが意識化され，「ああそうだったのか」という自己への情緒的洞察が得られるようになる。そして事実への適切な理解と過去への新しい解釈が得られ，最終的には人格構造の変化がおこり，自己分析の能力と態度が会得される。

カウンセリング▶　精神療法が，無意識のなかにひそんでいる心理的な問題を扱うのに対して，カウンセリングは本人が明確に意識している現実的な問題やその背景について扱うのが特徴である。したがって，基本的な姿勢は精神療法と同様ではあるが，精神療法に比べて，積極的な直接的・明示的・具体的アドバイスや，成果に対

する積極的な賞賛を与えることが多いのが特徴である。問題が意識化されているので，話を聞くだけでも効果がある場合がある。精神療法に比べて短期間で終結することが多い。

子どもへの適用▶　精神療法とカウンセリングは，治療的なかかわりの意義や目的を理解し，治療を受ける動機が明確で，自分の感情や欲求・思考を認識して言語的に表現することが可能な神経症圏内の者（▶497ページ）に対して行う。そのため，子どもへの支援で精神療法的・カウンセリング的要素が用いられるのは，小学校高学年もしくは中学生からであり，本格的なものは中学生以降に適用することが多い。

看護への応用▶　対人関係の障害をもつ子どもにとっては，安全で安楽な対人関係が保証され，それが安定していることになによりも心の安らぎを感じる。看護師が子どもに提供すべきものは，このような心の日常生活の安寧である。

　前記の精神療法で述べたかかわり方の要点の多くは，看護師が行う子どもとのかかわりという看護支援に応用することができる。ありのままの子どもを受容することが，精神疾患をもつ子どもの看護では最も重要である。

● 遊戯療法

　遊びを利用した精神療法を総称して遊戯療法（プレイセラピー）とよんでいる。治療者は，子どもと自由に遊べる治療者として，子どもが安心して遊べる環境づくりを行う。子どもの自然な行動にそって相手となり，子どもとのよい対人関係をつくり上げることを通して子どもの自己回復力の発揮を促す。

看護への応用▶　子どもにとって遊びは日常生活の一部であるので，看護支援として遊びは頻繁に用いられている。しかし，単に遊ぶことと遊戯療法は目的も方法もまったく異なるので厳密に区別して行う。治療的な看護支援としての遊びについて，原理や技法などを十分に理解しておく必要がある。

　看護師として遊戯療法を行う際に留意すべきことは，精神療法と同様である。遊びを通して子どもはリラックスし，欲求や葛藤を表現し，それらを解放・発散しようとする。子どもはありのままの自分に真摯に直面し，そのすべてを受容しようとしてくれる看護師との関係のなかで，自分の要求に適度に応じてくれる体験（甘える体験）や，よい対象関係の経験，すなわち否定や拒否がない関係を繰り返して感じとる。そして，それに応じるかたちで，ありのままの自分でよいという自己感覚を発達させるか，もしくはそのように自己感覚の修復を行うのである。

● その他の看護支援

　神経症の事例では，生活リズムが乱れて昼夜が逆転し，食生活や衣生活，清潔行動のセルフケアに支障をきたすことが多い。食事・衣生活・清潔・生活リズムなどの日常生活に対する援助は，精神疾患の看護においても重要である。

　また，発達障害や不登校の事例では，学習活動の支援も忘れてはならない。学校や院内学級の担任との連絡調整を行って対応する。

　心因性の身体症状は観察して受容するが，大げさに扱いすぎないことが肝要である。それぞれの症状には，状態に応じた標準的な看護で対応する。

2 家族への支援

　子どもの養育者やきょうだいが子どもを正しく理解できずに不適切なかかわりを続け，これらが悪循環してしまうことは多くの事例でみられる。養育者は，子どもの問題に当惑して危機的状況におかれている人物であると同時に，子どもの問題に影響を及ぼしている人物という矛盾した存在でもありうる。また反対に，養育者が心理的危機を脱して回復できれば，子どもを適切に理解し，よいかかわりを提供することができるようになる。

● 看護支援の要点

支援の枠組み▶　支援にあたって家族から子どもに関する情報収集を行うと同時に，子どもの病態や治療・支援についての理解，およびそれらについての説明と同意について確認する。

支援の基本姿勢▶　話を聞くときには，家族がかかえているとまどいや不安，悲しみ，疾病や障害に対する受容と対応の困難さなどに共感しながら，事実だけでなく家族が子どもに関する事実をどのようにとらえているのかに焦点をあてていく。

　家族関係，とくに母子関係に子どもの精神病理が内包されていることが多いが，それらが明らかになってもけっして母親を責めたてるような対応をしてはならない。多くの事例では，母親はすでに傷ついており，責任も十分に感じている。過去の責任を問いただすことよりも，むしろ冷静にこれからどう対応していくかをともに考えたほうが有益である。子どもの幸せを考えるという目標を共有し，ともに目標達成に向かおうという意識や，そのように看護師の役割を位置づけていることを早期に話して，共通の認識をもつ。

　また，人間としての尊厳を最大限尊重し，家族のプライドを傷つけないよう細心の注意をはらって対応する姿勢が重要である。

養育者への教示的，▶ 支持的支援　養育者の状態に応じて少しずつ，繰り返し次のような子どもへの対応について教示していく。

[1] **同在の意義**　子どもの幸せを真摯に考えて，安定して子どものそばに居つづけること自体が子どもの支援となる。

[2] **待つこと**　子どもはみずから心の安定化をはかる能力や回復する能力をもっており，適切な対応を提供しつづけていれば，子どもの能力が発揮され，安定，回復に向かう。そのためには子どもを信頼して待つことが大切である。

[3] **失敗から学ぶ**　子どもも養育者もはじめから適切な対応を行うことはむずかしい。失敗はわるいことではなく，じょうずになるための練習であり，結果

ではなく通過すべき段階であり，なによりもよくない対応を会得するための重要な学習である。したがって子どもの失敗を批判しなくてもよいし，養育者の失敗はだれからも批判されない。失敗したときはつねに「また新しい勉強ができた」と考える。

[4]「甘え」と「甘やかし」の違い 「甘やかす」とは，子どもが要求しないのに先取りして世話をやくことであり，「甘えさせる」とは子どもの要求にこたえて，それを受けとめることである。親子は「甘える－甘えさせる」という関係のなかで，基本的な信頼関係を育てていく。子どもは自分の求めに応じてもらえる関係のなかで，安心感を獲得していく。

[5] 子どものよい関係の経験を増やす 初期の支援では，甘えさせる際に否定や拒否がないかかわりを基本姿勢とする。子ども自身や他人に危険や迷惑が及ばない限り，自由に要求を示してよいということを子どもに体験してもらう。要求が過剰な場合でもすぐに拒否せず，交渉して代償となる満足を提供する。危険・迷惑な行動は制限し，その場で明確に指導する。

[6] 言語化を促す 発達障害がない場合でも，精神疾患をもつ子どもは一般的に欲求を表現することを抑圧していることが多い。とくに言葉での表現は不得手である。からだに触れてべたべたするなど，非言語的な甘えたい欲求の表現ができるようになったら，「○○ちゃんは甘えたいのね。甘えていいんだよ」などのように，養育者がやさしくおだやかに言語化してモデルを提示し，子どもが欲求を言語化するのを促す。また，そのときどきの体験に応じて「どんな気持ちかな」「どう思うかな」などのような質問を投げかけ，子どもの感情や思考の言語化を促すことも有効である。

[7]「教える」かかわり 初期の支援では，子どもの自我機能が脆弱であるために，養育者が子どもの補助自我として機能することが必要である。具体的には，子どもが自身や周囲の状況を適切に判断して行動できない場合に，養育者が子どもとともに状況判断を行って対応を考える。子どもの考えや判断を尊重し，一方的に養育者の判断を押しつけないことが重要である。

[8]「教える」かかわりから「考えさせる」かかわりへ [7]のかかわりが安定したら，必要な情報を提供しながら子どもの考えや判断を促してそれを尊重し，行動を促すかかわりを行う。適切な判断や行動ができれば賞賛し，別な新しい状況への対応について動機づけを行う。もし子どもの判断や行動がうまくできなかった場合は[3]の考え方を教示する。自閉スペクトラム症や注意欠如・多動症などでは，周囲の状況を的確にとらえて判断することができないために，この対応は適用されない。

[9] ほめるかかわり 子どもはいつでも周囲からの賞賛を求めている。養育者にとっては当然のことであっても，子どもにとっては自分の能力を最大限にいかした成果である。どのような場合でも，子どもが成功をおさめたときには，その場でほめることが基本である。

看護師の▶
養育者支援

前記のような養育者への支援を行う際に，養育者自身が子どもや周囲の状況を適切に判断して行動できない場合がある。とくに支援の初期に多い。このような場合，看護師は[7]の対応と同様に養育者の補助自我として機能することが求められる。看護師は養育者を支え，養育者が子どもを支える。すなわち，前記の[1]から[9]の要点は，そのまま看護師が養育者に示すべきかかわりの要点だといえる。

養育者へは，とくにいままで養育者が抑圧して注目していなかった，子どものすぐれた側面について情報提供を続けることが重要である。

子どもへの受容的な姿勢がうかがえたり，実際的に受容する行動がみられた場合は，対応の適切さを直面化して評価し，賞賛する。家族構成員に，うつ病や強迫症・パーソナリティ障害などの明らかな精神疾患がみとめられる場合は，早期に精神科の受診をすすめる。

養育者間では，互いに子育てを批判せず，その努力を相互にみとめ，積極的に支援し合えるようなサポートが必要である。

きょうだいへの▶
支援

きょうだいは，養育者が精神疾患をもつ子どもの対応に追われて疲弊し，余裕がなくなってしまうことが多いため，養育者の支援が十分に受けられず，結果的におき去りになってしまうことがある。また，発達障害がある子どもの子育てによって養育者が獲得した不適切な養育をきょうだいに適用することにより，きょうだいが反応性に愛着障害をおこし，対人関係に問題が生じる事例もある。

きょうだいにも治療早期から個別に対応し，発達や理解度に応じた説明を行って理解と協力を求め，必要であれば予防的な支援を行う。なんらかの二次的な反応や症状がみられる場合は，別個に治療的に支援を行う。また，これらきょうだいへの影響や対応などについては，養育者に説明して配慮するよう依頼する。

3 その他の重要他者への支援

幼稚園や保育園・学校の担任と養護教諭には，疾患の特徴や治療・予後などについて理解してもらい，長期にわたる継続的な支援と連携を要請する。

とくに発達障害の子どもの場合は，教育的対応について専門的な指導を受ける必要があることを理解してもらう。

不登校や問題行動がある事例では，同級生への適切な説明が欠かせない。とくに長期にわたる不登校がある外来事例には，「友だちに忘れられてしまう」という不安や，「家の外で友だちに会ったらどうしよう，病気なのに変に思われないかな」などという不安がつきまとう。このような不安があると，外出が困難になり，一層対人関係の発達や修復が遅れるという悪循環になってしまう。担任には，病気で通院しながら自宅療養していること，調子がよいときには外出したり，友人と遊んだりして過ごしたほうがよいといわれていること，また

　　　　　回復期には，相談室や保健室に登校していることなどを，適宜説明してもらう。

4 職種間の連携

　　　　　精神疾患をもつ子どもを支援するためには，数多くの職種間の連携が必要不可欠である。状況に応じて，おもに以下の専門職・専門部署が連携する。

　　　　　看護師，小児科医師，精神科医師，心理士，医療ソーシャルワーカー，チャイルドライフスペシャリスト，保育士，学校関係者(校長・教頭・学年主任・担任・養護教諭・特別支援コーディネーター・スクールカウンセラー)，言語聴覚士，保健師，教育委員会，市町村福祉担当課，法務局人権擁護委員会などである。

　　　　　それぞれの専門性と役割をよく理解したうえで，互いにその専門領域をいかしながら，情報を交換し合い，密に連携・協働する必要がある。その際には，子どもの最善の利益を優先するための具体的な目標をさぐり，それを共有し，子どもや家族に対して一貫した姿勢で接することが重要である。

④ 治療・支援の評価

　　　　　子どもの主観的評価や，家族や学校関係者などの子どもに日常的にかかわっている周囲の人々による情報をもとに，情報収集とアセスメントで示した枠組みを用いて総合的に治療・支援を評価する。

　　　　　身体症状や行動上の問題の消失や軽減もしくは安定，子どもの表情，コミュニケーションや対人関係の改善と安定，子どもと家族の自律的コントロールの獲得，家族関係の信頼回復，心理検査による改善などについて確認する。

B おもな疾患

① 総論

1 DSM-5 と ICD-10，ICD-11

　　　　　精神疾患では，客観性のある検査として利用できるものが少なく，行動や会話の内容から内面の問題を推測して診断やアセスメントを行う必要がある。1980年代に入って，アメリカ精神医学会の診断基準 DSM が明確な基準を用いたものにかわり，さらにその後，WHO の診断基準である ICD の精神疾患の部分も同じように明確な基準を用いたものに改訂された。

　　　　　現在のアメリカ精神医学会の精神疾患の診断基準は DSM-5(Diagnostic and Statistical Manual of Mental Disorders, 5th edition)であり，WHO の診断基準が

ICD-10(International Classification of Diseases, 10 th Revision)である。WHO の診断基準については，2018 年 6 月に ICD-11 が公表された。今後，日本語訳が発行され，日本でも利用されることになる。

　本書では，DSM-5 の疾患名を用いる。DSM-5 の 1 つ前の DSM-IV-TR では，疾患の診断だけでなく，知的発達水準やパーソナリティ(性格)の問題の評価，合併する身体疾患の診断，環境上のストレスの評価，現在の適応水準の評価など，多面的な評価を行う多軸診断システムが採用されていた。多軸診断そのものは DSM-5 では廃止されたが，その発想は，小児の精神疾患や行動異常を評価し，見たてる際にも大切である。小児の心の問題は，周囲の環境，発達水準，身体状態などと相互に関連し合っているからである。なお，DSM-5 の日本語版では，病名の訳語が複数併記されている場合があることに注意が必要である。

2 子どもに多い精神疾患

　学童期までの子どもの心の問題のなかで児童精神科や小児科を受診する患者数が多いのは，発達障害(神経発達症群)である。発達障害は，乳幼児期からの精神発達が全般的にもしくは部分的に遅れているか，かたよりがある状態を意味する言葉である。生まれつきの脳の機能の問題が背景にあると考えられている。知的能力障害のほかに，自閉スペクトラム症(小児自閉症・アスペルガー障害)や限局学習症(学習障害)，コミュニケーション症群などがここに含まれる。注意欠如・多動症も発達障害に含められる。なお，DSM-5 の診断名に「障害」という言葉がついていることがあるが，これは disorder という英語の訳語で，社会的支援の対象としての「障害(障碍)disability」とは必ずしも一致しない。たとえば，心的外傷後ストレス障害にかかった子どもが治療によって治癒することもあるが，短期間で治癒した場合は，障害をもつ子どもとして支援の対象になることはない。

　発達障害以外に子どもに多い心の問題として，排泄症群・摂食障害群・不安症群・不登校などがある。これらの疾患は「神経症圏の疾患」としてまとめて表現される場合があり，本書でも便宜上，神経症圏という言葉を用いるが，DSM-5 では神経症という言葉を用いていない。神経症圏の疾患の発症には，体質的な要因も関係しているが，ストレスや養育環境の影響など心理的な要因も発症に関連していると考えられている。

　10 代に入ると，統合失調症や双極性障害(躁うつ病)および関連障害群・抑うつ障害群(うつ病)と診断できる子どもも受診するようになる。これらの疾患の多くは，なんらかの脳の機能異常が関連していると想定されており，心理的なケアも必要だが，薬物療法などの医学的な治療を行うことが重視されている。

② 発達障害（神経発達症群）

1 知的能力障害 intellectual disabilities

　　幼児期から精神発達全体が遅れた状態を**知的能力障害**とよび，知能や生活能力を基準にして診断される。一般には，知的能力障害は言葉の遅れから気づかれることが多い。知能指数70前後が知的能力障害の判定の目安になるが，知能だけではなく，対人関係や生活の能力を考慮して診断される。ただし，日本の行政機関での判定では，知能指数が重視される。知的能力障害をもつ人は，知的障害者として，社会福祉的な支援を受ける場合が多い。

原因▶　知的能力障害の医学的な原因はさまざまである。ダウン症候群などの染色体の異常，フェニルケトン尿症のような代謝異常，周産期障害，脳の疾患（結節硬化症・水頭症・脳腫瘍など）など，原因が特定できるものもあるが，原因が特定できないものも多い。精神発達には個人差があり，ある時点で知的能力障害があると判定されても，あとで正常範囲内の知能になることもある。自閉スペクトラム症も知的能力障害を伴っていることが多い。

治療▶　知的能力障害そのものは，医学的な治療の対象というよりは，教育や福祉の領域での支援の対象である。しかし，多動やてんかん，自傷行為，習癖異常などを示す者の割合が高く，医療機関との連携が必要なケースもある。症状や行動に応じて，抗てんかん薬・抗精神病薬・中枢神経刺激薬などが投与されることがある。

対応▶　知的能力障害の子どもをみる場合，まず，その子どもの障害の特性を把握することが大切である。その子になにができて，なにができないのか，運動，日常生活，集団行動，言語のおのおのの領域で，どの程度の年齢水準に達しているのかを，個々の子どもについて把握することが基本となる。

　　行動上の問題（自分の頭を叩く，病院の中をうろうろするなど）が生じたときには，「どのような場面で，どのような刺激のもとでおこるのか」「その行動が，その子にとってどんな意味をもっているのか」「過去にどんな対処方法が有効だったのか」といった問題意識で，複数のスタッフで討論することが求められる。そして，新たな対処方針のアイディアを練って，一致した方針をたて，1か月くらい治療や看護を行い，その方針の効果を評価して，次の方針をたてるというように進めることが望ましい。以上の手順は，ほかの発達障害でも基本的には同じである。

2 限局性学習症（学習障害） specific learning disorder

　　特定の学習の領域の能力が，その子どもの知能から予想されるより低く，そのために学校での学習や日常生活で困難な事態が生じているときに，この診断が用いられる。特定の学習能力とは，字や文章を読む力，書く力，算数の能力

などである。

限局性学習症の子どものなかには，言われたことを理解しにくかったり，左右を間違えたり，地図を理解しにくかったり，全体的な状況判断ができなかったりといった問題をかかえている子どもも多い。その結果，友だち関係のことで悩みをもっている子どもも少なくない。ただし，対人スキルの問題が大きい場合には，自閉スペクトラム症も併存している可能性を考える必要がある。

限局性学習症をもつ子どもをケアする場合，その子にとって情報処理をしやすい知覚のチャンネルをみつけること，どのようなことでつまずいているのかを理解することが求められる。

3 コミュニケーション症群 communication disorders

言語症 ▶ その子どもの発達水準から考えて，言葉を理解したり言葉を話したりする能力の発達が遅れている場合に**言語症**という。使える単語数が少なく，文法の習得も遅れていることが多い。言葉以外の発達の遅れはないと思われるのに，1歳6か月の健診の時点でも意味のある発語がないときや，3歳児健診のときに二語文（「みずのむ」「パパきた」）がしゃべれないときには，この疾患を疑う。

小児期発症流暢症 ▶ 言葉の出だしのところで，その音が出てこないかその音を繰り返すか，ある
（吃音）いは同じ単語を繰り返して発音してしまうのが**小児期発症 流 暢 症**（吃音）のおもな症状である。2歳から9歳の間に症状があらわれるのがふつうである。吃音になりやすい単語を避けるためにまわりくどい言い方が身についてしまうことや，吃音が気になり，話すことそのものをできるだけ避けるようになることもある。吃音の有病率は人口の1%くらいで，男子のほうが女子の3～4倍多いといわれている。

軽症のものは，治療をしなくても10代のうちに自然に治ることも多い。重症のものでは，成人まで症状が持続し，完治はむずかしい。吃音の治療は，現在は主として言語聴覚士によって行われている。吃音に対する不安を徐々に軽減する方法を使ったり，発話のパターン全体をかえるために話すスピードを落としたり，音や音節の流れをなめらかにする練習をしたりする。

発展学習 ▶ ▶ ▶

■心身症

心の問題が関係している病態として心身症がある。神経症と混同されやすいが，身体疾患のなかで，心理的な要因が影響しているものを心身症という。つまり，明らかな身体疾患や身体症状があって，その疾患の発症や症状の悪化にかかわる要因として心理的なストレスや性格の問題，養育環境上の問題があるという場合に心身症と見たてる。心身症は，個別的な診断名というよりは，個々の診断名に添えるような診断である。もっとも，身体症状を訴える不登校状態や摂食障害なども心身症としてとらえることがある。

4　自閉スペクトラム症（広汎性発達障害）autism spectrum disorder

　　自閉スペクトラム症は，社会的なコミュニケーションが苦手で限定された反復的行動様式を示す発達障害である。DSM-5では，広汎性発達障害という言葉がなくなり，自閉スペクトラム症という言葉が使われるようになった。自閉スペクトラム症には，かつての自閉性障害とアスペルガー障害という区別がなくなり，ひとまとめになる点に注意が必要である。

　　一般には3歳以前の乳幼児期に症状があらわれはじめる。症状は，2つもしくは3つの領域にあらわれると考えられている。

症状▶　　1つ目が，人と言葉・身振りを使って意志や考えを伝え合う，コミュニケーションの障害である。言葉の発達そのものが遅い子どもが多いが，言葉は覚えても，コミュニケーションのために使われることが少なく，おうむ返しや，同じフレーズの反復が多く，代名詞の人称の逆転（「ぼく」を「きみ」と間違えるなど）をおこしやすいという特徴がある。

　　2つ目が，人に関心をもち，情緒や興味を分かち合うような相互的な対人関係の障害である。視線が合いにくく，自分が興味をもったことを伝えようとすることが少なく，人の立場や気持ちがよくわからないという特徴がある。

　　3つ目は，興味と遊びが限定的で反復的であるということである。ミニカーばかりに熱中する，電話帳や時刻表を何時間見てもあきない，いつもの決まったやり方に固執するといった傾向を示す。このため，言葉の発達がさらに遅れ，ひとり遊びが多く，いつもと違った事態でパニックに陥りやすくなる。

　　自閉スペクトラム症は，知的能力障害を伴うこともあるが，言語の発達の遅れが比較的少なく，知能が正常の場合もある。後者の場合，以前はアスペルガー障害[1]とよばれていた。

治療▶　　知的能力障害と同じく，自閉スペクトラム症の行動上の問題には，医学的な治療が有用な場合がある。抗精神病薬・抗てんかん薬・抗うつ薬・中枢神経刺激薬などが薬物として用いられる。過敏さや多動性，こだわりの強さなどが薬物療法の標的となる。

対応▶　　自閉スペクトラム症をもつ子どもへのケアを行う際には，一般に新しい環境へのなじみにくさ，刺激への過敏さ，気持ちや興味を人と分かち合うことのむずかしさを理解する必要がある。自閉スペクトラム症をもつ子どもは，変化の少ない，なにをやるのかが明確なプログラム（構造化されたプログラム）のほう

---

1) DSM-IV-TRでは，知能が正常で，言語によるコミュニケーションも一見正常だが，他者への関心が薄く，決まりきったパターンに固執するといった点で自閉症と似た特性をもっている場合に，アスペルガー障害とよんでいた。よくしゃべる子どもが多いが，人の気持ちがよく理解できず，自分がどういう立場におかれているかの認知がわるく，奇異な行動をとってしまうことも多い。また，多動傾向を示すことも多い。DSM-5では，アスペルガー障害は自閉スペクトラム症の中にまとめられた。

がのりやすい。言葉だけでなく，スケジュールや作業を図や絵であらわすなど視覚的な手がかりも用いて伝えることや，少しずつ行動を修正していくことがケアにおいては大切である。絵カードを使って自発的なコミュニケーションを促す絵カード交換式コミュニケーションシステム（PECS[1]）が，有力な言語発達支援の方法として普及しつつある。自閉スペクトラム症の子どもとその家族への支援においては，看護師のほか，医師・臨床心理士・公認心理師・言語聴覚士・作業療法士など多様な専門家が連携することが望ましい。

　親が自閉スペクトラム症という疾患を理解できず，その症状を受けとめることに困難があると，親子の交流がさらにむずかしくなることもある。発達障害についての理解をもった専門家が，親の疾患への理解をたすけ，親の不安や悲しみを受けとめることが大切である。

5　注意欠如・多動症と素行症

● 注意欠如・多動症 attention-deficit/hyperactivity disorder（ADHD）

　注意力の障害をもち，落ち着きのなさ（多動）と衝動性を示す子どもで，対人関係や学習上の問題を生じている場合に，**注意欠如・多動症**の診断が下される。具体的には，席にじっと座っていられない，忘れ物が多い，順番を待てない，しゃべりすぎる，いつも動きまわっていて騒々しいといった行動上の問題を示す。3歳過ぎごろから，落ち着きのなさが目だってくるが，勉学が始まる学童期に相談にくる例が多い。3〜5%の有病率といわれている。

　治療は，メチルフェニデートやアトモキセチンなどによる薬物療法や，行動療法（応用行動分析）が有効である。行動療法では，望ましくない行動に注目せずに，望ましい行動をほめるように心がけることが基本である。段階的に具体的な達成目標を紙に書いて見えるところに掲げることもよく行われる。危険性の高い行動や，他人に迷惑をかけるような行動を示したときは，ペナルティとして別室に短時間退いてもらうタイムアウトなどの対応も行われる。思春期（青年期）になると多動傾向はおさまってくるが，注意力の問題は成人になっても続くことがある。

● 素行症 conduct disorder

　暴力をふるう，ものを盗む，詐欺行為，レイプなどの反社会的行動を繰り返していて，大人の指示やルールに従わない傾向が強い場合に，**素行症**という診断が下される。医療というよりも，司法関係の施設で対応することが多い。ADHDの傾向をもつ子どものなかには，素行症を合併する例がある。

1）PECS：picture exchange communication system の略。

③ 神経症圏の疾患

1　チック症群 tic disorders

　自分の意図とは関係なく，突発的に身体がすばやく動く，あるいは声が出る疾患を**チック**とよぶ。前者を**運動チック**，後者を**音声チック**とよぶ。瞬_{まばた}きや首をひねる，鼻を鳴らすなどの単一の動きを示す場合を単純性運動チック，物のにおいをかぐ，人の行動のまねをする，わいせつなしぐさをするなどの複雑な行為を示すものを複雑性運動チックとよぶ。

　チックのうち，重症で，多発性の運動チックと音声チックを伴う場合を**トウレット症**という。なお，DSM-5 では，チック症群は神経発達症群の中に位置づけられた。

● トウレット症 Tourette's disorder

　ジル=ドゥ=ラ=トウレットという研究者の名前にちなんで命名された障害である。重症の多発性チックで，音声チックを伴い，患者の苦痛は大きい。おうむ返し（反響言語）や，汚言症（きたない言葉や，わいせつな言葉を口走る）を示す例も多く，多動性，衝動性などを示す例も多い。大脳基底核とよばれる脳の部位の障害が想定されている。

　ふつうは幼児期から学童期にかけて単純性のチックから始まり，しだいに多彩な運動チックや音声チックが加わる。抗精神病薬やクロニジンによる薬物療法が有効なことがあるが，難治な例も少なくない。

● 暫定的チック症と持続性（慢性）運動または音声チック症

　チックには，1年以上持続しない一過性のチックと，1年以上続く慢性のチックとがある。それぞれ，暫定的チック症と，持続性（慢性）運動または音声チック症とよぶ。

　一過性の場合，瞬き，首振り，しかめ顔などの単独の症状のものが多い。慢性のものは多発性のことが多い。一過性のものは，基本的には治療の必要はない。カウンセリングを通じて親の症状への理解を深め，チックを悪化させるようなストレスの低減をはかることも重要である。多発性のものや本人の苦痛が大きい場合は，抗精神病薬などの薬物治療が試みられることもある。

2　排泄症群（遺尿症，遺糞症） elimination disorders

　一般に排泄の自立は3〜4歳であり，夜間もおむつがとれて必要なときにトイレに行けるようになる。排泄が自立する時期以降に，夜間や昼間に尿をもらしてしまうことを**遺尿症**，便をもらしてしまうことを**遺糞_{いふん}症**という。

● 遺尿症 enuresis

3 歳ごろには 50% が遺尿の状態であるが，10 歳では 2〜3% になる。そして第二次性徴発現以降まで遺尿が続く例は 1% 程度である。遺尿には，おもに夜間にみられる**夜尿**と，昼間にみられる**昼間遺尿**とがある。心理的な要因が大きくかかわっている例としては，下にきょうだいが生まれるころに赤ちゃん返りと夜尿が始まる例があるが，ふつうは一過性である。

治療としては，行動療法や抗うつ薬・抗利尿ホルモンによる薬物療法が用いられる。睡眠途中で起こして排尿させるのは，睡眠覚醒リズムをくずし，ストレスも大きいので避けたほうがよい。子どもの自尊心が傷つかないように，夜尿を叱責することは避けるべきである。

● 遺糞症 encopresis

遺糞症は，夜尿に比べると頻度が低く，7〜8 歳の男子で 1.5% 程度，女子で 0.5% 程度であるといわれている。背景に情緒的な発達の問題があると考えられる例も多い。

遺糞は多くは昼間におこるが，多くの場合，下着にもらしてもむとんちゃくであり，周囲がにおいで気づくことになる。無意識的にもらすタイプの遺糞症のなかには，ふだんは便秘で大量の糞便を大腸にため込んでいる例が多い。このようなケースでは，下剤や浣腸などの手段で，腸管内の便を定期的に出しながら，排便の習慣を身につけさせることが有効である。

毎日の排泄の状況を記録し，遺糞がない日数に応じてごほうびをあげるなどの行動療法的なアプローチが有効な例もある。

3 不安症群 anxiety disorders

● パニック症と広場恐怖症

急に強い不安感におそわれて，同時に動悸や発汗・胸苦しさ・息苦しさ・めまいなどを感じることを**パニック発作**といい，しばしば死ぬのではないかという恐怖感を伴う。パニック発作が繰り返しおこるのが**パニック症**であり，パニック発作が生じたときにたすけがすぐに求められない状況や，その場から抜け出せない状況を恐れるようになって外出が困難になることを**広場恐怖症**（外出恐怖症）という。

パニック症の治療は，抗うつ薬や抗不安薬による薬物療法や，外出などの不安を引きおこす場面でリラックスする方法を教えて，徐々に強い不安を引きおこす場面を経験させていく曝露法による行動療法が有効である。

● 限局性恐怖症と社交不安症，分離不安症

　特定の対象や状況を年齢不相応に強く恐れるときに，**限局性恐怖症**という言葉が用いられる。発症年齢は子ども時代が多い。子どもの場合，恐怖の対象は注射やけが，病気や死ぬこと，吐くこと，虫や動物，高いところなどが多い。

　社交不安症は，よく知っている人とはふつうに付き合えるが，よく知らない人のなかで行動するときに強い不安感を感じ，そのような状況を恐れて避けようとする状態のことである。子どもで，親から離れることへの不安のために同様の状態が生じることがあるが，この場合は**分離不安症**と診断する。分離不安症は，より年少の子ども（幼児期・学童期）に生じることが多く，社交不安症は思春期以降に発症することが多い。社交不安症や分離不安症は，不登校（幼稚園・保育所に行けないことも含む）状態にいたることもある。

● 選択性緘黙 selective mutism

　選択性緘黙は，家族や親しい友だちの前ではふつうにしゃべれるのに，学校やあまり知らない人の前ではしゃべれなくなる状態をいう。さらに人前で食事をとれなくなったり，家族の前でもしゃべれなくなったりする場合もある。選択性緘黙の背後に他者の前で自分の内面を表現することを拒否する気持ちや，表現することの困難さがあると考えられる場合が多い。多くは，3歳から8歳の間に発症し，成人まで緘黙が続く例もある。自閉スペクトラム症などの発達障害が背景にあることもある。

　緘黙症については，一般には心理療法が治療の中心になり，遊戯療法や声を出す練習を段階的に進めていく行動療法が，単独または組み合わせで用いられる。

4 強迫症および関連症群 obsessive-compulsive and related disorders

● 強迫症 obsessive-compulsive disorder

　不安をよびおこすような観念（強迫観念）がしつこく浮かび，その不安を打ち消すためにさまざまな儀式的な行為や反復的な行為（強迫行為）を行い，日常生活で支障が生じるときに，この診断名が用いられる。

　強迫観念としては，よごれや危険性，社会的タブーに関するものが多い。よごれが気になる場合には，強迫行為として手洗い強迫が生じやすい。ほかに火のもとや戸締まりの確認，同じ行為を繰り返す，数を数えるなどの強迫行為がある。子どもの場合は，強迫観念がよくわからないこともある。

　治療としては，抗うつ薬（クロミプラミン，選択的セロトニン再取込み阻害薬）による薬物療法と行動療法が行われることが多い。行動療法では，強迫観念が浮かんでも強迫行為を行うことをがまんする反応妨害法や，不安を引きお

こす場面に慣れさせていく曝露法が用いられるが，入院治療では看護師の役割が大きくなる。

● 醜形恐怖症 body dysmorphic disorder

自分の身体や容姿がみにくいために，周囲にいやな感じを与えていて，まわりの人から嫌われているのだと強く確信しているときに，この診断名が用いられる。具体的な訴えは，「自分の顔がみにくい」「目つきがきつくていやがられている」「太っていてみにくくて嫌われている」といったものである。思春期以降の発症が多い。美容外科手術を受けたいと主張する子どもも多い。家庭内暴力を示すこともある。

治療としては，抗うつ薬(クロミプラミン，選択的セロトニン再取り込み阻害薬)や抗精神病薬による薬物療法，誤った認識を徐々に修正する認知療法などが行われている。

● 抜毛症 trichotillomania

抜毛症は，自分の体毛を引き抜くことが癖になり，その結果，明らかな脱毛部が生じる状態をいう。抜毛の対象は頭髪だけでなく，眉毛・睫毛なども対象となる。2歳くらいから思春期(青年期)までいろいろな年代で発症する。

一般に，年長で発症するほど，より病的で，深刻な情緒的な問題が背景に存在していることが多い。幼児期に発症した例では，十分なケアがなされていないなどの養育環境上の問題が存在することが多い。抜毛症の子どものなかには，毛が抜けている事実を無視して明るく元気にふるまう子もいるので，親も子どもの内面の問題に気づかないことがある。小学校中学年以降の例では，家族関係の問題や否定的な自己像という問題が背景にあることも多い。

治療として，本人の精神療法や行動療法あるいは家族療法，抗うつ薬などによる薬物療法などが必要になることも多い。

5 心的外傷後ストレス障害 post-traumatic stress disorder(PTSD)

生命の危険を感じるような事件に遭遇し，強い恐怖感や無力感を体験した人が，そのできごとをおきているときに思い出したり，悪夢として体験したりする(再体験)一方，そのできごとを思い出させる場面や刺激を避けるようになる(回避)ために，活動範囲や関心の範囲が狭くなってしまう(麻痺)ことがある。このような状態が心的外傷後ストレス障害(PTSD)である。

入眠困難や集中困難，ちょっとしたことに驚くというような状態(過覚醒)を示すことも多い。災害や交通事故，レイプなどさまざまな体験がPTSDを引きおこしうる。PTSDの子どもが，こわいできごとを遊びのなかで繰り返し再現することがある。

薬物療法として，抗うつ薬やクロニジン，抗てんかん薬などが用いられる。

子どもの場合，認知療法や遊戯療法が行われる。

6 身体症状症および関連症群 somatic symptom and related disorders

● 身体症状症 somatic symptom disorder

　長期間にわたり，からだの痛みや胃腸症状などのさまざまな身体症状を訴えて，あちこちの病院やクリニックを受診するようなときに，この診断が用いられる。女性に多く，子どもには少ない。身体症状に対して多くの不必要な医学的治療を受けていることがある。さまざまな身体症状を示す子どもがいたら，この疾患よりは，親がその子どもの身体症状を意識的または無意識的につくり上げている可能性（代理ミュンヒハウゼン症候群）を考慮すべきである。

● 変換症 conversion disorder

　身体的な疾患がないのに知覚や運動の異常を示していて，心理的な要因の関与が考えられるときに，**変換症**と診断される。声が出ない，目が見えない，歩けない，身体がふるえるなど，症例によって症状はさまざまである。一般的には，その症状が心理的な葛藤と関係していることが多い。つまり，自分の発言がとがめられた人が声を発せなくなるケースや，自立していくことに不安があるときに立てなくなるケースのように，症状と葛藤の間に意味的なつながりがあると考えられる例が多い。

　この疾患の治療は，基本的には精神療法が中心であり，とくに精神分析的な理解に基づいた遊戯療法や対話精神療法が有効である。治っていく過程で赤ちゃん返り（退行状態）を示す例も多い。看護の基本は，身体症状を示したときはむしろ距離をとり，身体症状を訴えないときや，身体症状を克服しようとする態度のときにかかわりを多くすることである。

7 解離症群 dissociative disorders

　解離症群は，脳に異常がないのに，意識や記憶の障害がおこる状態の総称である。多重人格を示す**解離性同一症**，記憶喪失を示す**解離性健忘**がこの診断カテゴリーに含まれる。解離性同一症は，児童期に虐待を受けたケースが多いという説がある。解離性健忘は，大きな葛藤をかかえている場合が多い。

　薬物療法は基本的には無効である。精神療法としては，支持的精神療法が基本であるが，催眠療法が有効な場合もある。

8 食行動障害および摂食障害群 feeding and eating disorders

● 神経性やせ症 anorexia nervosa

　「やせたい」「やせなければならない」と考えて減食し，その結果ひどくやせ

た状態になり，それでも「太っている」と認識しているような場合に，この診断名が使われる。食事量を減らすためだけでなく，自分で嘔吐を誘発する場合や，下剤を使う場合もある。思春期以降の女子では月経がとまってしまうことが多い。小学校中学年以降の女子に多いが，まれには幼児期の発症もある。やせがひどいときには，全身管理のために入院が必要になることがある。

　薬物としては，抗うつ薬や，少量の抗精神病薬などが有効な場合がある。並行して，徐々に摂食量を上げ，体型についての認識のゆがみを是正する認知行動療法を行うことが多い。回復後に対話精神療法を行うこともある。認知行動療法の実施にあたっては，看護師の役割が重要である。

● 神経性過食症 bulimia nervosa

　神経性やせ症に比べると年齢が高い女性に発症し，高校生から社会人の女性が最も多い。やせ願望をもっていることが多いが，大量の食べ物を詰め込むように食べてしまう。多くの場合，食べたものを吐く，下剤を使うなどで腸管内のものを早く出してしまおうとする。

　薬物としては，神経性やせ症と同じように，抗うつ薬や，少量の抗精神病薬などが有効な場合がある。並行して，認知行動療法や対話精神療法，家族療法などを行う。

9　睡眠-覚醒障害 sleep disorder

　子どもに単独に単純な不眠症が生じることは少なく，乳幼児期の**睡眠-覚醒障害**は，発達障害や母子関係の問題が背景に存在することが多い。

　過剰睡眠を示す病気としては，頻回の入眠時幻覚や金縛り，強い情緒が引きがねになる脱力発作，睡眠発作などを示すナルコレプシーが有名である。ナルコレプシーは思春期に発症し，中年期には軽症化する。中枢神経刺激薬や抗うつ薬が用いられる。

　睡眠中に**睡眠時随伴症群**とよばれる行動の異常が子どもにみられることはめずらしくない。睡眠時随伴症群には，長いこわい悪夢を繰り返し見る悪夢障害，睡眠中の通常は夢を見ない深い睡眠状態から覚醒して大声で叫んだり泣いたりするノンレム睡眠からの覚醒障害/睡眠驚愕症型（夜驚症），深い睡眠状態のまま起き出して複雑な行動を示すノンレム睡眠からの覚醒障害/睡眠時遊行症型（睡眠時遊行症）の3つの型がある。

　悪夢障害は，夢を見る睡眠状態を抑制する抗うつ薬や抗不安薬などが有効な場合がある。夜驚症は，放置してもよいという考え方もあるが，薬物療法として抗不安薬を用いることがある。葛藤的な家族状況が背景にあることもある。睡眠時遊行症にも深い睡眠を抑制する目的で抗不安薬が投与されるが，睡眠中の行動で事故にあわないような予防策（1階に寝かせる，危険物を近くに置かない）が必要になることもある。

④ 統合失調症と双極性障害・抑うつ障害群

1 統合失調症 schizophrenia

　一般的には，思春期（青年期）から成人期の若い時期に発症する。10代以前の発症は比較的まれである。しかし，児童期や思春期に一過性に精神症状が出没して，成人期に本格的に発症することもあるので，注意が必要である。

　多くの場合，**幻聴**が聞こえ，被害的な妄想をいだくようになる。幻聴は自分の行動にコメントしたり，自分の悪口をいう声が聞こえてきたり，自分の考えが声になって外から聞こえてきたりするものが多い。幻聴や妄想のようなふつうの人にはあまりみられない症状を**陽性症状**といい，意欲が低下し，感情がいきいきとしなくなり，自分の殻に閉じこもるような症状を**陰性症状**という。

　治療は，抗精神病薬（リスペリドン・オランザピンなど）による薬物療法と，ソーシャルスキルトレーニング（SST）が広く行われている。病気の初期の混乱した状態では，入院が必要なこともあるが，その場合，母性的で安心感を与えるような看護が重要になる。発病することで友だち関係を失ってしまい，仲間と交流する体験が乏しくなることも多く，回復後にデイケアやグループ療法など，同世代の人と出会える場を提供することも大切である。

2 双極性障害および関連障害群と抑うつ障害群

　気分の変動を示す精神疾患には，うつ状態だけを示す**抑うつ障害群**（うつ病）と，うつ状態と躁状態の両方を示す**双極性障害**（躁うつ病）とがある。いずれも前思春期（小学校高学年）以降に発症することが多い。子どものうつ状態は，元気がないとか体重が減るとか，行動面や身体面の症状が目だち，内面の抑うつに気づかれないこともある。

　薬物療法としては，抑うつ障害群に対しては抗うつ薬，双極性障害に対しては気分調整薬（リチウム・バルプロ酸ナトリウム）が用いられる。それに加えて，対人関係の改善や自尊心の向上を目ざす精神療法や，否定的な認知を修正する認知療法を行うとともに，デイケアなどの仲間体験の場を提供することが望ましい。

⑤ その他の行動上の障害

1 不登校 school absenteeism

　不登校は，長期間学校に行けない，あるいは教室に入れないという状態をさす言葉で，医学的診断名ではない。そのような状態を示す子どもの問題は多様であり，すべてが病的ともいえない。しかし，これまでに述べてきたような精

神疾患，たとえば発達障害，不安症群，身体症状症，統合失調症，抑うつ障害群などが関連している場合も少なくない。そのような場合は，医療的な援助も必要になる。

一般的にいえば，学校生活のなかでがんばりすぎて疲れたり，同世代の仲間集団にとけ込めなかったりした結果，学校を休みはじめ，休むことでよけいに同級生の目が気になり，勉強もわからなくなり，ますます学校へ行けなくなるという悪循環の結果として，長期間の不登校になることが多い。背景に家族内の葛藤，親子関係の問題，学校の教育姿勢の問題などが関連していることもある。

いずれにしても，原因さがしをするよりも，その子が疲労や傷つきから立ちなおったときに学校へ戻りやすいような環境づくりが大切である。その際，教育現場では，スクールカウンセラーの配置，保健室登校や相談室登校，適応指導教室の開設などの対策が進んでいるので，教育機関と連携することが望ましい。

2 反社会的行動 antisocial act

子どもの**反社会的行動**は，養育環境上の問題，本人の側の衝動制御の問題，仲間集団の影響などがからみ合っておこることが多い。反復的な反社会的行動があり，素行症と診断されるようなケースでは，児童自立支援施設や少年院などの施設での対応も含めて，長期間の治療的で教育的なかかわりが必要である。

医療が積極的に関与するのは，発達障害や統合失調症が関連している場合である。

3 いじめ bullying

いじめは，子どもの社会で，ふつうにみられる現象である。恐喝や性的暴行のような触法行為もいじめの文脈で語られることもあるが，それらの行動は上記の反社会的行動の範疇である。

いじめの問題を考えるときには，いじめられる側といじめる側と両方を考える必要がある。いじめっ子が，ちょっとしたきっかけでいじめられるようになることも多いし，いじめたことをとがめられたときに，なぜとがめられたのか理解できないこともある。いじめる側の子が，発達障害や家庭環境の問題をかかえていることも少なくない。いじめられる子のほうは，不登校状態になったり，PTSDの症状を示したりすることがある。いじめられる子自身が，それ以前に発達障害などの問題をかかえていることもある。いずれの場合でも，医学的な援助や心理的なケアが求められることがある。

C 疾患をもった子どもの看護

① 不安が強く不登校となった神経症の子どもの看護

1 不安への対応

　　　　不安を引きおこす強迫症・不安症群などの治療では，看護師が果たす役割は大きい。双方とも日常生活において過剰に気にしすぎることが多く，それが不安を引きおこしている。不安の内容や程度は子どもによって異なるが，基本的な特徴は「完璧主義」であり，「きちんとできていない」自分をいつも感じていて，努力しつづける「まじめな子ども」である。

　　　　このような不安には，遊戯療法を行って小さな失敗をたくさん経験してもらい，失敗したりうまくできなくてもだいじょうぶなんだということなどを体験的に理解してもらうことが有効である。はじめは失敗しないように緊張して遊んでいた子どもが，看護師との遊びのなかで失敗する自分を受容できるようになると，日常生活における小さな失敗も少しずつ気にならなくなるようになり，不安が軽減していく。

2 段階的な言語化の促し

　　　　支援の初期に緊張が強く，遊んでいても発語が少ない場合は，無理に発話を誘導する必要はない。このようなときには，互いに遊んでいることに集中し，同じ場所で同じ時刻に同じ遊びを共有していることを楽しむべきである。このように接することで，会話がなくても非言語的にコミュニケーションが成立するし，子どももそのことを理解できるはずである。

　　　　看護師との遊びを楽しむことができるようであれば，看護師が自身の「遊んでいて楽しい」という感覚を繰り返し言語化して，「○○ちゃんはどうかな」のように質問して子どもの言語化を促す。

　　　　遊びに伴う感情の言語化が可能になった段階で，「今日はなにして遊びたいのかな」などのように，遊びに関連する希望，すなわち「○○したい」を引き出して，「自分がしたいことをありのままに言語で表現してもかまわないんだ」という保証されたここちよさを繰り返し味わってもらう。

3 家族への対応

　　　　本章A-③-2「家族への支援」（▶493ページ）に準じた支援を行う。

4 不登校への理解と対応

　　　　子どもの周囲は「学校に行かない」ことを問題としてあげることが多い。し

かしこのような事例の本質的な問題は,「学校に行けない」原因,つまり強い不安にある。したがって,登校刺激を与えることは,かえって子どもの不安を増強することになるため,逆効果になる可能性もある。登校刺激は子どもの不安が軽減し,再登校の意志が確認できてからでも遅くない。このことを家族と学校関係者に理解してもらう。

また,対人関係や言語的・非言語的コミュニケーションを苦手としたり,集団生活になじめない,集中力が長く続かない,特定の教科を極端に苦手とする特徴をもつ発達障害が不登校の背景要因になっていることがある。不登校の背景に発達障害がひそんでいるかどうかをアセスメントする視点が必要である。

一方で再登校の準備が整ったときに実際に問題になるのは,不登校によって生じた「勉強の遅れ」と「友人関係への不安」である。学校の担任とは支援の初期から連携し,家庭訪問などにより個別の学習支援を行ってもらう。また少数の仲のよい友人との交流を維持できるよう配慮を求める。再登校は,保健室や相談室などへの別室登校から始めて,学校内の居場所を確保したあとに,徐々に教室での活動を促していく。教室内の活動時間についても子どもの緊張や友人との関係をうかがいながら段階的にのばしていく慎重さが必要である。

② 注意欠如・多動症および自閉スペクトラム症の子どもの看護

1 子どもの特徴を理解する

注意欠如・多動症および自閉スペクトラム症は,発達障害に分類されている。発達障害の用語や疾患のとらえ方は発達しつづけており,それに応じて障害の理解や支援方法も進歩している。したがって,養育者や学校関係者には,疾患と対応について勉強してもらう必要がある。

自閉スペクトラム症は,知能の障害を伴うものと伴わないものがあるが,これらは明確な境界をもたない連続体と考えられており,注意欠如・多動症とは別の分類ではあるが,これらは相互に似た特徴をもち,また合併することも多い。

それぞれの特徴的な一連の行動が,いつでもどこでもあらわれるために,適切な療育が行われていないと,二次的な対人関係障害と学習上の問題をもつことになる。

治療や支援の中心は**医療と教育の連携(療育)**であり,不適応的な問題行動や併存精神疾患がある場合に補助的に薬物療法が行われる。

● 注意欠如・多動症

　興味がないところには注意を持続できず，興味があれば過剰に集中しているという注意力の障害と，知的水準に合致しない落ち着きのなさを示す多動性および衝動性を示す。授業中に席に座っていることができず，教室や校内を動きまわる，他からの刺激によっていま取り組んでいることから注意がそれ，注意を集中できる時間が短い，順番待ちしている友だちの列に割り込んだりするなどの行動が特徴である。

● 自閉スペクトラム症

　器質的要因や遺伝要因によっておこる脳の機能障害であり，発達の質的な障害である。育て方が原因ではなく，心理・社会的な環境要因は対人関係などの二次的な障害をもたらす。知能の障害がない場合は，言語発達の遅れやかたよりは目だたない。

自閉スペクトラム▶
症の三つ組みの障
害（知能の障害を
伴わない場合）

(1) 対人的相互交流（社会性）の障害：他者の心の動きを理解し，共感することがむずかしいため，対人関係のバランスのよい展開が困難になる。

(2) 社会的コミュニケーションの障害：言葉のほのめかしの意味をつかむことができない，身振りや顔の表情などの非言語的なコミュニケーションを用いたり解釈することがむずかしい。

(3) 想像力と柔軟性の障害：興味の対象が限局的であったり，興味をもったことには固執して没頭しつづけ，それ以外のことに関心を向けられない。また，臨機応変の対応が困難である。

　その他に，安定しない睡眠や生活リズム，運動が不器用，音や色彩，味覚などの感覚が敏感，心の理論の発達遅延（▶表 18-3）などの症状がある。また不注意，落ち着きのなさ，衝動性を示すこともある。

● 知能検査 WISC-Ⅳ

　知能検査では WISC-Ⅲ(Wechsler Intelligence Scale for Children, 3rd edition)が広く用いられていたが，近年は改訂版の WISC-Ⅳ(同上，4th edition：

▶表 18-3　サリーとアン課題

① サリーとアンが，部屋で一緒に遊んでいました。 ② サリーはボールを，かごのなかに入れて部屋を出て行きました。 ③ サリーがいない間に，アンがボールを別の箱のなかに移しました。 ④ サリーが部屋に戻ってきました。 ⑤ 「サリーはボールを取り出そうと，最初にどこを探すでしょう？」と子どもに質問する。 正解は「かごのなか」だが，心の理論の発達が遅れている場合は，「箱」と答える。 通常 4，5 歳程度で正解できるが，心の理論の発達が遅れていると，他者の立場を想定できず，自分の立場から見た事実を答える。

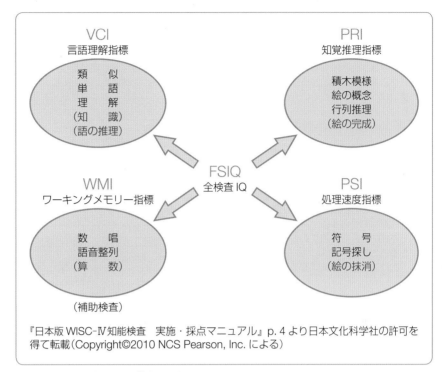

『日本版 WISC-Ⅳ知能検査　実施・採点マニュアル』p. 4 より日本文化科学社の許可を得て転載（Copyright©2010 NCS Pearson, Inc. による）

▶図 18-1　WISC-Ⅳの枠組み

日本版児童用ウェクスラー知能検査第 4 版)が用いられている。WISC-Ⅳでは，さまざまな質問や作業課題を与えて評価することで，言語理解指標(VCI)，知覚推理指標(PRI)，ワーキングメモリー指標(WMI)，処理速度指標(PSI)の 4 つの指標について得点化する(▶図 18-1)。これら 4 つの指標から総合的に全検査 IQ(FSIQ)による脳の機能全体を評価する。

　検査の結果は，子どもがどの部分が得意でどこが苦手なのか，発達のかたよりや特性を知る一助となり，日常生活の支援，学校での教育支援や就労支援について効果的に利用することができる。

2　対人関係の支援

　支援の基本は，子どもの不適応行動ばかりに注意を向け，指摘するのではなく，子どものよい部分にも目を向けてほめるなどの正しい評価をするという，ふつうの子育ての延長上にある。看護師や医師だけでなく，保育園・幼稚園・学校などの関係者が連携しながら，同一の対応を子どもと養育者に実践することが重要である。

3　社会生活行動の支援

　障害の特徴から，表 18-4 のような学習方法を養育者と学校に提言する。ここでいう学習とは，学業に限ったことではなく，課題達成の反復経験によって

▶表 18-4　学習上の対応

① 得意な能力を使って，苦手な部分を補う。
② 1回の学習時間は短く設定する。
③ こきざみな段階的な目標の設定を行う。必ず正答できる課題からはじめて，少しずつレベルアップしていく。
④ 1つの小目標を達成するたびにほめる。目標を達成したときにほめることを惜しまない。
⑤ 課題の目標はできるだけ楽しく，容易に達成できるものを選択する。テレビゲームでもかまわない。
⑥ 子どもにとっては，課題の達成よりも，ほめられることのほうが大切であることを理解して対応する。
⑦ できないことを批判するのではなく，できることを大いにほめる。自己価値を低下させないことが重要である。

▶表 18-5　対応の原則

心理療法の原則
① 子どもからの信頼と尊敬を取り戻す。
② 信頼と尊敬を取り戻したら，少しずつ，あせらずに，社会のルールを教えていく。
③ 子どもの試行錯誤に肯定的に対応し，考える習慣を身につけさせ，自立を目ざす。

対応の原則
① 重要な情報を明確に示す。
② 時間の遅れをなくす，あるいは減らす。
③ 時間を明確に示す（タイマーの使用）。
④ 動機づけを明確に示す（だれもが満足できるように）。
⑤ すぐ，その場で，頻繁に，的確なフィードバック。
⑥ 計画を最初に（未来を現在に引っぱる）。
⑦ 否定的な考え方ではなくて，肯定的な考え方を。
⑧ 説明するより行動で示す（手を差しのべる）。
⑨ つねに障害を見すえる。
⑩ その瞬間を大事にする（一期一会を大切に）。
⑪ ゆるすことを覚える（子どもを，まわりを，自分を）。
⑫ （ありのままを）受容する。

養育者への教示的，支持的支援
（▶493～494 ページ）

社会生活に関する適切な行動を獲得するための，生活におけるすべての行動や体験を含んでいる。

　保育園・幼稚園・学校などの集団生活においては，関係者に障害の特徴に関する理解を促す支援が重要である。学校においては特別支援コーディネーターの教諭などを窓口にする。

4　行動変容に向けた支援

　家庭や学校での失敗体験が多くなると，自信がなくなり対人関係を避け，不登校になりやすい。養育者や学校関係者には適切な注意や指示の与え方を指導し，子どもには社会ルールやマナー，苦手なことをじょうずに回避したり，対処する方法をパターン化して，繰り返し教えるかかわりが必要である。

　決まったルールに従うことは可能であるが，そのルールが変化するとパニックになるため，事前に予定を伝え，直前の変更は避ける。

　日課表などをつくり，いつも視覚的に確認できるよう子どもの目につきやすい場所にはり出して，子どもと一緒にチェックしながら行動を促すことが有効である。子どもの行動は結果だけではなくその過程を評価する。

　対応の原則を**表 18-5** に示した。

5　家族への支援

　子どもが不適応行動をおこすと，養育者は自身の養育の失敗によるものと苦悩し，障害に対する無理解による周囲の非難によって抑うつに陥りやすい。ま

た子どもを必要以上に叱り，虐待のリスクが高まることもある。

　養育者が子どもの不適応行動をしつけで改善しようとすると，家族関係に強い緊張が生じる可能性がある。子どもへの過度の非難や批判は，さらに子どもの不適応行動を増やし，これらが悪循環になる。養育者は子どもの障害を正しく理解し，適切なかかわりを学ぶ必要がある。適切なかかわりを学んで実践し，子どもの適切な反応を引き出すことを通して，子どもの障害を受容するプロセスを支援することが可能である。養育者の教育指導の方法としてペアレントトレーニングも有効である。

　障害をもつ子どもの不適応行動と，それに対応した養育者の不適切なかかわりが，きょうだいに向けられることにより，きょうだいが抑うつや反応性愛着障害，ひいては反抗挑発症に陥ることもある。

　支援の早期から養育者の抑うつや，きょうだいの行動や心理のアセスメントを行い，障害をもつ子どもだけでなく家族全体を支援することが不可欠である。

6 落ち着きのなさ，衝動性への対応

　注意欠如・多動症の子どもの約半数に不慮の事故が発生しているという報告がある。ベランダ，滑り台などの高所からの転落，飛び出し事故，三輪車や自転車で壁に激突したなどである。衝動的な行動のコントロールは薬物治療によるが，不慮の事故への予防的な対策が必要である。

7 薬物療法の支援

　注意欠如・多動症は，子どもの行動上の障害で最も頻度が高い。また，小児期から成人期に及ぶ個人的あるいは社会的な影響が大きい障害と考えられるようになってきた。わが国でも，注意欠如・多動症の治療のガイドライン，標準化の指標が提供され，心理社会的介入と薬物療法のバランスのとれた治療が提案されている。

　注意欠如・多動症の薬物療法は，精神刺激薬と非精神刺激薬に大別され，精神刺激薬ではメチルフェニデート徐放剤（コンサータ®）のみが子どもの注意欠如・多動症治療薬として適応を取得している。服用によって衝動的な行動が軽減し，家庭や学校生活などでの作業に集中できるようになることが期待できる。しかし，この薬剤は第一種向精神薬に指定されている中枢神経刺激薬で，依存性や濫用のおそれが指摘されており，登録された医師のみが処方できる。

　服用を忘れたり怠薬したりすると，注意欠如・多動症の症状が出現しやすい。そのため，指示されたとおりに定時の服薬を行っているかどうかの確認が重要であることを，子どもと保護者に指導する。

　注意すべき副作用を**表18 6**に示した。このような副作用の早期の発見，対応のために，**表18-7**のような注意深い観察が推奨されている。とくに服用初期に副作用があらわれやすいので，家庭や学校などでの副作用の観察は慎重に

▶表18-6　精神刺激薬の主要な副作用

よくみられるもの	あまりみられないもの	まれな反応で注意すべきもの
● 食欲低下 ● 嘔気 ● 体重減少 ● 不眠 ● 頭痛 ● 腹痛 ● 口渇	● 易怒性 ● 不快気分 ● 認知機能低下 ● 強迫的こだわり ● 不安 ● チック ● めまい ● 血圧上昇と脈拍増加	● 痙攣 ● 幻覚 ● 躁病 ● 成人身長に到達しない可能性

(Robert J. H. and Abraham, M. N. 原著，高橋三郎監訳：DSM-5児童・青年期診断面接ポケットマニュアル．p. 314, 医学書院, 2018 による)

▶表18-7　精神刺激薬に対する監視の提案

- 少なくとも6か月ごとに，開始時と各経過観察時の身長と体重の成長曲線を記録すること
- 開始時と薬物投与開始後に，血圧と脈拍数を測定すること
- 薬物流用の徴候を確認するために補給の日付を監視すること
- 寛解に達するまで注意欠如・多動症症状評価尺度の施行を繰り返すこと

(Robert J. H. and Abraham, M. N. 原著，高橋三郎監訳：DSM-5児童・青年期診断面接ポケットマニュアル．p. 314, 医学書院, 2018 による)

行ってもらう。学校などの関係者には服用していることと，副作用が出現する可能性を伝えて協力を求めることが望ましい。

　一方で，非精神刺激薬は選択的ノルエピネフリン取り込み阻害薬であるアトモキセチン（ストラテラ®）が承認されている。効果のあらわれ方はメチルフェニデートよりゆるやかで，服用開始2週間くらいから徐々にききはじめ，6～8週目で効果が安定してくる。副作用も比較的少ない。

　また，2017年に承認された選択的α2Aアドレナリン受容体作動薬であるグアンファシン塩酸塩（インチュニブ®）徐放剤も用いられるようになった。

　コンサータ®・ストラテラ®はともに適応拡大の承認を受け，現在は成人期の患者にも使用できるようになっている。

③ 発達障害をもちながら，ほかの疾患の療養が必要な子どもの看護

　子ども全体に占める発達障害の割合が約6～7%いることから，発達障害をもちながら小児がんや糖尿病などの治療を受ける子どももまれではない。このなかには，発達障害の診断がついている子どももいれば，診断がついていない子どももいる。

1 発達障害の診断がついていない場合

入院治療中にほかの子どもや家族とトラブルをおこしたり，ほかの子どもに比べて処置や検査に時間がかかり，医師や看護師が困難感をいだくことがある。子どもの行動や物事のとらえ方がほかの子どもと「なにか違う」と感じたときには，発達障害の可能性を考えてアセスメントする必要がある。

保護者には家庭や学校での生活における育てにくさの有無やその特徴，とくに他者とのコミュニケーションについて話しを聞き，生育歴と子どもの特徴，それらへの対応を把握することが重要である。そして，子どもの特徴や認識の特徴に基づいて検査や処置の説明や実施，対処を考えていく必要があるため，主治医を含めたカンファレンスを行い，専門家に発達障害の有無について詳細な診断をしてもらうようにする。

2 子どもへの支援

前項の「4. 行動変容に向けた支援」（▶514 ページ）で述べたように，自分が予測していなかった自体がおこるとパニックになってしまうことが多いため，処置や検査が予定されている場合には，事前に検査の日時や内容，手順を予告し，極力これらの直前の変更は避ける。また，検査や処置の内容は正確に伝えること，医療者が子どもに協力してほしい行動，子どもにしてほしくない行動を的確に伝えることが重要である。

発達障害をもつ子どもの多くは，聴覚からの情報入力よりも視覚からの情報入力の方が理解しやすいため，紙に文章や絵を書いたものを渡し，ていねいに繰り返し説明する。さらに，自分の行動を視覚的にフィードバックすることも有用である。たとえば，定期的に内服する薬などでは日課表をつくり，シールを貼っていつも視覚的に確認できるようにすることも有効である。

3 家族への支援

前項の「5. 家族への支援」（▶514 ページ）に準じて行う。

4 子どもへの自分自身の特徴の説明

発達障害もほかの疾患と同様に子ども自身への告知の問題が生じる。子ども自身が自分の特徴について関心をもったり，知りたいと思ったことについてどのように説明をするか，説明する時期や内容については十分な検討が必要となる。子どもへの告知は，診断名を告げることに意味があるのではなく，子ども自身が自分の特徴を知ることで，生活のさまざまな場面で適切な行動をとることで対人関係に支障をきたさないなど，二次的障害を防ぐことを目的としている。

▐▐▐ゼミナール

復習と課題

❶ 子どもの精神疾患の治療に用いられる薬物について調べ，作用機序や副作用について理解しておこう。

❷ 日常生活のなかでわきおこる自分の感情や思考を，よいと思うものもわるいと思うものもすべて書き出してみよう。そしてそれらがどのような理由で自分のなかで意識されたのかを考え，自分自身の心の活動のありのままを受けとめてみよう。

❸ 自分自身の生育歴をふり返り，自分の成長や発達に影響を与えた人物やできごとを書き出してみよう。書き出されたことがらをもとに，子どもが健やかに生きていくためにはなにが必要かを考えてみよう。

❹ 相手の話を聞き，すべてを肯定的・受容的に受けとめて会話を続ける練習をしてみよう。

❺ いま，子どもたちの間ではどのような遊びがよく行われているのか調べてみよう。また，実際に自分自身でその遊びを楽しんでみよう。そして，子どもたちがなぜその遊びを好むのかについて考えてみよう。

❻ 事例をあげて職種間の連携について具体的に考えてみよう。

参考文献

1) 浅倉次男監修：子どもを理解する──「こころ」「からだ」「行動」へのアプローチ．へるす出版，2008.
2) 市川宏伸・海老島宏編：臨床家が知っておきたい「子どもの精神科」，第 2 版．医学書院，2010.
3) 河合洋・山登敬之編：子どもの精神障害．日本評論社，2002.
4) 上林靖子：発達障害の子の育て方がわかる！ペアレント・トレーニング．講談社，2009.
5) 齊藤卓弥：ADHD の薬物療法．最新医学 68, 9 月増刊号：185-195, 2013.
6) 坂田三允編：精神看護エクスペール 12──こどもの精神看護．中山書店，2005.
7) 根岸敬矩編著：児童・思春期の精神保健マニュアル．東山書房，1998.
8) 花田雅憲・山崎晃資編著：児童青年期精神障害，臨床精神医学講座 11．中山書店，1998.
9) プリフィテラ，A. ほか編，上野一彦監訳：WISC-IVの臨床的利用と解釈．日本文化科学社，2012.
10) 山崎晃資編：プレイ・セラピィ．金剛出版，1995.
11) 横山浩之：AD/HD，LD，高機能自閉症──軽度発達障害の臨床．診断と治療社，2005.
12) 吉田友子：高機能自閉症・アスペルガー症候群──「その子らしさ」を生かす子育て，改訂版．中央法規出版，2009.
13) American Psychiatric Association 著，日本精神神経学会監修：DSM-5 精神疾患の診断・統計マニュアル．医学書院，2014.
14) Robert, J. H. and Abraham, M. N. 原著，高橋三郎監訳：DSM-5 児童・青年期診断面接ポケットマニュアル．医学書院，2018.

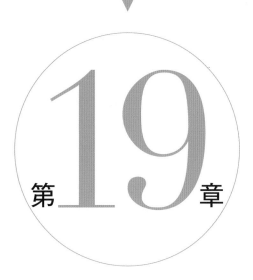

第19章

事故・外傷と
看護

A 看護総論

① 子どもの事故の特徴

　不慮の事故は子どもの死亡原因の上位を占め，子どもの生命や安全をおびやかす重大な健康課題となっている（▶表 19-1）。不慮の事故による死亡率を年齢階級別にみると，0 歳では寝具などによる圧迫，吐乳の誤嚥_{ごえん}などによる窒息が最も多く，1〜4 歳，5〜9 歳，10〜14 歳では，いずれも交通事故，溺死_{でき}および溺水による死亡が多くなっている（▶表 19-2）。近年，子どもの事故による死亡率は減少傾向にあるが，日常生活事故による救急搬送人員数は増加しており，子どもの事故発生数は依然として多いと推定される。

　子どもの事故の多くは家庭内でおきており，日常生活において身近にある物や生活環境が原因となっている（▶図 19-1）。事故は，以前まで「避けることのできない運命的なできごと」として accident という言葉が使用されていたが，現在は適切な対策により「防止できる傷害」であるという考えから injury という言葉が使用されるようになっている。事故を未然に防ぐためには，子ども

▶表 19-1　死亡原因の順位

年齢	第 1 位	第 2 位	第 3 位	第 4 位	第 5 位
0 歳	先天奇形，変形及び染色体異常	周産期に特異的な呼吸障害等	乳幼児突然死症候群	不慮の事故	胎児及び新生児の出血性障害等
1〜4 歳	先天奇形，変形及び染色体異常	悪性新生物	不慮の事故	心疾患	周産期に発生した病態
5〜9 歳	悪性新生物	不慮の事故	先天奇形，変形及び染色体異常	その他の新生物心疾患	―
10〜14 歳	自殺	悪性新生物	不慮の事故	先天奇形，変形及び染色体異常	心疾患

（厚生労働省「令和 3 年人口動態統計」による）

▶表 19-2　不慮の事故の年齢階級別にみた死亡数・死亡率（人口 10 万対）と種類別構成割合

	0 歳	1〜4 歳	5〜9 歳	10〜14 歳
総数	61	50	45	52
交通事故	1（ 1.6%）	12（24.0%）	19（42.2%）	18（34.6%）
転倒・転落	0（ 0.0%）	9（18.0%）	2（ 4.4%）	4（ 7.7%）
溺死および溺水	3（ 4.9%）	13（26.0%）	15（33.3%）	16（30.8%）
窒息	56（91.8%）	11（22.0%）	5（11.1%）	8（15.4%）
煙，火および火災	0（ 0.0%）	0（ 0.0%）	1（ 2.2%）	0（ 0.0%）
その他	1（ 1.6%）	5（10.0%）	3（ 6.7%）	6（11.5%）

（厚生労働省「令和 3 年人口動態統計」による）

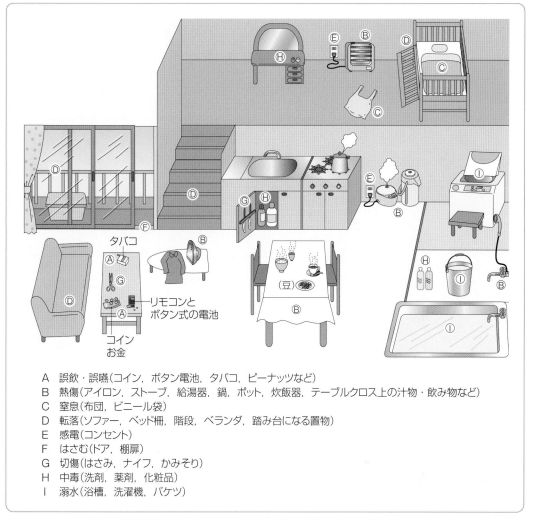

タバコ

リモコンと
ボタン式の電池

コイン
お金

A　誤飲・誤嚥(コイン，ボタン電池，タバコ，ピーナッツなど)
B　熱傷(アイロン，ストーブ，給湯器，鍋，ポット，炊飯器，テーブルクロス上の汁物・飲み物など)
C　窒息(布団，ビニール袋)
D　転落(ソファー，ベッド柵，階段，ベランダ，踏み台になる置物)
E　感電(コンセント)
F　はさむ(ドア，棚扉)
G　切傷(はさみ，ナイフ，かみそり)
H　中毒(洗剤，薬剤，化粧品)
I　溺水(浴槽，洗濯機，バケツ)

▶図 19-1　家庭内の事故原因となる環境

　　　　　の発達段階による行動の特性を十分に理解したうえで，家庭や地域社会におけ
　　　　る事故防止対策を行うことが重要となる。
　　　　　　不幸にして事故が発生してしまった場合に，その初期対応を行うのは多くの
　　　　場合は保護者である。傷害を少なくするための救急処置・救命救急の方法に関
　　　　する正しい知識を提供することで，事故による被害を最小限にすることが必要
　　　　である。

②子どもの発達段階に応じた事故防止

　　　　　　子どもは成長・発達の途上にあり，発達段階によって事故の種類や発生頻度
　　　　が異なる(▶図 19-2)。

乳児期▶　乳児期は危険を理解することができないため，事故防止は周囲の大人による

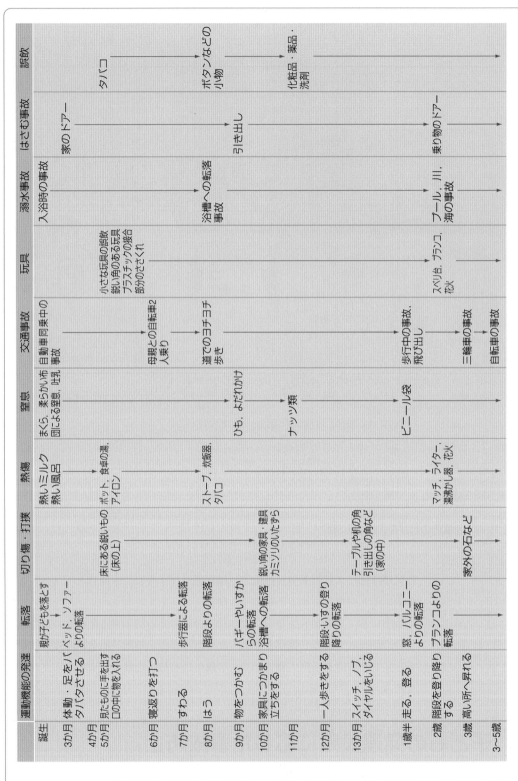

（田中哲郎：新子どもの事故防止マニュアル，第4版．p.138，診断と治療社，2007による）

▶図 19-2　子どもの発達と事故

安全管理が中心となる。昨日までできなかったことが今日できるようになることもあるため，寝返りをしてベッドから転落したり，手に届く物を口に運んで誤飲したりしないよう日常生活のあらゆる場面で**環境整備**を行うことが重要である。子どもにとって危険な物や危険な環境について，保護者に指導を行うことにより，事故防止に対する認識を高めていくことが重要である。

幼児期▶　幼児期になると身体の動きが活発になり，好奇心も旺盛になる。しかし，危険を回避するための運動機能や周囲の状況を判断するための認知機能が未熟であるため，事故をおこしやすい。3歳ごろになると体験により安全な行動をとることが可能となるため，具体的な事例を通して危険なこと，行ってはいけないことを繰り返し説明し，安全な行動を習慣化していくことが必要である。

学童期以降▶　学童期以降は活動範囲が拡大し，登下校時の交通事故や，海やプールなどでの事故が増加する。注意力の不足，衝動的な行動，落ち着きのなさ，疲労などによっても事故をおこしやすい。子どもを取り巻く環境を安全に整えるとともに，家庭や学校において子どもに対して具体的でわかりやすい安全教育が必要となる。**安全教育**とは，子どもが安全に生活するために必要なことがらを理解し，またそれにより安全な行動がとれるような態度や能力を身につけるための教育である。また，生活体験をゆたかにして危険の察知や機敏な対処ができるよう日ごろから事故防止を心がけることが必要となる。

B｜おもな事故・外傷と看護

① 不慮の事故総論

状況の把握▶　不慮の事故がおこった場合に最も優先されることは**救命**である。救急処置を行う際は，事故発生時の状況を正確に把握し，的確な判断が必要となる。不慮の事故では，事故にあった子ども自身から情報を得ることはむずかしい。事故発生時の状況や受傷時間，子どもの反応については，家族やそばにいた人からの情報が頼りになる。子どもが事故にあうと，家族は気が動転し，状況をうまく説明できないことがある。家族を落ち着かせるとともに，可能な限り事故発生時の状況，日ごろの子どもの様子を聞いて状況を把握する。

観察▶　子どもの状態については，受傷部位の詳細な観察にはじまり，全身をくまなく視覚的に観察する。年少の子どもほど急変する可能性が高く，症状の訴えもはっきりしないため，バイタルサインや検査データなどとともに総合的に判断し，小さな変化も見逃さないようにする。

虐待との鑑別▶　事故の状況によっては虐待を受けている可能性も考慮し，全身状態の観察とともに，新旧の外傷の有無を確認する。受傷から受診までに時間が経過している場合や，事故の状況に関する親の説明があいまいな場合などは注意を要する。

子どもへの援助▶　事故は子どもにとって予期せぬできごとであり，事故にあったショックや治療に伴う苦痛や恐怖が外傷体験となることもある。子どもに意識がある場合は，頻回に言葉をかけ，処置の際は年齢に合わせたわかりやすい説明や励ましで，子どもの緊張や恐怖心を取り除くことを心がける。

家族への援助▶　事故の大小にかかわらず，事故にあった子どもの親は強い罪悪感をいだきやすい。親の動揺は子どもの精神状態にも大きく影響する。子どもの受傷に対する家族の反応をアセスメントし，必要な処置の理由や手順，子どものささいな変化を伝えていくこと，家族の思いを表出できる関係を形成し，安心できる環境を整えていくことが必要となる。診察後は家庭環境や家族背景を確認し，家族とともに事故防止対策を考える機会をもつことが大切である。

事故後の継続支援▶　事故による身体的な障害，外観上の変化，心的外傷後ストレス障害(PTSD，▶505ページ)などの心理的問題が生じた場合には，チーム医療による継続したかかわりが必要となることもある。

② 頭部外傷 head injury

1 子どもの頭部外傷の原因

子どもの**頭部外傷**の原因は交通事故が最も多く，次いで転倒・転落が多い。新生児・乳児では，ベッドからの転落や，「高い高い」をしていて天井に頭をぶつけるなど家庭内でおこることが多い。

幼児期は，運動機能が発達途上にあり，動作が緩慢で転倒しやすい。さらに，身体の大きさに比して頭部の占める割合が大きく，重心が上方にあり，転倒すると直接頭部を打撲しやすい。また，行動範囲が拡大するが，危険を予測して行動できないため，遊んでいるときにブランコの後ろにまわったり，バットを振っている人のそばに近づき，頭部をぶつけることもある。

2 受傷状況の把握

子どもの頭部外傷においては，時間の経過とともに全身状態が変化することがあるため，受傷時間を正確に知ることが必要である。また，ぶつけた衝撃が大きいほど頭蓋内への影響も大きいことが多い。

どのような環境で受傷したのか，ぶつけた物のかたさや形，転落の場合はどのくらいの高さからの転落か，受傷部位はどこかなど，受傷時の状況をできるだけ詳しく把握することは，外傷の程度を判断するために重要である。頭部以外の外傷，頸椎骨折をはじめとする全身の骨折，多臓器の損傷にも注意する。

3 症状の観察と看護

子どもの頭蓋骨は薄く，軽い外傷で容易に骨折する。とくに陥没骨折をおこ

しやすく，直下の脳に挫傷を受けやすい。頭部軟部組織の損傷では，帽状腱膜下血腫（▶19ページ）をつくりやすく，貧血をきたすこともある。

　頭部外傷後に意識消失や外傷後健忘などを伴う場合は，頭部外傷による影響が脳に及んでいることが考えられる。頭蓋内血腫を生じた場合には，受傷後に意識が清明であっても，時間の経過に伴って血腫が増大し，頭蓋内圧亢進症状がみられることがあるため，経時的に意識レベル，バイタルサイン，呼吸状態，吐きけ・嘔吐や痙攣の有無，瞳孔不同，四肢の動きの左右差などを観察する。緊急でX線やCT検査などを行うことがあるため，スムースな準備・介助が必要となる。脳を圧迫する血腫であれば緊急開頭術が行われる。

　髄液や血液の鼻漏・耳漏がみられる場合は，頭蓋底骨折が考えられる。この場合は，抗菌薬投与による感染予防と，頭部を挙上した安静が必要になる。圧迫止血は効果がなく，流出を妨げ，感染をまねくおそれがあるため，禁忌である。

③ 誤飲・誤嚥 aspiration

　乳児期後半から幼児期の子どもはいろいろな物に興味を示し，手で触れるものを口へ運ぶため，誤飲・誤嚥の事故をおこしやすい。子どもの誤飲・誤嚥の多くは，日常の身のまわりにあるものが原因となっており，子どもの手の届く範囲に誤飲・誤嚥の原因となるような物を置かないよう注意する。

　乳幼児の最大口径は39mmであり，それより小さな物は誤嚥による気道閉塞の原因となる。また，誤飲による消化管の損傷，中毒などは，生命の危険を伴う場合がある。飲み込んだ物，嘔吐や咳込みの有無，家庭における処置の有無など，そのときの状況について情報を得る。

1 気道内異物

　第17章を参照のこと（▶477ページ）。

2 消化管異物

● 消化管異物の原因

　消化管異物は，タバコや薬品など身体に吸収されて中毒の原因となるものと，コインやクリップなど吸収されないものに分けて考える。中毒については次項で述べる。

● 症状の観察と処置

　消化管異物の70〜80%は胃に落下するとされ，胃に達した異物の大部分は肛門より排泄される。

　食道内に大きな異物が停滞している場合は，咳嗽・嘔吐・嚥下困難などを呈する。気管を圧迫すると呼吸困難になる場合もある。潰瘍や穿孔の原因となるため，早期摘出が必要である。摘出は，全身麻酔下で食道鏡により直視下で行われるか，バルーンカテーテルを挿入し，異物をつり上げる方法がとられる。

　胃・腸管内の異物では，穿孔・腸閉塞がなければ症状はみられない。自然排泄が期待できる場合はふつうに生活させ，症状の有無と，便中に異物が排泄されたかどうかを確認する。消化管内で停滞している場合や，くぎやヘアピンなどの鋭利な異物は，炎症や出血などをおこす可能性があるため，可能な限り内視鏡や磁石付カテーテルで摘出する。異物摘出のために長時間経口摂取が禁止となる場合は，脱水症状の有無に注意し，輸液管理を行う。

　なお，ボタン型アルカリ電池の誤飲の対応については，第17章を参照のこと（▶477ページ）。

3　中毒　poisoning

● 中毒の原因

　薬物や毒物などの化学物質を誤飲した場合は，**急性中毒**となる可能性があり，適切な処置が必要となる。子どもの中毒の原因となる物質は，ほとんどが一般家庭用品や日用品である（▶表19-3）。

　近年，喫煙率の低下によりタバコの誤飲は減少する一方，医薬品・医薬部外品の誤飲が増加している。成人用の薬剤は一錠で子どもの生命にかかわる危険を伴うものもあるため，医薬品は安全な場所に保管する，不要になった薬剤は破棄する，保護者が服用する姿を見せないなど，家庭における予防策が重要である。中毒を防止するためには，これらの物質が危険物であるという保護者の認識を高めることが重要となる。

● 症状の観察と処置

　子どもが誤飲した場合は，原因となる物質によってその対応が異なる。そのため，飲み込んだ物，濃度，摂取量および摂取時間をできる限り正確に把握し，呼吸・循環状態，意識状態，消化器症状などを観察することが重要である。

　原因物質の吸収を阻止するためには，催吐，胃洗浄，活性炭投与，緩下などの処置が行われる。催吐は誤嚥の危険があるため，一般家庭での対応は推奨されていない。また，酸やアルカリは食道や気管の化学的熱傷をおこす危険があり，灯油やガソリンなどの揮発性物質は，嘔吐時に気管に吸入されると重篤な肺炎を引きおこすおそれがあるため，催吐禁忌である（▶表19-4）。活性炭は多くの物質と結合する吸着剤であり，中毒物質の吸収を阻止する目的で投与する。誤飲から1時間以内の投与が有効である。

　タバコはそれ自体に催吐作用があり，またニコチンの吸収は緩徐であるため

▶表 19-3　子どもが誤飲しやすい物質とその毒性

毒性が強くただちに治療・処置が必要	漂白剤，トイレ用洗剤，ベンジン，シンナー，ガソリン，灯油，染毛剤，マニキュア除光剤
毒性があり量によっては治療・処置が必要	防虫剤(ナフタリン・樟脳)，タバコ，化粧水(エタノール含有)，ボタン型電池
毒性が低い	石けん，中性洗剤，防虫剤(パラジクロルベンゼン)，乾燥剤(シリカゲル)，インク，クレヨン，体温計の水銀

▶表 19-4　催吐禁忌

- 意識障害，昏睡，痙攣，ショック状態
- 6か月以内の乳児
- 酸，アルカリなどの腐蝕作用のある薬剤
- 石油，ガソリンなどの揮発性物質

重篤な中毒になることは少ないが，水にとけたニコチンの吸収は速く，灰皿内の水や吸い殻の入った缶の水を飲んだ場合は急性中毒になりうる。初期および軽症例では，吐きけ・嘔吐，めまい，下痢，頻脈，血圧上昇，顔面蒼白がみられ，重篤な場合は痙攣，昏睡，呼吸停止となる。

　治療法としては，呼吸管理・循環管理などの対症療法を行うほか，頻脈，流涎，下痢などの副交感神経刺激作用がみられる場合には，硫酸アトロピンが投与される。

④ 溺水 drowning

1 溺水の原因

　溺水は交通事故についで多い，不慮の事故による死亡原因である。後遺症のない完全治癒は7〜8割程度であり，浸水時間が5分以上と推定される場合の予後は悲観的である。

　0〜1歳までの溺水の多くは家庭の浴槽でおこっており，乳幼児のいる家庭に対しては，浴槽の残し湯の習慣をなくす，子どもが1人で浴室に入れないような工夫をする，子どもの入浴中は短時間であってもそばから離れないようにするなど，保護者への指導が重要となる。

　年齢が高くなるごとにプールや湖・海などの野外での溺水が多くなる。危険な場所を改善したり，危険な場所で遊ばせないように指導していくことが必要である。

2 溺水時の救急処置

　溺水の予後は，低酸素血症による脳障害の程度が大きく影響する。事故発生時は自発呼吸の有無，心停止の有無，意識状態を観察し，すみやかに救急処置を行う。

　第一に気道確保を行い，人工呼吸・胸骨圧迫により心肺蘇生を開始するとと

もに医療機関に搬送する[1]。また，低体温になりやすいため，全身の保温やマッサージを行う。

さらに，身体に外傷を生じている場合や，吸引した水が汚水の場合は肺炎や敗血症などの感染をおこす場合があるため，蘇生後は必要な処置とともに経過観察を行う。

⑤ 熱傷 burn

1 子どもの熱傷の特徴

0歳後半から2歳にかけて多くみられ，ほとんどがお茶などの熱性の液体を誤ってかぶった，ストーブなどに触れたなど，家庭内で受傷したものである。

2 診断

受傷深度と面積により，重症度を決定する。

● 受傷深度

受傷深度は4段階に分類される（▶図19-3）。Ⅰ度は表皮まで，浅達性Ⅱ度（SDB, superficial dermal burn）は真皮浅層まで，深達性Ⅱ度（DDB, deep dermal burn）は真皮深層まで，Ⅲ度は真皮全層，皮下組織まで損傷されたものである。

受傷深度は外観によって鑑別されるが，とくにⅡ度・Ⅲ度の鑑別はむずかしい。さらに治癒の過程で，感染などにより深達性となることがあるため，注意深い観察が必要である。

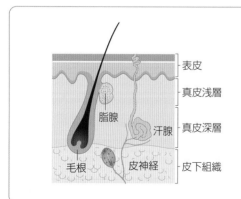

熱傷深度	皮膚所見	疼痛
Ⅰ度	紅斑，軽度の発赤	熱感，疼痛
浅達性Ⅱ度（SDB）	発赤，水疱形成	灼熱感，強度疼痛
深達性Ⅱ度（DDB）	桃～白色水疱形成	軽度，知覚低下
Ⅲ度	壊死，羊皮紙様白色	無痛

▶図19-3　受傷深度の分類

---

1) 気道確保・心肺蘇生の詳細については，「小児看護学①」小児臨床看護総論第6章C「⑩救命処置」を参照。

● **受傷面積**

　子どもは成人と比べて頭部が大きく，四肢が小さいため，受傷面積の算定には成人に使用されるウォーラス Wallace の法則（9 の法則）ではなく，ブロッカー Blocker の法則（5 の法則），ランド-ブラウダー Lund & Browder の公式が用いられる（▶図 19-4）。

● **重症度**

　重症度は，受傷深度・面積から判定され，専門施設へ搬送する際の基準にもなっている。モイラン Moylan が小児用に改訂したアルツ Artz の基準が用いられる（▶表 19-5）。

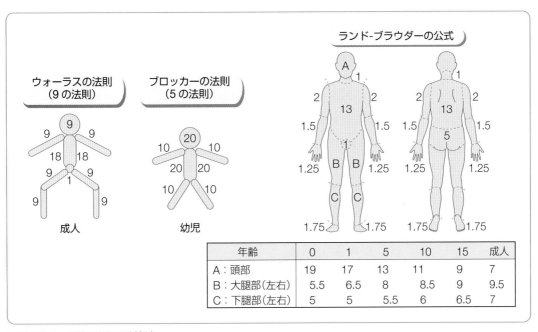

年齢	0	1	5	10	15	成人
A：頭部	19	17	13	11	9	7
B：大腿部（左右）	5.5	6.5	8	8.5	9	9.5
C：下腿部（左右）	5	5	5.5	6	6.5	7

▶図 19-4　受傷面積の計算法

▶表 19-5　アルツの基準（小児用にモイランが改訂したもの）

軽症	外来で治療できるもの	II度熱傷で体表面積の 10% 以下 III度熱傷で 2% 以下
中等度	一般病院に転送し，入院加療を必要とするもの	II度熱傷で 10〜20% III度熱傷で 2〜10%
重症	総合病院に転送し，入院加療を必要とするもの	II度熱傷で 20% 以上 III度熱傷で 10% 以上 顔面・手・足・会陰の熱傷 気道の熱傷 軟部組織の損傷や骨折を伴うもの

(Moylan, J. A.: First aid and transportation of burned patients. In Artz, C. P. et al. (Eds.): *Burns. A team approach*. Saunders, 1979 による)

3　治療と看護

● 初期治療

　子どもは皮膚が薄弱であり，受傷後も熱は皮膚の深部へ伝達されていくため，重症化しやすい。受傷直後はすみやかに衣服の上から患部を流水などで30分程度冷却する。その際，低体温とならないよう十分に注意する。

● 局所療法

　局所の治癒を促進するとともに，深達性Ⅱ度以上で体表面積の20〜30％をこえる広範囲熱傷，気道熱傷の場合は，感染から敗血症を引きおこす危険性が高いため，創部の感染予防が非常に重要である。処置時には創部の疼痛・出血の有無，滲出液の量と性状の変化を注意深く観察するとともに，無菌操作が必要となる。

(1) Ⅰ度熱傷は，初期の冷却により発赤・疼痛の軽減がはかれる。必要に応じてステロイド軟膏の塗布を行う。

(2) 浅達性Ⅱ度熱傷は，ステロイド薬などを含むワセリン軟膏・クリームや，創傷被覆剤で創部を保護し，治癒を促す(湿潤療法)。創部を洗浄し，血管新生作用のある塩基性線維芽細胞増殖因子(bFGF)製剤と，創傷被覆材・軟膏を併用して創部の表皮化を促す治療法がとられることもある。

(3) 深達性Ⅱ度熱傷は，感染がない場合は浅達性Ⅱ度熱傷と同様，湿潤療法が行われることもある。感染などの理由により深達性Ⅱ度熱傷となった場合は，皮膚の壊死組織が多く保存的療法が適さないため，外科的治療法(植皮など)の適応となる。

(4) Ⅲ度熱傷は，自然治癒することが非常に困難であるため，手術適応となる。広範囲Ⅲ度熱傷の場合は，感染予防目的でスルファジアジン銀クリームを塗布して管理し，壊死組織を切除(デブリードマン)したあと，植皮術を行う。小範囲の場合はブロメライン軟膏などを用いて壊死組織を除去し，植皮術が行われる。

　Ⅱ度熱傷以上では，処置に伴う疼痛などの苦痛が大きい。適宜，鎮静薬の使用を検討する，処置ができるだけ短時間に終わるように配慮するなど，患児の苦痛を最小限にとどめる。

● 全身療法

　受傷直後は，局所血管の直接的障害や血管透過性亢進により，血漿成分が血管外に漏出し，浮腫，循環血流量低下によるショックをおこしやすい。とくに体表面積の10％以上の広範囲熱傷の場合，受傷から48時間後くらいまでの間は容易にショックをきたす。そのため，早期に乳酸リンゲル液・アルブミン

製剤などによる輸液療法を開始し，適切な輸液管理と，全身状態とくに尿量減少・頻脈・血圧低下の有無を観察する。

受傷後全身状態が安定しても，創部の皮膚バリア機能の喪失，滲出液の漏出に伴う低タンパク質血症，低γグロブリン血症，壊死組織などにより，感染をおこしやすい。受傷面積が小さくても敗血症やショックを引きおこす可能性があるため，発熱の有無，白血球数，C反応性タンパク質（CRP）値の観察は重要であり，抗菌薬が確実に投与されるよう注意する。とくに湿潤療法は細菌の繁殖がおこりやすいため，創部だけでなく全身状態の観察が重要である。

● 感染予防

熱傷患児の看護では，創部の感染予防が最も重要である。排泄，食事，遊びの場面で創部が汚染される可能性がある場合は，汚染されないよう保護するとともに，感染予防に十分配慮する。また，治癒の過程で強い瘙痒感が生じ，患児自身が創部を傷つけるなどで汚染される場合もある。被覆方法・包帯法を工夫するとともに，止痒薬なども検討する。

● 栄養管理・環境の調節

広範囲熱傷では，創部からの不感蒸泄の増加，喪失した血漿タンパク質の補充，創傷治癒のために，代謝が異常に亢進し，低栄養・低免疫能状態となりやすい。ショックを離脱すれば比較的早期に経口摂取が可能になる場合が多いため，患児の経口摂取量を把握し，摂取を促すような援助が必要となる。また，熱傷に伴う代謝の亢進は室温が低いとさらに増大するため，環境の調節も重要である。

● 入院生活に伴うストレス

重症熱傷となるほど長期の入院加療が必要であり，慣れない環境，苦痛を伴う処置，感染予防のための個室隔離など，子どもにとって非常にストレスの大きい入院生活となる。患児が苦痛や欲求をうまく表現できないことがあることを考慮し，不安や恐怖心を表出できる関係形成，患児に合った遊びの提供など，ストレス緩和をはかる看護援助が必要となる。

● 長期的なフォロー

治癒が終了しても受傷部位のケロイドや瘢痕形成が残った場合，患児はみずからの外観にショックを受けることが多く，成長し，思春期を迎えたときにその苦悩は強まる可能性が高い。瘢痕拘縮，醜形などが残り，機能的・美容的に問題がある場合は，植皮術・形成術も検討される。患児の性格・年齢，学校などの社会生活を考慮し，医師やほかのコメディカルスタッフと協力した長期的なフォローが必要である。

⑥ 熱中症 heat-related illness

1 子どもの熱中症

　熱中症は，高温の環境下で体内の水分や電解質バランスがくずれ，体内の調整機能が破綻することで発症する障害の総称である。人の身体は，24 時間を通じて 36～37℃ の範囲で体温調節を行うはたらきがある。運動などにより体温が上昇しすぎると，末梢血管の拡張による熱の放散や，汗の蒸発によって体温を低下させようとするが，これらの血流の変化，発汗による水分・ナトリウムの喪失が大きくなると，さまざまな症状が出現し，ときには死にいたる。

　子どもは成人と比べ，汗腺をはじめとした体温調節機能が未熟であり，体重あたりの水分量が多い，乳幼児ほど腎臓での尿濃縮力が弱いなどの特徴から，熱中症となりやすい。年齢別にみると，自分から訴えたり，衣服の調整ができない 0 歳児と，運動部の練習・野外活動などが多い学童・思春期に，とくに多くみられる。

2 熱中症の症状・処置

　熱中症は症状・重症度により**表 19-6** のように分類する。

● 初期対応

　熱中症を疑う症状がみられる場合は，まず意識を確認し，すぐに日かげなどの涼しい場所へ移動して，できるだけ早くからだを冷しはじめることが重要である。意識がない，呼びかけや刺激に対する反応がおかしい場合はすぐに救急車を呼び，吐きけや嘔吐のために自力で水分が摂取できない場合や，症状が改善しない場合は，早急に医療機関へ搬送する（▶図 19-5）。

　からだを冷却する場合は，皮膚に水をかけて，うちわや扇風機で風を送る，氷嚢（ひょうのう）などがあれば，頸部（けいぶ）・腋窩（えきか）・鼠径部（そけい）にあて，皮膚直下の血液を冷やす，などの方法がある。

　意識がはっきりしていて，吐きけ・嘔吐がない場合は，冷たい水分を飲ませる。スポーツドリンクや 0.1～0.2% 程度の食塩水は，塩分も同時に補給できるので，最も望ましい。

● 医療機関での対応

　全身を冷却し，体温を下げること，脱水により循環血液量が不足しているため水分補給を行うこと，電解質(ナトリウム・カリウム)異常に対する補正，代謝障害による酸塩基バランスの補正を行う。

　Ⅲ度熱中症の場合は，呼吸状態の悪化，循環血流量の不足による腎不全，血液凝固異常の徴候に十分注意する。

▶表 19-6 熱中症の症状・重症度分類

	体温	意識	発汗	顔色	症状	対応	予後
Ⅰ度	正常〜軽度上昇	正常	あり（大量）	蒼白	頭痛, 一過性意識障害, 頻脈, 腹痛, 嘔吐, めまい, 低血圧, 筋肉の硬直, 筋肉痛（こむら返り）	応急処置（安静・水分補給・冷却）→症状が改善しない, 自力で水分摂取できない場合は, 医療機関へ	数時間で回復
Ⅱ度	中等度上昇 38〜40℃	正常〜軽度混濁	あり	蒼白で冷汗がある	大泉門の陥没（乳児の場合）, 全身倦怠感（ぐったりしている）, 頭痛, めまい・ふらつき, 嘔吐, 低血圧, 頻脈	輸液療法が必要なため, 医療機関へ	治療により比較的早期に改善
Ⅲ度	高熱 40℃以上	異常（呼びかけに応答しない, 反応がおかしい）	なし（初期には発汗がみられる場合も）	紅潮	皮膚・舌の乾燥, 頭痛, 吐けけ・嘔吐, 手足の運動障害, 痙攣, 末梢循環不全, 血圧低下, 多呼吸・呼吸抑制, 多臓器不全, ショック	救急車を呼び, 大至急医療機関へ	最重症 死亡する場合もある

（小濱守安：いざというときのスキルとトリアージのポイント〈熱中症〉. チャイルドヘルス 11 (7)：28-30, 2008 を参考に著者作成）

　　全身の冷却は，氷枕・氷囊・冷却マットを使用するほか，ガーゼに水やアルコールを含ませたものを全身にのせたり，スプレーで水滴をふきつけ，扇風機で送風する方法もある。また，胃管・膀胱カテーテルを挿入し，冷却した食塩水を注入・排液して，胃壁・膀胱壁を流れる血液を冷却することもある。

3 熱中症の予防

　　熱中症を予防するためには，日常生活で発症しやすい要因を知り，それらを防ぐことが重要である。これらの予防法を，保護者・子ども・スポーツ指導者などへ指導することも必要である。

● 高温の環境の回避

　　近年の温暖化・ヒートアイランド現象のため，夏季は気温が上昇するので，とくに注意が必要である。幼児や乳児をベビーカーに乗せている場合は，地表に近いため，地面からの放射熱の影響を受けやすい。また，学童・思春期の運動・野外活動時は，打ち水をする，日かげを選ぶなどの工夫をし，図 19-6 を活動の目安にする。

　　それほど気温が高くなくても，多湿や気温の変化が著しい場合には，熱中症

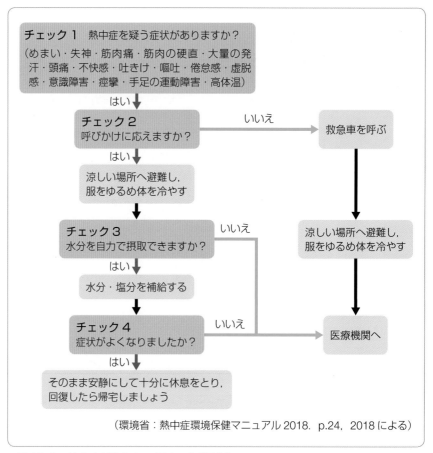

▶図 19-5　熱中症が疑われる場合の初期対応

を発症しやすい。また，冬でも着せすぎによるうつ熱や，窓を閉めきった車内などで熱中症を発症する場合もあるため，とくに乳幼児は注意が必要である。

● 服装の工夫

　夏は放熱を促すような薄手で袖口の広い服をすすめ，帽子を着用する。冬は過剰な厚着でうつ熱とならないように注意する。とくに乳幼児は自分で衣服を選択・着脱することがむずかしいため，顔面の紅潮，発汗の有無をよく観察し，気温・湿度・活動量に適した服装を心がける。

● 水分の摂取

　暑いとき，とくに運動時には水分・塩分を補給するよう心がける。体温を下降させる意味でも冷えたもので，とくにスポーツドリンクや 0.1〜0.2% 程度の食塩水が望ましい。初期の脱水は口渇を感じないことも多いため，とくに運動時は口渇を感じなくても水分を補給するよう心がける。ただし，急激に大量の水分を摂取すると，血中のナトリウム濃度が急激に低下し，筋肉の痙攣など

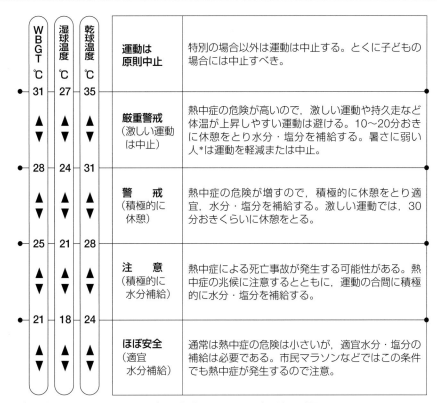

WBGT ℃	湿球温度 ℃	乾球温度 ℃		
31	27	35	運動は原則中止	特別の場合以外は運動は中止する。とくに子どもの場合には中止すべき。
▲▼	▲▼	▲▼	厳重警戒（激しい運動は中止）	熱中症の危険が高いので，激しい運動や持久走など体温が上昇しやすい運動は避ける。10〜20分おきに休憩をとり水分・塩分を補給する。暑さに弱い人*は運動を軽減または中止。
28	24	31		
▲▼	▲▼	▲▼	警戒（積極的に休憩）	熱中症の危険が増すので，積極的に休憩をとり適宜，水分・塩分を補給する。激しい運動では，30分おきくらいに休憩をとる。
25	21	28		
▲▼	▲▼	▲▼	注意（積極的に水分補給）	熱中症による死亡事故が発生する可能性がある。熱中症の兆候に注意するとともに，運動の合間に積極的に水分・塩分を補給する。
21	18	24		
▲▼	▲▼	▲▼	ほぼ安全（適宜水分補給）	通常は熱中症の危険は小さいが，適宜水分・塩分の補給は必要である。市民マラソンなどではこの条件でも熱中症が発生するので注意。

1）環境条件の評価にはWBGT（暑さ指数ともいわれる）の使用が望ましい。
2）乾球温度（気温）を用いる場合には，湿度に注意する。湿度が高ければ，1ランク厳しい
　環境条件の運動指針を適用する。
3）熱中症の発症のリスクは個人差が大きく，運動強度も大きく関係する。運動指針は平
　均的な目安であり，スポーツ現場では個人差や競技特定に配慮する。
＊暑さに弱い人：体力の低い人，肥満の人や暑さに慣れていない人など。

（日本スポーツ協会：スポーツ活動中の熱中症予防ガイドブック，第5版．p.15, 2019による）

▶図 19-6　熱中症予防のための運動指針

の低ナトリウム血症（水中毒）を引きおこすことがあるため，注意が必要である。

● 体調の管理と暑熱順化

　熱中症の発症には，睡眠不足，朝食をとっていない，かぜ気味などの体調も影響している。とくに学童・思春期の子どもの運動時には，体調を十分整え，体調がすぐれないときは運動や野外の活動を控えることも必要である。

　また子どもは，エアコンの過度の使用により発汗の機会がないと，汗腺などの体温調節機能が成熟せず，より熱中症発症のリスクが高くなる。日ごろより適度に外遊びを促し，気温差の変化，暑い環境に慣れること（暑熱順化）が必要である。

ゼミナール
復習と課題

❶ 年齢や発達段階によっておこしやすい事故の種類をまとめてみよう。

❷ 事故をおこした子どもと，その家族に対する援助について要点を整理してみよう。

❸ 頭部外傷時に注意して観察すべき内容をあげてみよう。

❹ 誤飲時に行われる処置と，その際に誤飲物質によって注意すべき内容をまとめてみよう。

❺ 熱傷の受傷直後にショックをきたす理由をあげてみよう。

❻ 熱傷時の感染予防の必要性をまとめてみよう。

❼ 真夏に屋外で部活動の練習をする中学生に対する，熱中症予防の指導内容をまとめてみよう。

参考文献

1) 公益財団法人日本中毒情報センター：中毒110番．(http://www.j-poison-ic.or.jp/homepage.nsf)（参照 2019-12-01）
2) 消費者庁：消費者白書平成30年版特集：子どもの事故防止に向けて．2018．
3) 田中哲郎：新子どもの事故防止マニュアル，第4版．診断と治療社，2007．
4) 吉岡敏治総監修：発生状況からみた急性中毒初期対応のポイント家庭用品編．へるす出版，2016．

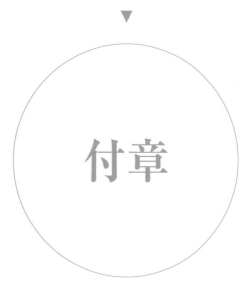

付章

事例による
看護過程の展開

はじめに▶　看護過程は，① 情報の収集，② アセスメント(情報の分析と統合)を通して子どもとその家族の全体像をとらえたのち，③ 看護問題の抽出と看護援助の必要性(看護目標)を決定し，さらにそれらをもとに，④ 看護計画の立案，⑤ 実施，⑥ 評価，からなる一連のプロセスである。子どもの看護過程の展開にあたっては，次のような点に留意する。

[1] **情報収集・アセスメント**　とくに年少児では，観察や本人の訴えのみでは全体像をとらえきれない。ふだんの生活の様子との違いなどについて，家族からの情報を得ることが重要となる。

[2] **看護目標の設定**　子どもの成長・発達段階をふまえた目標設定が重要となる。また，親・家族の不安は，子どもの治療生活に影響を及ぼす。家族も子どもとともに成長している。家族のニーズにも目を向けることが必要となる。

[3] **看護計画の立案，実施，評価**　これらの一連の実践活動においては，つねに子どもをひとりの人間として尊重する姿勢が必要となる。「なになにをさせる」といった強制を伴う表現はできる限り使用しないなど，紙面上の計画の段階から注意をはらう。そしてその子どもにとって年齢にふさわしいふつうの日常生活に近づけること，その子らしい生活が送れるような方向性を見いだすことが重要である。

　とくに長期的な治療を必要とする疾患の看護では，すべての面において，中・長期的目標との関連性をふまえて看護計画を立案する。身体的・精神的ストレスの高い治療が継続する場合は，現時点での入院生活を充実させることも重要であるが，それのみになってはならない。月単位，年単位の将来はどのような生活が可能なのか，さらに成人後の生活を見こしてどのような能力を身につけていくべきかをふまえて，継続的・定期的に評価を繰り返す必要がある。ここでは具体的な事例を通して看護過程の展開を説明する。

A | 1 型糖尿病の子どものケア

① 患者についての情報

1 患者のプロフィール

- 患者：A さん(14 歳〔中学 2 年生〕，女児)
- 診断名：1 型糖尿病(▶70 ページ)
- 身長：152 cm，体重：45 kg
- 発育歴：正常分娩で出生。発育・発達歴上，特記すべきことなし。初経 11 歳，以後半年間月経なし。13 歳ごろより 30 日周期でほぼ安定している。
- 既往歴：1 歳時に嘔吐下痢症で 2 日間入院。5 歳時に中耳炎で左鼓膜切開。8

歳時に自転車乗車中に転倒し，左上腕骨骨折。ギプス固定。後遺障害などなし。14歳より歯列 矯 正のためブラケット装着。その他，特記すべき入院・治療歴はなし。

- 家族歴・家族構成：両親（父親40歳，母親41歳），父方の祖父母（祖父64歳，祖母60歳），兄（15歳，中学3年生）の6人暮らし。母方の祖父母は健在であるが，遠方のため年に1，2回会う程度。両親・祖父母で自宅と同じ建物にある飲食店を経営。祖父が創業した店は，地域でも評判のよい繁 盛 店であり，祖父・父親で調理を担当し，社交的な母親が接客の中心である。家族全体として，子どものあいさつや生活全般のしつけには厳しい。
- 生活の様子：自営業のため，早朝から深夜まで交代で祖父と両親は忙しく働いている。幼いころから主として祖母が，きょうだいの世話をしている。小学生のときから買い物や掃除などを兄と分担して手伝っていたが，中学校に入学後はだんだん祖母まかせになってきている。中学校は自転車で20分かけて通学している。平日は部活動の練習が毎日あるが，仲のよい友だちもおり「楽しい」。小学校3年生より英会話教室に通っており，中学校でも英語は得意科目である。映画が好きで，外国人俳優にファンレターを英語で書いて送ったこともある。
- 平均的な1日の過ごし方：朝は寝起きがわるい。両親・祖父が交代で早くから買出しや準備などで不在のため，朝食はひとりでとっている。中学校になってから身支度に時間がかかり，朝食の欠食が多くなっている。水泳部に所属し，部活動があるため，毎日だいたい17時ごろ帰宅。夕食は19時ごろ。英会話教室のある日は19時30分になる。22時30分には就寝。
- 栄養・食事：魚と生野菜が苦手。ふだんの夕食は祖母が手づくりする和食が多い。中学校の給食は残さず食べている。部活のあとは，帰り道でジュースやお菓子を買っている。
- 性格・外見など：両親・祖父母からかわいがられて育ち，甘えっ子である。忙しい母親よりも祖母に甘えて育ってきた。注意されたり叱られると素直に聞き入れられないところもある。外見は同年代と比べて大人びている。小学生のころは快活で誰とでも遊ぶタイプであり，学級委員や行事の際には人前で話したりするような係に選ばれていた。中学校入学後から学校生活ではやや内向的になっており，友人は部活動が同じ子どもに限られている。家庭内では学校よりもストレートに感情表現をする。また最近は気持ちの浮き沈みが激しく，気に入らないことがあると祖母とも1日中口をきかないことがある。ニキビが気になってしかたのない様子である。

2 現病歴

①入院までの経過　6月20日ごろより，徐々に倦怠感と体重減少があったが，部活動と季節のためと思い，とくに受診しなかった。また，食事はふつうに食べられていた。7月25日より徐々に多飲・多尿傾向。7月27日，食欲不振でふだんの半分程度の食事しかとれず，7月28日，祖母とともに近医受診。随時血糖値710 mg/dL，HbA1c 10.2％，尿中ケトン強陽性，1型糖尿病の疑いにて大学病院へ救急搬送され，即日入院となった。

②**入院時の状況**　身長 152 cm，体重 40 kg，意識清明で，体温 36.9℃，脈拍 100 回/分，血圧 101/52 mmHg（心拍数 68 bpm），呼吸 25/分，pH 7.30，$PaCO_2$ 40.5 mmHg，PaO_2 90.0 mmHg，HCO_3^- 20.0 mmol/L，ICA 陽性，抗 GAD 抗体陽性，尿中微量アルブミン（−），皮膚，胸・腹部 X 線，腹部エコー・CT・心電図いずれも異常なく，器質的膵疾患なし。眼底検査正常。糖尿病性ケトアシドーシス，1 型糖尿病疑いにて速効型インスリン持続点滴が開始された。

③**両親への説明**　7 月 29 日，夕食後，両親と本人へ糖尿病について主治医より，「大人の糖尿病とは違い，インスリンを自分の膵臓でつくれなくなってしまうタイプの糖尿病で，診断名は 1 型糖尿病が強く疑われます。インスリンは口から飲むと消化されてしまうので，いまは点滴で補充しています。点滴は血糖値が安定し，食事がとれるようになれば 2〜3 日で不要になりますが，そのかわりに毎日皮下注射で補充する必要があります。食事や運動に制限はありませんが，長くなるといろいろな合併症が出てくることがありますので，血糖をうまくコントロールするコツを覚えていく必要があります。学校生活はこれまでどおり可能です。結婚して，お子さんのいる患者さんもおおぜいいます」という説明を受けた。

父親は診断名を聞いて，はじめは「食事には注意して育ててきたのに」などと混乱している様子であったが，入院が短期間であることがわかると徐々に落ち着きを取り戻し，最後は今後の医療費や通院についても質問していた。母親は涙ぐみながらもメモをとり，理解しようと努めていた。面会時間終了後，しばらく病室で本人と 3 人で過ごす。両親ともにけわしい表情で帰宅した。

④**入院後の治療状況**　糖尿病性ケトアシドーシスの治療を行っていたが，呼吸・循環動態はとくに問題なく，入院 2 日目より吐きけが消失し，食事摂取が良好となったため，インスリンの持続点滴を終了した。

7 月 29 日：インスリン 1 単位/kg/日を目安に，ペン型注射器を使用して皮下注射を開始。毎食前に超速効型インスリンを朝食直前 7 単位，昼食直前 7 単位，間食前 2 単位，夕食前 7 単位，就寝前に持効型インスリン 18 単位が指示され，1 日 5 回の皮下注射が開始となった。血糖測定は 2 時間ごと 1 日 10 回。食事 2,240 kcal（28 単位），朝食 8 単位，昼食 9 単位。間食 2 単位，夕食 9 単位。運動療法は毎日午後，エアロバイクと院内散歩。

8 月 6 日：空腹時血糖 100 mg/dL 前後，食後血糖値は 180〜220 mg/dL 程度となる。低血糖はほとんどなく，食後やや高血糖であったが，ひととおりのセルフケアが可能となったため，試験外泊（1 泊）を行う。入院時自己抗体検査結果，ICA 陽性，抗 GAD 抗体陽性にて，1 型糖尿病との確定診断名が伝えられる。院内を歩きまわるなどの運動量増加のためか，低血糖症状が出現したが，看護師の見まもりのもと，補食とスライディングスケールで対応できている。

血糖値は安定しており，8 月 12 日に退院となった。食事量・インスリン単位は入院時のまま修正なし。血糖測定は食前と就寝前の 1 日 4 回となるが，適宜追加するとされた。外来通院による継続治療となる。9 月 30 日現在，低血糖はなく，HbA1c 6.3% とコントロールされている。

⑤**本人・家族の反応**

7 月 28 日：祖母は孫娘の急な入院に動揺していたが，看護師から説明を受け

ていったん帰宅した。夕方，再び着がえなどを持って母親とともに面会し，病状・治療と入院期間について簡単に説明を受けた。その際，本人から明後日の水泳の県大会に出たいので早く退院できないか，と質問があった。

7月29日：検査実施中は主治医と目も合わせない。質問すると一言二言で答えるのみ。家族とともに主治医からの説明を聞いているときは無表情であったが，終了後，家族のみになると布団をかぶって泣いている。

7月30日：糖尿病療養指導士が来室し，ペン型注射器・低血糖・インスリンについて説明があった。終始表情が暗く，ときおり涙をこらえながらも真剣に聞いている。排尿のたびに尿ケトン体・尿糖の自己チェックを開始し，きちんと行うことができる。父親の面会がある。宿題やマンガを持って来る。

8月1日：母親が来院し，本人も交えて栄養士よりカーボカウンティング・グリセミックインデックスの説明を受ける。食事表の記入を開始。担当看護師より自己注射の手技説明があり，デモ器で練習を行い，器用にこなしている。面会時母親に「自分も1回注射してみなよ」と感情的になっている。

8月2日：看護師が見まもりながら，自己注射が開始となる。時間をかけつつようやく最後に大腿に注射することができたが，終了後は泣き出してしまう。祖母がひとりで面会。幼い調子で「怖かった」「もういやだ」と話している。面会終了時，看護師が祖母に声をかけると「家で具合がわるくなったら，と思うとね……」「きちんと治るまで，入院していてもらいたい」と涙ぐんでいる。

8月3日：飲食店の休業日にあたり，両親と祖父母がそろって来院した。グルカゴン注射についての説明があった。退院に向けて主治医・看護師と本人も交えて面談した。両親・祖父母ともに病気についてさまざまな情報を得た様子で，具体的な質問もあった。父親が「病気について学校にはなにを知らせたらよいのか」と主治医にたずねたところ，本人が「誰にも知られたくない」と急に大声でさえぎり，父親と口論になる場面があった。家族の帰宅したあと，看護師とのとりとめのない会話のなかで，退院した同室児（小学生）について「自分より小さいのにすごくがんばっていた」「人はなぜ病気になるのかな」と話す。

8月4日：昼食前「頭が痛い」「手がふるえる」とナースコールあり。看護師とともに血糖測定し，50 mg/dL。食事まで30分以上であったため，本人の判断でブドウ糖1単位の補食をとる。「低血糖がわかったね。補食の選び方もばっちりだね」と話すとうれしそうにしている。主治医よりスライディングスケールの説明あり，あとで看護師がたずねると，「むずかしそう」「やりながら覚えるしかないよね」と話す。午後，父親とともに水泳部の顧問教員が部員の書いた色紙や県大会の写真を持って見舞いに来る。はじめて笑顔が見られる。

8月5日：理学療法室で理学療法士に「部活やりたい」「私が自分で注射していたら，お兄ちゃんがびっくりするかな」と話していたとの申し送りがある。

8月6日：外来にて患者会のヤングメンバーと本人・母親が面談し，患者会に入会する。その後，1泊外泊。

8月7日：晴々とした表情で帰院した。看護師と母親・祖母・本人で家庭でのセルフケアについてふり返りを行う。インスリンの単位や，食事時間とインスリン注射のタイミングなど，母親がノートに記録している。母親から細かい質問が多い一方，本人の集中力がもたず終了となる。

　8月8日：食前の自己血糖測定は1人で正確に行えるようになったが，測定値が低血糖を示していても補食をとろうとしない。理由をたずねると，「なにも症状がないから」と同室児とゲームを続けている。じっくり時間をかけて説明すると，「そうだったんだ」「まだよくわかっていないかも」と話す。

　8月11日：糖尿病療養指導士来室。病気や治療，退院後のセルフケアについて，クイズなどを交えてふり返りを行い，退院後の生活について話し合う。終了後，仲のよい同室児に，「学校では全部自分でやらなきゃいけないんだ」と話し，励まされている。

　8月12日：主治医より「今後は中学生までは小児科で，高校生になったら成人の内分泌科で治療を継続します。血糖測定は，しばらく現在のまま1日4回で続けて様子をみます。退院後はじめての外来で，学校の先生宛の診断書をお渡しします。今後は，定期的に同じ病気の患者さんとの交流会もありますので，参加してください。皆でがんばりましょう」と話される。両親・本人ともに「お世話になりました」と笑顔で退院される。

　8月20日：退院後第1回目の外来診療に，祖母・母親とともに来院した。学校長と担任宛の診断書や病気のパンフレットなどを渡される。診察後，外来看護師と，担任・養護教諭・部活動顧問への具体的な依頼内容について相談を行う。

　9月10日：学校では養護教諭，家庭では母親の見まもりのもと，血糖値測定やインスリン注射を行っているとのこと。毎日の食事内容もノートにもきちんと記録されているが，ほとんど祖母と母親が記入している。部活動は授業や給食が通常のスケジュールになるのを待ち，9月中旬ごろから再開予定である。通院はしばらく週1回であるが，血糖コントロールの状況を見ながら，最終的に月1回になると説明される。昼食前の体育や夕食前に血糖値が低く，補食の必要性について再度指導を受ける。

　9月30日：母親と来院した。部活動も再開しているが，登下校途中の低血糖を心配して，母親が車で送迎しているとのこと。母親は「だいたいわかってきました」と明るく話しているが，本人は無表情である。血糖測定とインスリン注射部位が，それぞれほぼ同じ場所になっている。補食を行う場所は保健室とされているが，決められた時間以外は「行ったことはない」。学校生活では低血糖の自覚症状がなく，補食せずに過ごせていると話す。部活動の一部の友人は，注射・補食などの必要性について知っているとのこと。診察室内では，主として母親が主治医の質問に答えている。

⑥**両親・家族の状況**　感冒などの一般的な病気を想像していた家族にとっては，思いもよらぬ診断名に大きく動揺していた。本人の世話をしている祖母にはとくに後悔の念が強く，涙することもあった。兄が受験生であるうえに自営業を維持していかねばならず，頻繁な面会は短期入院であっても成人の家族員にとってはかなりの負担であった。家族は交代で面会に訪れ，過密な教育スケジュールにも積極的に参加していた。診断時成人型の糖尿病と混乱していたが，さまざまな人々のアドバイスを得たり，病気に関する情報を集め，来院時には医師や看護師に積極的に質問をしながら病気や治療を理解するように努めていた。本人は入院・治療のショックや落ち込みを，母親や祖母に甘えて気持ちをぶつけていたが，家族の献身的な看護や面会が支えとなっていた。しかし，祖母は今後の在宅療養

に対する責任感から，試験外泊前にその心情を看護師に吐露し，また心労から体調をくずすこともあったため，飲食店では臨時のアルバイトを雇うこととし，しばらくは母親の勤務時間を短縮できるようにした。その後，祖母も本人も落ち着きを取り戻していった。

　早くから気持ちを切りかえて，病気や治療についての情報を集めたり，学校との連絡を積極的にとる家族のペースと，本人の気持ちがかみ合わず，感情をぶつけ合ってしまうこともあった。部活動の顧問の見舞いをきっかけに，本人・家族・医療者が，「部活動を続けること」という一致した目標をもって話し合いを重ね，退院の準備を進めることができた。退院時には，1年半後の成人科への転科の予定も話され，家族は「自分たちがしっかりしなくては」という思いが強くなっている。

✓ チェックポイント

- ☐ **発達歴**：成長・発達は正常か。どのような成長・発達段階にあるか。入院・治療生活によって阻害される部分はなにか。心理・社会面の自立度はどの程度か。

- ☐ **入院時の状況**：入院時の身体所見・検査所見からどのような状況が考えられるか。また，患者・家族はどのような気持ちであったか。

- ☐ **家族について**：患者の療養生活を支えるキーパーソンは誰か。またその人を支援する体制はあるか。きょうだいはどのような影響を受けているか。

- ☐ **病気について**：患者は病気について，どのように受けとめているか。現在の生活，進学などの数年先の将来の可能性について，どのような影響を受けているか。

- ☐ **セルフケアについて**：生活処方や治療メニューの影響はどの程度か。患者・家族は，治療・生活処方をどのように理解しているか。セルフケアの自立度はどの程度か。

- ☐ **退院後の生活状況**：現在の生活のなかで，大切にしていることや重要なことがらはなにか。ふだんの生活をどのような気持ちで送っているか。生活と治療・生活処方の折り合いはどのようにつけていくのか。心理・社会適応を促すかかわりにはどのようなものがあるか。発達段階にあった方法はなにか。

発展学習▶▶▶

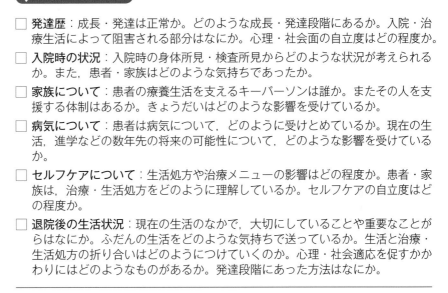

■チェックポイント
　成人医療への移行支援：成人患者として将来自立したセルフケア能力を獲得するためには，どのような計画が必要か，親・家族のかかわり方は年齢相応か。計画的・段階的なかかわりはどのようなものか。各発達段階で連携することが必要な職種にはどのようなものがあるか。

② 看護過程の展開

1 アセスメント

　　疾患，成長・発達，日常生活，家族の面から，現発達段階をふまえて情報収集・整理し，アセスメントを行う。また，成人医療への移行準備についても検討する。

疾患面▶　　糖尿病性ケトアシドーシスについては，持続点滴による補正とインスリン治療が開始された。はじめは1時間ごとのバイタルサインチェック，血糖値，水分出納および心電図のモニタリングを行う。軽症の段階で受診しているため，循環・呼吸状態も安定しており，短期間で通常のモニタリングとなり，インスリンは皮下注射へと切りかえられている。

　　皮下注射開始後は，血糖値の日内変動を把握するため，時間を決めて正確にモニタリングする必要がある。患者にとっては血糖測定や皮下注射は痛みを伴うだけでなく，みずからが毎日数回行うことへの抵抗が大きいと予想される。

　　夏休み期間の発症であったため，学校生活や部活動の再開によって必要インスリン量が変化することが予想される。また学校生活において，周囲の理解を得るための行動は十分とはいえず，補食しにくい状況であることから，とくに低血糖の出現の可能性は高いと考えられる。

　　9月30日現在，部活動は順調に再開しているものの，本人の低血糖の自覚症状が乏しく，また，補食がとりにくい状況も続いている。さらに血糖測定やインスリン注射の部位が固定されていることから，穿刺部位の硬化をまねきやすく，インスリンの効果が低減する可能性もあり，再教育が必要である。また，患者本人よりも，母親・祖母が中心となってノートに記録しており，診察時にも本人の自発性がみられない。今後，血糖コントロールが悪化する危険性が大きいといえる。

成長発達・▶
日常生活面
　　これまで健康に育ってきた患者にとっては，糖尿病の発症と入院治療は思いもかけないできごとである。10代の患者にとっては，「みんなと同じ」であることがアイデンティティとなっている。そのため，入院によって友人との関係性や学校・社会生活からの隔絶感も強く，ショックを受けている。また，生涯治療を要する慢性疾患を受け入れることは容易ではなく，患者には誰にも病気を知られたくない思いが生まれている。一方，患者を取り巻く友人や学校生活においても，突然の入院にとまどい，どのように対応してよいのか不安を感じているであろう。10代の患者がインスリン注射や血糖測定などの療養生活を受け入れていくには，長い時間がかかると予想される。

　　本事例においても入院初期の段階では，一時的に母親や祖母に甘えの感情が強くなるなどの強いストレス反応があらわれたが，部活動の顧問の見舞いや，同室児やその家族，患者会のメンバーと話をすることで徐々に自分を取り戻し

ていた。孤独感の強い10代の患者は，人間関係のなかでショックからたち直るきっかけをつかむことも多い。各職種が患者の言動に注意をはらい，互いに情報を共有しながら患者理解に努めたことや，看護師がこれらの情報をいかして患者の感情の変化を見逃さずにかかわったことで，セルフケアへの意欲につながったといえる。感情の起伏の激しい10代の患者は情緒が安定しないため，セルフケア教育は段階的に進めるだけでなく，気持ちの変化をこまやかに観察しながら行っていくことが必要となる。

本事例では，注射などに対する初期の抵抗感や恐怖感が大きく，短期間の入院中の学習では，基本的な知識や技術を学ぶことで精いっぱいであっただろう。退院後1か月が経過し，部活動も再開しているが，知識・認識不足により，適切性を欠く行動や家族への依存性も見られていることから，必要なセルフケアを行うには心理的な負担も大きいと考えられる。登下校のために車で送迎してもらうなどは，やはり通常の判断で行われているとはいえない。

本人の気持ちや生活は，新たな局面を迎えているといえる。学校生活を再開して数週間が経過し，一部の友人にインスリン注射や補食について知らせているが，本人の不安や心理的抵抗も大きかったことであろう。また，中学生の日常生活を考えると，部活動の友人のみの周知では不十分であることも予想できる。現実的に必要なことを理解できていても，気持ちの面でさまざまな葛藤をかかえている思春期の特徴をふまえたかかわりが必要であろう。

家族面▶ これまで健康に過ごしてきた子どもが，10代に入ってから発症するということは，家族にとっても将来をゆるがす大きなできごととなる。とくに発症後まもない時期は，医療者への対応や説明の1つひとつが未知のものであり，不安が大きい。実質的な日々を担っていた祖母の罪責感ははかりしれないが，母親や父親，兄，祖父の罪責感も大きいと予想できる。

このような家族の気持ちは，自然と子どもへの過剰なかかわりへと転換される危険性もある。思春期にある患者は親離れの段階にあり，健常児であっても親子関係には緊張を伴う時期である。親子関係のストレスが，病状コントロールに影響を及ぼさないように注意が必要である。

祖父・父親・兄は面会が少なく，入院中に十分な教育機会があったとはいえない。とくに兄については一度も面会がなく，病気・治療について十分に把握していない可能性がある。兄もまた思春期であることから，みずからの健康や将来の発症リスク，遺伝などについて疑問や不安をもっている可能性もある。家族も健常なきょうだいに目を向ける余裕がないことが予想されるため，兄の理解度については情報を得る努力が必要である。家業の顔でもある母親は，現在はやむをえず勤務時間を調整しているものの，将来的には祖母が主婦的役割を担うもとの生活に戻ることを期待されているであろう。

退院後は大きなトラブルもなく経過しているものの，本人の血糖値に合わせて，補食や注射，食事づくりに注意をはらうことは，家庭内で相当なストレス

であると考えられる。さらに部活動再開後は，登下校は車で送迎するなど，母親の心理的・身体的負担も大きくなっていることがうかがえる。今後は祖母の体調もみながら不安の軽減に努め，本人のセルフケアの発達を促すようなかかわりができるように支援することが重要である。

　現段階では，家族自身も子どもの病気を受け入れていく時期であり，個々の家族の受けとめ方，理解度，日々の生活を十分に把握したうえで，それぞれへの支援も検討していく必要がある。中学校の卒業に伴い，成人科への転科が予告されていることは，家族が主体的に治療に取り組もうとする動機となる一方，主治医の交代や治療の場の移行に伴う不安が高まる可能性もある。

2 看護問題の明確化

　情報をアセスメントしたあと，優先順位を考えながら看護問題を明らかにし，看護目標を設定する。とくに長期的な取り組みを要する問題については，短・中期目標を設定し，段階的に実践と評価を繰り返すことができるようにする。

- #1 学校生活・部活動再開による運動量の変化により低血糖をおこす可能性が高い。
- #2 血糖測定およびインスリン注射の穿刺部位が同じ位置になっており，測定値やインスリン注射の効果に影響する可能性がある。
- #3 病気について周囲に知られたくないという気持ちが強いうえに，糖尿病・治療・生活処方についての情報を学校生活で必要な人に十分提供できておらず，事前の補食がとりにくいために体育や部活動中に重症の低血糖をおこす可能性がある。
- #4 子どもの発症まもない時期のため家族全体に知識・理解不足があるなかで，家庭において子どもの疾患管理を担う祖母・母親双方の身体的・心理的負担が大きく，セルフケアの自立を促進する方向で支援できない。

3 看護目標と看護計画

#1 学校生活・部活動再開による運動量の変化により低血糖をおこす可能性が高い。

看護目標▶　軽度の低血糖症状に気づき，対処できる。

看護計画▶ (1) 観察計画：それぞれの観察は行動のみでなく，本人がどのような気持ちで行っているのかも観察する。

　①一週間の曜日ごとの血糖値の日内変動を把握し，低血糖をおこしやすい曜日・時間帯を把握する。

　②低血糖への対処行動を確認する

　③低血糖時の自覚症状について把握する

　④家庭・学校における血糖測定・補食・インスリン注射を適切に行うための場所・時間などについて把握する。

(2) 援助計画

①低血糖時の対処について、補食をとる目安となる血糖値や自覚症状とその対応方法について確認する。

②即効性のある補食と、遅効性・持続性のある補食について理解し、家庭・学校・英会話教室など、よく行く場所で補食しやすいものを選択する。

(3) 教育計画：低血糖予防とその対処能力を高めるための援助を行う。

①低血糖時の自覚症状について確認する。実際の血糖値と症状の関連性についてふり返りを行い、知識の強化をはかる。

②運動量と血糖値の変動の関係性について理解し、状況に応じて補食の種類や量をかえられるようにする。

#2 **血糖測定およびインスリン注射の穿刺部位が同じ位置になっており、測定値やインスリン注射の効果に影響する可能性がある。**

看護目標▶ インスリン注射・血糖測定を適切に行うことできる。

看護計画▶ (1) 観察計画

①患者の病気・治療に関する思いや受けとめ方を確認する。

②医療者以外の人や家族とのかかわり、生活の様子、言動から、患者の考えや受けとめ方、心理状態を推察する。

③注射・採血を同じ部位に行う頻度や理由について確認する。穿刺部位を観察する。

(2) 援助計画

①面会者や入院中の仲間関係、患者会の紹介など、本人の気持ちが前向きになるようなきっかけをつくる。

②本人の気持ちの変化を見逃さず、実際に行う機会をつくる。気持ちの負担や迷いを当然のものと受けとめる。

③うまく行えないものについては心理的な抵抗が大きいと考え、励ましたりせずに、一緒に改善点を考えるようにする。本人の気持ちにそった行いやすい方法を提案する。

④少しでも前進した部分があれば、認めてともに喜ぶ。

(3) 教育計画

①入院・外来それぞれの場面において、重点をおくものを整理し、段階的・計画的に知識を提供する。

②実生活の体験に即した知識の応用の仕方、考え方を教授する。

③本人から質問があった場合は、それを手がかりに再教育を行う。

④注射・採血部位が固定している理由を確認したうえで、知識の不足している部分を補う。

#3 **病気について周囲に知られたくないという気持ちが強いうえに、糖尿病・**

治療・生活処方についての情報を学校生活で必要な人に十分提供できておらず，事前の補食がとりにくいために体育や部活動中に重症の低血糖をおこす可能性がある。

看護目標▶　部活動中の重症低血糖を予防するために必要な補食について，周囲の理解と協力が得られる。

看護計画▶ (1) 観察計画

①「知られたくない」という本人の気持ちの理解に努める。

②本人の病気の理解や知識について確認する。

③家庭・学校関係者の疾患・治療についての知識や理解度を把握する。

④本人の気持ちを家庭・学校関係者がどのように受けとめているかを確認する。

(2) 援助計画

①病気や治療に関するストレスを受けとめ，認める。気持ちに寄り添いつつ，現状について考えてもらう。

②退院・登校開始・部活動開始に合わせ，補食を中心に学校生活のなかでの注意点について話し合う。

③部活動を継続するために，誰になにがどのように必要かを話し合う。

④患者会などに参加し，同病の仲間づくりができるようにする。また有用な情報が得られるように調整をはかる。

⑤本人の気持ちを尊重しながら，学校での対応について話し合う。本人みずから伝えたほうがよい対象者や，その人に伝えるべき情報はなにかについて話し合う。

⑥キーパーソンを特定し，可能であればキーパーソンとの話し合いや情報交換の場をもつ。

(3) 教育計画

①本人の意向にそって，状況に応じて学校関係者への教育や情報提供を行う。

②本人が必要な情報を適切に伝えられるよう，知識の強化をはかる。

③ほかの患者の対処方法などの具体例を示し，本人と話し合う。

#4 子どもの発症まもない時期のため家族全体に知識・理解不足があるなかで，家庭において子どもの疾患管理を担う祖母・母親双方の身体的・心理的負担が大きく，セルフケアの自立を促進する方向で支援できない。

看護目標▶　祖母・母親の身体的・心理的負担が軽減し，子どものセルフケアの自立を促す支援ができる。

看護計画▶ (1) 観察計画

①祖母・母親の生活・気持ち・体調などについて確認する。母親の送迎についての気持ちや送迎を行う判断・根拠について確認する。

②面会回数の少ない祖父・父親・兄の生活・気持ち・体調などについて確認

する。

　③疾患・治療に関する個々の家族員の理解や受けとめについて確認する。と
　　くに日々の血糖測定，インスリン注射時の見まもり，食事づくりに関して
　　祖母・母親の負担が大きくないか確認する。

　④祖母・母親が患者への支援を継続するうえで必要なサポートについて，気
　　持ちの面，実際面の双方について確認する。

　⑤家族の意思決定プロセスや意思決定のキーパーソンを見きわめ，実質的な
　　養育や疾患管理に携わる人のニーズが反映されているか確認する。

(2) 援助計画

　①患者会のイベントなどを紹介し，同じ立場にある人々と心のよりどころと
　　なる人間関係を築けるように機会をつくる。

　②祖母・母親による日々の疾患管理の労をねぎらい，精神的・身体的負担を
　　軽減するための方策について一緒に考える。

　③患者への教育指導の際には，家族が参加できるように時間や場所を調整す
　　る。家族全員が参加できないことを前提に，資料などを準備し，家庭内で
　　共有できるようにする。

　④祖母・母親の食事づくりや子どものセルフケア支援について，負担が少な
　　く実生活に即した考え方に基づく情報提供を行う。

　⑤本人の現在の言動やセルフケアの実施状況について，発症まもない10代
　　の患者の特徴をふまえて説明すると同時に，今後の学校生活で予想される
　　状況や，本人に必要な自立性について情報提供を行う。

　⑥情報過多にならないように，進路・進学先などの決定状況に合わせて医療
　　機関の選定を行う。

(3) 教育計画

　①家族の疑問点について，繰り返していねいに回答する。家族のニーズをふ
　　まえて，主治医や糖尿病療養指導士・栄養士からの直接の説明機会をつく
　　る。

　②面会回数の少ない祖父・父親・兄のニーズに基づき，疾患・治療について
　　の知識強化をはかる。

　③本人自身が行うべき内容について再度整理し，個々の家族員の望ましいか
　　かわり方について話し合う。

　④今後，成人科への移行に必要なプロセスについて，段階的・計画的にオリ
　　エンテーションを行う。

4 実施と評価

#1 学校生活・部活動再開による運動量の変化により低血糖をおこす可能性が
　　高い。

実施▶ 発症まもないため低血糖症状に気づきにくく，自覚症状がないと補食をと

ない行動は，入院中より継続的にみられている。現在までに重症低血糖はないものの，昼食前にある体育の授業の際や夕食前に低血糖をおこす可能性がある。低血糖をおこしやすい曜日・時間帯について確認し，自覚症状について家族にも再指導を行った。

評価▶　家族の協力もあり，帰宅後の夕食前の低血糖については対処可能と考えられるが，学校生活のなかでの低血糖については今後も注意が必要である。自覚症状については，経験によって徐々に理解できるようになると考えられるが，血糖測定も同時に行い，自覚症状と実際の血糖値の関連性についても理解し，適切な対処がとれるよう継続的な支援が必要であろう。

#2 血糖測定およびインスリン注射の穿刺部位が同じ位置になっており，測定値やインスリン注射の効果に影響する可能性がある。

実施▶　計画にそって行った。穿刺部位が固定化していることは，好ましいことではないが，毎日同じ状況・方法で行っている結果ともいえる。退院後の HbA1c は良好であることから，まずは本人と家族の努力を認めた。その後，同性の看護師と1対1でプライバシーの確保できる外来にて，同じ場所で行っている理由や実際の手技を本人に確認し，再指導を行った。

評価▶　家族や養護教諭の見まもるなかでは，腹部や大腿などの部位へのインスリン注射は羞恥心もあり，やりにくかったと考えられる。今後は，本人の手技も確立していることから，適宜見まもりは必要であるが，ふだんは部位によってはプライバシーの保たれる場所で行えるようにする必要がある。家族に対しても，本人の発達段階も含めて再教育が必要である。

#3 病気について周囲に知られたくないという気持ちが強いうえに，糖尿病・治療・生活処方についての情報を学校生活で必要な人に十分提供できておらず，事前の補食がとりにくいために体育や部活動中に重症の低血糖をおこす可能性がある。

実施▶　入院中より，病気について知られたくない思いが強く，学校生活では困難が予想されたことから，受け持ち看護師が本人との関係性をつくりつつ，理学療法士などの他職種からの情報を得て，本人の気持ちを理解するよう努めた。学校との調整については，外来において重要な看護問題であったが，学校関係者の理解と協力により，夏休み後の学校生活は問題なく再開することができた。

評価▶　本人も少しずつではあるが，病気や治療に対する気持ちが変化している。入院中は，皆に知られたくない，という思いだけであったが，不十分ではあるものの学校生活のなかで必要なセルフケアについて部活動の友人に知らせることができている。今後は部活動以外の場面でも重症低血糖の危険性もあることから，本人の知識や気持ちを確認しながら，日常生活でのリスクを低減するために誰にどこまで知らせるかについて，学校とも相談しながら進めていくことが

必要である。

#4 子どもの発症まもない時期のため家族全体に知識・理解不足があるなかで，家庭において子どもの疾患管理を担う祖母・母親双方の身体的・心理的負担が大きく，セルフケアの自立を促進する方向で支援できない。

実施▶ 本人の入院中から意識的に看護師が家族1人ひとりに声をかけ，それぞれのニーズを把握すると同時に，個別に対応するように心がけた。退院後は本人も学校生活を順調に再開していることを認め，日々の血糖コントロールに対して家族が協力して取り組んでいることをねぎらった。本人の発達に見合った支援方法については，本人のいないところで家族の思いを傾聴しつつ，ともに考える姿勢で看護計画を実施するように努めた。

評価▶ 発症時は祖母や母親の動揺が大きく，とくに祖母は体調をくずすほどであった。退院後の日常生活におけるセルフケア支援は祖母と母親を中心に行っており，とくに入院前と比較して母親の担う役割が大きくなっていた。退院後は祖母の体調も回復し，家族の動揺もいったんは落ち着いている段階となっている。登下校の送迎などは，家族の罪悪感や不安をあらわしている可能性もあるため，安易に否定したりせず，家族の考えや思いを尊重しながらかかわったことで，信頼関係を築くことができ，医療者からのアドバイスも受け入れることができていた。祖母・母親は疲労している様子も見せず積極的に行動しているものの，自営業であることから，母親の休職状態も長くは続けられないであろう。今後も注意深く見まもる必要があると考えられる。

●まとめ

この事例は，診断から治療方針の決定，退院後の外来通院までをまとめたものである。看護過程では，診断に伴う患者・家族の動揺をふまえた援助と，とくに退院に向けたセルフケア能力の獲得に向けた看護について優先的に考える必要のあるものを取り上げた。

10代女性に発症する糖尿病は，成長期であることや月経周期との関係から血糖コントロールがむずかしく，血糖測定や症状のモニタリング能力に加え，スライディングスケールを適切に使用した血糖コントロールが求められる。今後，修学旅行などの学校行事や受験などの生活変化，さらには成人科への転科に向けて患者ができる限り治療に前向きにのぞめるように援助していくことが必要となる。

短期間の入院でセルフケアに関する教育が行われるため，家族にとっては自身の感情と向き合えないまま目の前の療養生活に追われていることもある。積極的に治療や生活処方に協力している家族であっても，子どもを支える家族の心理的負担は大きく，親離れ・子離れを妨げる原因ともなる。家族個々

の生活面・心理面をアセスメントし，それぞれへケアを行うことが重要となる。

B｜鎖肛をもつ子どものケア

はじめに▶　鎖肛は先天性消化器疾患のなかでは発生頻度が比較的高く，肛門がないことや肛門の位置の異常で発見されることが多い。病型や瘻孔（ろうこう）の有無によって治療法が異なるが，手術によって肛門形成術を行ったあとに，規則的な排便を習慣づけながら，1人で排便できるまで，すなわち，排便行動として自立をとげるまでの過程を支援する。

　新生児期の診断や治療は，家族にショックや不安を引きおこし，その後の愛着形成や育児への取り組みに影響するおそれがあるため，入院初期から家族の心理面を含めた支援が重要である。また，合併奇形を伴う場合には，家族の心理的負担が高まることにも注目する必要がある。ここでは，鎖肛をもって生まれた子どもとその家族における看護過程の展開を説明する。

① 患者についての情報

■ 患者のプロフィール

- 患者：Bちゃん（生後0日，男児）
- 病名：低位鎖肛（▶244ページ），心室中隔欠損症（VSD，▶196ページ）
- 入院：1月10日
- 発育・発達歴：在胎39週2日，正常分娩にて出生，出生体重2,900g。
- 既往歴：母親の妊娠・分娩経過に異常なし。
- 家族背景：第2子。父親31歳，運送業（健康），母親28歳，主婦（健康），兄5歳，幼稚園（健康）。都市近郊部住宅地のアパートに居住。父親の勤務時間は不規則で，夜間勤務も多い。市内に母方の祖父母宅がある。入院中，母親がBちゃんに付き添うようになってからは，兄は祖父母宅に預けられている。母親の産後の経過は良好である。
- 生活の様子：母親は内向的な性格で，近隣の母親どうしの交流は少ない。Bちゃんを出産する以前は，近所の幼稚園に兄を送るときに，まわりの子どもと一緒に遊ばず，母親から離れたがらない兄の様子に，母親はいつも不安を感じていた。父親は仕事から帰宅するといつも「疲れた」と言ってすぐに寝てしまうため，母親は父親に育児について相談できずにいた。Bちゃんの妊娠がわかってからは，「お兄ちゃん1人を育てるのもこんなにたいへんなのに，2人

育てる自信はない」と祖母にもらすことが増えていた。また，兄が通う幼稚園の先生に，育児の悩みを打ち明けることもあった。

2 現病歴

①入院までの経過　1月10日，他院にて出生。2,900 g，アプガースコア：1分8点，5分10点。

出生後すぐに，助産師が肛門のないことに気づき，鎖肛が疑われ，ただちに専門医のいる大学病院に搬送されて入院となる。

②入院時の状況（▶表1）

入院時：身長48.5 cm，体重2,890 g，体温37.2℃，脈拍126回/分，呼吸数36回/分，血圧96/52 mmHg，SpO_2 96%，活発な啼泣がみとめられる。心雑音が聴取されるが，爪床・皮膚・口唇粘膜色は良好でチアノーゼはみとめられず，心臓超音波検査にて，欠損孔が小さい心室中隔欠損症（VSD）が確認される。腸蠕動音が聴取されて，腹部膨満なし。

治療方針：右手背より点滴ルートを確保して，持続点滴としてソリタ®T3号輸液を12 mL/時で開始する。パルスオキシメータ装着。

家族への説明とそれに対する反応：別室にて，主治医から父親に鎖肛であること，鎖肛の病態の説明と低位型鎖肛では排便機能の経過は良好であること，今後の治療として，手術で肛門を形成したあとに，便秘を予防しながら経過を追うこと，手術後，肛門が狭くならないような処置として肛門ブジーを数か月間継続するため，退院後は家族に行ってもらいたいこと，VSDに対しては経過観察すること，入院は3週間程度の見込みであること，などが説明される。父親は，医師の説明を黙ってうなずきながら聞いているが，主治医との面談後，看護師に「家内は出産後まもないのですぐに付き添いができないのですが，私が仕事を休んで付き添わないといけないでしょうか」と困った表情で話す。母親の体調の経過をみながら無理のないように対応していくことを，父親と看護師とで確認し合った。

③入院後の状況（▶表1）

1月11日：倒位X線撮影にて低位型鎖肛と診断される。全身状態は安定しており，カットバック術が施行された。術後は喘鳴および努力呼吸はなく，聴診にて呼吸音に異常なし，心雑音をみとめるが，皮膚色良好で，ときどき活発に啼泣がみとめられる。体温37.6℃，脈拍138回/分，呼吸数42回/分，血圧84/42 mmHg，SpO_2 98%，末梢静脈内持続点滴としてソリタ®T3号輸液を持続点滴12 mL/時で継続する。抗菌薬は1日3回の静脈内注射とする。

1月12日：体重2,800 g，術後の肺合併症，創部の出血はみとめられない。肛門から少量の胎便排泄あり，創部の消毒を行う。

1月13日：体重2,810 g，肛門からの胎便の回数は増加し，排便後に創部の消毒を行う。看護師のすすめで，父親は母親が搾乳した母乳をはじめて病棟に届ける。

1月14日：体重2,800 g，解凍した母乳10 mLの経口摂取を開始する。ゆっくり吸啜し，吐きけや誤嚥はみとめられない。

1月15日：体重2,825 g，母乳20 mL×8回となり，嘔吐なく，哺乳後も空

▶表1　Bちゃんの経過

月日	1月10日	1月11日	1月12日	1月13日	1月14日	1月15日	1月16日	1月18日	1月19日	1月22日	1月25日
末梢点滴	①ST3 12mL/h	①ST3 12mL/h ②セフメタゾン40mg3回	①ST3 12mL/h ②セフメタゾン40mg3回	①ST3 12mL/h ②セフメタゾン40mg3回	①ST3 12mL/h ②セフメタゾン40mg3回	①ST3 12mL/h ②セフメタゾン40mg3回	①②中止				
内服薬											
処置・検査	胸腹部X線	倒位X線		胸腹部X線				肛門ブジー	肛門ブジー	肛門ブジー	肛門ブジー
身長(cm)	48.5										48.8
体重(g)	2,890	2,820	2,800	2,810	2,800	2,825	2,840	2,865	2,890	2,945	2,985
体温(℃)	37.2	37.6	37.7	37.6	37.5	37.4	37.3	37.4	37.2	37.4	37.3
呼吸(/分)	36	42	48	42	36	40	36	38	36	36	36
脈拍(/分)	126	138	130	120	110	108	112	100	102	108	110
血圧(mmHg)	96/52	84/42	88/48	84/42	90/55	96/42	96/42	84/40	90/50	78/52	88/54
SpO_2(%)	96	98	100	100	—	—	—	—	—	—	—
哺乳量	—	—	—	—	母乳 10mL×4	母乳 20mL×8	母乳 25mL×8	母乳 30mL×8	母乳 30mL×8	母乳 30mL×8	母乳 30mL×8
排尿量(排尿回数)	40+α	58	97	110	155	175	8回	8回	8回	7回	8回
排便回数	0	0	2	3	5	7	7	8	8	7	6
便性	—	—	胎便(少量)	胎便(少量)	黄緑色泥状便	黄緑色泥状便	黄緑色泥状便	黄色顆粒便	黄色顆粒便	黄色顆粒便	黄色顆粒便
白血球(/μL)	16,000	16,530	15,400				12,500				
赤血球(×10⁴/μL)	580	542	535				520				
Hb(g/dL)	18	17	18				19				
Hct(%)	55	53	53				51				
血小板(×10³/μL)	130	135	155				189				
CRP(mg/dL)	0	0.2	0.1				0				
TP(g/dL)	5.5	5.1	5.3				5.7				
BUN(mg/dL)	9.5	10.8	11				10.4				
Cr(mg/dL)	0.9	1.2	1.1				0.8				
Na(mEq/L)	142	141	141				139				
K(mEq/L)	5.9	5.9	5.9				5.8				
Cl(mEq/L)	108	109	109				106				
Ca(mEq/L)	8.9	9	9				9.1				
P(mEq/L)	5.4	5.4	5.4				5.3				

ST3：ソリタ®T3号輸液，Hb：ヘモグロビン，Hct：ヘマトクリット，CRP：C反応性タンパク質，TP：血清総タンパク質，BUN：尿素窒素，Cr：血清クレアチニン，Na：ナトリウム，K：カリウム，Cl：塩素，Ca：カルシウム，P：リン

腹感のためか啼泣がみとめられる。おむつを交換するたびに胎便から黄緑色の泥状便の排泄が少量ずつみとめられるが，創部の腫脹や発赤はない。はじめて来院した母親が，Bちゃんと対面して涙ぐんでいる。面会後，母親は看護師に，「どうしてこの子が病気になったのでしょう，私が妊娠中にお兄ちゃんのことでいつもイライラしていたことが原因でしょうか？」と泣きながら話す。

1月16日：体重2,840 g，母乳25 mL×8回，良好に哺乳し，呼吸の異常はみとめられない。黄緑色の泥状便が少量ずつ頻回に排泄されて，肛門周囲の皮膚には発赤がみとめられる。創部に異常はなく，静脈内持続点滴，抗菌薬投与は中止となる。

1月18日：体重2,865 g，母乳が30 mL×8回になる。病院で付き添うようになった母親が搾乳を行い，哺乳を行う。哺乳良好で，黄色の顆粒便が少量ずつ8回/日程度みられる。肛門周囲の皮膚の発赤は増強して，排便のたびに激しく泣くようになり，おむつ交換時に毎回微温湯で殿部洗浄を行っている。母親は，「便が出るとすごく泣いてしまって，どうしたらいいのかわからない」と困った表情を見せる。沐浴を毎日行い，排便時には毎回微温湯で殿部洗浄を行うことになる。創部からの出血はみとめられず，肛門拡張のために金属製の処置具による肛門ブジーの処置を，朝と夕方に1回ずつ開始する。処置中，体動によって粘膜を傷つけないようにからだを固定されて泣くBちゃんのかたわらで，母親は目に涙をためている。処置が終わったあとに，激しく泣くBちゃんを抱きながら，「ごめんね，痛かったね」と言いながら，母親も泣いている。その日，消灯直前に父親が面会して，Bちゃんをあやす様子が見られる。Bちゃんは笑顔を見せているが，父親と母親の会話はほとんどない。父親は医師から肛門ブジーが始まったことについて説明を受けるが，とくに質問はなく，1時間ほど病室で過ごしたあとに帰宅する。

1月19日：体重2,890 g，体温37.2℃，呼吸36回/分，脈拍102回/分，血圧90/50 mmHg，心雑音が聴取される。黄色顆粒便がみとめられ，殿部の発赤は軽減せず，排便時に激しい啼泣がみとめられる。母親はBちゃんの哺乳やおむつ交換，殿部洗浄などの世話をていねいに行っているが，それ以外は，付き添い用の簡易ベッドに横たわって休むことが多い。夜勤の看護師に「お兄ちゃんのことが気になります，ときどき，かんしゃくをおこしておじいちゃんとおばあちゃんを困らせているみたいで」と暗い表情で話す。

1月22日：体重2,945 g，体温37.4℃，呼吸36回/分，脈拍108回/分，血圧78/52 mmHg，黄色顆粒便の排泄が7回みとめられる。肛門ブジーの処置中，肛門からの出血が少量みとめられる。看護師に促されて，母親はBちゃんに声をかけているが，処置終了後に，「家に帰ったら私がやらないといけないのでしょうか」と不安げに看護師にたずねる。父親は休日のため，昼食前に来院し，母親と一緒にBちゃんをあやしている。

1月24日：体重2,970 g，体温37.1℃，呼吸32回/分，脈拍98回/分，血圧88/46 mmHg，哺乳良好で，殿部の発赤は軽減し，きげんよく過ごす。医師から両親に，経過が良好であること，家族が必要な処置と育児を行えるようになったら退院を予定したいと伝えられる。父親は喜んでいるが，母親は暗い表情でいる。

　1月25日：身長 48.8 cm，体重 2,985 g，体温 37.3℃，呼吸 36 回/分，脈拍110 回/分，血圧 88/54 mmHg。全身状態はかわりなく，体重も順調に増加している。母親は，医師から指でブジーを行う方法を説明される。その後，看護師に「かわいそうでつらい，1 人で B ちゃんを抑えながらやるのはとても無理」とかたい表情で話す。父親はその日夜遅くに来院し，しばらく病室で過ごして帰宅する。母親は看護師に，「やはり夫にこの子のことは協力してもらえそうにない。どうしたらよいのでしょう」と話す。

　④生活の状況　母親は，B ちゃんが生まれる前から兄の育児上の不安を感じていた。父親は仕事が忙しいため，家庭では兄と 2 人きりで過ごすことが多く，B ちゃんの出産後の生活に不安を感じていた。

　⑤家族の状況　出産後まもない母親には疲労感がみとめられる。母親は，付き添いを始めた直後から B ちゃんの世話を主体的に行い，おむつ交換や沐浴のあとは，B ちゃんに「気持ちよかったね」と話しかけ，哺乳のあとは「おなかいっぱいになったね」などとうれしそうに声をかけている。一方，医療処置に対しては，不安を訴えることが多い。大部屋で付き添っている母親は，B ちゃんが夜中にぐずりはじめると，同室の子どもや家族に迷惑をかけてしまうことを心配してあやしている。母親は，病院の売店で弁当を購入して食べることが多い。また，B ちゃんの生まれながらの健康問題に対して，母親の罪責感がみとめられる。

　父親は仕事の合間に面会に訪れているが，母親との会話はほとんどなく，B ちゃんの世話に主体的に参加することは少ない。兄は祖父母宅で過ごしているが，ときどきかんしゃくをおこして祖父母を困らせることを母親は心配している。

✔ チェックポイント

- ☐ **発達・発達歴**：妊娠・分娩経過，出生前後の子どもの成熟状態・健康問題やその治療の影響を受けながら子どもの成長・発達はどのような状況であったか。
- ☐ **入院時の状況**：妊娠・分娩経過，入院時の身体所見・検査所見から，どのような状況であったか。
- ☐ **入院生活**：入院生活のなかで，子どもの健康状態や成長・発達はどのような状態であるのか，健康状態の改善と，成長・発達の促進のためにはどのようなかかわりが必要であるか。
- ☐ **家族の状況**：子どもの出生前の家族の育児への取り組みや気持ちはどのようであったか。また，入院時やその後の治療過程で家族にはどのような様子がみられ，どのような支援が必要であるか。
- ☐ **退院後の生活**：家族は退院後の健康管理や育児について，どのように受けとめ，意向をもち，行うことができているか，また，その支援体制は整っているか。

② 看護過程の展開

1 アセスメント

身体，成長・発達，日常生活，家族の側面から情報を収集し，アセスメントを行う。

身体面▶ 低位型鎖肛で瘻孔がない場合は，新生児期に肛門形成術を行う。新生児期の手術は全身麻酔で行う。この時期は，呼吸・免疫・体温調節・腎機能がそれぞれ未熟であり，症状を的確に訴えられないことや，先天性心疾患を合併していることもリスク因子となる。したがって，手術前・中・後の一般状態，バイタルサイン，SpO_2，呼吸状態，チアノーゼの有無，創部の状態，輸液量・尿量などの水分出納，体重，血液検査，胸部 X 線写真などの推移から評価し，呼吸・循環・体温管理などの全身管理を行い，創部の安静と清潔を保持する必要がある。また，排便の状態に注意しながら必要な栄養を摂取して，体重が順調に増加すること，さらに，創部が落ち着いた段階から肛門の狭窄を予防するための肛門ブジーを，確実な体位の固定による粘膜損傷の予防と苦痛の軽減をはかりながら行う。

成長・発達，日常生活面▶ B ちゃんは出生時の発育に明らかな問題はないが，手術後は排便回数が多い状態である。全般的には病状の安定と栄養状態の改善により，ほぼ順調な成長・発達過程をとげている。

家族面▶ B ちゃんは第二子のため，母親は育児の基本的な知識や技術は習得していると考えられる。一方，夫からの育児支援は必ずしも十分に得られない状況のなかで，母親は育児に自信がもてず，第二子の出産を前に不安をつのらせていた。その後，母親は病院での付き添いが始まり，心身ともに疲労感を高めていたと推測される。さらに，退院に向けて肛門ブジーの役割を担うことになり，母親の不安や負担感が増していたと考えられる。父親は B ちゃんをかわいがっているが，仕事が不規則で疲労感もあることから，育児は母親にまかせがちである。さらに，母親は祖父母宅にあずけられている兄のことも気がかりに思っている。今後，母親と父親それぞれの意向や兄のニーズを把握するなど，家族アセスメントを行い，退院後の家族内の調整や祖父母を含めた支援体制を検討する必要がある。

2 看護問題の明確化

情報をアセスメントしたのち，優先順位を考えながら看護問題を明らかにし，看護目標を設定する。

#1 手術の侵襲による身体的リスク状態にある。

#2 頻回な排便による，皮膚の発赤が悪化するおそれがある。

#3 家族が肛門ブジーを適切に行えないことによる，入院期間の長期化，退院

　　　　　　　　　後の肛門狭窄のおそれがある。

#4 日常の育児不安に加えて子どもの健康管理の必要性に，母親は育児への自信を喪失し，今後の養育態度に影響するおそれがある。

#5 入院を契機に家族機能が低下するおそれがある。

3 看護目標と看護計画

#1 手術の侵襲による身体的リスク状態にある。

看護目標▶　術後，創部の感染をおこすことなく安定した全身状態で経過する。

看護計画▶ (1) 呼吸・循環・体温，創部などの関連情報を収集し，評価する。
　　①呼吸(呼吸数，呼吸音，副雑音・喘鳴・咳嗽・努力呼吸・皮膚色，SpO_2，分泌物など)
　　②循環(心拍数・リズム，心雑音，血圧，チアノーゼ・四肢冷感の有無，皮膚色，輸液量・尿量などの水分出納，体重など)
　　③体温(低体温・発熱・四肢冷感・チアノーゼの有無)
　　④意識・一般状態(刺激への反応，啼泣力，筋緊張，きげん)
　　⑤創部(創部の発赤・腫脹・出血・滲出液・離開の有無，排便の回数や便性)
(2) 手術直後の全身状態に注意をはらい，安定をはかる。
　　①呼吸の観察を行い，必要に応じて加湿と口鼻腔内分泌物の吸引などを行う。
　　②循環の異常の早期発見に努め，適切な治療につなげる。
　　③術後の低体温を予防するために，必要に応じて室温の調整や四肢の保温に努める。
(3) 創部の安静と感染予防をはかる。
　　①感染を予防するために，抗菌薬を確実に投与する。
　　②感染の徴候を早期に発見し，必要な治療につなげる。
　　③創部の処置は清潔操作で行い，排便があるごとに消毒する。
　　④創部の安静がそこなわれないように，過度な圧迫や摩擦に注意する。

#2 頻回な排便による，皮膚の発赤が悪化するおそれがある。

看護目標▶　排便回数の増加がみられず，皮膚の発赤が改善し，苦痛が緩和する。

看護計画▶ (1) 排便状況，腹部症状，皮膚症状やその他の関連情報を収集し，評価する。
　　①排便状況(排便回数，排便量，便の性状，腹部膨満，腸蠕動音)
　　②腹部症状と発育状況(腹部膨満，腸蠕動音，吐きけ，哺乳量，吸啜力，きげん，体重)
　　③皮膚症状(殿部の発赤・湿潤)
　　④きげん・表情
(2) 排便状況などを評価し，排便回数のさらなる増加や便性の悪化などみられた場合には，哺乳量などを調整することで状態の改善をはかる。
(3) 排便がみとめられるごとにぬるま湯で洗い流し，皮膚の乾燥をはかる。

#3 家族が肛門ブジーを適切に行えないことによる，入院期間の長期化，退院後の肛門狭窄のおそれがある。

看護目標▶ 家族が主体的に肛門ブジーに取り組み，適切に行えることで退院が実現し，その後の肛門狭窄が予防できる。

看護計画▶ (1) 育児や子どもの健康管理に対する家族の意向や方針，肛門ブジーについての受けとめ方を把握する。

　①育児や健康管理全般についての母親やほかの家族の気持ちや意向を把握する。

　②処置中の母親の表情，子どもへのかかわりなどを観察する。

(2) 家族の意向を尊重しながら，肛門ブジーの実施に向けて段階的な支援を行う。

　①家族が処置を行う際には，実施中に患児が動いて粘膜が傷つかないように，看護師が苦痛の緩和にも配慮しながら確実に体位を保持することで，適切な方法(深さ・太さ・挿入方向・留置時間など)で実施できて，処置に対して自信がもてるように支援する。さらに，子どもの体位を保持しながら処置が行えるように，段階的に支援する。

　②ブジーを実施する家族の負担感に注目し，共感的姿勢でかかわることや，方法の改善が必要な場合は，一緒に考える姿勢でかかわる。

　③母親以外に，父親や場合によっては祖父母も処置にかかわることを含めて，Bちゃんと家族にとって最良の支援体制を検討し，必要な調整をはかる。

#4 日常の育児不安に加えて子どもの健康管理の必要性に，母親は育児への自信を喪失し，今後の養育態度に影響するおそれがある。

看護目標▶ 母親の育児への不安が緩和されて，育児への自信が高まり，家族による効果的な養育の基盤が整う。

看護計画▶ (1) 母親の育児への思い，周囲に対する期待や満足度，養育の実態について情報を収集する。

(2) 母親の育児に関する不安や悩みの表出を促し，その気持ちを受けとめる。

(3) 排便の状態が軽快していることや，哺乳力や呼吸状態から全身状態も安定していると判断できることを母親と共有することで，育児への自信の高まりを支える。

(4) 子どもの日常の世話を継続することで母親役割を実感できるよう支援する。

(5) 父親の育児への思いや参加状況を把握しながら，育児や健康管理に関する情報提供は可能な限り両親に対して行う。

(6) 家族内外の支援体制について，母親と父親の意向や満足度を把握し，必要な調整を行う。

#5 入院を契機に家族機能が低下するおそれがある。

看護目標▶　入院に伴い家族機能が低下するのではなく，家族が主体的に退院に向けて取り組むなかで，家族機能が向上する。

看護計画▶　(1) 母親と父親にそれぞれ情報収集を行い，育児についての互いの受けとめや意向の表現を促し，現状の客観視，一致やずれの把握，サポート感の高まりを支える。

　(2) 兄の生活の状況や思い，兄への説明とそれに対する反応について把握し，必要な支援を行う。

　①家族の兄に対する心情を受けとめて，家族の意向を把握する。

　②父親を介して兄のニーズを把握して，入院に伴う環境の変化について兄への説明の方法を家族とともに検討する。

　③家族にとって兄が大切な存在であることを兄自身が実感できるように，誠実で率直な愛情表現をもって家族がかかわることができるように支える。

　(3) 育児や治療過程の基盤となる家族機能として，意思決定のパターン，ストレスと対処，ソーシャルサポートなどについて把握し，家族の意思決定のパターン，意向を尊重した医療の実現に向けて支援する。

4　実施と評価

#1　手術の侵襲による身体的リスク状態にある。

実施▶　計画にそって，術前・術後の呼吸・循環・体温に関する情報を収集し，アセスメントを行うとともに，創部の安静と感染予防に努めた。

評価▶　バイタルサインは安定した状態で経過した。一方，排便回数が増加したことから，創部の安静をそこなう可能性が高まったが，創部の異常や感染徴候はみとめられなかった。

#2　頻回な排便による，皮膚の発赤が悪化するおそれがある。

実施▶　計画にそって，排便の状況，腹部症状，皮膚症状，栄養状態などの情報を収集し，支援を実施した。排便回数が減少してきたことから，哺乳量を徐々に増やした。また，排便ごとの殿部洗浄は継続し，付き添っている母親にも参加を促した。

評価▶　手術後10日目より排便回数が減少してきたことから，殿部の皮膚の発赤が改善した。また，母親が実施するなかで皮膚の状態が改善したことで，母親の取り組みがさらに積極的になったことから，育児に対する自信と養育の達成感につながったことがうかがえた。

#3　家族が肛門ブジーを適切に行えないことによる，入院期間の長期化，退院後の肛門狭窄のおそれがある。

実施▶　肛門ブジーに対する母親の受けとめを聞いたところ，「かわいそうで見ていられない，ただただ，この子に申しわけない気持ちになる」と涙を流しながら

話した．母親の気持ちに共感する姿勢で対応しながら，まずは，医療者が行う処置の様子を見まもってもらうことから始めることを提案し，母親は同意した．処置中，看護師は必ずBちゃんへの言葉かけを行い，終了後はねぎらうことを継続すると，やがて母親は処置中にBちゃんに近づき，「がんばろうね」と励ますようになった．母親から看護師に，「ブジーはどのようにやればいいのですか」との問いかけがあったことを医師に伝えて，処置や健康管理全般についての情報共有を段階的に進めるとともに，子どもの世話に伴う負担感に傾聴することを繰り返した．

評価▶　処置についての母親の受けとめに注目しつづけて，参加を段階的に進めたことによって，母親はBちゃんへの声かけを行いながらみずからも実施できるようになった．また，処置のみならず，Bちゃんの健康管理や育児全般に対しても「家に帰ってもなんとかできるような気がしてきた」などの前向きな言葉が聞かれるようになった．

#4 日常の育児不安に加えて子どもの健康管理の必要性に，母親は育児への自信を喪失し，今後の養育態度に影響するおそれがある．

実施▶　育児に関する家族の意向を確認したところ，母親は「仕事があるから頼みにくいけど，本当はブジーだけでもお父さんに手伝ってほしい，子どもが泣いて暴れるとどうしていいかわからなくなる，病気のことにもっと関心をもってほしい」と話す．看護師は，父親の面会時に，育児への思いや参加への意向について情報収集し，母親の希望を伝えた．父親は「自分になにができるか自信がないけど，できることは協力したい」と話す．看護師が，退院後の排便管理や処置について両親に説明すると，父親は休日に面会して，やがて処置を見学する機会が増え，Bちゃんの体位の保持に参加するようになった．父親が慣れない様子でいると，母親は「だいじょうぶよ，だんだん慣れるから」とおだやかな表情で父親に話した．

評価▶　病状の改善に伴い，母親の表情は徐々に明るくなった．退院後の支援体制について主治医と相談して，父親だけでなく近所に住む祖父母にもできるだけ参加してもらうことになった．母親は，「自分だけでやらなくていいと思うと，少し気がらくになりました」と話した．

#5 入院を契機に家族機能が低下するおそれがある．

実施▶　通常，家庭のなかの最終的な意思決定は父親が行っているとの情報が母親から得られ，治療方針や退院に向けての準備については，父親と母親が同席しているところで伝えるように対応を統一した．兄の状況を母親にたずねると，「お兄ちゃんのことはなかなかかまってあげられなくて気がかりです，おばあちゃんの家にあずけることも急に決まったので，本人がどんなふうに思っているのかとても心配です，とにかくすべてはこの子が退院してからです」とかた

い表情で話した。担当看護師は，「入院中からできることがあるかどうか，一緒に考えましょう」と伝えて，今後の対応についてあらためて両親とで話し合うことになった。

評価▶　母親は，Bちゃんの治療方針や兄への説明などを，父親と話し合うことができるようになったことで，情緒的な落ち着きがみられるようになった。父親から兄に，Bちゃんが病気を治すために，母親と一緒にがんばっていることを伝えると，よく話を聞いている様子だったと，父親から母親に伝えられた。父親も自己の役割を確認できたことで，主体的にBちゃんの情報を医療者に確認したり，母親をねぎらったりする様子がみられ，入院を契機に家族機能の向上がみとめられた。

◉まとめ

　この事例は，出生直後に鎖肛と診断されて入院した新生児が，手術を受けたあと，身体的には順調な経過をたどりながらも，母親の育児不安が高まり，家族機能の低下も予想された事例である。

　新生児は身体的な予備力が少ないため，周手術期には注意深く全身管理を行う必要がある。また，家族の動揺も大きいと考えられるため，心理面の支援がきわめて重要になる。さらに，病状の改善に合わせて退院を視野に入れた支援が必要になるが，この事例のように，入院前からきょうだいの育児不安をかかえる母親に対しては，とくに注意深く見まもる必要がある。

　医療者は病気に伴う特別なケアに注目しがちであるが，基本的な育児を通して母親が自信をもてるように支えることも大切である。同時に，家族機能にも注意をはらい，家族全体で子どもを育てていける環境づくりに努めることが重要である。

索引

数字・ギリシャ文字

Ⅰ型アレルギー　108
1型糖尿病　66, **70**
　──の移行期医療　**84**, 543
　──の子どもの看護　**73**, 538
Ⅱ型アレルギー　108
2型糖尿病　66
　──の子どもの看護　84
Ⅲ型アレルギー　109
3歳児健診　454
3歳児検尿　355
Ⅳ型アレルギー　109
5p欠失症候群　9
5p−症候群　9
5の法則　529
9の法則　529
13トリソミー　9
17-OHP　67, 93
17ヒドロキシプロゲステロン　93
18トリソミー　8
　──症候群の子どもの看護　13
21水酸化酵素欠損症　93
21トリソミー　8
46, XXDSD　95
46, XYDSD　95
α-フェトプロテイン　314

A〜D

AAC　407
ABO血液型不適合移植　362
ABR　479
ACTH療法　402
ADCC　109
ADH　89
ADHD　501
ADPKD　363
AED　211
AFD児　39
AFP　153
AGA児　39
AIDS　118, 155, **156**

──関連症状　156
AKI　353
ALL　318, **319**
ALTE　235
AML　318, **320**
AMR　178
ANCA関連腎炎　346
appropriate-for-dates児　39
appropriate for gestational age児
　　　　　　　　　　　　39
ARC　156
ARPKD　363
ASD　197
ASSR　479
ATL　155
ATN　355
AVP　89
AVSD　198
A型肝炎　264
BCG　163
B型肝炎　264
B細胞　108
B細胞欠損症　119
C3腎症　348
C-ACT　133
CAH　93
CAKUT　343
CAR-T療法　317
CDCガイドライン　141
CDI　89
CGD　119
CGM　79
CIIP　243
CKD　352
CLD　33
CMCC　163
CML　318
CoA　200
COGプロトコール　325
COR　**478**, 479
CPT1欠損症　67
CPT2欠損症　67

CRS　146
CSII　77
CVID　119
C型肝炎　264
DDD　348
dence deposit disease　348
DIC　287
DMD　411
DNA　6
DPI　133
DPT-IPV　**154**, 157, 161
DSD　95
DSM-IV-TR　497
DSM-5　496

E〜H

EAggEC　160
ECMO　25
EHEC　**160**, 268
EIEC　160
ELISA　67
EPEC　160
EPS　362
ETEC　160
FAP　251
FDEIA　112
FGIDs　253
FH　211
FIGO分類　326
FSGS　349
FTU　448
G6PD異常症　283
GCU　**55**, 56
GD2抗体療法　317
GER　234
GERD　234
GHD　89
HbA1c　71
HCG　314
HD　362
heavy-for-dates児　38
heavy for gestational age児　38

HIE　391
HMG 血症　67
HSPN　348
HUS　160, 289, **354**
HVA　314

I〜L

IAA　200
IBD　249
IBS　253
ICD-10　497
ICD-11　497
IDRF　327
IE　207
IgA 血管炎　**289**, 348
IgA 腎症　347
IgE 依存性アレルギー　108
IPV　154
IRS 分類　325
ITP　288
IVH　29
JCCG　330
JCOG グループプロトコール　326
JDM　124
JEB 療法　326
JESS プロトコール　326
JIA　121
JNBG プロトコール　325
JPAC　132, 133
JPLT プロトコール　325
JRG プロトコール　325
JWiTS プロトコール　325
LCH-12 プロトコール　326
light-for-dates 児　39
light for gestational age 児　39

M〜P

MAC　346
MAS（胎便吸引症候群）　23
MAS（マクロファージ活性化症候群）　121
MBD　36
MCAD 欠損症　67
MCDK　343
MCNS　349
MCT ミルク　276
MDS　319
MELAS 症候群　399
MERRF　399
MFICU　55
MN　348

MPGN　348
MRD　316
MRSA　158
NEC　34
NECO プロトコール　326
NICCD　261
NICU　55
　――入院児支援コーディネーター　57
NIPT　2
NPH　363
NST　22
NWTS プロトコール　325
NWTS 分類　325
OAS　110
OGTT　70
OIT　112
OPV　154
PCDAI　250
PCF　151
PD　362
PDA　199
PEB 療法　326
PECS　501
PFAS　112
PIBBS　53
PKD　363
pMDI　133
PML　155
PNET　322
POEM　234
PPHN　24
PRETEXT 分類　325
pRIFLE 分類　354
PSAGN　346
PTSD　505
PVL　31

Q〜T

QT 延長症候群　210
RDS　32
Reese-Ellisworth 分類　325
Rome Ⅳ診断基準　254
ROP　37
RPGN　347
RTA　352
SAP 療法　79
SCID　118
SFD 児　39
SGA 児　39
SGA 性低身長症　57

SIDS　211
SLE　123
small-for-dates 児　39
small for gestational age 児　39
SSPE　144, **155**
SSSS　158
STSS　159
TAPVR　203
Teller Acuity Cards　453
TFP/LCHAD 欠損症　67
TGA　202
Th1 細胞　108
Th2 細胞　108
TIN　355
TINU　355
TNM 分類　326
TOF　201
TTN　24
TTP　289
T 細胞　108

U〜Y

UTI　364
VACTER 連合　232
VACTERL 連合　232
VAPP　154
VATER 連合　232
VEO-IBD　249
VF　211
VLCAD 欠損症　67
VMA　314
VSD　196
VUR　345
WAGR 症候群　328
WISC-Ⅳ　512
WT1 ワクチン療法　317
X 染色体　6
Y 染色体　6

あ

アイゼンメンジャー症候群　197
青あざ　438
赤あざ　437
赤ちゃんにやさしい NICU のための 11 か条　**55**, 56
亜急性硬化性全脳炎　144, **155**
悪性新生物　301
悪夢障害　507
アジソン病　94
足白癬　444
アスペルガー障害　500

アスペルギルス症　163
アスペルギローマ　163
アセトン血性嘔吐症　73
あせも　439
あせものより　440
頭ジラミ　446
アデノイド　475
アデノイド増殖症　475
アトピー性皮膚炎　440
　──の子どもの看護　447
アトピー素因　**108**, 440
アドレナリン自己注射　112, **127**
アナフィラキシー　110
アナフィラキシーショック
　　　　　　　　107, 110, 126
アナフィラクトイド紫斑病　289
アナフィラトキシン　109
アプガースコア　22
アペール症候群　386
アミノ酸代謝異常症　67, **68**
アメーバ赤痢　166
アラジール症候群　261
アルギニノコハク酸尿症　67
アルツの基準　529
アルポート症候群　350
アレルギー　106, **107**
　──症状に対する看護　126
アレルギー疾患対策基本法　106
アレルギー疾患療養指導士　106
アレルギー性結膜炎　456
アレルギー性紫斑病　289, **348**
アレルギーマーチ　106
アレルゲン　108
アレン-レン法　256
アロンソ-レイ分類　263
アンバウンドビリルビン　26

い

胃潰瘍　237
異形成腎　343
移行期医療　84
　──, 1型糖尿病の　**84**, 543
　──, 重症心身障害児の　408
　──, 小児がんの　311, **330**
　──, 神経疾患の　388
　──, 腎疾患の　341
　──, 先天性心疾患の　**191**, 192
　──, 糖尿病の　84
　──, 二分脊椎の　**384**, 411
　──, 脳性麻痺の　408
　──, 白血病の　334

胃軸捻転症　237
いじめ　509
胃食道逆流現象　234
胃食道逆流症　234
異所性蒙古斑　438
維持療法　319
胃穿孔　238
イソ吉草酸血症　67
苺状血管腫　**437**, 438
イチゴゼリー様血便　246
一次止血　284
一次性糸球体腎炎　346
胃腸炎　266
　──の子どもの看護　277
一期的手術　232
遺伝カウンセリング　3
遺伝子　6
遺伝子パネル検査　317
遺伝性球状赤血球症　283, **284**
遺尿症　503
イヌリンクリアランス　358
遺糞症　503
いぼ　443
イレウス　240
陰股部白癬　444
インスリン　69
インスリン持続皮下注入療法　77
インスリン補充療法　70
インスリンポンプ　77
陰性症状　508
インターフェロン-γ遊離試験
　　　　　　　　　　　　162
咽頭炎　178
咽頭結膜熱　151
咽頭ジフテリア　157
咽頭扁桃炎　178
咽頭扁桃増殖症　475
陰嚢水腫　259, **260**, 365
インフルエンザ　152
陰門腟炎　366

う

ウィスコット-オルドリッチ症候群
　　　　　　　　　　　　288
ウィリス動脈輪閉塞症　392
ウイルス肝炎　264
ウイルス感染症　144
ウイルス性クループ　179
ウイルス性髄膜炎　154
　──の子どもの看護　171
ウイルス性脳炎　395

ウイルス性肺炎　183
ウィルソン病　68
ウィルムス腫瘍　325, **328**
ウェクスラー知能検査　513
ウエスト症候群　390
　──の子どもの看護　401
ウェルドニッヒ-ホフマン病　399
ウォーターハウス-フリーデリクセ
　ン症候群　94
ウォーラスの法則　529
うつ病　508
運動器疾患　415
運動亢進発作　387
運動チック　502
ウンナ母斑　**437**, 438

え

絵カード交換式コミュニケーショ
　ンシステム　501
エキノコックス　167
壊死性腸炎　242
絵ひとつ視力表　453
エピペン®　112, **127**
エプスタイン奇形　210
エリスロポエチン　36
エルブ麻痺　21
遠位型尿道下裂　365
遠位尿細管性アシドーシス　352
遠視　457
炎症性斜頸　422
炎症性腸疾患　249

お

横隔神経麻痺　22
横隔膜挙上症　229
横隔膜弛緩症　229
横隔膜ヘルニア　230
黄疸　26
おうむ返し　502
横紋筋肉腫　325, **328**
太田母斑　438
置きかえ　487
汚言症　502
温式抗体　284
音声チック　502

か

加圧噴霧式吸入器　133
ガードナー症候群　251
カーボカウント　79
外耳炎　472

外耳道異物　473
外斜視　460
外出恐怖症　503
外傷　519
外傷性斜頸　422
疥癬　445, 446
外鼠径ヘルニア　258
介達牽引　424
回虫症　167
開排位持続牽引法　429
外反肘　9
開放型保育器　43
海綿状血管腫　437
潰瘍性大腸炎　249
解離症群　506
解離性健忘　506
解離性同一症　506
カウンセリング　491
化学性肺炎　183
化学療法　304, 315
　── を受ける子どもの看護　305
可逆性脳梁膨大部病変　396
核黄疸　26
学習障害　498
学童結節　476
獲得免疫　140
顎裂　226
鵞口瘡　163
葛西手術　262
カサバッハ-メリット症候群
　　　　　　　　　　227, 288
下斜視　460
過剰腎　343
過食症　507
下垂体機能低下症　90
下垂体疾患　89
　── の子どもの看護　97
仮性クループ　179
仮性肥大　397
仮性メレナ　25
かぜ症候群　178
　── の子どもの看護　185
家族性高コレステロール血症　211
家族性大腸腺腫症　251
肩呼吸　177
カタル期　144
学校検尿　355
褐色細胞腫　94
家庭輸注療法　299
化膿性関節炎　427
化膿性胸膜炎　183

過敏性腸症候群　253
過敏性肺炎　183
カフェ-オーレ斑　437
下部尿路閉塞　344
花粉・食物アレルギー症候群　112
カポジ水痘様発疹　148
カポジ肉腫　156
ガマ腫　227
カラアザール　166
ガラクトース血症　67, 68
カルニチンパルミトイルトランス
　　フェラーゼ-1 欠損症　67
カルニチンパルミトイルトランス
　　フェラーゼ-2 欠損症　67
ガワーズ徴候　124
川崎病　205
　── の子どもの看護　218
眼位検査　454
肝炎　264
寛解導入療法　319
眼科検査　453
　── を受ける子どもと家族の看
　　　護　465
肝芽腫　324, 325
肝型糖原病　68
カンガルーケア　48
眼球振盪　462
間歇性外斜視　461
眼瞼下垂　457, 458
眼瞼内反　456
眼瞼反射　480
肝硬変症　265
カンジダ症　156, 163
眼疾患　451
感受性期　453
汗疹　439
眼振　462
眼性斜頸　422, 461
完全寛解　316
感染症　28, 140
　── の子どもの基本的看護　142
感染性心内膜炎　207
完全大血管転位症　202
間代発作　387
眼底検査　454
カントレル症候群　255
嵌頓ヘルニア　258
顔面神経麻痺　22
顔面単純性粃糠疹　442

き

キアリ奇形　385
キーエイジ　57
キーゼルバッハ部位　473
機械性イレウス　240
義眼　465
気管カニューレ抜去困難症　477
気管支炎　180
気管支喘息　113
　── の子どもの看護　128
気胸　184
奇形腫　227
奇形腫瘍群　329
奇形症候群　344
起座呼吸　114
器質性便秘症　252
キス病　152
寄生虫感染症　167
偽性副甲状腺機能低下症　92
基礎インスリン　78
吃音　499
気道異物　477
亀頭炎　366
気道過敏性試験　114
亀頭包皮炎　366
偽内斜視　460, 461
機能性イレウス　240
機能性便秘症　252
ギプス　418
　── 装着中の子どもの看護　418
偽発作　391
木村法　244
虐待　523
キャリバーチェンジ　243
牛眼　462, 463
急性胃腸炎　266
　── の子どもの看護　277
急性咽頭炎　178
急性ウイルス性脳炎　395
急性壊死性脳症　396
急性灰白髄炎　153
　── の子どもの看護　170
急性肝炎　264
急性気管支炎　180
急性喉頭蓋炎　179, 476
急性硬膜下血腫　392
急性骨髄性白血病　318, 320
急性細気管支炎　181
急性散在性脳脊髄炎　396
急性弛緩性麻痺　153

急性糸球体腎炎　346
　　——の子どもの看護　370
急性出血性結膜炎　154
急性上気道炎　178
急性小脳失調症　396
急性腎障害　353
急性腎不全　353
　　——の子どもの看護　372
急性膵炎　265
急性声門下喉頭炎　476
急性塑性変形　424
急性中耳炎　473
　　——の子どもの看護　480
急性虫垂炎　247
急性中毒　526
急性乳幼児下痢症　266
急性尿細管壊死　355
急性脳症　395
急性白血病　318
急性鼻咽頭炎　178
急性副腎不全　94
急性副鼻腔炎　474
急性リンパ性白血病　318, **319**
急速進行性糸球体腎炎　347
吸入器　133
吸入補助具　133
球麻痺　153
強化インスリン療法　71
驚愕反射　480
凝固機構　285
蟯虫症　167
共通肺静脈腔　203
狭頭症　385
強迫症　504
胸部腎　343
胸膜炎　183
巨細胞封入体症　155
巨舌症　226
巨大児　39
魚鱗癬　438
魚鱗癬症候群　438
ギラン-バレー症候群　396
起立性タンパク尿　363
近位型尿道下裂　365
近位尿細管性アシドーシス　352
近視　457
筋ジストロフィー　397
　　——の子どもの看護　411
筋性斜頸　422
　　——の子どもの看護　431
金属代謝異常症　68

く

区域性肺炎　181
クーゲルベルグ-ヴェランダー病
　　　　399
クッシング症候群　94
クッシング病　94
屈折異常　457
屈折異常弱視　459
屈折検査　453
クモ膜下出血　392
クモ膜嚢胞　384
クラインフェルター症候群　9, 95
クラミジア肺炎　183
グリオーマ　322
クリグラー-ナジャー（ル）症候群
　　　　260
クリックサイン　420
クリプトコッカス症　164
クリプトコッカス髄膜炎　164
クルーゾン病　386
クループ　179
クループ症候群　179
グルコース6-リン酸脱水素酵素異
　　常症　283
グルタル酸血症1型　67
グルテン過敏性腸症　266
くる病　36
クルンプケ麻痺　21
クレアチニンクリアランス　358
クレチン症　67, **90**
　　——の子どもの看護　102
クローン病　250
グロス分類　232

け

痙咳　157
経口ブドウ糖負荷試験　70
経口免疫療法　112
痙性クループ　180
ケイツーシロップ　25, 35
頸部嚢胞　229
頸部リンパ管腫　**228**, 229
痙攣　387
　　——のある子どもの看護　400
痙攣重積型急性脳症　396
劇症型A群レンサ球菌感染症　159
劇症肝炎　264
毛ジラミ　446
血液疾患　281
血液透析　362

結核　162
　　——の子どもの看護　172
血管腫　227, **437**
血管性紫斑病　289
血球貪食症候群　329
血小板減少症　288
血小板無力症　289
欠神発作　389
結節性硬化症　394
血栓性血小板減少性紫斑病
　　　　283, **289**
血糖測定　**74**, 75
結膜炎　29, **456**
血友病　286
　　——の子どもの看護　297
ケトアシドーシス　72
ケトーシス　73
ケルスス禿瘡　445
牽引　417
　　——中の子どもの看護　417
牽引療法　424
限局性学習症　498
限局性恐怖症　504
言語症　499
顕在性二分脊椎　383
減数分裂　6
顕性感染　140
原虫感染症　166
幻聴　508
原発性肝悪性腫瘍　324
原発性副甲状腺機能亢進症　93
原発性腹膜炎　254
原発性免疫不全症候群　117

こ

コアアウト法　227
コアラ抱っこ　420
誤飲　525
コイン型リチウム電池　234
肛囲検査法　167
高音性喘鳴　114
口蓋扁桃肥大　475
口蓋裂　**225**, 226
　　——の子どもの看護　268
膠芽腫　322, 324
高カルシウム血症　93
交換輸血　27
　　——を行う新生児の看護　63
後弓反張　26
抗菌薬の適正使用　178
口腔アレルギー症候群　110

口腔疾患　225
攻撃　487
高ゴナドトロピン性性腺機能低下症　95
交差性癒合腎　343
好酸球性消化管疾患　266
好酸球性食道炎　266
甲状舌管遺残　227
甲状腺機能亢進症　92
　　――の子どもの看護　101
甲状腺機能低下症　90
　　――の子どもの看護　102
甲状腺疾患　90
　　――の子どもの看護　101
甲状腺ホルモン　88
紅色汗疹　439
口唇裂　225
光線療法　27
　　――を行う新生児の看護　62
抗体依存性細胞性細胞傷害　109
好中球機能異常症　290
好中球減少症　289
鉤虫症　167
交通性水頭症　384
後天性心疾患　205
後天性副腎皮質機能低下症　94
後天性免疫不全症候群　118, 155, **156**
後天性溶血性貧血　283
喉頭蓋炎　179, **476**
喉頭脆弱症　477
喉頭軟化症　180
後頭部脳瘤　383
高熱毒素性ショック症候群　158
広汎性発達障害　500
後鼻孔閉鎖症　475
高ビリルビン血症　**26**, 260
　　――の新生児の看護　62
後方矢状切開法　245
硬膜外血腫　392
硬膜下血腫　392
肛門周囲膿瘍　251
絞扼性イレウス　240
絞扼性腸閉塞　240
合理化　487
抗利尿ホルモン　89
誤嚥　525
ゴーシェ病　68
呼吸器疾患　175
呼吸窮迫症候群　32

極長鎖アシル CoA 脱水素酵素欠損症　67
極低出生体重児　**29**, 41
コストマン症候群　290
姑息手術　195
骨形成不全症　427
骨髄異形成症候群　319
骨髄炎　474
骨髄抑制　307
骨性斜頸　422
骨折　21, **424**
　　――した子どもの看護　432
骨端線損傷　424
骨端軟骨　432
ゴットロン丘疹　124
ゴットロン徴候　124
骨肉腫　326, **329**
骨盤腎　343
コナヒョウヒダニ　114
コプリック斑　144
コミュニケーション症群　499
ゴリガー分類　252
コロボーマ　344
混合胚細胞腫瘍　323

さ

サーファクタント　32
サーモンパッチ　437
臍炎　29
臍感染症　**29**, 258
細気管支炎　181
鰓弓耳腎症候群　344
細菌感染症　156
細菌性クループ　179
細菌性髄膜炎　161
　　――の子どもの看護　171
細菌性赤痢　159
細菌性肺炎　182
細隙灯検査　454
再生不良性貧血　283
　　――の子どもの看護　294
在胎期間別出生時身長標準曲線　41
在胎期間別出生体重標準曲線　40
臍帯内ヘルニア　255
臍帯ヘルニア　255
臍腸管遺残　259
サイトメガロウイルス感染症　155
臍肉芽　29
臍膿漏　29
再発梅毒　165

臍ヘルニア　257
細胞融解型アレルギー　108
逆まつ毛　456
搾乳　50
鎖肛　244
　　――の子どもの看護　**273**, 552
鎖骨骨折　21, 425
サドルバッグサイン　238
サブクラビアン-フラップ法　201
サマーキャンプ　83
左右短絡　196
サリーとアン課題　512
サリドマイド　10
三角筋拘縮症　427
三角頭蓋　386
暫定的チック症　502
三頭酵素/長鎖 3-ヒドロキシアシル CoA 脱水素酵素欠損症　67
産瘤　19

し

自慰　391
ジェット式ネブライザー　131
自我　486
痔核　252
視覚補助具　464
自我防衛機制　486
色覚異常　463
色覚検査　455
色素性母斑　438
糸球体腎炎　346
　　――の子どもの看護　370
事故　520
持効型溶解インスリンアナログ　71
自己寛容　108
自己免疫疾患　108
自己免疫性溶血性貧血　283, **284**
思春期早発症　95
思春期側彎症　423
思春期遅発症　95
視神経膠腫　322
シストランク法　227
ジストロフィン異常症　397
自然気胸　184
持続グルコースモニタリング　79
シックデイ　72, 82
失血性貧血　284
失神発作　391
字づまり視力表　453
自動症発作　387

自動体外式除細動器　211
シトリン欠損症による新生児肝内胆汁うっ滞　261
シトルリン血症1型　67
シニア-ローケン症候群　363
視能訓練士　464
紫斑病　147
紫斑病性腎炎　348
耳鼻咽喉疾患　469
字ひとつ視力表　453
ジフテリア　157
自閉スペクトラム症　500
　── の子どもの看護　511
自閉性障害　500
脂肪酸代謝異常症　67, **68**
ジャーミノーマ　323
弱視　**459**, 460
弱視訓練　460
若年型慢性骨髄性白血病　319
若年性側彎症　423
若年性特発性関節炎　121
　── の子どもの看護　134
若年性皮膚筋炎　124
若年性ポリープ　251
若年性ポリポーシス症候群　251
若年ミオクロニーてんかん　389
斜頸　422
社交不安症　504
斜視　460
斜視弱視　460
斜視手術　462
　── を受ける子どもと家族の看護　466
ジャテーン手術　203
斜頭蓋　386
集学的治療　314
周期性嘔吐症　73
醜形恐怖症　505
重症筋無力症　399
重症心身障害児　**403**, 408
　── の移行期医療　408
重症低血糖　71
舟状頭蓋　386
舟状腹　230
重症複合免疫不全症　118
修正週数　42
修正大血管転位症　210
シュードキドニーサイン　246
十二指腸潰瘍　237
十二指腸狭窄症　238
十二指腸閉鎖症　238

絨毛検査　2
睫毛内反　456
手術　315
　── を受ける子どもの看護　306
出血傾向　284
　── のある子どもの看護　290
出血後水頭症　30
出血性梗塞　31
出生時身長標準曲線　41
出生前診断　**2**, 7
出生体重標準曲線　40
受動免疫　140
授乳　50
授乳室　56
ジュベール症候群　363
腫瘍崩壊症候群　305
腫瘍マーカー　314
循環器疾患　189
循環不全　192
春季カタル　456
上衣芽腫　324
上衣下出血　392
上衣腫　322, **323**
昇華　487
消化管アレルギー　266
消化管異物　525
消化管機能異常症　253
消化管ポリープ　251
消化器疾患　223
小顎症　226
上顎洞炎　474
小眼球　465
条件詮索反射聴力検査　**478**, 479
猩紅熱　159
上斜筋麻痺　461
上斜視　460
小舌症　226
常染色体　6
常染色体異常　8
常染色体優性多発性囊胞腎　363
常染色体劣性多発性囊胞腎　363
条虫症　167
小腸閉鎖症　238
焦点起始発作　387
焦点性てんかん　388
小児悪性新生物　311
小児アレルギーエデュケーター　106
小児家族性高コレステロール血症　211
小児がん　311

　── の移行期医療　311, **330**
小児乾燥型湿疹　441
小児期発症流暢症　499
小児欠神てんかん　389
小児喘息　113
　── の子どもの看護　128
小児副鼻腔炎　474
小児慢性特定疾病　88
小脳腫瘍　322
上部尿路閉塞　344
上腕骨顆上骨折　**425**, 426
食行動障害　506
食中毒　268
食道アカラシア　234
食道異物　234, 477
食道閉鎖症　232
　── の子どもの看護　271
食道裂孔ヘルニア　230, **231**
食品衛生法　127
食品表示法　127
食物アレルギー　107, 110
　── の子どもの看護　125
食物依存性運動誘発アナフィラキシー　**112**, 128
食物経口負荷試験　**111**, 126
食物不耐症　110
女性仮性半陰陽　95
女性化乳房　97
初乳　50
しらくも　444
シラミ症　446
視力検査　453
ジルベール症候群　260
痔瘻　251
耳瘻孔　472
脂漏性皮膚炎　441
腎移植　362
心因性視力障害　463
心因性多飲　89
腎盂尿管移行部通過障害　344
腎芽腫　325, **328**
呻吟　**25**, 177
心筋炎　208
真菌感染症　163
真菌性肺炎　183
神経芽腫　325
　── の子どもの看護　334
神経管閉鎖障害　382
神経疾患　379
　── の移行期医療　388
神経症　**497**, 502

―― の子どもの看護　510
神経性過食症　507
神経性斜頸　422
神経性やせ症　506
神経線維腫症 1 型　394
神経発達症群　**497**, 498
神経皮膚症候群　394
人工サーファクタント　32
進行性多巣性白質脳症　155
腎コロボーマ症候群　344
深在性カンジダ症　163
深在性汗疹　439
深在性白癬　444
腎疾患　337
―― の移行期医療　341
心室細動　211
心室中隔欠損症　196
侵襲性カンジダ症　156
真珠腫性中耳炎　473
滲出性胸膜炎　183
滲出性中耳炎　473
尋常性魚鱗癬　439
尋常性疣贅　443
心身症　499
真性クループ　179
新生児一過性多呼吸　24
新生児胃破裂　238
新生児壊死性腸炎　34
新生児黄疸　26
新生児仮死　22
―― の子どもの看護　59
新生児肝炎　27, **261**
新生児肝炎症候群　261
新生児結膜炎　29
新生児集中治療室　55
新生児上顎骨髄炎　474
新生児遷延性肺高血圧症　24
新生児聴覚スクリーニング　470
新生児治療回復室　**55**, 56
新生児・乳児消化管アレルギー
　　　　　　　　　　　　266
新生児ヘルペス　147
新生児マススクリーニング　67
新生児メレナ　**25**, 287
腎性尿崩症　89, **351**
真性半陰陽　95
真性メレナ　25
身体症状症　506
腎代替療法　361
腎低形成　343
心的外傷後ストレス障害　505

心内修復術　195
心内膜床欠損症　198
腎尿細管性アシドーシス　352
心不全　192
腎不全　353
―― の子どもの看護　372
心房中隔欠損症　197
蕁麻疹　442
腎無形成　343
心理検査　489
唇裂　**225**, 226
―― の子どもの看護　268

す

膵炎　265
髄芽腫　322
水晶様汗疹　439
水腎症　**344**, 345
―― の子どもの看護　374
水痘　149
―― の子どもの看護　169
水頭症　384
―― の子どもの看護　408
水尿管症　344, 345
髄膜炎　28, 154, **161**, 395
―― の子どもの看護　171
髄膜瘤　383
睡眠-覚醒障害　507
睡眠時随伴症群　507
睡眠時遊行症　507
睡眠発作　507
水無脳症　382
スウェンソン法　244
頭蓋⇒「とうがい」
スキンケア　447
スコッチテープ法　167
スタージ-ウェーバー症候群
　　　　　　　　　395, 462
スピロヘータ感染症　165
スペーサー　133
スリット膜　346
スワドリング　49
新生児マススクリーニング　67

せ

成育限界　42
制御性 T 細胞　108
星細胞腫　**322**, 323
脆弱 X 症候群　9
成熟奇形腫　323
生殖器疾患　337

成人 T 細胞白血病　155
成人期心房中隔欠損　197
精神疾患　485
精神療法　491
性腺機能低下症　95
性染色体　6
性染色体異常　9
性腺無形成症　96
性早熟症　95
生着　362
正中頸囊胞　**227**, 229
正中部母斑　437
成長痛　427
成長ホルモン　88
成長ホルモン分泌負荷試験　89
成長ホルモン分泌不全性低身長症
　　　　　　　　　　　　89
―― の子どもの看護　97
成長ホルモン療法　57
性分化疾患　95
性ホルモン　88
生理的新生児黄疸　26
生理的包茎　366
生理的ミオクローヌス　391
赤芽球癆　283
脊髄空洞症　385
脊髄脂肪腫　383
脊髄髄膜瘤　383
脊髄性筋萎縮症　399
脊髄披裂　383
脊柱側彎症　423
赤痢　159
癤　158
赤血球破砕症候群　283
石膏ギプス　422
舌小帯短縮症　**226**, 227
摂食障害　506
接触皮膚炎　442
セリアック病　266
セルカリア　167
潜在性二分脊椎　383
浅在性白癬　444
染色体　7
全身性エリテマトーデス　123
センセンブレナー症候群　363
喘息　113
―― の子どもの看護　128
喘息性(様)気管支炎　181
喘息日誌　134
選択性緘黙　504
先天色覚異常　463

先天性横隔膜ヘルニア　230
先天性外耳道閉鎖症　472
先天性眼瞼下垂　**457**, 458
先天性魚鱗癬様紅皮症　439
先天性筋強直性ジストロフィー
　　　　　　　　　　　　398
先天性筋ジストロフィー　398
先天性筋性斜頸　422
　――の子どもの看護　431
先天性筋線維タイプ不均等症　398
先天性甲状腺機能低下症　67, **90**
　――の子どもの看護　102
先天性股関節脱臼　420
　――の子どもの看護　428
先天性サイトメガロウイルス感染
　症　155
先天性十二指腸狭窄症　238
先天性十二指腸閉鎖症　238
先天性上斜筋麻痺　461
先天性食道狭窄症　233
先天性耳瘻孔　472
先天性心疾患　196
　――の移行期医療　191, 192
先天性腎尿路異常　343
先天性喘鳴　**177**, 477
先天性胆道拡張症　263
先天性腸狭窄症　238
先天性腸閉鎖症　238
先天性トキソプラズマ症　166
先天性内反足　421
　――の子どもの看護　429
先天性難聴　471
先天性ネフローゼ症候群　349
先天性非進行性ミオパチー　398
先天性皮膚洞　383
先天性鼻涙管閉塞　457
先天性風疹症候群　10, **146**
先天性副腎過形成症　67, **93**
　――の子どもの看護　100
先天性溶血性貧血　283
先天赤緑色覚異常　463
先天代謝異常症　66, **68**
先天内斜視　461
先天梅毒　165
先天白内障　462
セントラルコア病　398
全般起始発作　387
全般性てんかん　388
喘鳴　**114**, 177
繊毛病　363
線溶機構　285

そ

ソアベ法　244
躁うつ病　508
早期産児　42
双極性障害　508
造血幹細胞移植　308, 315, **317**
　――を受ける子どもの看護　308
造血器疾患　281
造血器腫瘍　318
総合周産期母子医療センター　55
早産児　42
巣状分節状糸球体硬化症　**349**, 362
総肺静脈還流異常症　203
総排泄腔遺残症　244
総排泄腔外反症　244
早発型感染症　28
側頸瘻　**228**, 229
続発性腹膜炎　254
続発性免疫不全症候群　118
鼠径ヘルニア　258
素行症　501
鼠咬症　165
組織球増殖症　329
蘇生法アルゴリズム　60
速効型インスリン　71
蹲踞　202

た

ターゲットサイン　246
ターナー症候群　**9**, 95
ダイアモンドブラックファン貧血
　　　　　　　　　　　　283
体位性タンパク尿　363
第一呼吸　24
体外式膜型人工肺　25
体外受精　2
胎芽期　10
大学病　152
胎芽病　10
退形成性(悪性)星細胞腫　324
退行　487
胎児機能不全　22
胎児ジストレス　22
胎児循環　24
胎児水腫　147
胎児性がん　323
体質性黄疸　260
体質性思春期遅発症　95
胎児病　10
代謝性疾患　65

代償　487
帯状疱疹　149
大腿骨頭壊死　420
大腿四頭筋拘縮症　427
大動脈弓離断　200
大動脈弓離断複合　200
大動脈縮窄　200
大脳半球腫瘍　324
胎盤機能不全症候群　39
体部白癬　444
胎便関連性イレウス　242
胎便関連性腸閉塞症　242
胎便吸引症候群　23
胎便性腹膜炎　242
胎便栓症候群　242
大葉性肺炎　181
第四脳室腫瘍　323
ダウン症候群　8
　――の子どもの看護　10
多呼吸　177
多胎児　58
多胎妊娠　58
タッチケア　49
脱力発作　507
ダニ　114
多嚢胞性異形成腎　343
多発性嚢胞腎　363
ダブルバブルサイン　238
多包条虫　167
樽状胸　230
単純性血管腫　437
単純ヘルペスウイルス感染症　147
単純ヘルペス脳炎　395
ダンス徴候　246
男性仮性半陰陽　95
短腸症　242
ダンディー-ウォーカー症候群
　　　　　　　　　　　　384
タンデムマス法　67
短頭蓋　386
胆道拡張症　263
胆道閉鎖症　27, **261**
　――の子どもの看護　275
丹毒　159
タンパク漏出性胃腸症　250

ち

チアノーゼ　193
地域周産期母子医療センター　55
遅延型アレルギー　109
竹節状骨折　424

チック　391, **502**
チック症群　502
知的能力障害　498
知能検査　512
遅発型感染症　28
遅発性ウイルス感染症　155
遅発梅毒　165
茶あざ　437
着床前診断　2
注意欠如・多動症　501
　　──の子どもの看護　511
昼間遺尿　503
中間型インスリン　71
中鎖アシル CoA 脱水素酵素欠損症
　　　　　　　　　　　　　67
中耳炎　473
　　──の子どもの看護　480
虫刺症　446
中心・側頭部に棘波を示す良性て
　　んかん　389
虫垂炎　247
中枢神経白血病予防療法　319
中枢性思春期早発症　95
中枢性尿崩症　89
　　──の子どもの看護　98
中毒　526
超音波検査　2
腸回転異常症　241
腸管凝集付着性大腸菌　160
腸管原虫症　166
腸管出血性大腸菌　160
腸管出血性大腸菌感染症　268
腸管組織侵入性大腸菌　160
腸管毒素原性大腸菌　160
腸管病原性大腸菌　160
腸管無神経節症　242
長期フォローアップ外来　311
長期フォローアップにおける看護
　　　　　　　　　　　　　311
蝶形紅斑　123
腸重積症　246
　　──の子どもの看護　277
聴性行動反応聴力検査　478
聴性定常反応　479
聴性脳幹反応　479
調節性内斜視　461
超早期発症炎症性腸疾患　249
超早産児　42
超速効型インスリンアナログ　71
超低出生体重児　**29**, 41
腸閉塞症　240

直達牽引　424
直腸肛門奇形　244
チリダニ　114

つ

追加インスリン　78
ツツガムシ病　164
ツベルクリン反応　162
爪白癬　444

て

手足口病　150
ディオプトリー　459
低カルシウム血症　93
低ガンマグロブリン血症　119
低血糖　71, 72
低血糖症　73
低ゴナドトロピン性性腺機能低下
　　症　95
低酸素性虚血性脳症　391
低出生体重児　29
　　──における乳房からの哺乳行
　　　動の発達スケール　53
　　──の看護　41
低出生体重児用粉乳　50
低身長症　89
低張尿　89
低比重尿　89
ディベロップメンタルケア　47
停留精巣　364
定量吸入器　133
デオキシリボ核酸　6
適応障害　22
溺水　527
デスモプレシン　89
鉄欠乏性貧血　282
デニス-ドラッシュ症候群
　　　　　　　　　　328, 350
手白癬　444
デュシェンヌ型筋ジストロフィー
　　　　　　　　　　　　　397
　　──の子どもの看護　411
デュハメル法　244
てんかん　387
　　──の子どもの看護　400
てんかん性スパズム　387
テンシロンテスト　400
伝染性紅斑　146
伝染性単核球症　152
伝染性軟属腫　443
伝染性膿痂疹　**444**, 445

点頭てんかん　390
　　──の子どもの看護　401
デント病　352

と

同一化　487
頭蓋咽頭腫　322, **324**
頭蓋骨骨折　21
頭蓋内出血　**20**, 29
頭蓋内胚細胞性腫瘍　323
頭蓋縫合早期癒合症　**385**, 386
洞機能不全症候群　210
頭血腫　20
糖原病　68
統合失調症　508
糖質代謝異常症　67, **68**
投射　487
導入療法　319
糖尿病　66, **69**
　　──の移行期医療　84
　　──の子どもの看護　73, 84
糖尿病性ケトアシドーシス　72
登はん性起立　397
逃避　487
ドゥビン-ジョンソン症候群　261
頭部外傷　524
頭部浅在性白癬　**444**, 445
頭部白癬　444
動脈管開存症　199
トゥレット症　502
トータルケア　330
トキソプラズマ症　166
特殊ミルク　66
特発性血小板減少性紫斑病　288
特発性高ビリルビン血症　26
特発性新生児肝炎　261
特発性脊柱側彎症　423
　　──の子どもの看護　431
特発性ネフローゼ症候群　349
特発性副甲状腺機能低下症　92
突然死　210
突発性発疹症　147
とびひ　158, **444**
戸谷分類　263
ドライパウダー定量噴霧器　133
ドラベ症候群　390
トリソミー　8
ドローター　4
トンズランス感染症　444

な

内斜視　460
内臓錯位症候群　210
内反足　421
内分泌疾患　87
泣き入りひきつけ　391
ナルコレプシー　507
軟骨無形成症　427
難聴　471

に

ニコルスキー現象　158
二次止血　284
二次性糸球体腎炎　348
二次性副甲状腺機能亢進症　93
ニッセン法　235
二分脊椎　383
　――の移行期医療　**384**, 411
　――の子どもの看護　408
二分頭蓋　383
日本海裂頭条虫　167
日本住血吸虫症　167
日本小児がん研究グループ　330
日本脳炎　154
乳児寄生菌性紅斑　**444**, 445
乳児血管腫　**437**, 438
乳児痔瘻　251
乳児脂漏性皮膚炎　**441**, 442
乳児多発性汗腺膿瘍　440
乳児内斜視　461
乳児難治性下痢症　266
乳児梅毒　165
乳児ビタミン K 欠乏性出血症
　　　　　　　　　　　　287
乳糖不耐症　110
ニューモシスチス肺炎　156, **183**
乳幼児下痢症　266
乳幼児喘息　114
乳幼児側彎症　423
乳幼児突然死症候群　211
乳幼児突発性緊急事態　235
尿管膀胱移行部通過障害　344
尿細管間質性腎炎　355
尿細管性タンパク尿症　352
尿道下裂　365
　――の子どもの看護　376
尿道上裂　365
尿崩症　**89**, 351
　――の子どもの看護　98
尿膜管遺残　259

尿路感染症　364
　――の子どもの看護　372
尿路奇形　344
尿路結石症　364
認定遺伝カウンセラー　3

ぬ

ヌック管水腫　260

ね

熱傷　528
熱性痙攣　390
　――の子どもの看護　402
熱性痙攣重積症　390
熱中症　532
ネブライザー　131, **133**
ネフローゼ症候群　349
　――の子どもの看護　366
ネフロン癆　363
ネマリンミオパチー　398
粘液嚢腫　227
粘膜疹　144

の

膿痂疹　158
脳幹部腫瘍　322, **323**
膿胸　183
脳血栓症　392
脳梗塞　392
脳室周囲白質軟化症　31
脳室内出血　29, 392
脳腫瘍　321
脳性麻痺　31, **393**
　――の移行期医療　408
　――の子どもの看護　403
脳塞栓症　392
脳内出血　392
脳瘤　383
ノロウイルス感染症　268
ノンストレステスト　22

は

バーキットリンパ腫　315
パーセンタイル　40
ハーラー症候群　68, **69**
肺炎　181
　――の子どもの看護　186
肺クリプトコッカス症　164
敗血症　28, 160
肺高血圧症　24
胚細胞性腫瘍　322, 326, **329**

胚腫　323
排泄症群　502
梅毒　165
ハイムリック法　477, **478**
ハイリスク新生児　18
白癬　444
白内障　462
曝露法　503
橋本病　92
播種性血管内凝固症候群　287
破傷風　161
バセドウ病　92
　――の子どもの看護　101
バソプレシン感受性試験　89
はたけ　442
発育性股関節形成不全　420
　――の子どもの看護　428
白血病　318
　――の移行期医療　334
　――の子どもの看護　331
発達障害　497, **498**
　――の子どもの看護　516
発達白内障　462
パッチテスト　111
ハッチンソン手技　247
抜毛症　505
馬蹄腎　343
鼻アレルギー　474
パナエトポラス症候群　389
パニック症　503
パニック発作　503
バニリルマンデル酸　314
ハビリテーション　417
はやり目　456
バランチジウム症　166
バルデ-ビードル症候群　363
半陰陽　95
晩期合併症　305, **317**, 318
汎血球減少　283
反社会的行動　509
反射検査　478
反動形成　487
ハンドリング　405
汎発性カンジダ症　163
反復性腹痛　248

ひ

非 IgE 依存性アレルギー　108
非 IgE 依存性食物蛋白誘発胃腸症
　　　　　　　　　　　　266
ピークフローメーター　114

ピープショーテスト　**478, 479**
ヒールカット　35
ピエール−ロバン症候群　**180**, 226
肥厚性幽門狭窄症　235
──の子どもの看護　272
非交通性水頭症　384
鼻ジフテリア　157
鼻出血　473
微小残存病変　316
微小変化型ネフローゼ症候群　349
微小変化群　349
ヒスチジン血症　67
ヒステリー発作　391
ビタミンK欠乏症　287
ヒト絨毛性ゴナドトロピン　314
ヒトパピローマウイルス感染症
443
ヒドロキシメチルグルタル酸血症
67
皮内テスト　111
泌尿器疾患　337
被囊性腹膜硬化症　362
菲薄基底膜病　350
皮膚カンジダ症　444
皮膚疾患　435
ヒプスアリスミア　390
非ホジキンリンパ腫　321
肥満細胞　108
百日咳　156
──の子どもの看護　171
病原性大腸菌感染症　160
表在性カンジダ症　163
鼻翼呼吸　177
鼻涙管狭窄　29
ヒルシュスプルング病　242
ヒルシュスプルング病類縁疾患
243
広場恐怖症　503
ピロリ菌感染症　237
頻回注射法　71
貧血　282
──のある子どもの看護　290

ふ

ファブリ病　68
ファロー四徴症　201
──の子どもの看護　213
ファンコニー症候群　351
ファンコニ貧血　283
不安症群　503
フィールド　49

フィンランド型　350
風疹　146
──の子どもの看護　169
プール熱　151
フェニルアラニン　66
フェニルケトン尿症　66, **68**
フォルクマン拘縮　425
フォローアップ健診　57
フォンウィルブランド病　286
フォンタン型手術　195
フォン−レックリングハウゼン病
394, 437
複合型下垂体機能低下症　90
複合カルボキシラーゼ欠損症　67
副甲状腺機能亢進症　93
副甲状腺機能低下症　92
副甲状腺疾患　92
副雑音　114
複雑性運動チック　502
副腎クリーゼ　94
副腎疾患　93
副鼻腔炎　474
腹壁破裂　256
腹膜炎　254
腹膜透析　362
福山型先天性筋ジストロフィー
398
不顕性感染　140
不整脈　209
不全型川崎病　205
不全骨折　424
普通感冒　178
フットボールサイン　238
ブドウ球菌感染症　158
ブドウ球菌性熱傷様皮膚症候群
158, 444
──の子どもの看護　172
不登校　508
──の子どもの看護　510
不同視弱視　460
ブラ　184
プラスチックギプス　422
フラッシュグルコースモニタリン
グシステム　76
ブラロック−タウシッヒ手術
202, 214
フランス型　350
プリックテスト　111
不慮の事故　520, **523**
ブルンベルグ徴候　248
プレイセラピー　492

ブレブ　184
プレホスピタルケア　112, **127**
フローサイトメトリー　119
フローボリューム曲線　114
フロッカーの法則　529
フロッピーインファント　399
プロトコール　304
プロピオン酸血症　67
ブロンズベビー症候群　63
分子標的療法　315, **317**
憤怒痙攣　391
分娩骨折　425
分娩損傷　19
分離不安症　504
分類不能型免疫不全症　119

へ

ペイゲン法　67
閉鎖型保育器　43
ベーサル　78
壁内神経減少症　243
壁内神経未熟症　243
ベッカー型筋ジストロフィー　397
ベックウィズ−ウィーデマン症候群
226, 328
ヘノッホ−シェーンライン紫斑病
289, **348**
ヘラー−ドール手術　234
ヘリオトロープ疹　124
ペルテス病様変化　420
ベルナール−スーリエ症候群　288
ヘルパーT細胞　108
ヘルパンギーナ　150
ヘルペス　147
ヘルペス性口内炎　148
ヘルペス脳炎　148
変異遺伝子　68
ペン型注入器　75
変換症　506
便色カラーカード　262
扁桃炎　475
扁桃摘出術を受ける子どもの看護
482
便秘症　252
扁平母斑　437

ほ

ボイタ法　393
ポイツ−ジェガース症候群　251
ボイトラー法　67
防衛機制　**486**, 487

蜂窩織炎　158
包茎　366
膀胱外反　365
膀胱尿管逆流　345
　　──の子どもの看護　375
房室中隔欠損症　198
放射線療法　**304**, 315
　　──を受ける子どもの看護　306
帽状腱膜下血腫　19
蜂巣炎　158
包皮炎　366
ポートワイン母斑　437
ボーラス　78
ホールディング　49
ホジキンリンパ腫　320
ポジショニング　**49**, 404, 405
補償　487
補助具　464
補助・代替コミュニケーション
　　　　　　　　　　　　　　　407
補装具　464
母体血清マーカー検査　2
補体欠損症　120
母体・胎児集中治療室　55
母体保護法　42
発作性夜間血色素尿症　283
発疹チフス　164
ポッター症候群　343
ポッツ法　259
ボツリヌス菌毒素　393
ボトックス　393
母乳　50
母乳性黄疸　27
母乳添加用粉末　50
ボバース法　393
母斑　437
　　──を有する子どもの看護　447
母斑細胞母斑　438
ボホダレク孔ヘルニア　230
ホモシスチン尿症　67, **68**
ホモバニリン酸　314
ポリープ　251
ポリオ　153
　　──の子どもの看護　170
ポリペクトミー　251
ポリポーシス　251
ポンセティ法　421
ポンペ病　68

マーフ　399

マイクロコロン像　240
マイコプラズマ肺炎　183
膜性腎症　348
膜性増殖性糸球体腎炎　348
マクロファージ活性化症候群　121
麻疹　144
　　──の子どもの看護　168
マススクリーニング　67
マスト細胞　108
マックバーニー圧痛点　247
マッケンジーの分類　476
マラリア　166
マルティネス　48
慢性肝炎　264
慢性血友病性関節症　298
慢性甲状腺炎　92
慢性硬膜下血腫　392
慢性骨髄性白血病　318
慢性進行性外眼筋麻痺　399
慢性腎臓病　352
慢性腎不全　353
慢性中耳炎　473
慢性特発性偽性腸閉塞症　243
慢性肉芽腫症　**119**, 290
慢性粘膜皮膚カンジダ症　163
慢性肺疾患　33
慢性副鼻腔炎　474
慢性便秘症　252

ミオクロニー発作　387
ミオチュブラーミオパチー　398
ミオトニア　398
未熟児くる病　36
未熟児骨減少症　36
未熟児骨代謝疾患　36
未熟児貧血　35
未熟児網膜症　37
水いぼ　443
水制限試験　89
ミトコンドリア脳筋症　398
ミトコンドリア病　398
見張りイボ　252
身ぶるい発作　391
未分化神経外胚葉腫瘍　322
脈絡叢乳頭腫　322, 323

無眼球　465
無ガンマグロブリン血症　119
無菌性髄膜炎　154, 395

無鉤条虫　167
ムコ多糖症　68, **69**
無酸素発作　201
無症候性不整脈　209
無侵襲的出生前遺伝学的検査　2
無熱性尿路感染　364
無熱性肺炎　183
無脳症　382
ムンプス　151
　　──の子どもの看護　170

メープルシロップ尿症　67, **68**
メコニウムイレウス　242
メコニウム病　242
メサンギウム増殖性腎炎　347
メサンギウム領域　348
メチシリン耐性黄色ブドウ球菌
　　　　　　　　　　　　　　　158
メチルクロトニルグリシン尿症
　　　　　　　　　　　　　　　67
メチルマロン酸血症　67, **68**
メッケル憩室　259
メッシュ式ネブライザー　131
メラス症候群　399
メレナ　25
メロシン欠損症　398
免疫グロブリン　108
免疫疾患　105
免疫性血小板減少症　288
免疫チェックポイント阻害薬　317
免疫複合体型アレルギー　109
免疫不全症候群　117
免疫療法　315, **317**

蒙古斑　438
毛囊炎　158
網膜芽細胞腫　315, **324**, 325
毛様細胞性星細胞腫　324
もやもや血管　392
もやもや病　392
モルガーニ孔ヘルニア　230
モロー反射　480

夜驚症　391, **507**
ヤケヒョウヒダニ　114
夜尿　503

ゆ

ユーイング肉腫　326, 328, **330**
有機酸代謝異常症　67, **68**
遊技聴力検査　478
遊戯療法　492
有鉤条虫　167
優生保護法　42
有熱性尿路感染　364
輸血療法　293
　　── を必要とする子どもの看護
　　　　　　　　　　　　　293
癒合不全症　382

よ

癰　158
溶血性尿毒症症候群　160, 289, **354**
溶血性貧血　283
溶血性レンサ球菌感染症　158
用手搾乳法　51
羊水検査　2
陽性症状　508
溶レン菌感染後急性糸球体腎炎
　　　　　　　　　　　　　346
抑圧　487
抑うつ障害群　508
翼状頸　9
予防接種　140

ら

ライ症候群　169
ライソゾーム病　68
ライネル落屑紅皮症　442
ラ音　114
ラジアントウォーマ　43

ラムステッド手術　236
卵黄嚢がん　329
卵黄嚢腫　323
ランゲルハンス細胞組織球症
　　　　　　　　　　326, **329**
乱視　457
ランスフィールド分類　158
卵精巣性 DSD　95
卵巣腫瘍　329
ランド-ブラウダーの公式　529
ランドルト環　453
ランブリア症　166

り

リーメンビューゲル　**420**, 421
リウマチ性疾患　121
リウマトイド疹　121
リケッチア感染症　164
梨状窩瘻　**228**, 229
リチウム電池　234
リッター病　158
リモデリング　113
隆起骨折　424
流行性角結膜炎　456
流行性感冒　152
流行性耳下腺炎　151
　　── の子どもの看護　170
両眼視機能検査　454
良性家族性血尿　350
緑内障　462
リンゴ病　146
臨床遺伝専門医　3
リンパ管奇形　228
リンパ管腫　227, **228**
リンパ腫　320

リンパ濾胞過形成　251

る

ルーカス-シャンピオニエール法
　　　　　　　　　　　　　259
ループス腎炎　349
ルーワイ吻合　263

れ

冷式抗体　284
レスパイトケア　408
裂肛　252
レビン　55
レプリーゼ　157
レンサ球菌性毒素性ショック症候
　　群　159
連続性副雑音　114
レンノックス-ガストー症候群
　　　　　　　　　　　　　390

ろ

ロウ症候群　351
ロウ分類　239
ローター症候群　261
ロービジョン　**460**, 464
ロタウイルス感染症　267
肋骨隆起　424

わ

ワーファリン　207
ワイル病　165
若木骨折　424
ワクチン関連麻痺　154
ワルダイエル輪　475
腕神経叢麻痺　21